国家卫生健康委员会住院医师规范化培训规划教材配套精选习题集

放射科分册

主　　审	戴建平　张挽时
主　　编	金征宇　王振常　陈　敏
副 主 编	洪　楠　鲜军舫　袁慧书　杨正汉　薛华丹　陈　涓
	王庆军

编　　者（以姓氏笔画为序）

于经瀛	王怡宁	田春艳	田树平	史丽静	付　琳
毕永民	任　翠	任爱军	刘兆会	齐朝月	孙　鹏
李　静	李相生	李晓光	杨大为	时惠平	张　旻
张　洁	张　静	张立华	陈　雷	陈青华	郑奎宏
郎　宁	孟利民	赵丽琴	陶建华	黄　鹤	燕　飞

编写秘书　陈　涓　薛华丹

人民卫生出版社

图书在版编目（CIP）数据

国家卫生健康委员会住院医师规范化培训规划教材配套精选习题集. 放射科分册 / 金征宇，王振常，陈敏主编 . —北京：人民卫生出版社，2019

ISBN 978-7-117-28895-8

Ⅰ. ①国… Ⅱ. ①金…②王…③陈… Ⅲ. ①放射医学 – 职业培训 – 习题集 Ⅳ. ①R192.3-44

中国版本图书馆 CIP 数据核字（2019）第 201720 号

人卫智网	**www.ipmph.com**	医学教育、学术、考试、健康，购书智慧智能综合服务平台
人卫官网	**www.pmph.com**	人卫官方资讯发布平台

放射科分册

主　　编：金征宇　王振常　陈　敏
出版发行：人民卫生出版社（中继线 010-59780011）
地　　址：北京市朝阳区潘家园南里 19 号
邮　　编：100021
E - mail：pmph @ pmph.com
购书热线：010-59787592　010-59787584　010-65264830
印　　刷：北京盛通数码印刷有限公司
经　　销：新华书店
开　　本：787×1092　1/16　　印张：29
字　　数：818 千字
版　　次：2019 年 11 月第 1 版　2024 年 9 月第 1 版第 6 次印刷
标准书号：ISBN 978-7-117-28895-8
定　　价：79.00 元

打击盗版举报电话：010-59787491　E-mail：WQ @ pmph.com
（凡属印装质量问题请与本社市场营销中心联系退换）

出版说明

为了深入贯彻原国家卫生和计划生育委员会等 7 部门联合发布的《关于建立住院医师规范化培训制度的指导意见》文件精神,满足全国各地住院医师规范化培训的要求,在原国家卫生和计划生育委员会科教司的领导和支持下,人民卫生出版社于 2014 年组织编写并出版了住院医师规范化培训系列规划教材,反响较好。

为配合住院医师规范化培训结业考核的推行,满足广大学员自学、自测的需求,在对住院医师规范化培训基地进行全面、充分调研的基础上,人民卫生出版社组织编写了本套住院医师规范化培训规划教材配套精选习题集。

本套习题集共 20 种,作为住培规划教材的配套用书,二者均以《住院医师规范化培训内容与标准(试行)》和住院医师规范化培训专业理论考核大纲为依据,遵循科学、严谨、客观、规范的原则,以帮助读者实现"基本理论转化为临床实践、基本知识转化为临床思维、基本技能转化为临床能力"的三个转化,并顺利通过各科轮转及结业考试。

本套习题集严格按照实际考试的科目划分和题型分布进行编写,包含单项选择题(A1 型题、A2 型题、A3/A4 型题)和不定项选择题(案例分析题),从不同角度(掌握、了解两个层级区别考题比例)围绕考核重点、难点帮助读者巩固、复习、检验所学知识,考前自测、考查和反馈复习成果。公共理论和专业理论涵盖各科目考核大纲所有知识点,帮助读者随学随测、强化记忆;重点和难点内容附详细解析,全面分析考点、答题思路和方法,帮助读者更有针对性地提高临床技能、开拓诊疗思维。模拟试卷全面模拟考试真题,针对考生临考备战进行综合性巩固。针对住院医师临床工作的特殊性,本套习题集将同时出版电子书,有助于学员在更多的场景下,利用碎片化时间随时阅读和练习。

为了能够有效复习,建议分为四个阶段进行。第一阶段:加强日常学习,制订符合自身复习时间的计划表,可根据大纲按章节进行。第二阶段:多做本套习题。通过大量试题的反复检验,可高效筛查出易错、易混知识点。第三阶段:查漏补缺。当复习完成一遍之后,对所学知识进行回顾、反思,抓住重点、难点和自己的薄弱点,做到有的放矢。第四阶段:模拟练习。在复习接近尾声时,做模拟试卷,培养心理上的自我承受意识及学习上举一反三、触类旁通的能力,尽可能熟悉考试题型、题量、分值比例、出题思路等关键要素。

鉴于时间仓促和编写人员水平有限,本套习题集内容难免有不当或遗漏之处,诚请各位读者批评指正。读者使用本套习题集时如有任何问题或建议,欢迎及时反馈(电子邮箱:jiaocaidiaoyan@163.com)。

题型介绍

全国住院医师规范化培训理论考核试题全部采用客观选择题形式,目前题型分为Ⅰ型题、Ⅱ型题和Ⅳ型题三大类。考生在答题前应仔细阅读题型说明,以便在考试时能顺利应答。

Ⅰ 单选题(A1、A2 型题)

由一个题干和五个备选答案组成,题干在前,选项在后。选项 A、B、C、D、E 中只有 1 个为正确答案,其余均为干扰答案。干扰答案可以部分正确或完全不正确,考生在回答本题型时需对备选答案进行比较,找出最佳的或最恰当的备选答案,排除似是而非的选项。

例如:二尖瓣狭窄患者最常见的早期症状为

A. 阵发性夜间呼吸困难　　　　　　　　B. 端坐呼吸

C. 咯血　　　　　　　　　　　　　　　D. 劳力性呼吸困难

E. 声音嘶哑

Ⅱ 共用题干单选题(A3/A4 型题)

以叙述一个以单一患者或家庭为中心的临床情景,提出 2~6 个相互独立的问题,问题可随病情的发展逐步增加部分新信息,每个问题只有 1 个正确答案,以考查临床综合能力。答题过程是不可逆的,即进入下一问后不能再返回修改所有前面的答案。

例如:(1~4 题共用题干)

患者,男性,40 岁。1 年来进行性心慌气短,腹胀,下肢水肿。体检:一般状况好,心脏叩诊浊音界向两侧扩大,心尖搏动及第一心音减弱,心尖部有 3/6 级收缩期杂音,心率 100 次/min,律齐,双肺底湿性啰音,颈静脉怒张,肝肋下 4cm,脾未及,双下肢水肿(+),血压 130/90mmHg。心电图示完全性右束支传导阻滞。

1. 该病例最可能的诊断是

　A. 风湿性心脏病,二尖瓣关闭不全　　　B. 高血压心脏病

　C. 冠心病伴乳头肌功能不全　　　　　　D. 扩张性心肌病

　E. 缩窄性心包炎

2. 该病例主要与下列疾病相鉴别的是

　A. 心包积液　　　　　　　　　　　　　B. 冠心病

　C. 限制型心肌病　　　　　　　　　　　D. 缩窄性心包炎

　E. 肥厚型心肌病

3. 为进一步确诊应进行的检查是

　A. 动态心电图　　　　　　　　　　　　B. X 线胸片

C. 超声心动图　　　　　　　　　　D. 心肌酶谱

E. 红细胞沉降率

4. 下列治疗措施中**不适合**用于该患者的药物是

A. 钙拮抗剂　　　　　　　　　　　B. 利尿剂

C. 硝酸盐类制剂　　　　　　　　　D. β受体阻滞剂

E. 血管紧张素转换酶抑制剂

Ⅳ 案例分析题

案例分析题是一种模拟临床情境的串型不定项选择题,用以考查考生在临床工作中所应该具备的知识、技能、思维方式和对知识的综合应用能力。侧重考查考生对病情的分析、判断及其处理能力,还涉及对循证医学的了解情况。考生的答题情况在很大程度上与临床实践中的积累有关。

试题由一个病例和多个问题组成。开始提供一个模拟临床情境的病例,内容包括:患者的性别、年龄(诊断需要时包括患者的职业背景)、就诊时间点、主诉、现病史、既往疾病史和有关的家族史。其中主要症状不包括需体格检查或实验室检查才可得到的信息。随后的问题根据临床工作的思维方式,针对不同情况应该进行的临床任务提出。问题之间根据提供的信息可以具有一定的逻辑关系,随着病程的进展,不断提供新的信息,之后提出相应的问题。

每道案例分析题至少3~12问。每问的备选答案至少6个,最多12个,正确答案及错误答案的个数不定(≥1)。考生每选对一个正确答案给1个得分点,选错一个扣1个得分点,直至扣至本问得分为0,即不含得负分。案例分析题的答题过程是不可逆的,即进入下一问后不能再返回修改所有前面的答案。

例如:患者,男性,66岁。因"嗜睡、意识模糊4小时并两次抽搐后昏迷"来院急诊。近1周因受凉后发热、咳嗽,经当地卫生院静脉输注葡萄糖液及肌注庆大霉素等治疗3天后,出现乏力、口干、多饮多尿等症状并日渐加剧。体检:体温38.8℃,脉搏108次/min,血压150/110mmHg。肥胖体形,唇舌干燥,皮肤弹性差,无面瘫体征,颈无抵抗,左下肺可闻及湿啰音。

提问1:急诊先重点检查的项目有

A. 血清钾、钠、氯、钙　　　　　　B. 腰椎穿刺脑脊液检查

C. 血气分析　　　　　　　　　　　D. 尿糖

E. 血脂　　　　　　　　　　　　　F. 血糖

提问2:目前急诊应作出的判断是

A. 重度昏迷　　　　　　　　　　　B. 糖尿病酮症酸中毒昏迷

C. 糖尿病高渗性无酮症性昏迷　　　D. 脑血管意外

E. 糖尿病乳酸性酸中毒昏迷　　　　F. 非胰岛素依赖型(2型)糖尿病

提问3:目前急诊应作的处理是

A. 静脉滴注5%葡萄糖液

B. 静脉滴注5%碳酸氢钠液

C. 静脉滴注0.9%氯化钠液或0.45%氯化钠液

D. 静脉滴注1.87%乳酸钠液

E. 应用20%甘露醇脱水

F. 皮下注射胰岛素

提问 4：目前以下处理措施，正确的是

    A. 静脉补钾

    B. 继续静脉滴注 0.45% 氯化钠液

    C. 静脉输注 5% 葡萄糖液

    D. 可静脉滴入血浆或全血

    E. 可静脉滴入 25% 人血白蛋白

    F. 继续每小时静脉滴注胰岛素 4~6 单位

提问 5：下一步治疗应作的调整有

    A. 皮下注射胰岛素控制血糖

    B. 皮下注射低精蛋白锌胰岛素控制血糖

    C. 按糖尿病要求控制饮食

    D. 口服磺脲类降血糖药

    E. 口服双胍类降血糖药

    F. 继续静脉滴注胰岛素

前　言

住院医师规范化培训是将医学生培养成为合格临床工作者的必经之路。在许多发达国家，住院医师规范化培训工作已经非常成熟，而我国的相关工作虽已成功起步却仍需不断发展壮大。在此契机下，我非常荣幸能够成为本册习题集的主编，为全国各地住院医师规范化培训工作添砖加瓦，略尽自己的绵薄之力。

对于住院医师的知识结构要求而言，主要是掌握本学科及相关学科的基本理论知识，并能够在临床实践中灵活应用。"纸上得来终觉浅，绝知此事要躬行"，青年医师若想将所学书本知识融会贯通，还需要大量的临床实践和练习，以更多更快地积累经验。针对这一问题，我们邀请了来自全国各地具有丰富临床和教学经验的 40 名放射学专家，倾心奉献，将自身所学、所知结合相关的住院医师规范化培训教材、《住院医师规范化培训内容与标准(试行)》及住院医师规范化培训考核大纲，为广大青年放射医师编写了本册习题集。

本书内容涵盖放射医学住院医师规范化培训细则所要求掌握的所有病种，题量丰富(达 2 000余道)，题型完整(包括 A1 型题、A2 型题、A3/A4 型题及案例分析题)。所有题目都遵循科学、严谨、客观、规范的原则，经过了出题、组题、互审、汇总，再由各位主编和副主编审核，前后层层把关，直至最终定稿。为了让读者能够在做每一道习题时都能学有所得，我们还精心编写了考点解析，由名家们点评关键知识点。希望本习题集能够成为放射医学住培教材的有力补充，帮助青年医师们实现"基本理论转化为临床实践、基本知识转化为临床思维、基本技能转化为临床能力"的三个转化，并顺利通过住院医师阶段的轮转及结业考试。

本书的编写离不开各位主编、副主编及编者们的辛勤劳动和无私奉献，在此一并表示衷心感谢！最后，本书的出版更是作为中国放射人为新中国 70 周年华诞献上的一份衷心祝福！

由于水平及时间有限，难免出现纰漏及不足之处，欢迎广大同道提出宝贵意见，以便使之日臻完善。

金征宇

2019 年 9 月 30 日

目 录

第一篇 公 共 理 论

第二篇 专 业 理 论

第三篇　模 拟 试 卷

第一篇　公共理论

第一章　政策法规

第一节　卫生法基本理论

【A1 型题】

1. 我国卫生法有以下几种表现形式,**除了**
   - A. 宪法
   - B. 卫生法律、法规、规章
   - C. 技术性法规
   - D. 国际卫生条约
   - E. 政府红头文件

2. 组成法律规范结构的是
   - A. 假定、处理、制裁
   - B. 假定、处分、制裁
   - C. 确定、处理、制裁
   - D. 假定、处理、裁决
   - E. 假定、处理、司法

3. 卫生法律关系是指卫生法所调整的国家机关、企事业单位、社会团体之间,它们的内部机构以及与公民之间在卫生管理和医疗卫生预防保健服务过程中所形成的
   - A. 命令和执行关系
   - B. 权利和义务关系
   - C. 指挥和义务关系
   - D. 指导和管理关系
   - E. 权利和服从关系

4. 卫生法律关系的主体,在卫生法律关系中
   - A. 享有权利并承担义务
   - B. 享有权利不承担义务
   - C. 不享有权利只承担义务
   - D. 既不享有权利也不承担义务
   - E. 以上都不是

5. 卫生行政法律关系的行政主体的义务表现为以下几方面,**除了**
   - A. 对相对人违法行为承担法律责任

1.【答案】E
【解析】卫生法渊源主要形式:①宪法;②卫生法律;③卫生行政法规;④卫生部门规章;⑤地方性卫生法规和地方政府卫生规章;⑥卫生自治条例与单行条例;⑦特别行政区有关卫生事务的规范性法律文件;⑧卫生标准;⑨国际卫生条约。

2.【答案】A

3.【答案】B
【解析】卫生法律关系是卫生法旨在保障个人和社会健康,调整不平等主体间和平等主体间权利义务关系的结果。

4.【答案】A
【解析】卫生法律关系的内容是指卫生法律关系主体依法享有的卫生权利和承担的卫生义务。

5.【答案】A
【解析】卫生义务是卫生法律关系中的义务主体依照卫生法规定,为了满足权利主体某种利益而为一定行为或者不为一定行为的必要性。它包含三层含义:①义务主体应当依据卫生法的规定,为一定行为或者不为一定行为,以便实现权利主体的某种利益;②义务主体负有的义务是在卫生法规定的范围内为一定行为或者不为一定行为,对于权利主体超出法定范围的要求,义务主体不承担义务;③卫生义务是一种法定义务,受到国家强制力的约束,如果义务主体不履行或者不适当履行,就要承担相应的法律责任。

B. 依法行使法律所赋予的职权

C. 接受被管理者的监督

D. 为公民提供咨询服务

E. 接受全体公民监督其执法

6.【答案】C

6. 对以下行政行为提起行政诉讼,人民法院受理,**除了**

A. 拒绝颁发许可证

B. 拒绝履行保护财产权的职责

C. 发布有普遍约束力的决定

D. 侵犯个体医疗机构的经营自主权

E. 违法要求经营者履行义务

7.【答案】B
【解析】民事责任的承担方式有停止侵害、排除障碍、消除危险、返还财产、恢复原状、修理、重做、更换、赔偿损失、支付违约金、消除影响、恢复名誉、赔礼道歉,其中最主要的是赔偿损失。

7. 目前,我国卫生法多涉及的民事责任的主要承担方式是

A. 恢复原状　　　　　B. 赔偿损失

C. 停止侵害　　　　　D. 消除危险

E. 支付违约金

8.【答案】B

8. 我国现行卫生标准的部标准可适用于

A. 全国范围内各部门各地区

B. 全国卫生专业范围内

C. 局部地区卫生专业范围

D. 企业单位

E. 以上都不是

9.【答案】E
【解析】应注意与卫生法的基本原则相区别,卫生法的基本原则主要有五个方面:卫生保护原则、预防为主原则、公平原则、保护社会健康原则、患者自主原则。

9. 下列各项,**不属于**卫生法制定基本原则的是

A. 公平原则

B. 遵循宪法原则

C. 依照法定权限和程序的原则

D. 坚持民主立法的原则

E. 从实际出发的原则

10.【答案】D
【解析】狭义,由全国人民代表大会及其常务委员会制定、颁发的卫生法律,其包括卫生基本法律和基本法以外的卫生法律。广义,除了狭义外,还包括其他国家机关依照法定程序制定、颁布的卫生法规和卫生规章等,也包括宪法和其他部门法中有关卫生内容的规定。

10. 卫生法律是由

A. 国务院制定

B. 国家卫生健康委员会制定

C. 国家卫生健康委员会提出草案,经国务院批准

D. 全国人大常委会制定

E. 地方政府制定,经国务院批准

第二节 医疗机构管理法律制度

【A1 型题】

1. ( )依据当地《医疗机构设置规划》及《医疗机构管理条例》细则审查和批准医疗机构的设置
   A. 省、自治区、直辖市人民政府卫生行政部门
   B. 市级人民政府卫生行政部门
   C. 县级人民政府卫生行政部门
   D. 乡镇人民政府卫生行政部门
   E. 村级人民政府卫生行政部门

1.【答案】C

2. 申请设置医疗机构**除外**下列哪种情形,不予批准
   A. 不符合当地《医疗机构设置规划》
   B. 设置人不符合规定的条件
   C. 不能提供满足投资总额的资信证明
   D. 投资总额不能满足各项预算开支
   E. 医疗机构选址合理

2.【答案】E

3. 《设置医疗机构批准书》的有效期,由( )规定
   A. 省、自治区、直辖市人民政府卫生行政部门
   B. 市级人民政府卫生行政部门
   C. 县级人民政府卫生行政部门
   D. 乡镇人民政府卫生行政部门
   E. 村级人民政府卫生行政部门

3.【答案】A

4. 床位在一百张以上的综合医院、中医医院、中西医结合医院、民族医医院以及专科医院、疗养院、康复医院、妇幼保健院、急救中心、临床检验中心和专科疾病防治机构的校验期为
   A. 1 年　　　　　　B. 3 年
   C. 5 年　　　　　　D. 7 年
   E. 9 年

4.【答案】B

5. 医疗机构门诊病历的保存期不得少于
   A. 5 年　　　　　　B. 10 年
   C. 15 年　　　　　　D. 20 年
   E. 25 年

5.【答案】C

6. 医疗机构住院病历的保存期不得少于
   A. 15 年　　　　　　B. 20 年

6.【答案】D

C. 25 年　　　　　　　　　D. 30 年

E. 35 年

7. 医疗机构有下列情形之一的,登记机关可以责令其限期改正

A. 发生重大医疗事故

B. 连续发生医疗事故,不采取有效防范措施

C. 连续发生原因不明的同类患者死亡事件,同时存在管理不善因素

D. 管理混乱,有严重事故隐患,可能直接影响医疗安全

E. 省、自治区、直辖市卫生行政部门规定的其他情形

第三节　执业医师法律制度

【A1 型题】

1.【答案】D
【解析】 医师在执业活动中履行下列义务:①遵守法律、法规,遵守技术操作规范;②树立敬业精神,遵守职业道德,履行医师职责,尽职尽责为患者服务;③关心、爱护、尊重患者,保护患者的隐私;④努力钻研业务,更新知识,提高专业技术水平;⑤宣传卫生保健知识,对患者进行健康教育。所有选项中只有选项D是医师履行的义务之一,注意B和C选项从事医学研究和接受继续教育属于医师的权利。

1.《中华人民共和国执业医师法》规定,医师在执业活动中应履行的义务之一是

A. 在注册的执业范围内,选择合理的医疗、预防、保健方案

B. 从事医学研究、学术交流,参加专业学术团体

C. 参加专业培训,接受继续医学教育

D. 努力钻研业务,更新知识,提高专业水平

E. 获得工资报酬和津贴,享受国家规定的福利待遇

2.【答案】A
【解析】 具有下列条件之一的,可以参加执业医师资格考试:①具有高等学校医学专业本科以上学历,在执业医师指导下,在医疗、预防、保健机构中试用期满一年的;②取得执业助理医师执业证书后,具有高等学校医学专科学历,在医疗、预防、保健机构中工作满两年的;具有中等专业学校医学专业学历,在医疗、预防、保健机构中工作满五年的。故本题选A。

2.《中华人民共和国执业医师法》规定,在医疗、预防、保健机构中试用期满一年,具有以下学历者可以参加执业医师资格考试

A. 高等学校医学专业本科以上学历

B. 高等学校医学专业专科学历

C. 取得助理执业医师执业证书后,具有高等学校医学专科学历

D. 中等专业学校医学专业学历

E. 取得助理执业医师执业证书后,具有中等专业学校医学专业学历

3.【答案】E
【解析】 中止医师执业活动两年以上的,当其中止的情形消失后,需要恢复执业活动的,应当经所在地的县级以上卫生行政部门委托的机构或者组织考核合格,并依法申请办理重新注册。故本题选E。

3. 医师中止执业活动两年以上,当其中止的情形消失后,需要恢复执业活动的,应当经所在地的县级以上卫生行政部门委托的机构或者组织考核合格,并依法申请办理

A. 准予注册手续　　　　　B. 中止注册手续

C. 注销注册手续　　　　　D. 变更注册手续

E. 重新注册手续

4. 对医师的业务水平、工作成绩和职业道德状况,依法享有定期考核权的单位是
   A. 县级以上人民政府
   B. 县级以上人民政府卫生行政部门
   C. 受县级以上人民政府卫生行政部门委托的机构或者组织
   D. 医师所在地的医学会或者医师协会
   E. 医师所在的医疗、预防、保健机构

5.《中华人民共和国执业医师法》规定对考核不合格的医师,卫生行政部门可以责令其暂停执业活动,并接受培训和继续医学教育。暂停期限是3个月至
   A. 5个月   B. 6个月
   C. 7个月   D. 8个月
   E. 9个月

6. 某县医院妇产科医师计划开展结扎手术业务,按照规定参加了相关培训,培训结束后,有关单位负责对其进行了考核并颁发给相应的合格证书,该有关单位是指
   A. 地方医师协会
   B. 所在医疗保健机构
   C. 国家卫生健康委员会
   D. 地方医学会
   E. 地方卫生行政部门

7. 医师在执业活动中**不属于**应当履行的义务是
   A. 宣传普及卫生保健知识
   B. 尊重患者隐私权
   C. 人格尊严、人身安全不受侵犯
   D. 努力钻研业务,及时更新知识
   E. 爱岗敬业,努力工作

8. 医师在执业活动中,违反《中华人民共和国执业医师法》规定,有下列行为之一的,由县级以上人民政府卫生行政部门给予警告或者责令暂停六个月以上一年以下执业活动;情节严重的,吊销其医师执业证书
   A. 未经批准开办医疗机构行医的
   B. 未经患者或家属同意,对患者进行实验性临床医疗的
   C. 在医疗、预防、保健工作中造成事故的
   D. 不参加培训和继续教育的
   E. 干扰医疗机构正常工作的

4.【答案】C
【解析】根据《中华人民共和国执业医师法》第四章第三十一条 受县级以上人民政府卫生行政部门委托的机构或者组织应当按照医师执业标准,对医师的业务水平、工作成绩和职业道德状况进行定期考核。对医师的考核结果,考核机构应当报告并予以注册的卫生行政部门备案。所有选项,只有选项C符合,故本题选C。

5.【答案】B
【解析】对考核不合格的医师,县级以上人民政府卫生行政部门可以责令其暂停执业活动3~6个月,并接受培训和继续医学教育。暂停执业活动期满,再次进行考核,对考核合格的,允许其继续执业;对考核不合格的,由县级以上人民政府卫生行政部门注销注册,收回医师执业证书。本题选B。

6.【答案】E
【解析】从事婚前医学检查、实行结扎手术和妊娠手术的人员以及从事家庭接生的人员,必须经过县级以上地方人民政府卫生行政部门的考核,并取得相应的合格证书。

7.【答案】C
【解析】根据《中华人民共和国执业医师法》第三章第二十二条 医师在执业活动中履行下列义务:
（一）遵守法律、法规,遵守技术操作规范;
（二）树立敬业精神,遵守职业道德,履行医师职责,尽职尽责为患者服务;
（三）关心、爱护、尊重患者,保护患者的隐私;
（四）努力钻研业务,更新知识,提高专业技术水平;
（五）宣传卫生保健知识,对患者进行健康教育。
选项C人格尊严、人身安全不受侵犯属于医师享有的权利,选项A、B、D、E皆是医师的义务。

8.【答案】B
【解析】《中华人民共和国执业医师法》第三十七条 医师在执业活动中,违反本法规定,有下列行为之一的,由县级以上人民政府卫生行政部门给予警告或者责令暂停六个月以上一年以下执业活动;情节严重的,吊销其执业证书;构成犯罪的,依法追究刑事责任:
（一）违反卫生行政规章制度或者技术操作规范,造成严重后果的;
（二）由于不负责任延误急危患者的抢救和诊治,造成严重后果的;
（三）造成医疗责任事故的;
（四）未经亲自诊查、调查,签署诊断、治疗、流行病学等证明文件或者有关出生、死亡证明文件的;
（五）隐匿、伪造或者擅自销毁医学文书及有关资料的;
（六）使用未经批准使用的药品、消毒药剂和医疗器械的;
（七）不按照规定使用麻醉药品、医疗用毒性药品、精神药品和放射性药品的;
（八）未经患者或者其家属同意,对患者进行实验性临床医疗的;
（九）泄露患者隐私,造成严重后果的;
（十）利用职务之便,索取、非法收受患者财物或者牟取其他不正当利益的;
（十一）发生自然灾害、传染病流行、突发重大伤亡事故以及其他严重威胁人民生命健康的紧急情况时,不服从卫生行政部门调遣的;
（十二）发生医疗事故或者发现传染病疫情,患者涉嫌伤害事件或者非正常死亡,不按照规定报告的。
本题所有选项只有选项B符合第(八)款,故本题选B。

9.【答案】A
【解析】医师在执业活动中享有下列权利:医师在执业活动中享有注册的执业范围内,进行医学诊查、疾病调查、医学处置、出具相应的医学证明文件,选择合理的医疗、预防、保健方案的权利。所有选项中只有获得报酬不包括在内,故本题选A。

10.【答案】B
【解析】根据《中华人民共和国执业医师法》第二十六条 医师应当如实向患者或者其家属介绍病情,但应注意避免对患者产生不利后果。医师进行实验性临床医疗,应当经医院批准并征得患者本人或者其家属同意。这属于医务人员应当切实履行的一些告知义务,故本题选B。

11.【答案】B
【解析】根据《中华人民共和国执业医师法》第二十四条 对急危患者,医师应当采取紧急措施进行诊治;不得拒绝急救处置。故本题选B。

12.【答案】C
【解析】根据《中华人民共和国执业医师法》第二十三条 医师实施医疗、预防、保健措施,签署有关医学证明文件,必须亲自诊查调查,并按照规定及时填写医学文书,不得隐匿、伪造或者销毁医学文书及有关资料。医师不得出具与自己执业范围无关或者与执业类别不相符的医学证明文件。而拒绝以其他医院的检验结果为依据出具诊断证明书是正确的行为,不属于违法违规。故本题选C。其他选项皆属于违法违规。

13.【答案】B
【解析】根据《中华人民共和国执业医师法》第三十九条 未经批准擅自开办医疗机构行医或者非医师行医的,由县级以上人民政府卫生行政部门予以取缔,没收其违法所得及其药品、器械,并处十万元以下的罚款;对医师吊销其执业证书;给患者造成损害的,依法承担赔偿责任;构成犯罪的,依法追究刑事责任。所有选项中只有责令赔偿患者损失不包括在内,故本题选B。

14.【答案】E
【解析】医师包括执业医师和执业助理医师,指依法取得执业医师资格或者执业助理医师资格,经注册在医疗、预防、保健机构中执业的专业医务人员。选项E较为完整地定义了执业医师的概念,而其他答案均有所欠缺。故本题选E。

15.【答案】A
【解析】未经医师亲自诊查、调查,签署诊断、治疗、流行病学等证明文件或者有关出生、死亡等证明文件的,将由县级以上人民政府卫生行政部门给予医师警告或者责令暂停六个月以上一年以下执业活动;情节严重的,吊销执业证书;构成犯罪的,依法追究刑事责任。所以说,某医师拒绝按照其他医院检验结果开处方的行为是正确的,不受处罚。本题选A。

9. 医师医疗权的权利**不包括**
    A. 获得报酬　　　　　　B. 医学处置
    C. 出具证明文件　　　　D. 选择医疗方案
    E. 医学检查

10. 在医疗活动中,医务人员应当如实向患者告知病情、医疗措施、医疗风险,这是
    A. 医务人员的权利
    B. 医务人员的义务
    C. 医务人员的职业道德
    D. 患者的权利
    E. 患者的义务

11. 对急危患者,医师应该采取的救治措施是
    A. 积极措施　　　　　　B. 紧急措施
    C. 适当措施　　　　　　D. 最佳措施
    E. 一切可能的措施

12. 医师的下列行为**不属于违法违规**的是
    A. 违反技术操作规范
    B. 延误救治
    C. 拒绝以其他医院的检验结果为依据出具诊断证明书
    D. 未经患者同意实施实验性临床医疗
    E. 泄露患者隐私

13. 未经有关部门批准,医师擅自开办诊所,卫生行政部门可采取的措施**不包括**
    A. 没收违法所得　　　　B. 责令赔偿患者损失
    C. 没收药品、器械　　　D. 吊销执业证书
    E. 取缔

14. 执业医师是指在医疗机构中的
    A. 从业人员
    B. 执业的医务人员
    C. 经注册的医务人员
    D. 取得医师资格的医务人员
    E. 取得医师资格并经注册的执业医务人员

15. 医师拒绝按照其他医院的检验结果开处方,应
    A. 不受处罚　　　　　　B. 受纪律处罚
    C. 受党纪处罚　　　　　D. 受行政处罚
    E. 受司法处罚

16. 医师跨省调动工作,需申请办理变更执业注册手续时,应
    A. 向原注册管理部门申请
    B. 向拟执业地注册管理部门申请
    C. 向原或拟执业地任何一个注册管理部门申请
    D. 先向原注册管理部门申请,再向拟执业地注册管理部门申请
    E. 先向拟执业地注册管理部门申请,再向原注册地管理部门申请

17. 对于涂改、伪造病历资料的医务人员,卫生行政部门可给予的行政处罚**不包括**
    A. 行政处分　　　　　B. 纪律处分
    C. 吊销执业证书　　　D. 吊销资格证书
    E. 赔偿患者损失

【A2 型题】

1. 某医师,在去年8月至今年6月的执业活动中,为了从个体推销商手中得到好处,多次使用未经批准的药品和消毒药剂,累计获得回扣8 205元。根据《中华人民共和国执业医师法》的规定,应当依法给予该医师的行政处罚是
    A. 警告
    B. 责令暂停9个月执业活动
    C. 罚款1万元
    D. 吊销执业证书
    E. 没收非法所得

2. 中等卫校毕业生林某,在乡卫生院工作,2000年取得执业助理医师执业证书。他要参加执业医师资格考试,根据《中华人民共和国执业医师法》规定,应取得执业助理医师执业证书后,在医疗机构中工作满
    A. 六年　　　　　　　B. 五年
    C. 四年　　　　　　　D. 三年
    E. 两年

3. 黄某2010年10月因医疗事故受到吊销医师执业证书的行政处罚,2012年9月向当地卫生行政部门申请重新注册。卫生行政部门经过审查决定对黄某不予注册,理由是黄某的行政处罚自处罚决定之日起至申请注册之日止不满
    A. 一年　　　　　　　B. 两年
    C. 三年　　　　　　　D. 四年
    E. 五年

16.【答案】B
【解析】根据《中华人民共和国执业医师法》第二章第十七条 医师变更执业地点、执业类别、执业范围等注册事项,应当到准予注册的卫生行政部门依照本法第十三条的规定办理变更注册手续。故应向拟执业地注册管理部门申请。

17.【答案】E
【解析】根据《中华人民共和国执业医师法》第五章第三十七条 隐匿、伪造或者擅自销毁医学文书及有关资料的医师将由县级以上人民政府卫生行政部门给予警告或者责令暂停六个月以上一年以下执业活动;情节严重的,吊销执业证书;构成犯罪的,依法追究刑事责任。所有选项只有"赔偿患者损失"不包括在内,故本题选E。

1.【答案】D
【解析】《中华人民共和国执业医师法》第五章第三十七条 医师在执业活动中,违反本法规定,有下列行为之一的,由县级以上人民政府卫生行政部门给予警告或者责令暂停六个月以上一年以下执业活动;情节严重的,吊销其执业证书;构成犯罪的,依法追究刑事责任。本题该医师属于其中的第(十)款:利用职务之便,索取、非法收受患者财物或者牟取其他不正当利益的,应给予吊销执业证书。故本题选D。

2.【答案】B
【解析】根据《中华人民共和国执业医师法》第二章第九条 具有下列条件之一的,可以参加执业医师资格考试:
(一)具有高等学校医学专业本科以上学历,在执业医师指导下,在医疗、预防、保健机构中试用期满一年的;
(二)取得执业助理医师执业证书后,具有高等学校医学专科学历,在医疗、预防、保健机构中工作满两年的;具有中等专业学校医学专业学历,在医疗、预防、保健机构中工作满五年的。
本题林某属于第九条第(二)款的情况,故选B。

3.【答案】B
【解析】根据《中华人民共和国执业医师法》第十五条 有下列情形之一的,不予注册:
(一)不具有完全民事行为能力的;
(二)因受刑事处罚,自刑罚执行完毕之日起至申请注册之日止不满两年的;
(三)受吊销医师执业证书行政处罚,自处罚决定之日起至申请之日止不满两年的;
(四)有国务院卫生行政部门规定不宜从事医疗、预防、保健业务的其他情形的。
受理申请的卫生行政部门对不符合条件不予注册的,应当自收到申请之日起三十日内书面通知申请人,并说明理由。申请人有异议的,可以自收到通知之日起十五日内,依法申请复议或者向人民法院提起诉讼。本题黄某属于第十五条第(三)款的情况,本题选B。

第四节 医疗事故与损害法律制度

【A1 型题】

1.《医疗事故处理条例》将医疗事故分为四级,它们是根据
   A. 对患者人身造成的损害程度
   B. 医疗事故的责任
   C. 患者病情严重程度
   D. 医疗事故的定性
   E. 患者患病的病种情况

2. 因抢救急危患者,未能及时书写病历的,有关医务人员应当在抢救结束后几小时内据实补记,并加以注明
   A. 3 小时   B. 6 小时
   C. 9 小时   D. 12 小时
   E. 24 小时

3. 发生医疗事故争议情况,封存和启封病历等资料时应
   A. 有医患双方在场
   B. 有第三方公证人在场
   C. 有医疗事故鉴定委员会专家在场
   D. 有卫生行政部门有关人员在场
   E. 经请卫生行政部门批准后

4. 当事人对首次医疗事故技术鉴定不服的,可以自收到首次医疗事故技术鉴定结论之日起几日内向所在地卫生行政部门提出再次鉴定的申请
   A. 5 日   B. 10 日
   C. 15 日   D. 20 日
   E. 25 日

5. 当事人自知道或者应当知道其身体健康受到损害之日起( )年内,可以向卫生行政部门提出医疗事故争议处理申请
   A. 0.5   B. 1
   C. 1.5   D. 2
   E. 2.5

6. 医疗事故赔偿的项目有
   A. 7 项   B. 8 项
   C. 9 项   D. 10 项
   E. 11 项

1.【答案】A
【解析】《医疗事故处理条例》第四条 根据对患者人身造成的损害程度,医疗事故分为四级。

2.【答案】B
【解析】《医疗事故处理条例》第八条 医疗机构应当按照国务院卫生行政部门规定的要求,书写并妥善保管病历资料。因抢救急危患者,未能及时书写病历的,有关医务人员应当在抢救结束后6小时内据实补记,并加以注明。

3.【答案】A
【解析】《医疗事故处理条例》第十六条 发生医疗事故争议时,死亡病例讨论记录、疑难病例讨论记录、上级医师查房记录、会诊意见、病程记录应当在医患双方在场的情况下封存和启封。封存的病历资料可以是复印件,由医疗机构保管。

4.【答案】C
【解析】《医疗事故处理条例》第二十二条 当事人对首次医疗事故技术鉴定结论不服的,可以自收到首次鉴定结论之日起15日内向医疗机构所在地卫生行政部门提出再次鉴定的申请。

5.【答案】B
【解析】《医疗事故处理条例》第三十七条 发生医疗事故争议,当事人申请卫生行政部门处理的,应当提出书面申请。申请书应当载明申请人的基本情况、有关事实、具体请求及理由等。当事人自知道或者应当知道其身体健康受到损害之日起1年内,可以向卫生行政部门提出医疗事故争议处理申请。

6.【答案】E
【解析】《医疗事故处理条例》第五十条 医疗事故赔偿的项目包括11项,具体为:医疗费、误工费、住院伙食补助费、陪护费、残疾生活补助费、残疾用具费、丧葬费、被扶养人生活费、交通费、住宿费、精神损害抚慰金等,并较为明确地规定了上述赔偿项目的计算标准和计算办法。

7. 调整医疗活动中医患双方权利和义务,保障医患双方合法权益得以实现的具体卫生行政法规是
   A.《中华人民共和国食品卫生法》
   B.《医疗事故处理条例》
   C.《麻醉药品管理办法》
   D.《中华人民共和国传染病防治法》
   E.《中华人民共和国药品管理法》

8.《医疗事故处理条例》开始施行的日期为
   A. 2002 年 4 月 4 日　　　　B. 2002 年 9 月 1 日
   C. 2003 年 4 月 4 日　　　　D. 2002 年 2 月 20 日
   E. 2003 年 9 月 1 日

9. 当事人对首次医疗事故技术鉴定结论有异议,申请再次鉴定的,卫生行政部门应当自收到之日起 7 日内,交由什么组织再次鉴定
   A. 地、市级地方医学会
   B. 省、自治区、直辖市地方医学会
   C. 中华医学会
   D. 人民法院
   E. 以上均不是

10. 医疗机构内死亡的,尸体应立即移放太平间。死者尸体存放时间一般**不超过**多长时间
    A. 1 周　　　　　　　　　　B. 2 周
    C. 3 周　　　　　　　　　　D. 4 周
    E. 5 周

11. 下列选项中哪种情形**不属于**医疗事故
    A. 在紧急情况下为抢救垂危患者生命而采取紧急措施造成不良后果的
    B. 在医疗活动中由于患者病情异常或者患者体质特殊而发生医疗意外的
    C. 无过错输血感染造成不良后果的
    D. 经患者同意,对患者实行实验性诊疗发生不良后果
    E. 以上都不是医疗事故

12. 医疗纠纷需进行尸检,尸检时间应在死后
    A. 12 小时内　　　　　　　B. 24 小时内
    C. 36 小时内　　　　　　　D. 48 小时内
    E. 72 小时内

7.【答案】B
【解析】《医疗事故处理条例》是国务院 2002 年 4 月 4 日颁布的条例。制定的目的是正确处理医疗事故,保护患者和医疗机构及其医务人员的合法权益,维护医疗秩序,保障医疗安全,促进医学科学的发展。

8.【答案】B
【解析】最新的条例于 2002 年 2 月 20 日国务院第 55 次常务会议通过,于 2002 年 9 月 1 日起公布施行,共计七章六十三条。

9.【答案】B
【解析】《医疗事故处理条例》第三十九条　当事人对首次医疗事故技术鉴定结论有异议,申请再次鉴定的,卫生行政部门应当自收到申请之日起 7 日内交由省、自治区、直辖市地方医学会组织再次鉴定。

10.【答案】B
【解析】《医疗事故处理条例》第十九条　患者在医疗机构内死亡的,尸体应当立即移放太平间。死者尸体存放时间一般不得超过 2 周。逾期不处理的尸体,经医疗机构所在地卫生行政部门批准,并报经同级公安部门备案后,由医疗机构按照规定进行处理。

11.【答案】E
【解析】《医疗事故处理条例》第三十三条　有下列情形之一的,不属于医疗事故:
(一)在紧急情况下为抢救垂危患者生命而采取紧急医学措施造成不良后果的;
(二)在医疗活动中由于患者病情异常或者患者体质特殊而发生医疗意外的;
(三)在现有医学科学技术条件下,发生无法预料或者不能防范的不良后果的;
(四)无过错输血感染造成不良后果的;
(五)因患方原因延误诊疗导致不良后果的;
(六)因不可抗力造成不良后果的。

12.【答案】D
【解析】《医疗事故处理条例》第十八条　患者死亡,医患双方当事人不能确定死因或者对死因有异议的,应当在患者死亡后 48 小时内进行尸检;具备尸体冻存条件的,可以延长至 7 日。尸检应当经死者近亲属同意并签字。

13.【答案】E
　　【解析】《医疗事故处理条例》第十四条　发生医疗事故的,医疗机构应当按照规定向所在地卫生行政部门报告。发生下列重大医疗过失行为的,医疗机构应当在12小时内向所在地卫生行政部门报告:
　　(一)导致患者死亡或者可能为二级以上的医疗事故;
　　(二)导致3人以上人身损害后果;
　　(三)国务院卫生行政部门和省、自治区、直辖市人民政府卫生行政部门规定的其他情形。

14.【答案】A
　　【解析】《医疗事故处理条例》第五十条　以死者生前或者残疾者丧失劳动能力前实际抚养且没有劳动能力的人为限,按照其户籍所在地或者居所地居民最低生活保障标准计算。对不满16周岁的,抚养到16周岁;对年满16周岁但无劳动能力的,抚养20年;但是,60周岁以上的,不超过15年;70周岁以上的,不超过5年。

15.【答案】B
　　【解析】《医疗事故处理条例》第四十八条　已确定为医疗事故的,卫生行政部门应医疗事故争议双方当事人请求,可以进行医疗事故赔偿调解。调解时,应当遵循当事人双方自愿原则,并依据本条例的规定计算赔偿数额。经调解,双方当事人就赔偿数额达成协议的,制作调解书,双方当事人应当履行;调解不成或者经调解达成协议后一方反悔的,卫生行政部门不再调解。

16.【答案】A
　　【解析】《医疗事故处理条例》第五十一条　参加医疗事故处理的患者近亲属所需交通费、误工费、住宿费,参照本条例第五十条的有关规定计算,计算费用的人数不超过2人。医疗事故造成患者死亡的,参加丧葬活动的患者的配偶和直系亲属所需交通费、误工费、住宿费,参照本条例第五十条的有关规定计算,计算费用的人数不超过2人。

17.【答案】C
　　【解析】《医疗事故处理条例》第二条　本条例所称医疗事故,是指医疗机构及其医务人员在医疗活动中,违反医疗卫生管理法律、行政法规、部门规章和诊疗护理规范、常规,过失造成患者人身损害的事故。

18.【答案】C
　　【解析】《医疗事故处理条例》第十四条　发生重大医疗过失行为的,医疗机构应当在12小时内向所在地卫生行政部门报告。

19.【答案】C
　　【解析】《医疗事故处理条例》第六十条　本条例所称医疗机构,是指依照《医疗机构管理条例》的规定取得《医疗机构执业许可证》的机构。

13. 发生重大医疗过失行为,医疗机构应当在规定的时限向当地卫生行政部门报告,重大医疗过失行为是指下列哪种情形
　　A. 造成患者一般功能障碍
　　B. 造成患者轻度残疾
　　C. 造成患者组织损伤导致一般功能障碍
　　D. 造成患者明显人身损害的其他后果
　　E. 导致3人以上人身损害后果

14. 事故赔偿被抚养人的生活费时,正确的是
　　A. 不满16周岁的,抚养到16岁
　　B. 不满16周岁的,抚养到18岁
　　C. 年满16周岁但无劳动能力的,抚养30年
　　D. 60周岁以上的,不超过20年
　　E. 70周岁以上的,不超过10年

15. 进行医疗事故赔偿调解的依据是
　　A. 卫生行政部门作出的医疗事故技术鉴定结论报告
　　B. 卫生行政部门审核的、依照条例规定作出的医疗事故鉴定技术结论
　　C. 双方当事人自行协商解决的医疗事故技术鉴定报告结论
　　D. 双方当事人有争议的医疗事故鉴定结论
　　E. 卫生行政部门作出的鉴定结论

16.《医疗事故处理条例》规定,医院对参加事故处理的患者近亲属交通费、误工费和住宿费的损失赔偿人数**不超过**
　　A. 2人　　　　　　　　B. 3人
　　C. 4人　　　　　　　　D. 5人
　　E. 6人

17. 医疗事故的要件之一是
　　A. 直接故意　　　　　　B. 间接故意
　　C. 过失　　　　　　　　D. 意外事件
　　E. 以上均不对

18. 重大医疗过失行为,例如导致3人以上人身损害后果,医疗卫生机构应当在几小时内向所在地卫生行政部门报告
　　A. 6小时内　　　　　　B. 8小时内
　　C. 12小时内　　　　　D. 24小时内
　　E. 48小时内

19. 医疗事故的责任主体是依法取得
　　A. 大学毕业证书的医学院校毕业生

B. 医学教育资格的机构
C. 医疗机构执业许可证的机构
D. 考试合格资格的考生
E. 医学临床研究资格的机构

20. 对事故所作首次鉴定结论不服的,当事人申请再次鉴定的时限应是
    A. 收到首次鉴定结论之日起 20 日后
    B. 收到首次鉴定结论之日起 15 日内
    C. 收到首次鉴定结论之日起 30 日后
    D. 收到首次鉴定结论之日起 10 日内
    E. 收到首次鉴定结论之日起 15 日后

20.【答案】B
【解析】《医疗事故处理条例》第二十二条 当事人对首次医疗事故技术鉴定结论不服的,可以自收到首次鉴定结论之日起 15 日内向医疗机构所在地卫生行政部门提出再次鉴定的申请。

第五节　母婴保健法律制度

【A1 型题】

1. 母婴保健技术服务**不包括**
   A. 有关母婴保健的科普宣传、教育和咨询
   B. 婚前医学检查
   C. 产前诊断和遗传病诊断
   D. 助产技术
   E. 内、外科诊疗

1.【答案】E

2. 孕妇有下列情形之一的,医师**不必**对其进行产前诊断
   A. 羊水过多或者过少的
   B. 胎儿发育异常或者胎儿有可疑畸形的
   C. 孕早期接触过可能导致胎儿先天缺陷的物质的
   D. 有遗传病家族史或者曾经分娩过先天性严重缺陷婴儿的
   E. 初产妇年龄不满 35 岁

2.【答案】E

3. 严禁采用技术手段对胎儿进行性别鉴定,对怀疑胎儿可能为伴性遗传病,需要进行性别鉴定的,由(　　　)指定的医疗、保健机构按照国务院卫生行政部门的规定进行鉴定
   A. 省、自治区、直辖市人民政府卫生行政部门
   B. 市级人民政府卫生行政部门
   C. 县级人民政府卫生行政部门
   D. 乡镇人民政府卫生行政部门
   E. 村级人民政府卫生行政部门

3.【答案】A

4. 没有条件住院分娩的,应当由经(　　　)许可并取得家庭接生员技术证书的人员接生

4.【答案】C

A. 省、自治区、直辖市人民政府卫生行政部门

B. 市级人民政府卫生行政部门

C. 县级人民政府卫生行政部门

D. 乡镇人民政府卫生行政部门

E. 村级人民政府卫生行政部门

5.【答案】A

5. 国家推行（　　）喂养

A. 母乳　　　　　　　　　B. 混合

C. 母乳代用品　　　　　　D. 配方奶

E. 纯牛奶

6.【答案】C

6. 当事人对婚前医学检查、遗传病诊断、产前诊断结果有异议，需要进一步确诊的,可以自接到检查或者诊断结果之日起（　　）向所在地县级或者设区的市级母婴保健医学技术鉴定委员会提出书面鉴定申请

A. 7 日内　　　　　　　　B. 10 日内

C. 15 日内　　　　　　　D. 20 日内

E. 25 日内

7.【答案】D

7. 母婴保健医学技术鉴定委员会应当自接到鉴定申请之日起（　　）作出医学技术鉴定意见,并及时通知当事人

A. 15 日内　　　　　　　B. 20 日内

C. 25 日内　　　　　　　D. 30 日内

E. 35 日内

8.【答案】C

8. 当事人对母婴保健医学技术鉴定意见有异议的,可以自接到鉴定意见通知书之日起（　　）向上一级母婴保健医学技术鉴定委员会申请再鉴定

A. 7 日内　　　　　　　　B. 10 日内

C. 15 日内　　　　　　　D. 20 日内

E. 25 日内

9.【答案】B

9. 母婴保健医学技术鉴定委员会进行医学鉴定时须有（　　）以上相关专业医学技术鉴定委员会成员参加

A. 3 名　　　　　　　　　B. 5 名

C. 7 名　　　　　　　　　D. 9 名

E. 11 名

第六节　传染病防治法律制度

【A1型题】

1. 《中华人民共和国传染病防治法》规定的乙类传染病有
   A. 鼠疫
   B. 流行性感冒
   C. 艾滋病
   D. 风疹
   E. 霍乱

2. 《中华人民共和国传染病防治法》规定,国家对传染病实行的方针与管理办法是
   A. 预防为主,防治结合,统一管理
   B. 预防为主,防治结合,分类管理
   C. 预防为主,防治结合,划区管理
   D. 预防为主,防治结合,分片管理
   E. 预防为主,防治结合,层级管理

3. 对从事传染病预防、医疗、科研的人员以及现场处理疫情的人员,为了保障其健康,他们所在单位应当根据国家规定采取
   A. 防治措施和强制治疗措施
   B. 防治措施和强制隔离措施
   C. 防治措施和医疗保健措施
   D. 防治措施和追踪调查措施
   E. 防治措施和紧急控制措施

4. 在自然疫源地和可能是自然疫源地的地区兴办的大型建设项目开工前,建设单位应当申请当地卫生防疫机构对施工环境进行
   A. 环保调查
   B. 卫生调查
   C. 卫生资源调查
   D. 环境资源调查
   E. 危害因素调查

5. 对传染病病人或疑似传染病病人污染的场所和物品,医疗保健机构应当及时采取
   A. 封闭场所并销毁物品
   B. 强制隔离治疗
   C. 必要的卫生处理
   D. 报告上级卫生行政机关处理
   E. 提请卫生防疫部门处理

6. 属于乙类传染病,但采取甲类传染病预防和控制措施的疾病是
   A. 新生儿破伤风
   B. 梅毒

1. 【答案】C
【解析】甲类传染病是指:鼠疫、霍乱。乙类传染病是指:传染性非典型肺炎、艾滋病、病毒性肝炎、脊髓灰质炎、人感染高致病性禽流感、麻疹、流行性出血热、狂犬病、流行性乙型脑炎、登革热、炭疽、细菌性和阿米巴性痢疾、肺结核、伤寒和副伤寒、流行性脑脊髓膜炎、百日咳、白喉、新生儿破伤风、猩红热、布鲁氏菌病、淋病、梅毒、钩端螺旋体病、血吸虫病、疟疾。丙类传染病是指:流行性感冒、流行性腮腺炎、风疹、急性出血性结膜炎、麻风病、流行性和地方性斑疹伤寒、黑热病、棘球蚴病、丝虫病,除霍乱、细菌性和阿米巴性痢疾、伤寒和副伤寒以外的感染性腹泻病。选项C属于乙类传染病,故本题选C。

2. 【答案】B
【解析】根据《中华人民共和国传染病防治法》第二条　国家对传染病防治实行预防为主的方针,防治结合、分类管理、依靠科学、依靠群众。故本题选B。

3. 【答案】C
【解析】根据《中华人民共和国传染病防治法》第六十四条　对从事传染病预防、医疗、科研、教学、现场处理疫情的人员,以及在生产、工作中接触传染病病原体的其他人员,有关单位应当按照国家规定,采取有效的卫生防护措施和医疗保健措施,并给予适当的津贴。故本题应选C。

4. 【答案】B
【解析】根据《中华人民共和国传染病防治法》第二十八条　在国家确认的自然疫源地计划兴建水利、交通、旅游、能源等大型建设项目的,应当事先由省级以上疾病预防控制机构对施工环境进行卫生调查。建设单位应当根据疾病预防控制机构的意见,采取必要的传染病预防、控制措施。故本题选B。

5. 【答案】C

6. 【答案】D
【解析】对乙类传染病中传染性非典型肺炎、炭疽中肺炭疽和人感染高致病性禽流感,采取《中华人民共和国传染病防治法》中甲类传染病的预防、控制措施。

7.【答案】A
【解析】对可能导致甲类传染病传播的以及国务院卫生行政部门规定的菌种、毒种和传染病检测样本，确需采集、保藏、携带、运输和使用的，实行分类管理，建立健全严格的管理制度。须经省级以上人民政府卫生行政部门批准。

8.【答案】C
【解析】根据《中华人民共和国传染病防治法》，甲类传染病是指：鼠疫、霍乱。乙类传染病是指：传染性非典型肺炎、艾滋病、病毒性肝炎、脊髓灰质炎、人感染高致病性禽流感、麻疹、流行性出血热、狂犬病、流行性乙型脑炎、登革热、炭疽、细菌性和阿米巴性痢疾、肺结核、伤寒和副伤寒、流行性脑脊髓膜炎、百日咳、白喉、新生儿破伤风、猩红热、布鲁氏菌病、淋病、梅毒、钩端螺旋体病、血吸虫病、疟疾。丙类传染病是指：流行性感冒、流行性腮腺炎、风疹、急性出血性结膜炎、麻风病、流行性和地方性斑疹伤寒、黑热病、棘球蚴病、丝虫病，除霍乱、细菌性和阿米巴性痢疾、伤寒和副伤寒以外的感染性腹泻病。故选项C属于乙类传染病，本题选C。

9.【答案】C
【解析】医疗机构发现甲类传染病时，应当及时采取下列措施：①对病人、病原携带者，予以隔离治疗，隔离期限根据医学检查结果确定；②对疑似病人，确诊前在指定场所单独隔离治疗；③对医疗机构内的病人、病原携带者、疑似病人的密切接触者，在指定场所进行医学观察和采取其他必要的预防措施。故本题选C。

10.【答案】E
【解析】根据《中华人民共和国传染病防治法》第四十二条 传染病暴发、流行时，县级以上地方人民政府应当立即组织力量，按照预防、控制预案进行防治，切断传染病的传播途径，必要时，报经上一级人民政府决定，可以采取下列紧急措施并予以公告：
（一）限制或者停止集市、影剧院演出或者其他人群聚集的活动；
（二）停工、停业、停课；
（三）封闭或者封存被传染病病原体污染的公共饮用水源、食品以及相关物品；
（四）控制或者扑杀染疫野生动物、家畜家禽；
（五）封闭可能造成传染病扩散的场所。
故本题选E。

11.【答案】B

12.【答案】E
【解析】根据《中华人民共和国传染病防治法》第四十六条 患甲类传染病、炭疽死亡的，应当将尸体立即进行卫生处理，就近火化。患其他传染病死亡的，必要时，应当将尸体进行卫生处理后火化或者按照规定深埋。为了查找传染病原因，医疗机构在必要时可以按照国务院卫生行政部门的规定，对传染病病人尸体或者疑似传染病病人尸体进行解剖查验，并应当告知死者家属。故本题选E。

C. 百日咳　　　　　　　D. 传染性非典型性肺炎
E. 白喉

7. 国家对传染病菌种毒种的采集、保藏、携带、运输和使用实行的管理方式是
A. 分类管理　　　　　　B. 行业管理
C. 专项管理　　　　　　D. 集中管理
E. 分层管理

8. 下列属于《中华人民共和国传染病防治法》规定的乙类传染病的是
A. 鼠疫　　　　　　　　B. 流行性感冒
C. 人感染高致病性禽流感　D. 黑热病
E. 霍乱

9. 医疗机构在发现甲类传染病时，对疑似病人在明确诊断前，应在指定场所进行
A. 访视　　　　　　　　B. 留验
C. 单独隔离治疗　　　　D. 医学观察
E. 就地诊验

10. 传染病暴发、流行时，县级以上地方人民政府应当
A. 宣布疫区
B. 限制或者停止集市、集会
C. 停业、停工、停课
D. 临时征用房屋、交通工具
E. 立即组织力量防治，切断传播途径

11. 发生传染病流行时，县级以上地方政府有权在本行政区域内
A. 调集各级各类医疗、防疫人员参加疫情控制工作
B. 停工、停业、停课
C. 封锁甲类或按甲类传染病管理的传染病疫区
D. 封锁跨省、自治区、直辖市的疫区
E. 宣布疫区

12. 为查找传染病原因，医疗机构依法对疑似传染病病人尸体进行解剖，应当
A. 有病人死亡前签署的同意尸检的书面意见
B. 征得死者家属同意并签字
C. 征得死者家属同意
D. 选择性告知死者家属
E. 告知死者家属

13. 对于住院的甲型肝炎病人使用过的卫生洁具,医疗机构应当采取的措施是
    A. 销毁
    B. 彻底清洗
    C. 必要的卫生处理
    D. 请卫生行政机关处理
    E. 请防疫机构处理

14. 有权对拒绝隔离治疗的霍乱病人采取强制措施的机构是
    A. 医疗机构
    B. 防疫机构
    C. 公安机关
    D. 卫生行政部门
    E. 政府综合执法机构

15. 《中华人民共和国传染病防治法》规定,有关单位应当根据国家规定,对以下人员采取有效的防护措施和医疗保健措施
    A. 从事传染病预防的人员以及在生产、工作中接触传染病病原体的其他人员
    B. 从事传染病预防、医疗的人员
    C. 从事传染病预防、医疗、科研的人员
    D. 医疗、教学的人员,以及在生产、工作中接触传染病病原体的其他人员
    E. 从事传染病预防、医疗、科研、教学的人员,以及在生产、工作中接触传染病病原的其他人员

16. 除《中华人民共和国传染病防治法》规定以外的其他传染病,根据其暴发、流行情况和危害程度,需要列入乙类、丙类传染病的,由哪个部门决定并予以公布
    A. 国务院公安部门
    B. 国务院卫生行政部门
    C. 国务院畜牧兽医部门
    D. 国务院办公厅
    E. 国务院司法部门

17. 卫生行政部门工作人员依法执行职务时,应当**不少于**
    A. 两人
    B. 3 人
    C. 4 人
    D. 5 人
    E. 6 人

【A2 型题】

1. 患儿刘某,因发热 3 日到县医院就诊,门诊接诊医生张某检查后发现刘某的颊黏膜上有科氏斑,拟诊断为麻疹。张某遂嘱患儿刘某的家长带刘某去市传染病医院就诊。按照《中华人民共和国传染病防治法》的规定,张某应当
    A. 请上级医生会诊,确诊后再转诊
    B. 请上级医生会诊,确诊后隔离治疗
    C. 向医院领导报告,确诊后由防疫部门进行转送隔离

13.【答案】C
【解析】根据《中华人民共和国传染病防治法》第二十七条 对被传染病病原体污染的污水、污物、场所和物品,有关单位和个人必须在疾病预防控制机构的指导下或者按照其提出的卫生要求,进行严格消毒处理;拒绝消毒处理的,由当地卫生行政部门或者疾病预防控制机构进行强制消毒处理。故本题选C。

14.【答案】C
【解析】医疗机构发现甲类传染病时,应当及时采取下列措施:①对病人、病原携带者,予以隔离治疗,隔离期限根据医学检查结果确定;②对疑似病人,确诊前在指定场所单独隔离治疗;③对医疗机构内的病人、病原携带者、疑似病人的密切接触者,在指定场所进行医学观察和采取其他必要的预防措施。拒绝隔离治疗或者隔离期未满擅自脱离隔离治疗的,可以由公安机关协助医疗机构采取强制隔离治疗措施。故本题选C。

15.【答案】E
【解析】《中华人民共和国传染病防治法》第六十四条 对从事传染病预防、医疗、科研、教学、现场处理疫情的人员,以及在生产、工作中接触传染病病原体的其他人员,有关单位应当按照国家规定,采取有效的卫生防护措施和医疗保健措施,并给予适当的津贴。

16.【答案】B
【解析】《中华人民共和国传染病防治法》第三条 国务院卫生行政部门根据传染病暴发、流行情况和危害程度,可以决定增加、减少或者调整乙类、丙类传染病病种并予以公布。

17.【答案】A
【解析】《中华人民共和国传染病防治法》第五十六条 卫生行政部门工作人员依法执行职务时,应当不少于两人,并出示执法证件,填写卫生执法文书。

1.【答案】E
【解析】责任疫情报告人发现甲类传染病和乙类传染病中人感染高致病性禽流感、非典型病原体肺炎、肺炭疽的病人、病原携带者和疑似传染病人时,应于 2 小时内向发病地的卫生防疫机构报告。发现乙类和丙类传染病应在 12 小时内当地防疫机构报告。故选E。

2.【答案】D

【解析】疑似甲类或乙类中的某些传染病病人在明确诊断前,应就地进行医学观察。根据题干,防疫人员现怀疑杨某患有"人禽流感",故应就地(丁县)进行医学观察,故选D。

1.【答案】B

【解析】根据《中华人民共和国药品管理法》第七十六条 医疗机构配制的制剂,应当是本单位临床需要而市场上没有供应的品种,并应当经所在地省、自治区、直辖市人民政府药品监督管理部门批准;但是,法律对配制中药制剂另有规定的除外。医疗机构配制的制剂应当按照规定进行质量检验;合格的,凭医师处方在本单位使用。经国务院药品监督管理部门或者省、自治区、直辖市人民政府药品监督管理部门批准,医疗机构配制的制剂可以在指定的医疗机构之间调剂使用。医疗机构配制的制剂不得在市场销售。选项B符合题目要求,本题选B。

2.【答案】E

【解析】《中华人民共和国药品管理法》第六十九条 医疗机构应当配备依法经过资格认定的药师或者其他药学技术人员。非药学技术人员不得直接从事药剂技术工作。故本题选E。

3.【答案】D

【解析】根据《中华人民共和国药品管理法》第一百四十一条 药品上市许可持有人、药品生产企业、药品经营企业或者医疗机构在药品购销中给予、收受回扣或者其他不正当利益的,药品上市许可持有人、药品生产企业、药品经营企业或者代理人给予使用其药品的医疗机构的负责人、药品采购人员、医师、药师等有关人员财物或者其他不正当利益的,由市场监督管理部门没收违法所得,并处三十万元以上三百万元以下的罚款;情节严重的,吊销药品上市许可持有人、药品生产企业、药品经营企业营业执照,并由药品监督管理部门吊销药品批准证明文件、药品生产许可证、药品经营许可证。故本题选D。

4.【答案】B

【解析】药品是指用于预防、治疗、诊断人的疾病,有目的地调节人的生理功能并规定有适应证或功能主治、用法和用量的物质,包括中药材、中药饮片、中成药、化学原料药及其制剂、抗生素、生化药品、放射性药品、血清、疫苗、血液制品和诊断药品等。血液不属于药品。故选B。

D. 向医院领导报告,确诊后对刘某就地进行隔离

E. 在规定时间内,向当地防疫机构报告

2. 甲县某养鸡场发生高致病性禽流感疫情。其相邻养鸡场主杨某因舍不得灭杀种鸡,便趁夜晚驾车将数十只种鸡运往位于乙县的表哥家藏匿,但在途经乙县、丙县和丁县交界处时,被丁县动物防疫部门截获。遂将车上的种鸡在丁县全部灭杀以及无害化处理。在与杨某的交涉中,丁县动物防疫人员发现杨某体温高、不断咳嗽,随后便通知了上述各县疾病预防控制部门。对于杨某进行医学观察的场所应选择在

A. 甲县　　　　　　　　　B. 乙县

C. 丙县　　　　　　　　　D. 丁县

E. 上级市

第七节　药品及处方管理法律制度

【A1型题】

1. 医疗机构配制制剂,应是本单位临床需要而市场上没有供应的品种,并须经所在地哪个部门批准后方可配制

A. 省级卫生行政部门

B. 省级药品监督管理部门

C. 县级卫生行政部门

D. 地市级药品监督管理部门

E. 省级工商行政管理部门

2. 医疗机构从事药剂技术工作必须配备

A. 保证制剂质量的设施

B. 管理制度

C. 检验仪器

D. 相应的卫生条件

E. 依法经过资格认定的药师或者其他药学技术人员

3. 医疗机构在药品购销中暗中收受回扣或者其他利益,依法对其给予罚款处罚的机关是

A. 卫生健康主管部门　　　B. 药品监督管理部门

C. 工商行政管理部门　　　D. 市场监督管理部门

E. 中医药管理部门

4. 下列**不属于**药品的是

A. 抗生素　　　　　　　　B. 血液

C. 疫苗　　　　　　　　　D. 血液制品

E. 血清

5. 医疗机构必须配备药学技术人员,配备的这类人员应是依法经过
    A. 学历认定   B. 资历认定
    C. 资格认定   D. 资质认定
    E. 执业认定

5.【答案】C
【解析】详见【A1 型题】第2题。故选C。

6. 执业医师处方权的取得方式是
    A. 被医疗机构聘用后取得
    B. 在注册的执业地点取得
    C. 在上级医院进修后取得
    D. 医师资格考试合格后取得
    E. 参加卫生行政部门培训后取得

6.【答案】B
【解析】经注册的执业医师在执业地点取得相应的处方权。进修医师由接收进修的医疗机构对其胜任本专业工作的实际情况进行认定后授予相应的处方权。故本题选B。

7. 医疗机构药剂人员调配处方时的**错误**行为是
    A. 处方须经过核对,对所有药品不得擅自更改
    B. 处方所列药品缺货时用同类药品代用
    C. 对有配伍禁忌的处方,应当拒绝调配
    D. 对有超剂量的处方,应当拒绝调配
    E. 必要时,经处方医师更正或者重新签字,方可调整

7.【答案】B
【解析】医疗机构的药剂人员调配处方,必须经过核对,对处方所列药品不得擅自更改或代用。对有配伍禁忌或者超剂量的处方,应当拒绝调配;必要时,经处方医师更正或者重新签字,方可调配。根据上述,A、C、D、E 的行为都是正确行为,故选B。

8. 每次开处方,每张处方所包含的药品种类上限为
    A. 5 种   B. 3 种
    C. 6 种   D. 4 种
    E. 7 种

8.【答案】A
【解析】门诊处方一般上限:当日有效,3 天效期,5 种药物,7 日用量,慢性注明延长用量。故本题选A。

9. 可授予特殊使用级抗菌的药物处方权的医务人员是
    A. 主治医师   B. 住院医师
    C. 乡村医生   D. 副主任医师
    E. 实习医生

9.【答案】D
【解析】具有高级专业技术职务任职资格的医师,可授予特殊使用级抗菌药物处方权。故本题选D。

10. 医师开具处方**不能**使用
    A. 药品通用名称
    B. 复方制剂药品名称
    C. 新活性化合物的专利药品名称
    D. 药品的商品名或曾用名
    E. 国家卫生健康委员会公布的药品习惯名称

10.【答案】D
【解析】《处方管理办法》第十七条 医师开具处方应当使用经药品监督管理部门批准并公布的药品通用名称、新活性化合物的专利药品名称和复方制剂药品名称。医师开具院内制剂处方时应当使用经省级卫生行政部门审核、药品监督管理部门批准的名称。医师可以使用由国家卫生健康委员会公布的药品习惯名称开具处方。

11. 处方开具当日有效。特殊情况下需延长有效期的,由开具处方的医师注明有效期限,但有效期最长**不得**超过几天
    A. 2 天   B. 3 天
    C. 4 天   D. 5 天
    E. 6 天

11.【答案】B
【解析】《处方管理办法》第十八条 处方开具当日有效。特殊情况下需延长有效期的,由开具处方的医师注明有效期限,但有效期最长不得超过3天。

12.【答案】B

【解析】《中华人民共和国药品管理法》第八十一条　对已确认发生严重不良反应的药品，由国务院药品监督管理部门或者省、自治区、直辖市人民政府药品监督管理部门根据实际情况采取停止生产、销售、使用等紧急控制措施，并应当在五日内组织鉴定，自鉴定结论作出之日起十五日内依法作出行政处理决定。

13.【答案】A

【解析】《中华人民共和国药品管理法》第一百四十四条　药品上市许可持有人、药品的生产企业、药品经营企业或者医疗机构违反本法规定，给用药者造成损害的，依法承担赔偿责任。

1.【答案】B

【解析】当药品生产企业、药品经营企业、医疗机构发现可能与用药有关的严重不良反应时，在24小时内应向当地省、自治区、直辖市药品监督管理部门和卫生行政部门报告。

2.【答案】B

【解析】假药：药品所含成分与国家药品标准规定的成分不符；以非药品冒充药品或者以他种药品冒充此种药品。按假药论处：国务院药品监督管理部门规定禁止使用的；依照本法必须批准而未经批准生产、进口，或者依照本法必须检验而未经检验即销售的；变质的；被污染的；使用依照本法必须取得批准文号而未取得批准文号的原料药生产的；所标明的适应证或者功能主治超出规定范围的。

3.【答案】E

【解析】根据《中华人民共和国药品管理法》第一百四十二条　医疗机构的负责人、药品采购人员、医师、药师等有关人员收受药品上市许可持有人、药品生产企业、药品经营企业或者代理人给予的财物或者其他不正当利益的，由卫生健康主管部门或者本单位给予处分，没收违法所得；情节严重的，还应当吊销其执业证书。故本题选E。

12. 对已确认发生严重不良反应的药品，可以采取停止生产、销售、使用的紧急控制措施的是
    A. 地方人民政府和药品监督管理部门
    B. 国务院或省级人民政府的药品监督管理部门
    C. 药品监督管理部门及其设置的药品检验机构
    D. 药品监督管理部门及其设置的药品检验机构的工作人员
    E. 药品生产、经营企业和医疗机构的药品检验机构或者人员

13. 药品的生产企业、经营企业、医疗机构违反《中华人民共和国药品管理法》规定，给药品使用者造成损害的
    A. 依法承担赔偿责任　　　　B. 依法给予行政处分
    C. 依法给予行政处罚　　　　D. 依法追究刑事责任
    E. 不予行政处罚

【A2 型题】

1. 某患者到省人民医院就医，接诊医师在诊治过程中，使用了一种新上市的抗生素，致使该患者出现了严重不良反应。按照《中华人民共和国药品管理法》的规定，该医院应当向有关部门报告。接受报告的部门是
    A. 国家工商行政管理部门
    B. 省级药品监督管理部门和卫生行政部门
    C. 国家药品监督管理部门
    D. 国务院卫生行政部门
    E. 国家中医药管理部门

2. 某县药品监督管理部门接到某药店将保健食品作为药品出售给患者的举报后，立即对该药店进行了查处，并依照《中华人民共和国药品管理法》的规定，将其销售给患者的保健食品认定为
    A. 按假药论处的药　　　　B. 假药
    C. 劣药　　　　　　　　　D. 食品
    E. 按劣药论处的药

3. M 药厂销售代表在和某医院几名医师达成协议后，医师在处方时使用 M 药厂生产的药品，并按使用量的多少收受了药厂给予的提成。事情曝光以后，对 M 药厂按《中华人民共和国药品管理法》的有关规定处理；对于医师的错误行为，有权决定给予处分、没收违法所得的部门是
    A. 药品监督管理部门　　　　B. 工商行政管理部门
    C. 医师协会　　　　　　　　D. 消费者权益保护协会
    E. 卫生健康主管部门

4. F 药厂销售代表和某医院多名医师约定,医师在处方时使用 F 药厂生产的药品,并按使用量的多少给予提成。事情曝光以后,按《中华人民共和国药品管理法》的规定,对 F 药厂可以作出行政处罚的部门是
A. 市场监督管理部门　　B. 工商行政管理部门
C. 税务管理部门　　　　D. 医疗保险部门
E. 卫生健康主管部门

5. 李某为中度慢性疼痛患者,医师开具第一类精神药品控制缓解制剂为其治疗,根据《处方管理办法》,每张处方用药量的最多天数是
A. 15 日　　　　　　　B. 3 日
C. 5 日　　　　　　　D. 7 日
E. 10 日

6. "献血大王"刘某,在过去的 7 年间,献血总量已达 5 600ml。快满 50 周岁的刘某告诉记者,如果身体一直保持健康状态,他满 55 周岁以前,还可争取无偿献血
A. 7 次　　　　　　　B. 8 次
C. 9 次　　　　　　　D. 10 次
E. 11 次

7. 某村发生一起民居垮塌事故,重伤者 9 人,急送乡卫生院抢救。市中心血站根据该院用血要求,急送一批无偿献血的血液到该院。抢救结束后,尚余 900ml 血液,该院却将它出售给另一医疗机构。根据《中华人民共和国献血法》规定,对于乡卫生院的这一违法行为,县卫生局除了应当没收其违法所得外,还可以对其处以罚款
A. 十万元以下　　　　B. 五万元以下
C. 三万元以下　　　　D. 一万元以下
E. 五千元以下

第八节　血液管理法律制度

【A1 型题】

1.《医疗机构临床用血管理办法》经原卫生部部务会议审议通过,施行时间为
A. 2008 年 8 月 1 日　　B. 2009 年 8 月 1 日
C. 2010 年 8 月 1 日　　D. 2011 年 8 月 1 日
E. 2012 年 8 月 1 日

4.【答案】A
【解析】根据《中华人民共和国药品管理法》第一百四十一条　药品上市许可持有人、药品生产企业、药品经营企业或者医疗机构在药品购销中给予、收受回扣或者其他不正当利益的,药品上市许可持有人、药品生产企业、药品经营企业或者代理人给予使用其药品的医疗机构的负责人、药品采购人员、医师、药师等有关人员财物或者其他不正当利益的,由市场监督管理部门没收违法所得,并处三十万元以上三百万元以下的罚款;情节严重的,吊销药品上市许可持有人、药品生产企业、药品经营企业营业执照,并由药品监督管理部门吊销药品批准证明文件、药品生产许可证、药品经营许可证。故本题选 A。

5.【答案】A
【解析】为门(急)诊癌症疼痛患者和中、重度慢性疼痛患者开具的麻醉药品、第一类精神药品注射剂,每张处方不得超过 3 日常用量;控制缓释剂,每张处方不得超过 15 日用量。故本题选 A。

6.【答案】D
【解析】根据《中华人民共和国献血法》第九条　血站对献血者必须免费进行必要的健康检查;身体状况不符合献血条件的,血站应当向其说明情况,不得采集血液。献血者的身体健康条件由国务院卫生行政部门规定。血站对献血者每次采集血液量一般为二百毫升,最多不得超过四百毫升,两次采集间隔不少于六个月。严格禁止血站违反前款规定对献血者超量、频繁采集血液。在接下来的 5 年内,由于两次采集间隔不少于六个月,刘某还可以无偿献血 10 次,故本题选 D。

7.【答案】A
【解析】根据《中华人民共和国献血法》第十八条　有下列行为之一的,由县级以上地方人民政府卫生行政部门予以取缔,没收违法所得,可以并处十万元以下的罚款;构成犯罪的,依法追究刑事责任:①非法采集血液的;②血站、医疗机构出售无偿献血的血液的;③非法组织他人出卖血液的。故本题选 A。

1.【答案】E

2.【答案】A

2. 医疗机构的储血设施应当保证运行有效,全血、红细胞的储藏温度应当控制在 2~6℃,同一患者一天申请备血量达到或超过 1 600ml 的,由具有中级以上专业技术职务任职资格的医师提出申请,科室主任核准签发后,报( )批准,方可备血
   A. 医务部门   B. 护理部门
   C. 门诊部门   D. 院办部门
   E. 院感部门

3.【答案】B

3. 申请输血应由经治医师逐项填写《临床输血申请单》,由( )核准签字,连同受血者血样于预定输血日期前送交输血科(血库)备血
   A. 住院医师   B. 主治医师
   C. 副主任医师   D. 主任医师
   E. 科主任

4.【答案】D

4. 肝素抗凝的主要机制是
   A. 抑制凝血酶原的激活
   B. 抑制因子X的激活
   C. 促进纤维蛋白吸附凝血酶
   D. 增强抗凝血酶Ⅲ活性
   E. 抑制血小板聚集

5.【答案】D

5. 急性失血输血合理的是
   A. 失血量达到总血容量的20%,输浓缩红细胞及全血
   B. 失血量达到总血容量的35%,只输浓缩红细胞
   C. 失血量达到总血容量的15%,输浓缩红细胞
   D. 失血量低于总血容量的20%可考虑不输血
   E. 失血量达到总血容量的55%只输浓缩红细胞及全血

6.【答案】B

6. 原卫生部何年何月颁发的《临床输血技术规范》
   A. 2001 年 2 月   B. 2000 年 6 月
   C. 2002 年 8 月   D. 2003 年 6 月
   E. 2003 年 8 月

7.【答案】B

7. 交叉配血的血样标本必须是输血前( )天内的
   A. 2   B. 3
   C. 5   D. 7
   E. 9

8.【答案】B

8. 一次输血**不应**超过
   A. 8 小时   B. 4 小时
   C. 2 小时   D. 6 小时
   E. 5 小时

9. 我国健康公民自愿献血的年龄是
   A. 18~50 周岁　　　　　B. 20~60 周岁
   C. 18~60 周岁　　　　　D. 18~55 周岁
   E. 20~55 周岁

10. 献血者每次采集血液量和两次采集间隔为
    A. 献血者每次采集血液量一般为 200ml,最多不超过 400ml,两次采集时间不得少于 3 个月
    B. 献血者每次采集血液量一般为 400ml,两次采集间隔不少于 6 个月
    C. 献血者每次采集血液量一般为 200ml,两次采集间隔不少于 3 个月
    D. 献血者每次采集血液量一般为 200ml,最多不超过 400ml,两次采集间隔不少于 6 个月
    E. 献血者每次采集血液量一般为 200ml,最多不超过 400ml,两次采集间隔不少于 9 个月

第九节　突发公共卫生事件的应急处理条例

【A1 型题】

1. 在突发公共卫生事件应急处理工作中,有关单位和个人不配合有关专业技术人员调查、采样、技术分析和检验的,对有关责任人给予
   A. 警告
   B. 吊销执照
   C. 降级或者撤职的纪律处分
   D. 行政处分或者纪律处分
   E. 追究刑事责任

2. 医疗机构发现发生或者可能发生传染病暴发流行时,应当
   A. 在 1 小时内向所在地县级人民政府卫生行政主管部门报告
   B. 在 2 小时内向所在地县级人民政府卫生行政主管部门报告
   C. 在 4 小时内向所在地县级人民政府卫生行政主管部门报告
   D. 在 6 小时内向所在地县级人民政府卫生行政主管部门报告
   E. 在 8 小时内向所在地县级人民政府卫生行政主管部门报告

9.【答案】D

10.【答案】D

1.【答案】D
【解析】根据《突发公共卫生事件应急条例》第五十一条 在突发事件应急处理工作中,有关单位和个人未依照本条例的规定履行报告职责,隐瞒、缓报或者谎报,阻碍突发事件应急处理工作人员执行职务,拒绝国务院卫生行政主管部门或者其他有关部门指定的专业技术机构进入突发事件现场,或者不配合调查、采样、技术分析和检验的,对有关责任人员依法给予行政处分或者纪律处分;触犯《中华人民共和国治安管理处罚条例》,构成违反治安管理行为的,由公安机关依法予以处罚;构成犯罪的,依法追究刑事责任。故本题选 D。

2.【答案】B
【解析】国家建立突发事件应急报告制度。国务院卫生行政主管部门制定突发事件应急报告规范,建立重大、紧急疫情信息报告系统。突发事件监测机构、医疗卫生机构和有关单位发现有下列情形之一的,应当在 2 小时内向所在地县级人民政府卫生行政主管部门报告;接到报告的卫生行政主管部门应当在 2 小时内向本级人民政府报告,并同时向上级人民政府卫生行政主管部门和国务院卫生行政主管部门报告。县级人民政府应当在接到报告后 2 小时内向设区的市级人民政府或者上一级人民政府报告;设区的市级人民政府应当在接到报告后 2 小时内向省、自治区、直辖市人民政府报告。省、自治区、直辖市人民政府应当在接到报告 1 小时内,向国务院卫生行政主管部门报告,国务院卫生行政主管部门对可能造成重大社会影响的突发事件,应当立即向国务院报告:①发生或者可能发生传染病暴发、流行的;②发生或者发现不明原因的群体性疾病的;③发生传染病菌种、毒种丢失的;④发生或者可能发生重大食物和职业中毒事件的。

3.【答案】C

【解析】根据《突发公共卫生事件应急条例》第四十二条 有关部门、医疗卫生机构应当对传染病做到早发现、早报告、早隔离、早治疗,切断传播途径,防止扩散。故本题选C。

3.《突发公共卫生事件应急条例》规定,医疗卫生机构应当对传染病做到

A. 早发现、早观察、早隔离、早治疗

B. 早报告、早观察、早治疗、早康复

C. 早发现、早报告、早隔离、早治疗

D. 早发现、早报告、早隔离、早康复

E. 早预防、早发现、早治疗、早康复

4.【答案】D

【解析】根据《突发公共卫生事件处理条例》第四十一条 对传染病暴发、流行区域内流动人口,突发事件发生地的县级以上地方人民政府应当做好预防工作,落实有关卫生控制措施;对传染病病人和疑似传染病病人,应当采取就地隔离、就地观察、就地治疗的措施。故本题选D。

4. 对流动人口中的传染性非典型肺炎病人、疑似病人处理的原则是

A. 就地控制、就地治疗、就地康复

B. 就地隔离、就地治疗、就地康复

C. 就地控制、就地观察、就地治疗

D. 就地隔离、就地观察、就地治疗

E. 就地观察、就地治疗、就地康复

5.【答案】E

【解析】传染病疫情报告是属地管理。教育部所属综合大学的附属医院发现脊髓灰质炎疫情,应当向所在地的疾病预防控制机构报告,故本题选E。

5. 教育部所属综合大学的附属医院发现脊髓灰质炎疫情,应当报告的部门是

A. 国家教育行政部门

B. 国家卫生行政部门

C. 国家疾病预防控制机构

D. 所在地的政府卫生行政部门

E. 所在地的疾病预防控制机构

6.【答案】A

【解析】《突发公共卫生事件应急条例》由中华人民共和国国务院于2003年5月9日发布,自公布之日起施行。共六章五十四条。

6.《突发公共卫生事件应急条例》(国务院376号令)公布实施的日期为

A. 2003 年 5 月 9 日　　　　B. 2002 年 5 月 9 日

C. 2002 年 9 月 5 日　　　　D. 2003 年 9 月 5 日

E. 2001 年 5 月 9 日

7.【答案】B

【解析】《突发公共卫生事件应急条例》第三十四条 突发事件应急处理指挥部根据突发事件应急处理的需要,可以对食物和水源采取控制措施。

7. 突发公共卫生事件应急处理指挥部根据突发事件应急处理的需要,可以对以下哪些环节采取控制措施

A. 食物　　　　　　　　B. 食物和水源

C. 水源和交通　　　　　D. 交通

E. 水源

8.【答案】A

【解析】《突发公共卫生事件应急条例》第三十条 国务院卫生行政主管部门对新发现的突发传染病,根据危害程度、流行强度,依照《中华人民共和国传染病防治法》的规定及时宣布为法定传染病;宣布为甲类传染病的,由国务院决定。

8. 对新发现的突发传染病,国家卫生健康委员会根据危害程度、流行强度,依法及时宣布为

A. 法定传染病　　　　　B. 甲类传染病

C. 乙类传染病　　　　　D. 丙类传染病

E. 丁类传染病

9. 突发事件应急工作应当遵循什么方针
   A. 统一领导,分级负责 B. 预防为主,常备不懈
   C. 反应及时,措施果断 D. 依靠科学,加强合作
   E. 现场处理,监督检查

10. 全国突发事件应急预案应当包括
    A. 突发事件应急处理指挥部的组成和相关部门的职责
    B. 突发事件信息的收集、分析、报告、通报制度
    C. 突发事件应急处理技术和监测机构及其任务
    D. 突发事件预防、现场控制,应急设施、设备、救治药品和医疗器械以及其他物资和技术的储备与调度
    E. 以上均包括

9.【答案】B
【解析】《突发公共卫生事件应急条例》第五条 突发事件应急工作,应当遵循预防为主、常备不懈的方针,贯彻统一领导、分级负责、反应及时、措施果断、依靠科学、加强合作的原则。

10.【答案】E
【解析】《突发公共卫生事件应急条例》第十一条 全国突发事件应急预案应当包括以下主要内容:
(一)突发事件应急处理指挥部的组成和相关部门的职责;
(二)突发事件的监测与预警;
(三)突发事件信息的收集、分析、报告、通报制度;
(四)突发事件应急处理技术和监测机构及其任务;
(五)突发事件的分级和应急处理工作方案;
(六)突发事件预防、现场控制,应急设施、设备、救治药品和医疗器械以及其他物资和技术的储备与调度;
(七)突发事件应急处理专业队伍的建设和培训。

第二章　医学伦理学

第一节　医学伦理学的理论基础和规范体系

【A1 型题】

1. 医学伦理学基本理论**不包括**
  A. 生命神圣论   B. 后果论
  C. 美德论   D. 道义论
  E. 人权论

2. 医学伦理学发展到生命伦理学阶段,其理论基础的核心是
  A. 生命神圣论   B. 美德论
  C. 义务论   D. 生命质量与生命价值论
  E. 人道论

3. 下列哪一个**不属于**医学伦理学的理论基础
  A. 生命价值论   B. 美德论
  C. 义务论   D. 社会论
  E. 公益论

4. 关于公益原则,**错误**的是
  A. 当前利益与长远利益兼顾
  B. 局部利益与个体利益兼顾
  C. 与公正原则相辅相成
  D. 以公共利益不受损害为前提
  E. 以整体利益、长远利益为重

5. 生命神圣论的积极意义**不包括**
  A. 对人的生命的尊重
  B. 推行医学人道主义,反对非人道的医疗行为
  C. 反对不平等的医疗制度
  D. 合理公正地分配卫生资源
  E. 实行一视同仁的医德规范

1.【答案】E

2.【答案】D
【解析】生命伦理学是根据道德价值和原则,对生命科学和卫生保健领域内的人类行为进行系统研究的科学,是对传统医学伦理学的继承和发展,它是围绕改进生命和提高生命质量而展开的有关人类行为的各种伦理问题的概括。

3.【答案】D

4.【答案】B
【解析】公益论的内容:兼容观、兼顾观(任何医疗行为都应该兼顾到社会、个人、集体的利益)、社会效益观。

5.【答案】D
【解析】①尊重患者的生命,是医学人道主义最基本的或最根本的思想,医者应当珍重生命,尊重人的价值,尽力救治患者;②尊重患者的人格,患者具有正常人的权利也具有一些特殊的权利,是提高医疗质量及效果的必需要求;③尊重患者的平等,医疗中应当尽量排除非医疗因素,让每个患者都能人道地、平等地实现医疗目的;④尊重患者的生命价值,要求重视患者的生命质量和价值。

6. 下列有关公益论的表述,**不正确**的是
   A. 科学公益　　　　　B. 后代公益
   C. 医疗群体公益　　　D. 绝大多数人的利益
   E. 少数人的利益

7. 生命质量的衡量标准**不包括**
   A. 个体生命健康程度　　B. 个体生命德才素质
   C. 个体生命优化条件　　D. 个体生命治愈希望
   E. 个体生命预期寿命

8. 下面关于公益论作用的表述,**不正确**的是
   A. 公正合理地解决医疗活动中出现的各种利益矛盾
   B. 使医疗活动为人类的整体利益服务
   C. 改善人体的生存环境
   D. 促进医学科学的发展
   E. 消除卫生资源的浪费现象

9. 医院以医学人道主义精神服务于人类社会,主要表现的是
   A. 经济效益　　　　　B. 社会效益
   C. 功利并重　　　　　D. 功利主义
   E. 优化效益

10. 下列**不属于**公益论原则的是
    A. 人人享有最基本的医疗权利
    B. 当发生个体利益与群体利益矛盾时,以群体利益为重
    C. 当发生局部利益与整体利益矛盾时,以整体利益为重
    D. 当发生眼前利益与长远利益矛盾时,以长远利益为重
    E. 当发生个人与社会之间的矛盾时,以社会利益为重

11. 医学伦理学的学科性质属于
    A. 医德学　　　　　　B. 元伦理学
    C. 规范伦理学　　　　D. 应用伦理学
    E. 道德哲学

12. 现代生命伦理学面对的矛盾、悖论乃至道德冲突,本质上源于
    A. 新的科技成果在医疗卫生领域特别是临床上的应用
    B. 生命科学与技术的进步
    C. 社会对医学评价标准的全面化提升
    D. 社会传统文化与科技成果广泛运用之间矛盾的反映
    E. 科学主义和市场经济的挑战

6.【答案】E
【解析】公益论的内容:兼容观、兼顾观(任何医疗行为都应该兼顾到社会、个人、集体的利益)、社会效益观。

7.【答案】C
【解析】生命质量的衡量标准:①主要质量指人体的身体和智力状态;②根本质量指生命的目的、意义及人在社会、道德上的相互作用;③操作质量指利用智商、诊断学的标准来测量智能、生理方面的人性质量。而个体生命优化条件不属于上述范畴。

8.【答案】E
【解析】公益论就是从社会和全人类的长远利益出发,公正合理地解决医疗活动中出现的各种利益矛盾,使医疗活动不仅有利于患者个体,还有利于群体和后代,有利于社会,有利于人类生存环境的改善,有利于医学科学的发展。

9.【答案】B
【解析】医学人道主义在医学活动中,特别是在医患关系中表现出来的同情和关心患者、尊重患者的人格与权利、维护患者的利益,珍视人的生命价值和质量的伦理思想和权利观念。

10.【答案】A
【解析】公益论根据行为是否以社会公共利益为直接目的而确定道德规范的伦理理论。公益论认为确定的道德规范必须直接有利于人类的共同利益。

11.【答案】D

12.【答案】D

13.【答案】B

13. 道德义务是一种自觉自愿的行为,而法律义务具有的特性是
    A. 约束性　　　　　　　　　B. 强制性
    C. 非强制性　　　　　　　　D. 广泛性
    E. 技术性

14.【答案】C

14. "只有当那些最需要卫生保健体系的人能从中得益,卫生保健体系的不平等才情有可原"体现的伦理学理论是
    A. 德性论　　　　　　　　　B. 道义论
    C. 正义论　　　　　　　　　D. 功利论
    E. 后果论

15.【答案】C

15. 道德最显著的特征是
    A. 继承性　　　　　　　　　B. 实践性
    C. 自律性　　　　　　　　　D. 他律性
    E. 客观性

16.【答案】C

16. 医学伦理最突出的特征是
    A. 实践性、继承性　　　　　B. 时代性、人道性
    C. 人道性、全人类性　　　　D. 全人类性、继承性
    E. 人道性、实践性

17.【答案】D

17. 生命伦理学研究的主要内容是
    A. 义务公平　　　　　　　　B. 公益论
    C. 公平理论　　　　　　　　D. 生命道德理论
    E. 生命科学

18.【答案】C

18. 医学与医学伦理学的关系是
    A. 医学实践活动是医学伦理学产生的结果
    B. 医学实践活动是医学伦理学的尺度和方式
    C. 医学道德是医学工作者实现人类健康服务的保障
    D. 只要技术过硬就能够实现全心全意为人民健康服务的目的
    E. 在现代医学科学研究中医学道德服从医学成果

19.【答案】E

19. 当代医学科学研究和创新的"双刃剑"效应是指
    A. 当代医学科学研究和创新带来了医学的进步
    B. 当代医学科研研究和创新带来了道德的进步
    C. 当代医学科研和创新促进了人类健康
    D. 当代医学科学研究和创新可能用于危害人类健康
    E. 当代医学科学研究和创新既有用于促进人类健康的价值又有用于危害人类健康的可能

20. 以下关于"不伤害"原则的表达**不正确**的是

    A. 无损伤

    B. 尽可能避免身体的伤害

    C. 尽可能避免生理的伤害

    D. 尽可能避免心理的伤害

    E. 尽可能避免经济上的损失

20.【答案】A

21. 医学伦理的"有利"原则**不包括**

    A. 努力使患者受益

    B. 关心患者的客观利益和主观利益

    C. 选择受益最大、伤害最小的行动方案

    D. 努力预防或减少难以避免的伤害

    E. 把患者的利益看得高于一切

21.【答案】E

22. 医学伦理的"尊重"原则**不包括**

    A. 尊重患者及其家属的自主性或决定

    B. 尊重患者的一切主观意愿

    C. 治疗要获得患者的知情同意

    D. 保守患者的秘密

    E. 保守患者的隐私

22.【答案】B

23. 要尊重患者的医疗自主权,其中自主权内容**不包括**

    A. 自我选择

    B. 按个人意愿服药

    C. 依照个人意愿自我管理

    D. 自我决策

    E. 自由行动

23.【答案】B

24. 尊重患者的医疗自主权,以下哪种情况医方做主才是合理的

    A. 患者昏迷、病情危急

    B. 患者将治疗权全权授予医生

    C. "无主"患者(身边无任何人)需要急救,而本人不能行使自主权

    D. 患者有对他人和社会有危害的疾病,有不合理的要求

    E. 早期癌症患者坚持不接受治疗

24.【答案】B

25. 保护患者的隐私权,其内容**不包括**

    A. 目前健康状况   B. 既往病史资料

    C. 自杀企图   D. 身体私密部位

    E. 医疗自主

25.【答案】C

26.【答案】E

26. 对隐私权的保护不是无限制的、绝对的,以下需要对隐私权公开的情况,**不包括**
    A. 保护隐私权和公共利益相冲突
    B. 保护隐私权和公民合法知情权相冲突
    C. 保护隐私权和国家法律相冲突
    D. 保护隐私权和他人健康相冲突
    E. 保护隐私权和医院利益相冲突

【A2 型题】

1.【答案】A

1. 某医院曾曝出过一起"死者眼球丢失案"。经查,死者眼球是一位专攻角膜移植的眼科医生为了抢救两名将要失明的患者而盗走的。这位医生擅自进入该医院的太平间,摘取了一位死者的双侧眼球,很快给一位氨水烧伤的患者施行了手术,使之复明。同时还将另外一个角膜移植给一位老人,治好了她的眼疾。基于该案例,下列描述合乎伦理的是
    A. 仅以医学行为后果作为评判行为正当与否的依据,有时难以具有充分的说服力
    B. 医学行为的后果是医学行为正当与否的唯一依据
    C. 医学行为的动机是医学行为正当与否的唯一依据
    D. 医学行为只要符合义务的原则要求就是正当的
    E. 以上选项都不对

2.【答案】C

2. 2000年6月,美、英、日、法、德、中六国公布人类基因组序列图的"工作框架图"绘出。这将为人类疾病的本原、新药的设计、新治疗方法的产生提供重要依据。同时人们也担心这一成果如果用于危害人类研究,其后果是不可设想的。上述情况表达的最主要思想是
    A. 科学技术进步的力量是无穷的
    B. 道德在科学技术进步面前是无能为力的
    C. 现代医学科学发展需要医学道德把关
    D. 医学道德制约了医学科学的发展
    E. 基因科学的发展是解决人类全部健康问题的根本

1.【答案】A
【解析】第一,良好的医患关系是医疗活动顺利开展的必要基础。例如从诊断方面看,医患之间没有充分的交往,医生就往往采集不到确切的病史资料。从治疗方面看,患者遵从医嘱是治疗成功的关键。第二,融洽的医患关系会造就良好的心理气氛和情绪反应。对于患者来说,不仅可消除疾病所造成的心理应激,而且可以从良好的情绪反应所致的躯体效应中获益。对于医生来说,从这种充满生气的医疗活动中亦可得到更多的心理上的满足,即良好的医患关系本身就是一种治疗的手段,它不仅可以促进患者的康复,而且对医生的心理健康也是必需的。

第二节 医患关系伦理

【A1 型题】

1. 下列关于良好医患关系的重要性,**不包括**
    A. 提高患者的社交能力
    B. 提高患者对医务人员的信任度
    C. 有利诊断、治疗得到顺利实现
    D. 造就医患之间良好的心理气氛
    E. 本身就是一种治疗手段

2. 下列**不属于**医务人员非语言沟通技巧的是
   A. 语调　　　　　　　B. 目光
   C. 身体姿势　　　　　D. 表情
   E. 文字暗示

3. 下列会直接影响医务人员与患者进行语言沟通的是
   A. 声调　　　　　　　B. 手势
   C. 谈话地点　　　　　D. 关闭式谈话
   E. 以上均不是

4. 医患冲突的结果,可能造成
   A. 患者的被动 - 攻击行为
   B. 患者不遵从医嘱
   C. 患者难以公开谈出自己的需要
   D. 患者的情绪不好
   E. 以上情况均有可能发生

5. 医患间交往障碍的原因,医生方面可能有
   A. 对患者的病痛缺乏同情心
   B. 以是否有科研价值对待患者
   C. 关心对方能否给自己带来物质利益
   D. 情绪不稳
   E. 以上原因均有可能

6. 在患者处于急性感染但无意识障碍的情况下,通常采用的医患关系模式是
   A. 共同参与型　　　　B. 指导 - 合作型
   C. 主动 - 被动型　　　D. 父母与婴儿式
   E. 以上均不是

7. 对大多数慢性病患者,帮助患者自助属于哪种医患关系模式
   A. 共同参与型　　　　B. 指导 - 合作型
   C. 主动 - 被动型　　　D. 父母与婴儿式
   E. 以上均不是

8. 随着病情的变化,医患关系可以
   A. 一直保持不变
   B. 由主动 - 被动型转化为指导 - 合作型
   C. 由主动 - 被动型转化为共同参与型
   D. 最终都要进入共同参与型
   E. 由一种模式转向另一种模式

2.【答案】E
　【解析】非语言沟通是指医务人员通过仪表、体态、面部表情、眼神、声调、手势、抚触、距离等非语言特性沟通方式与患者进行信息交流,在沟通中可以达到支持、补充和深化语言表达的效果。

3.【答案】D

4.【答案】E

5.【答案】E
　【解析】主要是有的人虽有较高的技术,但缺乏医德修养,有的人甚至两者都缺乏。他们在诊治过程中对患者的病痛缺乏应有的同情和责任感,对患者态度冷淡、漠不关心、厌烦甚至鄙视,以权威、救世主自居。在医务工作中,对患者以是否有"治疗价值"或"科研价值"的标准去对待。只注意自己"提高技术"而不关心患者的疾苦;对常见病、多发病不是马虎地诊治,就是一推了之。有些医务人员因受社会上的不良影响,以对方能否给自己带来某种物质利益或获得某种方便来确定医患关系,导致医患关系的紧张。

6.【答案】B
　【解析】指导 - 合作型的医患关系模式中,患者有一定意志要求,需要医师帮助,并愿意合作。他们常常把医师置于权威性位置,医师也自觉或不自觉地在防治过程中使用自己的权威,发挥其指导作用,这是目前最常见的医患关系模式,主要适用于急性疾病和外科手术恢复期。在这类模式中,医患双方产生各种心理的相互作用。医师以恩赐者自居、患者对医师的过度依赖都对医患关系有很大影响,有时可能延缓康复过程。因此,随着急性疾病发生的减少,这类模式的应用也将减小。

7.【答案】A
　【解析】指导 - 合作型的要点是医生告诉患者做什么,患者缺乏较多的主动性和能力;也相当于父母与儿童式的关系。在主动 - 被动型的医患关系中患者的主动性和能力则更低。故医生帮助患者自助的医患关系属共同参与型。

8.【答案】E

9.【答案】B

9. 医务人员职业道德**不要求**
    A. 无私的奉献　　　　　　　　B. 崇高的爱情
    C. 利他精神　　　　　　　　　D. 把患者的痛苦看得高于一切
    E. 以上均不是

10.【答案】A

10. 医务人员职业要求其情绪主要是
    A. 积极而稳定　　　　　　　　B. 爱憎分明
    C. 心境平和　　　　　　　　　D. 悲喜有节制
    E. 永远快乐

11.【答案】E

11. 对医务人员记忆力的主要要求是
    A. 记忆的准备性　　　　　　　B. 记忆的持久性
    C. 记忆的专一性　　　　　　　D. 记忆的敏捷性
    E. 记忆的准确性

12.【答案】D

13.【答案】D
【解析】①主动-被动型：是一种传统的医患关系类型，这种模式在现代医学实践中普遍存在，如外科、麻醉、抗菌治疗。这一模型适用于急诊治疗、严重创伤、大出血或休克昏迷等。②指导-合作型：是一种现代医患关系基础的模型。医患间存在着相互作用，患者因某些症状，如急性感染，主动寻求医生帮助。医生则告诉患者做什么，并期望患者对指令性的治疗服从、合作。医生不喜欢患者提问题或表示异议，或不履行应该接受的医嘱。这种关系虽然患者有了一定的地位和主动性，但在总体上医患的权利还是不平等的。③共同参与型：医生和患者有近似相等的权利和地位，医生帮助患者治疗，几乎所有的心理治疗均属于这种模式，大多数慢性病也适用这种模式。这种模型就参与者双方而言，比上述两种模型需要更为复杂的心理要求。

12. 心理品质是指
    A. 遗传的心理素质
    B. 一个人的情绪和行为体系
    C. 一个人独特的精神面貌
    D. 一个人的认知、情感、意志和行为活动的有机结合
    E. 良好的气质

13. 萨斯和荷伦德提出的医患关系基本模式是
    A. 主动-被动型、共同参与型
    B. 主动型、共同参与型
    C. 被动-主动型、共同参与型
    D. 主动-被动型、指导-合作型、共同参与型
    E. 主动-被动型、指导-配合型

14.【答案】E
【解析】医患沟通的伦理准则：尊重、有利、公正、诚信。

15.【答案】E
【解析】医患沟通的伦理意义：①实践"人是目的"的伦理价值；②发挥道德情感的传递作用；③推动人道主义精神的发展；④促进医患双方道德境界的提升。

14. 医患沟通的伦理准则是
    A. 尊重　　　　　　　　　　　B. 有利
    C. 公正　　　　　　　　　　　D. 诚信
    E. 以上均是

15. 医患沟通的伦理意义是
    A. 实践"人是目的"的伦理价值
    B. 发挥道德情感的传递作用
    C. 推动人道主义精神的发展
    D. 促进医患双方道德境界的提升
    E. 以上均是

16. 现代医学实践中医患关系的常用模式是
    A. 主动 - 被动型模式　　　B. 指导 - 合作型模式
    C. 指导 - 参考型模式　　　D. 共同参与型模式
    E. 相互协作型模式

17. 医患纠纷增多的原因
    A. 医疗体制改革相对于市场经济发展的滞后
    B. 医院管理的缺陷
    C. 医务人员的服务态度
    D. 媒体的推波助澜
    E. 以上均是

18. 医患关系的意义包括
    A. 有利于医学事业的发展
    B. 共同维护患者利益和社会利益
    C. 相互信任、支持与协作
    D. 相互学习与竞争
    E. 彼此平等和相互尊重

19. 良好医患关系的建立有利于
    A. 增强尊重患者的权利的意识
    B. 建立协调医患关系的组织
    C. 确立公正的社会舆论导向
    D. 普及医学、伦理学、法律知识
    E. 以上均是

20. 改善医患关系的措施包括
    A. 提高专业技术、品德修养、尊重患者权利等
    B. 尊重医务人员和医院的规章制度,普及医学伦理法律知识,积极配合治疗
    C. 完善医疗制度,规范医院的管理,完善卫生补偿体制
    D. 建立协调医患关系的组织
    E. 以上均是

21. 医患双方都具有独立人格,要求医师做到
    A. 不伤害患者　　　　　　B. 从各方面关心患者
    C. 患者是上帝　　　　　　D. 平等对待患者
    E. 以上均不是

22. 医患之间正常的信托关系应该建立于
    A. 上下级关系
    B. 契约关系

16.【答案】B
【解析】现代医学实践中医患关系的常用模式是指导 - 合作型模式。

17.【答案】E
【解析】医患纠纷增多的原因:①医疗体制改革相对于市场经济发展的滞后;②医院管理的缺陷;③医务人员的服务态度;④患者缺乏理性态度;⑤媒体的推波助澜。

18.【答案】A
【解析】医患关系的意义包括:①有利于医学事业的发展;②有利于发挥医院的整体效应而提高各项工作的效率;③有利于建立和谐的医患关系;④有利于医务人员成才。

19.【答案】E
【解析】良好医患关系的建立,有利于:①增强尊重患者的权利的意识,这主要是针对医方而言,因为患方属于弱势群体,其权益更易受到侵害;②建立协调医患关系的组织,如医院伦理委员会会很好的协调医患关系;③确立公正的社会舆论导向,一种公正的舆论导向对于建设良好的医患关系十分重要,因为公众的行为方式极易受到社会舆论的引导;④普及医学、伦理学、法律知识,患者由于医学知识和伦理、法律的欠缺,容易造成医患关系中的被动,医务人员的伦理、法律知识也很缺乏,从而导致对患者权益的忽视和在一些伦理困境中的不知所措。医学、伦理、法律知识的广泛普及,必定是建立理想医患关系的必由之路。

20.【答案】E
【解析】改善医患关系的措施包括:①医方:提高专业技术、品德修养,尊重患者权利等;②患方:尊重医务人员和医院的规章制度,普及医学伦理法律知识,积极配合治疗;③加快卫生体制改革:完善医疗制度、规范医院的管理、完善卫生补偿体制;④建立协调医患关系的组织;⑤确立公正的社会舆论导向。

21.【答案】D
【解析】首先医患双方具有独立人格的前提是具有平等的关系,所以医生要做到平等对待患者。

22.【答案】C
【解析】医患之间的信任关系表现为:一方面患者对医方的信任,把自己的健康和生命交付给医务人员和医院,相信医方能负起这一重责;另一方面医生也信任患者,相信患者对病情的诉说是真实的,患者是尊医的、是能配合医疗的。这种信任关系在法制社会里,应该明显地带有法制关系性质,但不是抽象的法律关系。医患之间的法律关系是医生(医院)与患者双方对有关患者医疗问题达成的一种约定,即医患之间确立、变更、终止医疗民事权利的协议或诺言。医患之间的这种法律关系属性是重要且必需的,但不同于一般的契约关系,既没有订立一般契约的那种程序和条款,也没有考虑经济指标。所以,这种法律约束在医患关系中应位于次要地位,医患关系仍应以伦理道德关系为主。

C. 社会主义医德关系和法制关系

D. 亲属关系

E. 以上均不是

23. 下列哪项**不属于**正确处理医务人员之间关系的意义

A. 有利于医学事业的发展

B. 有利于医院整体效益的发挥

C. 有利于医务人员的成长

D. 有利于建立和谐的医患关系

E. 有利于共同对付患者及其家属

24. 确切地说,按规定积极参加会诊,这一做法最能体现的正确处理医务人员之间关系的意义和道德原则是

A. 有利于建立和谐的医患关系；共同维持社会公益

B. 有利于医院集体力的发挥；彼此独立、互相支持和帮助

C. 有利于加深朋友之谊；彼此信任、礼尚往来

D. 有利于分担风险；彼此独立、相互支持和帮助

E. 有利于医院集体力量的发挥；彼此信任、礼尚往来

25. 医生和患者所采取沟通方式,哪项**不属于**非语言沟通

A. 面部表情 　　　 B. 说话声调

C. 书面通知 　　　 D. 身体姿态

E. 眼神手势

26. 非语言沟通方法有3种:动态的、静态的和副语言。下列哪项属于副语言

A. 手势

B. 仪表

C. 语调

D. 医院的导诊牌

E. 医生和患者之间的空间距离

27. 医患沟通的意义中**不包括**

A. 是医学目的的需要

B. 是提高医生技术水平的需要

C. 是临床治疗的需要

D. 是医学人文精神的需要

E. 是医疗诊断的需要

28. 患者的知情同意权主要体现在

A. 医生的技术水平

B. 对自己健康的维护

C. 医生的主要诊治手段

D. 医院的各项规章制度

E. 自己承担的社会责任

29. 患者的权利中**不包括**

    A. 经济免责权   B. 平等医疗权

    C. 疾病认知权   D. 法律诉讼权

    E. 知情同意权

29.【答案】A

    【解析】患者的权利包括基本医疗权、疾病认知权、知情同意权、保护隐私权、监督医疗权、免除一定的社会责任权、要求赔偿权。而经济免责权不属于上述范畴。

30. 下列各项中**不属于**医患之间非技术关系的是

    A. 道德关系   B. 利益关系

    C. 价值关系   D. 经济关系

    E. 法律关系

30.【答案】D

    【解析】医患之间的非技术性关系是：道德关系、利益关系、价值关系、法律关系、文化关系。

31. 在诊疗过程中医务人员之间、专业相互之间和科室相互之间通力协作、密切配合和团结一致，共同为患者的康复而努力，该诊疗伦理原则是

    A. 整体性原则

    B. 协同一致的原则

    C. 最优化原则

    D. 知情同意原则

    E. 病人为中心原则

31.【答案】B

32. 保守患者的秘密，其实质是

    A. 尊重患者自主   B. 不伤害患者自尊

    C. 保护患者隐私   D. 医患双方平等

    E. 人权高于一切

32.【答案】A

33. 医务人员应当对患者保守的医疗秘密是

    A. 患者的病情

    B. 患者的医疗方案

    C. 患者的性别

    D. 医务人员的家庭住址

    E. 医院及医务人员的特色、特长

33.【答案】D

34. 医疗活动中最基本、最重要的人际关系是

    A. 医患关系

    B. 医疗团体与社会的关系

    C. 医护关系

    D. 医际关系

    E. 护患关系

34.【答案】A

35.【答案】B

35. 医患关系是契约关系,表明
   A. 医患关系不是民事法律关系
   B. 医患之间是平等的
   C. 医患关系的主体是来就诊的患者
   D. 医患关系是患者出于无奈与医务人员及医疗机构结成的
   E. 医患关系的客体是社会

36.【答案】C

36. 医患关系的性质是
   A. 医患关系是一般的契约关系
   B. 医患关系是纯粹的信托关系
   C. 医患关系是在信托关系基础上的契约关系
   D. 医患关系是信托关系就不是契约关系
   E. 医患关系是契约关系就不是信托关系

37.【答案】A

37. 患者的自主性取决于
   A. 医患之间的契约关系
   B. 医患之间的经济关系
   C. 医患之间的政治关系
   D. 医患之间的亲疏关系
   E. 医患之间的工作关系

38.【答案】A

38. 在医患交往中,强调维护患者权益取决于
   A. 患者在信托关系中居于弱势地位
   B. 患者在信托关系中有明确要求
   C. 患者在信托关系中居于强者地位
   D. 医师对患者的承诺
   E. 医师对患者的关心

39.【答案】A

39. 构成医患信托关系的根本前提是
   A. 患者求医行为中包含对医师的信任
   B. 患者在医患交往中处于被动地位
   C. 医师是"仁者"
   D. 现代医学服务是完全可以信赖的
   E. 医患交往中加入一些特殊因素

40.【答案】C

40. 为维护医患之间相互信任的关系,医师必须做到但应**除外**
   A. 主动赢得患者信任
   B. 珍惜患者的信任
   C. 对患者所提要求言听计从
   D. 努力消除误解
   E. 对患者出现的疑虑尽量澄清

41. 患者的权利受到关注的社会背景是
    A. 人的权利意识、参与意识增强和对人的本质的进一步认识
    B. 医患间医学知识的差距逐渐缩小
    C. 对人的本质有了进一步认识
    D. 意识到医源性疾病的危害
    E. 世界性的医患关系冷漠化

41.【答案】A

42. 在医疗过程中,医生的医疗权应该
    A. 服从医院的发展
    B. 服从患者的权利
    C. 服从社会公益
    D. 服从医院行政领导
    E. 服从家属的意愿

42.【答案】B

43. 尊重患者的疾病认知权需要一定的前提是
    A. 不影响医务人员与家属的关系
    B. 不让患者难过
    C. 不影响医患关系的确立
    D. 不影响医生治疗方案的选择
    E. 不加重患者的心理负担和影响治疗效果

43.【答案】E

44. 患者的道德义务有
    A. 保持健康和恢复健康
    B. 在医师指导下接受和积极配合医生诊疗
    C. 帮助医务人员工作
    D. 服从医院的行政领导
    E. 要求家属帮助护士工作

44.【答案】B

45. 当患者对医生所实施的诊治手段有质疑时,医生必须详细介绍,在患者愿意时才能继续进行,这属于患者的
    A. 平等医疗权
    B. 疾病认知权
    C. 知情同意权
    D. 社会责任权
    E. 保护隐私权

45.【答案】C

46. 患者的权利不包括
    A. 基本医疗权   B. 自我决定权
    C. 知情同意权   D. 要求保密权
    E. 保管病志权

46.【答案】E

47.【答案】A

47. 患者义务应**除外**
   A. 完全听从医师的安排
   B. 如实提供病情信息
   C. 认真执行医嘱
   D. 不将疾病传播他人
   E. 尊重医师及其劳动

48.【答案】C

48. 下列关于患者享有平等医疗权利的表述，**错误**的是
   A. 公民享有生命健康权
   B. 对所有患者都应一视同仁
   C. 对患者的要求都予以满足
   D. 患者享有的医疗保健权在实现时是受条件限制的
   E. 应充分给患者提供医疗信息

49.【答案】C

49. 对患者知情同意权的做法中，**错误**的是
   A. 婴幼儿患者可以由监护人决定
   B. 对某些特殊急诊抢救视为例外
   C. 无家属承诺，即使患者本人知情同意也不能给予手术治疗
   D. 做到完全知情
   E. 做到有效同意

50.【答案】E

50. 患者在诊治过程中**不能拒绝**
   A. 治疗　　　　　　　　B. 公开病情
   C. 手术　　　　　　　　D. 实验
   E. 遵守医院制度

51.【答案】E

51. 患者下列义务中应该经其同意后才能合理履行的是
   A. 如实提供病情
   B. 尊重医务人员的劳动
   C. 避免将疾病传播给他人
   D. 遵守住院规章
   E. 支持医学生实习和发展医学

52.【答案】A

52. 医患关系出现物化趋势的最主要原因是
   A. 医学高技术手段的大量应用
   B. 医院分科越来越细，医生日益专科化
   C. 医生工作量加大
   D. 患者对医生的信任感降低
   E. 患者过多依赖医学高技术的检测手段

53.【答案】B

53. 现代诊疗过程中医生越来越依赖于辅助检查所得的指标和数据，医生和患者的直接交流因此减少。这反映出医患关系出现

A. 民主化趋势　　B. 物化趋势　　　C. 法制化趋势

D. 分化趋势　　　E. 商品化趋势

54. 共同参与型的医患关系中
　　A. 医生有绝对的权威,患者无条件的配合医生
　　B. 医生相对主动,患者相对被动
　　C. 医生和患者共同商讨病案并决定治疗方案
　　D. 患者的主动性大于医生的主动性
　　E. 现实中不存在

54.【答案】C

55. 医患双方都具有独立人格,要求医师做到
　　A. 不伤害患者　　　　　B. 从各方面关心患者
　　C. "患者是上帝"　　　　D. 平等对待患者
　　E. 关心患者心理需求

55.【答案】D

56. 下列对医际关系伦理意义的描述,**不准确**的是
　　A. 有利于医学事业发展
　　B. 有利于医务人员成才
　　C. 有利于取得更高的经济收益
　　D. 有利于医院集体力量的发挥
　　E. 有利于建立和谐的医患关系

56.【答案】C

57. 正确处理医际关系的原则是
　　A. 根据职务、职称不同,区别对待
　　B. 根据学历、职务的高低,分配发展机会
　　C. 彼此信任,互相协作和监督
　　D. 互相尊重,"井水不犯河水"
　　E. 相互尊重,坚持独立,注重自我发展

57.【答案】C

58. 下列处理医际关系的原则,**不正确**的是
　　A. 彼此平等、互相尊重
　　B. 彼此独立、互相支持和帮助
　　C. 彼此协作,力争最大经济效益
　　D. 彼此信任,相互协作和监督
　　E. 相互学习,共同提高和发挥优势

58.【答案】C

【A2 型题】

1. 患者李某,女,26岁,未婚,体检中发现左侧乳房有肿块来院治疗。经医生诊断后拟进行手术治疗,但患者十分担心手术后会影响今后生活质量,医生积极解释,消除了患者的心理负担,在征得患者家属同意的情况下,进行手术且手术顺利,患者及家属都很满意。本案例集中体现了尊重患者的

1.【答案】B

A. 基本医疗权

B. 知情同意权

C. 疾病认知权

D. 提出问题并要求医生解答的权利

E. 监督医疗过程的权利

2.【答案】D

2. 因车祸受重伤的男子被送去医院急救,因没带押金,医生拒绝为患者办理住院手续。当患者家属拿来钱时,已错过了抢救最佳时机,患者死亡。本案例违背了患者权利的

A. 享有自主权

B. 享有知情同意权

C. 享有保密和隐私权

D. 享有基本的医疗权

E. 享有参与治疗权

3.【答案】B

3. 甲医师发现邻病房乙医师的诊治失误后,及时反映给主管部门。这体现了正确处理医务人员之间关系的道德原则是

A. 共同维护社会公益

B. 共同维护患者利益

C. 开展正当竞争

D. 全心全意为人民服务

E. 以上都不是

4.【答案】C

4. 某医师为不得罪同事,将患者严格区分为"你的"和"我的",对其他医生所负责的患者一概不闻不问,即使同事出现严重失误,也是如此。这种做法违反了正确处理医务人员之间关系的道德原则

A. 彼此平等、互相尊重

B. 彼此独立、相互支持和帮助

C. 彼此信任、互相协作和监督

D. 彼此独立、相互协作和监督

E. 彼此平等、互相协作和监督

5.【答案】C
【解析】医患交往的两种形式:语言形式的交往和非语言形式的交往。前者顾名思义,是用语言传递信息,后者包括语调、表情等。依题意,这位女医生是非语言形式的交往做得好。

5. 一位女医生对患者说话声调柔和、目光亲切、讲话时面带微笑,说明她在下列哪一方面做得好

A. 语言沟通和非语言沟通

B. 语言沟通技巧

C. 非语言沟通技巧

D. 目光沟通

E. 以上都不是

第三节 生物医学研究伦理

【A1 型题】

1. 《涉及人的生物医学研究伦理审查办法》已于 2016 年 9 月 30 日经国家卫生和计划生育委员会主任会议讨论通过,自 ( ) 起施行
   A. 2016 年 9 月 30 日　　　　B. 2016 年 10 月 1 日
   C. 2016 年 11 月 1 日　　　　D. 2016 年 12 月 1 日
   E. 2017 年 1 月 1 日

1. 【答案】D

2. 伦理委员会的委员应当从生物医学领域和伦理学、法学、社会学等领域的专家和非本机构的社会人士中遴选产生,人数不得少于 ( ) 人,并且应当有不同性别的委员,少数民族地区应当考虑少数民族委员
   A. 3　　　　　　B. 5　　　　　　C. 7
   D. 9　　　　　　E. 11

2. 【答案】C

3. 伦理委员会委员任期为
   A. 2 年　　　　B. 3 年　　　　C. 4 年
   D. 5 年　　　　E. 6 年

3. 【答案】D

4. 医疗卫生机构应当于每年 ( ) 前向备案的执业登记机关提交上一年度伦理委员会工作报告
   A. 1 月 31 日　　　　B. 2 月 28 日
   C. 3 月 31 日　　　　D. 4 月 30 日
   E. 5 月 31 日

4. 【答案】C

5. 伦理委员会作出决定应当得到伦理委员会全体委员的 ( ) 同意,伦理审查时应当通过会议审查方式,充分讨论达成一致意见
   A. 二分之一以上　　　　B. 三分之二以上
   C. 五分之三以上　　　　D. 七分之四以上
   E. 九分之五以上

5. 【答案】A

6. 对已批准实施的研究项目,伦理委员会应当指定委员进行跟踪审查,跟踪审查包括
   A. 是否按照已通过伦理审查的研究方案进行试验
   B. 研究过程中是否擅自变更项目研究内容
   C. 是否发生严重不良反应或者不良事件
   D. 是否需要暂停或者提前终止研究项目
   E. 以上都是

6. 【答案】E

第四节 医学道德的评价、监督和修养

【A1 型题】

1. 医德修养的根本途径和方法是
A. 自我批评
B. 自我反思
C. 见贤思齐
D. 接受患者监督
E. 与医疗实践结合

2. 医学道德修养的范畴包括
A. 意志、情操、仪表、品行
B. 举止、仪表、意志、情感
C. 情操、信念、习惯、举止
D. 情操、举止、仪表、品行
E. 仪表、品行、情操、信念

3. 医学道德教育的过程**不包括**
A. 提高道德意识
B. 培养医德情感
C. 锻炼医德意志
D. 鉴定医德信念
E. 进行自我教育和自我锻炼

4. 医学道德的意义**不包括**
A. 有助于形成医务人员的内在品质
B. 有助于培养医务人员的人文素养和道德情操
C. 有助于促进医学科学工作发展
D. 是将医学道德原则和规范转化为内心信念的重要环节
E. 是确保维护社会公益的原则

5. 正确把握医德评价依据的观点是
A. 动机论
B. 手段论
C. 效果论
D. 目的论
E. 动机与效果、目的与手段辩证统一论

6. 医学道德评价的标准包括
A. 疗效标准、社会标准、科学标准
B. 舆论标准、价值标准、疗效标准
C. 科学标准、社会标准、舆论标准
D. 科学标准、疗效标准、价值标准
E. 社会标准、价值标准、舆论标准

1.【答案】E
【解析】与医疗实践相结合是医德修养的根本途径和方法，具体是从以下三个方面做起：①要坚持在为人民健康服务的医疗实践中认识主观世界，改造主观世界；②要坚持在医疗实践中检验自己的品德，自觉地进行自我教育，自我锻炼，提高自己医学修养；③要随着医疗实践的发展，使自己的认识不断提高，医学道德修养不断深入。

2.【答案】D
【解析】医德修养包括医疗实践中所形成的情操、举止、仪表和品行等。

3.【答案】E
【解析】医学道德教育的过程包括提高医德认识、培养医德情感、锻炼医德意志、坚定医德信念以及养成医德行为习惯。

4.【答案】E
【解析】医学道德教育的意义包括：①有助于形成医务人员的内在品质，是把医学和规范转化为内心信念的重要一环；②有助于培养医务人员的人文素养和道德情操，是形成良好医德医风的重要环节；③有助于培养高素质的医学人才，是促进医学科学工作发展的重要措施。

5.【答案】E
【解析】正确把握医德评价依据的观点：①在医学道德评价上，我们应该坚持哲学上的动机与效果辩证统一的观点，即必须从效果上去检验动机，又要从动机上去看待效果，对具体情况做具体分析。②一般情况下目的决定手段，手段服从目的，没有目的的手段是毫无意义的。同时，没有一定的手段相助，目的也是无法实现的。在评价医务人员的医德行为时，不仅要看其目的是否正确，还要看其是否选择了恰当的手段。

6.【答案】A
【解析】医学道德评价标准有疗效标准、社会标准、科学标准。

7. 对医德评价的意义理解**有误**的是
   A. 表明评价者个人的喜好
   B. 形成健康的医德氛围
   C. 调节医学人际关系
   D. 有助于将外在医德规范内化为医务人员的信念
   E. 有助于指导医务人员选择高尚的医德行为

8. 医德品质构成的基本要素是
   A. 内心信念　　　　　B. 社会舆论
   C. 传统习俗　　　　　D. 真诚信仰
   E. 科学标准

9. 对医务人员在医德修养方面提倡"慎独",**不正确**的是
   A. "慎独"是古代儒家用语,是封建社会道德特有的范畴
   B. "慎独"是道德修养的方法
   C. "慎独"是指个人在独处无人监督时,仍能坚持道德原则和道德信念
   D. "慎独"是中性名词,在今天使用它可以有崭新的内容和含义
   E. 医德修养是有层次的,提倡"慎独",是希望医务人员的医德修养达到更高境界

10. 医学评价中最普遍、最具有影响力的方式是
    A. 内心信念　　　　　B. 社会舆论
    C. 传统习俗　　　　　D. 真诚信仰
    E. 科学标准

11. 市场经济条件下加强医学伦理教育的必要性主要取决于
    A. 公正分配医药卫生资源的要求
    B. 实现医疗活动道德价值的要求
    C. 协调医际关系的要求
    D. 合理解决卫生劳务分配问题的要求
    E. 正确处理市场经济对医学服务正负双重效应的要求

12. 医德修养的内容**不包括**
    A. 学习医疗卫生体制改革文件,进行政策修养
    B. 学习科学的医学伦理学理论,进行医理理论修养
    C. 在医疗实践中以医德原则和规范要求自己,进行医德规范认同修养
    D. 以正确的医德思想战胜错误的医德思想,进行医德情感和信念修养
    E. 实践正确的医德认识,进行医德品质和习惯修养

7.【答案】A
【解析】医德评价是医务人员行为、医疗卫生保健单位活动的监视器和调节器;维护医德原则、规范和准则的重要保障;使医德原则、规范和准则转化为医务人员行为和医疗卫生保健单位活动的中介和桥梁。

8.【答案】A
【解析】内心信念是指医务人员发自内心地对道德义务的深刻认识、真诚信仰和强烈的责任感,是医务人员对自己行为进行善恶评价的内在动力,是医德品质构成的基本要素,也是医德评价的重要方式。

9.【答案】A

10.【答案】B
【解析】社会舆论是指公众对某种社会现象、行为和事件的看法和态度,即公众的认识。社会舆论可以形成一种强大的精神力量,调整人们的道德行为,指导人们的道德生活,适宜的评价最普遍、最有影响力的方式,在医德评价中起着重要作用。

11.【答案】E

12.【答案】A

13.【答案】C

13. 应大力宣传医务人员中的先进人物和先进事迹,所根据的医德教育原则是
    A. 目的性原则　　　　　　　B. 理论联系实际原则
    C. 正面引导原则　　　　　　D. 因人施教原则
    E. 实践性原则

14.【答案】B

14. 医德的维系手段是
    A. 强制性力量　　　　　　　B. 非强制力量
    C. 卫生法纪　　　　　　　　D. 经济奖惩
    E. 行政处罚

15.【答案】E

15. 医德评价方式不包括
    A. 正式社会舆论　　　　　　B. 非正式社会舆论
    C. 传统习俗　　　　　　　　D. 内心信念
    E. 卫生行政仲裁

16.【答案】A

16. 医学道德评价一般分为
    A. 自我评价与非自我评价
    B. 社会评价
    C. 内心信念
    D. 传统习俗
    E. 社会评价与他人评价

17.【答案】E

17. 原中华人民共和国卫生部颁布的《医务人员医德规范及实施办法》的精神是
    A. 对患者一视同仁
    B. 文明礼貌服务
    C. 廉洁行医
    D. 为患者保守医秘
    E. 实行社会主义人道主义

18.【答案】E

18. 临床医师应尽的道德义务中,首要和根本的是
    A. 对同事的义务　　　　　　B. 对医院的义务
    C. 对医学的义务　　　　　　D. 对社会的义务
    E. 对患者的义务

19.【答案】E

19. 对"慎独"最正确的理解是
    A. 无人监督时注意不违背医德
    B. 别人无法监督时注意不违背医德
    C. 有错误思想干扰时注意加以抵制
    D. 坚持从小事上点点滴滴做起
    E. 坚持医德修养的高度自觉性、坚定性、一贯性

20. 评价医德行为善恶的根本标准是
    A. 患者的个人意见
    B. 患者家属的意见
    C. 新闻媒体的认定
    D. 有利于患者康复、有利于医学发展、有利于人类生存环境的改善
    E. 社会主义医德规范体系

20.【答案】D

第二篇　专业理论 *

第一章　中枢神经系统

【A1 型题】

1. CT 颅脑常规扫描时,下列关于各种扫描基线的叙述哪一种是**错误的**
   - A. Reid 基线为眶下缘至外耳道中点的连线
   - B. 眦耳线为外眦与外耳道中点的连线
   - C. 上眶耳线为眶上缘至外耳道中点的连线
   - D. 应该以前联合后缘中点至后联合前缘中点的连线为颅脑 CT 的扫描基线
   - E. Reid 基线亦称眶耳线

2. 关于半卵圆中心的神经纤维的组成,下列正确的是
   - A. 投射纤维、联络纤维、连合纤维
   - B. 投射纤维、联络纤维
   - C. 联络纤维、连合纤维
   - D. 投射纤维、连合纤维
   - E. 以上都不是

3. Willis 环最多见的组成是
   - A. 大脑前动脉、前交通动脉、大脑后动脉、后交通动脉、颈内动脉末端
   - B. 大脑前动脉、前交通动脉、大脑后动脉、后交通动脉
   - C. 大脑前动脉、大脑后动脉、后交通动脉、颈内动脉末端
   - D. 大脑前动脉、前交通动脉、大脑后动脉、后交通动脉、基底动脉
   - E. 以上都不是

---

*专业理论习题中,☆☆代表掌握,☆代表了解

1.【答案】E
　【解析】作为住院医师,应当掌握CT扫描的基本方法。头部CT扫描是所有CT扫描中相对比较简单的一种,因此,以头部CT为例来掌握CT扫描的基本方法和基本原则是恰当的。其中,CT扫描基线的确定非常重要,基线确定不准,将导致扫描范围偏差,多扫描或少扫描层面。前者患者辐射剂量增加不利于放射防护,后者有可能遗漏疾病。目前的CT设备在进行头部CT扫描时,可以先扫描定位像,再在定位像上确定扫描范围;也可以不扫定位像,体表定位后直接进行扫描。尤其是后者,要求体表定位一定要准。眶下缘至外耳门中点的连线,又称为人类学基线或下眶耳线。
　【考点】CT 颅脑扫描定位。☆☆
　【难度】易

2.【答案】A
　【解析】半卵圆中心是一个形态学名称,具体位置相当于胼胝体／侧脑室部以上的白质区,轴位上呈半卵圆形状,两侧半球合并呈卵圆形。半卵圆中心的包含三种纤维:①投射纤维,连接大脑皮质和皮质下诸结构,呈扇形放射,称辐射冠;②联络纤维,连接一侧半球内各部皮质区的纤维,人脑的联络纤维极为发达,与投射纤维和联合纤维相比其数量最大;③连合纤维,连接左、右大脑半球的相应皮质区。影像学采用半卵圆中心这一解剖学名称来描述侧脑室以上层面的双侧大脑半球的脑白质区,是日常书写报告时常用的解剖概念,因此住院医师不仅要掌握半卵圆中心的概念,也要掌握半卵圆中心所包含的各种白质纤维束的组成,做到知其然还要知其所以然。
　【考点】断层解剖的概念。☆☆
　【难度】易

3.【答案】A
　【解析】脑动脉环又称Willis环,是颅脑动脉解剖非常重要且非常独特的解剖结构。由前交通动脉、两侧大脑前动脉始段、两侧颈内动脉末段、两侧后交通动脉和两侧大脑后动脉始段吻合而成。其解剖意义在于将颅脑的两套动脉供血通路即颈内动脉系统和椎基底动脉系统沟通起来,当构成此环的某一动脉血液减少或被阻断时,通过环调节,血液重新分配,以补偿缺血部分,维持脑的营养和机能活动。同时脑动脉环又是颅内动脉瘤最好发的区域。目前磁共振血管成像(MRA)及计算机体层血管成像(CTA)都可以很好地显示脑动脉环。掌握脑动脉环的组成是中枢神经系统影像学的必备知识,脑动脉环常有数种解剖变异,不仅要掌握脑动脉环的组成,还要对脑动脉环常见的解剖变异

要掌握,切勿将解剖变异当作异常。

【考点】脑血管解剖的概念。☆☆

【难度】易

4.【答案】D

【解析】海绵窦是位于蝶鞍两侧硬脑膜两层间不规则的腔隙,左右各一。由于海绵窦内有许多包有内皮的纤维小梁,将其腔隙分隔成许多相互交通的小腔,使之状如海绵而得名。海绵窦体积不大,但包含重要血管神经结构如颈内动脉、第Ⅲ至Ⅵ的脑神经等。CT或MRI上观察海绵窦主要观察两侧海绵窦是否对称,是否有异常密度,单纯海绵窦外缘轻微外凸并非异常表现。本题主要提示住院医师日常要注意积累阅片经验,对海绵窦这样的重要且相对体积小的解剖结构要重视。

【考点】颅内结构的CT常见表现。☆☆

【难度】难

5.【答案】A

【解析】颅内动脉供应大脑不同区域的血供,反过来根据不同病变区域也可判断病变区是哪个血管供血,这是掌握供血动脉和对应脑区关系的意义。具体到大脑前、中、后及其主要分支的供血脑区的详细情况不在此赘述,请参考相关教材和文献。

【考点】颅内动脉基本解剖。☆☆

【难度】难

6.【答案】A

【解析】颅内有两组动脉系统供血,一组是颈内动脉系统,一组是椎基底动脉系统。基本原则是前者以大脑中前部供血为主,后者以脑干小脑及大脑后部供血为主。两套系统通过后交通动脉相互沟通,可以在某一套系统缺血时互为代偿。理解并掌握这两套系统的主要分支情况有助于对某些疾病的理解。

【考点】颅内动脉基本解剖。☆☆

【难度】易

7.【答案】C

【解析】破裂孔是为颅中窝孔裂之一,为一个不规则的骨性裂孔,鼻咽癌的颅底骨质破坏,破裂孔为最常见的部位之一。颈内动脉通过破裂孔入颅。脑膜中动脉通过的是棘孔,颈内静脉通过的是颈静脉孔,嗅神经通过的是筛孔,眼动脉通过的是视神经管。

【考点】颅内断面解剖。☆

【难度】难

8.【答案】D

【解析】由于小脑幕是倾斜于轴位图像走行的,在轴位图像上表现为线状影,不易显示其全貌,导致有些病变和小脑幕关系密切而不易判断是位于小脑幕上还是幕下。目前的多排或多层CT均可提供薄层图像,在薄层图像重新进行冠状位或矢状位重建,能较好地显示小脑全貌,更有利于判断病灶和小脑幕的关系,而不必再重新进行扫描。增强扫描的轴位图像和平扫的轴位图像对判断病变与小脑幕关系提供的信息相当,无进一步帮助。

【考点】颅脑的CT解剖定位。☆☆

【难度】易

9.【答案】E

【解析】Meckel腔是位于海绵窦外后下方的硬膜外间隙。腔内含有三叉神经节及纤维、蛛网膜及蛛网膜下腔、硬脑膜。MRI上的T_2轴位图像显示比较清晰,因其内含脑脊液,因此在T_2WI图像上为高信号,隐约

4. CT上**不属于**海绵窦异常的征象是

A. 两侧大小不对称

B. 两侧形状不对称

C. 海绵窦内局限性异常密度影

D. 海绵窦外缘稍外凸

E. 大小、形状都不对称

5. 顶枕沟以前的大脑半球内侧面及额叶底面的一部分,额、顶二叶上外面的上部皮质的供血动脉为

A. 大脑前动脉

B. 大脑后动脉

C. 大脑中动脉

D. 大脑前、中动脉

E. 脉络膜前动脉

6. 以下颅内动脉动脉血管哪个**不属于**关颈内动脉分支

A. 大脑后动脉

B. 大脑中动脉

C. 大脑前动脉

D. 后交通动脉

E. 眼动脉

7. 下列哪个解剖结构通过破裂孔出入颅内外

A. 脑膜中动脉   B. 颈内静脉

C. 颈内动脉   D. 嗅神经

E. 眼动脉

8. 轴位CT平扫图像上难以确定病变位于幕上或幕下时,用哪种方法帮助定位最佳

A. 加扫轴位增强扫描

B. 加扫灌注增强扫描

C. 加扫冠状位CT平扫

D. 薄层CT轴位图像重建冠状位图像及矢状位图像

E. 采用骨算法重建轴位图像

9. 梅克尔(Meckel)腔内有

A. 颈内静脉   B. 颈内动脉

C. 听神经   D. 动眼神经

E. 三叉神经

10. 基底节神经核团通常**不包括**下列哪一种核团

A. 尾状核头部   B. 尾状核尾部

C. 豆状核　　　　　　D. 屏状核

E. 丘脑

11. 小脑幕在轴位图像上的形状是

A. 通过窦汇层面为"一"形

B. 通过窦汇层面呈"V"形

C. 窦汇以上层面呈"Y"形

D. 窦汇以下层面呈"M"形

E. 通过窦汇层面呈倒"K"形

12. 下列结构从解剖角度上看**不属于**脑室系统的是

A. 第三脑室

B. 室间孔

C. 第四脑室外侧孔

D. 外侧裂

E. 第四脑室正中孔

13. 下列关于豆状核的描述正确的是

A. 豆状核是灰质团块

B. 位于内囊外侧

C. 组成豆状核的苍白球靠内,体积较小

D. 组成豆状核的壳核靠外。体积较大

E. 以上均正确

14. 下列有关间脑的正确描述是

A. 间脑又称桥脑

B. 间脑位于丘脑和小脑之间

C. 间脑分为五部分,背侧丘脑、上丘脑、下丘脑、后丘脑及底丘脑

D. 间脑的内腔位于正中矢状位的窄隙成为中脑导水管

E. 视交叉位于间脑的背侧

15. 正常情况下,头部 CT 或 MRI 经常能看到哪个脑池的大小形态等变异比较多 / 大

A. 鞍上池　　　　　　B. 环池

C. 四叠体池　　　　　D. 枕大池

E. 大脑大静脉池

16. 两侧丘脑之间的脑室结构是

A. 侧脑室　　　　　　B. 第三脑室

C. 第四脑室　　　　　D. 中脑导水管

E. 枕大池

可见三叉神经纤维束。

【考点】颅脑影像解剖。☆

【难度】易

10.【答案】E

【解析】基底核团包括纹状体、屏状核、杏仁核,纹状体包括尾状核及豆状核,豆状核又分为壳及苍白球。屏状核和壳之间为外囊,苍白球、尾状核及丘脑之间为内囊。丘脑虽然和基底节核团比较近,但不属于基底节核团。基底节的区域解剖结构比较密集细致,并且上述结构在 CT 及 MRI 图像上均可见显示,应该对这些解剖结构熟练掌握。

【考点】颅脑影像学正常解剖。☆☆

【难度】易

11.【答案】C

【解析】小脑幕结构区分幕上及幕下,所以应该对其正常形态比较了解。小脑幕为硬脑膜结构,有固定的走行形态,在不同人上形态比较一致,变异较少。

【考点】颅脑 CT 扫描正常解剖结构。☆

【难度】难

12.【答案】D

【解析】外侧裂属于脑沟,不属于脑室,室间孔是左、右侧脑室与第三脑室相通的一对孔道,第四脑室正中孔位于第三脑室侧壁前部,穿穹窿柱与丘脑前端。第四脑室外侧孔位于第四脑室外侧隐窝尖端。

【考点】CT 及 MRI 正常脑室解剖结构。☆

【难度】难

13.【答案】E

【解析】参见10题解析。

【考点】颅脑病变的正常解剖结构。☆

【难度】中

14.【答案】C

【解析】间脑这个解剖名称在影像学中应用较少,间脑由五部分组成:即背侧丘脑、上丘脑、下丘脑、后丘脑及底丘脑,由此可见间脑即可理解为丘脑。丘脑在 CT 和 MRI 中是更经常使用的名称。两侧丘脑之间为第三脑室,视交叉、漏斗、垂体位于其腹侧。

【考点】CT 及 MRI 的颅脑解剖结构。☆

【难度】中

15.【答案】D

【解析】脑池 CT 表现中,枕大池位于小脑层面,正常变异多见,经验缺乏者有的时候会觉得正常和异常之间的界限难以掌握。如果单纯枕大池较宽大(如达到 1~2cm),但第四脑室正常、无占位效应、无积水、无枕骨受压变薄、后颅窝大小正常、无小脑蚓部萎缩等,一般认为是解剖变异,无明确的临床意义。

【考点】CT 及 MRI 的颅脑解剖结构。☆☆

【难度】中

16.【答案】B

【解析】两侧丘脑之间的脑室为第三脑室,第三脑室及双侧丘脑在 CT 及 MRI 图像上均清晰可见,是阅片时必须掌握的解剖结构。

【考点】颅脑正常解剖结构。☆☆

【难度】易

17.【答案】C

【解析】椎动脉左右各有一支,它穿行于颈椎两侧的横突孔,向上行进入颅内,两支血管在脑干腹侧合为一支叫基底动脉。基底动脉的主要分支有大脑后动脉、小脑上动脉、小脑前下动脉、基底动脉脑桥支等。

【考点】基底动脉的CT解剖。☆

【难度】中

18.【答案】E

【解析】急性脑血管病,不论是颅内血肿还是大面积急性期脑梗死,在头部CT上均有相关的影像学改变,根据这些影像学表现绝大多数病例均能得到明确诊断,增强扫描并不能增加更多的诊断信息。急性颅脑外伤主要通过CT观察有无颅骨骨折,有无颅内各种出血等,平扫能很好地满足这些临床需要,也不需要增强扫描。总之,上述这些情况一般行CT平扫即可,除非是一些特殊情况需要和其他类型疾病如脑肿瘤进行鉴别诊断,否则不用增强扫描。

【考点】颅脑CT平扫及增强扫描的适用疾病。☆☆

【难度】易

19.【答案】C

【解析】颅内肿瘤性的疾病大多数都有不同程度及不同形式的强化,通过强化的程度和方式对肿瘤的定性诊断非常有价值,因此临床怀疑颅内肿瘤性疾病建议行头部CT或MRI的增强扫描。脑血管、脑外伤、先天发育异常类的疾病一般平扫即可。

【考点】颅脑CT平扫及增强扫描的适用疾病。☆☆

【难度】易

20.【答案】C

【解析】颅脑感染性疾病病原众多,表现形式多样,增强CT或MRI扫描能反映大多数炎症病变的病理演化过程,例如成熟脑脓肿的脓壁一般强化比较明显,脓壁没有完全形成时,强化则散在不规则。因此怀疑患者为颅内感染性病变时,也建议增强扫描比较好。脑血管病、脑白质病、脑萎缩均不必增强扫描。

【考点】颅脑CT平扫及增强扫描的适用疾病。☆☆

【难度】中

21.【答案】B

【解析】正常脑灰质的CT值高于白质,一般灰质的CT值在30HU左右。对于住院医师来说,仅知道灰质的CT值高于白质是不够的,要了解正常各种脑组织的CT值范围。

【考点】颅脑相关CT值基本知识。☆☆

【难度】易

22.【答案】C

【解析】颅脑病变的CT基本征象包括:直接征象、间接征象、定位征象、定性征象及其他征象。直接征象包括病灶的密度、大小、边缘、形态、结构、多少、部位、骨改变;间接征象包括脑室受压变形、正常结构受压移位变形、脑疝等。间接征象是由于病灶和/或病灶周围的水肿压迫造成的。

【考点】颅脑病变CT基本特征。☆☆

【难度】易

23.【答案】E

【解析】MRI在大多数情况下,对颅内的病变诊断优于CT,但也有例外,显示钙化就

---

17. 下列哪个分支是基底动脉的分支

A. 脑膜中动脉 　　　　　B. 后交通动脉

C. 小脑上动脉 　　　　　D. 大脑前动脉

E. 大脑中动脉

18. 行头部CT平扫即可,**不必**进行头部增强CT扫描即可诊断的情况的是

A. 怀疑急性颅内血肿的患者

B. 怀疑蛛网膜下腔出血的患者

C. 怀疑大面积急性期脑梗死的患者

D. 急性颅脑外伤患者

E. 以上都是

19. 下列哪一种疾病,建议进行颅脑CT或MRI增强扫描

A. 急性期大面积脑梗死

B. 急性期腔隙性脑梗死

C. 脑肿瘤类疾病

D. 硬膜外血肿或硬膜下血肿

E. 脑发育畸形

20. 下列哪种疾病,行颅脑增强CT扫描诊断效能优于CT平扫

A. 脑梗死 　　　　　B. 脑白质病

C. 脑脓肿 　　　　　D. 脑出血

E. 脑萎缩

21. 正常情况下,脑灰质的CT值的范围是

A. 0~10HU 　　　　　B. 30HU左右

C. 50HU左右 　　　　　D. 70HU左右

E. 100HU左右

22. 颅脑病变的间接征象是

A. 脑积水 　　　　　B. 病灶明显强化

C. 脑室受压变形 　　　　　D. 病灶钙化

E. 病灶内囊变

23. 下列哪种疾病,CT的诊断效能价值优于MRI

A. 急性期腔隙性脑梗死灶

B. 小听神经瘤

C. 垂体微腺瘤

D. 超急性期脑梗死

E. 显示肿瘤钙化

24. 下列哪个征象提示病灶的定位诊断是脑外占位性病变
    A. 脑室扩张
    B. 脑室受压变形
    C. 瘤周水肿
    D. 中线结构移位
    E. 白质推挤征（白质塌陷征）

25. 最有利于脑内占位性病变的表现为
    A. 白质挤压征/白质塌陷征
    B. "O"字征
    C. 脑室扩大
    D. 瘤周水肿
    E. 中线结构移位

26. 下列选择中,哪个是最有利于颅内病灶的脑外、脑内占位性病变定位的鉴别诊断
    A. 病灶的强化程度
    B. 病灶的体积
    C. 占位效应或负占位效应
    D. 病变密度高或低
    E. 病变周围的脑皮髓质的移位及局部蛛网膜下腔的改变

27. 下列选择中,哪个是最有利于占位性病灶定位于脑室内的诊断
    A. 双侧脑室整体扩张
    B. 单侧脑室整体扩张
    C. 一侧脑室整体扩张一侧脑室整体受压
    D. 病灶于脑室关系呈杯口状表现
    E. 中线结构移位

28. 脑肿瘤的CT定性诊断,以下哪种叙述正确
    A. 不同肿瘤CT值不同,依靠CT值能定性诊断
    B. 不同肿瘤增强程度不同,依靠增强检查脑肿瘤都能定性诊断
    C. 依靠灌注增强CT检查,计算脑肿瘤的血流动力学参数,脑肿瘤都能定性诊断
    D. 脑肿瘤的定性诊断要将CT平扫及增强扫描征象和临床情况相结合,部分脑肿瘤能定性诊断
    E. 不论是CT平扫还是增强扫描,脑肿瘤都不能定性诊断,需要MRI扫描才能定性诊断

29. 以下关于慢性硬膜下血肿与硬膜下积液（水瘤）的鉴别点,**错**

是其中之一。因为MRI依靠氢原子的核磁共振现象成像,所以氢原子少的组织结构成像就受到明显的限制,钙化灶中氢原子少,所以一般而言MRI显示钙化不如CT。
【考点】颅脑病变CT基本特征。☆☆
【难度】易

24.【答案】E
【解析】白质推挤征,又称白质塌陷征,是脑外病变现象,主要是由于脑外病灶推压推移邻近的脑组织所致。脑室受压和中线结构一般是颅内病变的占位效应所致,不论是脑外病变,病变体积或瘤周水肿达到一定程度均可形成此类占位效应。同样,脑内占位及脑外占位均可见瘤周水肿。脑室扩张一般是脑萎缩或负占位效应所致,此为干扰选项。
【考点】颅脑病变的CT/MRI基本征象。☆☆
【难度】易

25.【答案】B
【解析】参见24题解析。颅内病灶常以锐角与颅骨结构相切,即所谓的"O"字征。
【考点】颅脑病变的CT/MRI基本征象。☆☆
【难度】难

26.【答案】E
【解析】参见24题相关解析。
【考点】颅脑病变的CT/MRI基本征象。☆☆
【难度】中

27.【答案】D
【解析】脑室内占位如果体积不大,主体均位于脑室内时,定位诊断不难。但是如果病灶体积相对脑室较大,有时候定位诊断困难,如果病灶和脑室界面呈杯口状,要考虑定位于脑室内,这个征象表明占位性病变将脑室撑开,支持脑室内的定位诊断。其余选项均不能说明脑室定位情况。
【考点】颅脑病变的CT基本征象。☆☆
【难度】中

28.【答案】D
【解析】脑肿瘤的定性诊断是一个非常复杂的问题。脑肿瘤的种类众多,颅内许多肿瘤CT、MRI征象有重叠之处,脑肿瘤的定性诊断需结合临床、CT平扫及增强对比观察综合考虑,对很多脑肿瘤可以定性,但也有很多脑肿瘤没有特异性CT表现,需要MRI检查进一步诊断。即使MRI平扫及增强扫描,也不能对所有颅内肿瘤全部准确定性诊断。
【考点】颅脑病变的CT基本征象。☆☆
【难度】易

29.【答案】E
【解析】此题考查硬膜下出血和硬膜下积液的鉴别诊断,两者主要依据密度、病史等,另外请注意,硬膜下出血除了可位于外伤侧以外,还可位于对冲位置。硬膜下血肿有单侧出现,也有双侧出现。
【考点】颅脑出血病变、硬膜下血肿的鉴别诊断。☆☆
【难度】中

误的是
A. 血肿密度常高于积液
B. 增强扫描血肿常可见包膜
C. 血肿可有外伤史
D. 血肿的占位效应常较明显
E. 血肿均双侧发病

30.【答案】E
【解析】颅骨骨折的分类主要是按照骨折的形态来分类。线样骨折比较常见,也是相对比较简单的情况。凹陷骨折和粉碎性骨折往往有移位,可能对邻近脑组织有影响。
【考点】颅骨骨折病变的 CT 基本征象。☆☆
【难度】易

31.【答案】A
【解析】神经纤维瘤病是常染色体显性遗传病。1 型致病基因位于常染色体 17q11.2。2 型致病基因定位于常染色体 22q11.2。根据目前的诊断标准,1 型主要可以有视神经胶质瘤,2 型可在颅内形成胶质瘤、脑膜瘤、胶质瘤、神经鞘瘤等。
【考点】神经纤维瘤病的影像表现。☆
【难度】难

32.【答案】C
【解析】胼胝体发育不良最具特征性的表现是侧脑室不对称性扩大,前角呈"八"字样分开,第三脑室上移。合并的常见畸形有:Chiari 畸形 Ⅱ 型、Dandy-Walker 畸形、脑内囊肿、神经移行障碍(常见灰质异位及脑裂发育异常)、脑膨出或面部中线畸形、扣带回发育缺如、脑积水及脑小畸形、中线结构脂肪瘤等。本题选项 C 是胼胝体发育不良的直接表现,选项 D 和 E 是合并表现。选项 A 和 B 是干扰选项。
【考点】颅脑先天发育畸形 / 胼胝体发育不良的影像表现。☆
【难度】中

33.【答案】C
【解析】Galen 静脉又称大脑大静脉,是一条短粗的静脉,由前向后经过胼胝体压部,最后注入直窦。真性 Galen 静脉属于动静脉畸形类异常,假性 Galen 静脉继发于引流静脉扩张而扩张。本题选项 C 应该是 CT 平扫在第三脑室后方见高或等密度影。选项 D 和 E 是伴随或继发征象。
【考点】颅脑血管畸形 /Galen 静脉瘤的影像表现。☆
【难度】难

34.【答案】B
【解析】海绵状血管瘤并非真正的肿瘤,由众多薄壁血管组成的海绵状异常血管团,血管间没有或极少有脑实质组织。由于其内以血管液为主,在 CT 平扫多为等或稍高密度,所以选项 B 是不正确的。颅内海绵状血管瘤形状一般为圆形或类圆形,一般无占位效应,增强扫描多无明显强化或程度很轻微的强化。
【考点】海绵状血管瘤的 CT 表现。☆☆
【难度】易

35.【答案】D

30. 在 CT 上,以下颅骨骨折分型的叙述中,正确的是
A. 线样骨折、粉碎骨折
B. 线样骨折、凹陷骨折
C. 线样骨折、凹陷骨折、粉碎骨折
D. 穿通骨折、线样骨折、粉碎骨折
E. 线样骨折、凹陷骨折、粉碎骨折、穿通骨折

31. 神经纤维瘤病 1 型和 2 型都可有
A. 胶质瘤   B. 多发脑膜瘤
C. 多发血管母细胞瘤   D. 双侧听神经鞘瘤
E. 多发海绵状血管瘤

32. 胼胝体发育不良的直接表现是
A. 合并多小脑回
B. 第三脑室扩大
C. 双侧脑室前角及体部间距增宽,第三脑室上移
D. 合并 Chiari 畸形
E. 合并丹迪 - 沃克(Dandy-Walker)综合征

33. 关于 Galen 静脉瘤,下列哪项错误
A. Galen 静脉即大脑大静脉
B. 真性 Galen 静脉属于动静脉畸形类异常
C. CT 平扫可见第三脑室前部等或高密度影与窦汇相连
D. 可有钙化
E. 可伴脑室积水

34. 下列对脑内海绵状血管瘤的描述,哪一项不正确
A. 部分病例 CT 为无强化或轻度强化改变
B. CT 平扫多为低密度
C. 行脑血管的数字减影血管造影(DSA)检查一般为阴性改变
D. 合并较明显的新鲜出血时以出血密度或信号为主并周围水肿改变
E. 无明显新鲜出血时占位效应不明显

35. 关于 Chiari 畸形,下列哪一项是错误的

A. 小脑扁桃体过长、变形,经枕骨大孔伸入椎管内,可压迫延髓颈髓

B. 延髓及第四脑室亦向下延伸

C. 常伴发脑积水

D. Chiari 畸形 I 型常伴有脊髓脊膜膨出

E. MRI 诊断比 CT 更好

36. 脑出血与脑梗死在 CT 上的密度在哪个时期相仿
    A. 超急性期　　　　　　B. 急性期
    C. 亚急性早期　　　　　D. 亚急性晚期
    E. 慢性期

37. 前交通动脉瘤破裂所致的蛛网膜下腔出血高密度影常积聚于
    A. 双侧侧脑室　　　　　B. 鞍上池
    C. CPA 池　　　　　　　D. 第四脑室
    E. 双侧侧裂池外侧

38. 有关脑脓肿的描述哪一项**不正确**
    A. 乳突 / 中耳的感染可以直接蔓延至颅内形成脑脓肿,多位于颞叶及小脑
    B. 血源性播散性脑脓肿往往多发
    C. 开发性外伤可形成脑脓肿
    D. 免疫抑制或免疫缺陷患者发生脑脓肿概率高于正常者
    E. 脑脓肿一般不伴周围水肿

39. 关于听神经瘤与三叉神经瘤的影像学鉴别诊断正确的是
    A. 听神经瘤 CT 平扫为明显高密度,三叉神经瘤 CT 平扫为明显低密度
    B. 听神经瘤强化明显,三叉神经瘤强化轻微
    C. 听神经瘤密度 / 信号均匀,三叉神经瘤因常合并出血、坏死密度 / 信号不均匀
    D. 听神经瘤左侧多见,三叉神经瘤右侧多见
    E. 听神经瘤主要位于桥小脑角区和内听道关系密切,三叉神经瘤多于中、后颅凹骑跨生长一般和内听道无关

40. 下列脑膜瘤的描述中,正确的是
    A. 好发于幕下
    B. 脑膜瘤是脑内肿瘤
    C. 是颅内少见肿瘤
    D. 大脑凸面是好发位置之一
    E. 脑膜瘤无瘤周水肿

【解析】Chiari 畸形中文可称为小脑扁桃体下病畸形,Chiari 畸形中的 I 型畸形并不少见,该型不伴有脊髓脊膜膨出。本题 A~C 选项说明了本病的基本表现。值得注意的是,由于病变位于颅底,轴位扫描时上述表现不易显示,MRI 矢状位显示最佳。
【考点】颅脑先天畸形 /Chiari 畸形的影像表现。☆

36.【答案】E
【解析】本题是从另一个角度考查住院医师是否掌握软化灶的密度。不论是颅内血肿还是脑梗死,最终均演化为脑软化灶,演化到软化灶阶段即为慢性期。脑软化灶内部为脑脊液密度,同时伴有负占位效应。因此两种不同的脑血管病在软化灶的阶段表现是相似的。其实不论是 CT 还是 MRI,不同病因形成的软化灶表现都是相似的。
【考点】脑软化灶的 CT 表现。☆☆
【难度】易

37.【答案】B
【解析】颅内动脉瘤破裂后导致蛛网膜下腔出血,按照就近的原则,一般高密度出血积聚最多的区域距离动脉瘤最近。可以由此原则推断动脉瘤的位置。这种推断虽然有一定的误差,但是可以起到一个提示作用,再接下来进行 CTA 或者脑血管造影检查时,可以重点观察出血积聚区有无动脉瘤。
【考点】颅脑出血性疾病 / 蛛网膜下腔出血的 CT 表现。☆☆
【难度】易

38.【答案】E
【解析】本题 A~C 选项说明了脑脓肿常见的感染途径。由于颅脑受颅骨的严密保护且有血脑屏障的保护,颅脑感染 / 脓肿少见,但是免疫缺陷或异常的患者感染机会增加。脑脓肿由于炎性反应往往伴较明显的水肿。
【考点】颅脑感染性疾病 / 脑脓肿的影像学表现。☆☆

39.【答案】E
【解析】听神经瘤和三叉神经瘤从病变的起源上来说,都是神经鞘瘤,因此其密度高低、密度均匀性、强化程度等无本质区别。区别两者的影像学诊断首先要考虑其瘤体所在的位置。中后颅窝骑跨生长是三叉神经瘤的特点,桥小脑角区是听神经瘤的好发位置。选项 D 是干扰选项。
【考点】颅脑肿瘤 / 听神经瘤、三叉神经瘤的影像学表现。☆☆

40.【答案】D
【解析】脑膜瘤是颅内最常见的肿瘤之一,是典型的颅内脑外肿瘤。因此对于脑膜瘤来说,应掌握其好发部位、CT 及 MRI 上的主要影像学表现。
【考点】颅脑肿瘤 / 脑膜瘤的影像学表现。☆☆
【难度】易

41.【答案】B
　　【解析】少枝/少突胶质细胞瘤是颅内最易发生钙化的肿瘤之一,其钙化的形态也颇具特征性,可以呈局限点片状、弯曲条索状、不规则团块状、脑回状。
　　【考点】颅脑肿瘤/少枝/少突胶质细胞瘤的影像学表现。☆☆
　　【难度】中

42.【答案】E
　　【解析】低级别的星形细胞瘤一般也是成片的异常密度或异常信号区,给人的印象往往是看上去不像肿瘤;并且其密度/信号均匀,强化不明显,和急性期脑梗死具有较多的相似性。缺乏经验的初学者容易将低级别的星形细胞瘤诊断为脑梗死。两者的区分一个是要仔细观察病灶的分布是否符合动脉供血区,另外随诊观察也是方法,急性期脑梗死病灶演化过程明显,而低级别的星形细胞瘤往往数月数年无明显变化。
　　【考点】颅脑肿瘤/星形细胞瘤的影像学表现。☆☆
　　【难度】易

43.【答案】B
　　【解析】胶质母细胞瘤按照WHO分级属于侵袭性比较强恶性度比较高的颅内原发性脑肿瘤,其和颅内单发的脑转移瘤表现有重叠,需要在诊断时考虑鉴别诊断。多发转移一般是颅内多发肿块/结节,和单发的胶质母细胞瘤区别明显。脑膜瘤是脑外肿瘤,定位诊断及病变本身的密度/信号和胶质母细胞瘤差别较大。慢性期脑梗死为脑脊液密度/信号伴负占位效应,和胶质母细胞瘤的密度/信号不一样且肿瘤一般是占位效应。
　　【考点】颅脑肿瘤/胶质母细胞瘤的影像学鉴别诊断。☆☆
　　【难度】易

44.【答案】B
　　【解析】室管膜瘤好发于儿童,可发生于脑室系统的任何部位,以第四脑室最常见。幕上室管膜瘤发生在脑实质内的不在少数。由此可见,当室管膜位于期典型位置即第四脑室时,影像学诊断容易考虑到室管膜瘤。一但发生位置不典型则诊断困难。
　　【考点】颅脑肿瘤/室管膜瘤的影像学表现。☆☆
　　【难度】中

45.【答案】A
　　【解析】颅内的生殖细胞瘤在WHO的颅内肿瘤分类中属于生殖细胞肿瘤大类,这大类肿瘤还包括畸胎瘤、内胚窦瘤(又名"卵黄囊瘤")、绒毛膜上皮癌(简称"绒癌")、胚胎癌、混合性生殖细胞瘤。生殖细胞肿瘤总的来说好发于幕上中线结构,比较常见的位置包括鞍上和松果体区,非中线结构中比较常见的好发位置是基底节区。
　　【考点】颅脑肿瘤/生殖细胞瘤的影像学表现。☆
　　【难度】难

46.【答案】B
　　【解析】脑囊虫病除了位于脑实质内以外,还可以位于脑室内,以第四脑室最常见。
　　【考点】颅脑寄生虫/脑囊虫病的影像学表现。☆
　　【难度】难

47.【答案】B
　　【解析】肝豆状核变性由Wilson在1912年首先描述,故又称为威尔逊氏症(Wilson disease)。是一种常染色体隐性遗传的铜代

---

41. 少枝/少突胶质细胞瘤的最具特点的影像学表现是
    A. CT均匀低密度
    B. 点片、条索、团块或脑回样钙化
    C. 明显均匀增强
    D. 囊实性伴蛋壳样钙化
    E. 以上均是

42. 对于低级别的星形细胞瘤与脑梗死的鉴别,下列正确的是
    A. 低级别的星形细胞瘤为均匀高密度,脑梗死区为低密度
    B. 低级别的星形细胞瘤为强化明显,脑梗死区无明显强化
    C. 低级别的星形细胞瘤密度不均匀,脑梗死区密度均匀
    D. 低级别的星形细胞瘤多伴钙化,脑梗死区无钙化
    E. 低级别的星形细胞瘤往往不按血管支配区分布,脑梗死区往往符合动脉供血区分布

43. 下列选项中比较需要和胶质母细胞瘤鉴别诊断的是
    A. 颅内多发转移瘤　　　　B. 颅内单发转移瘤
    C. 脑膜瘤　　　　　　　　D. 慢性期脑梗死
    E. 以上都是

44. 儿童室管膜瘤最常发生于
    A. 侧脑室　　　　　　　　B. 第四脑室
    C. 幕上大脑实质　　　　　D. 第三脑室
    E. 幕下小脑实质

45. 下列部位中相对而言是颅内生殖细胞瘤比较常发生的部位是
    A. 松果体区
    B. 蝶鞍内
    C. 侧脑室内
    D. 幕下小脑实质内
    E. 胼胝体膝部

46. 脑室内囊虫多位于
    A. 第三脑室　　　　　　　B. 第四脑室
    C. 侧脑室体部　　　　　　D. 侧脑室三角区
    E. 中脑导水管

47. 下列对肝豆状核变性的描述,错误的是
    A. 是一种常染色体隐性遗传代谢障碍疾病
    B. 与铁代谢异常有关
    C. 颅内以基底节损害为主的脑变性疾病

D. 肝脏表现肝硬化

E. 好发于青少年

48. 关于颅咽管瘤的颅骨 X 线平片,下列叙述正确的是
    A. 可发现钙化位于额叶颅骨内板下
    B. 可发现钙化位于鞍上
    C. 可发现钙化位于侧脑室内
    D. 可发现钙化位于松果体区
    E. 无钙化发现

49. 垂体和海绵窦 MRI 检查,最重要的扫描方位是
    A. 冠状位　　　　　　　B. 斜矢状位
    C. 矢状位　　　　　　　D. 轴位
    E. 斜冠状位

50. 在颅脑检查中,MRI 明显优于 CT 的一个检查部位是
    A. 额叶
    B. 小脑脑干桥小脑角区
    C. 基底节区
    D. 侧脑室
    E. 大脑镰

51. 关于 DWI 序列,下列正确的是
    A. DWI 序列的最基本原理是水分子扩散运动的快慢
    B. DWI 序列上脑室内的脑脊液为高信号
    C. DWI 序列上急性期脑梗死为低信号
    D. 不能通过 DWI 序列得到 ADC 图像
    E. DWI 序列的空间分辨率通常高于 T_2WI

52. 下列的肿瘤中,注射钆喷酸葡胺(Gd-DTPA)后,往往表现为弱强化的是
    A. 垂体大腺瘤　　　　　B. 垂体微腺瘤
    C. 脑膜瘤　　　　　　　D. 听神经瘤
    E. 转移瘤

53. 下列哪项是在颅内肿瘤的影像学定性诊断中,对定性诊断起作用最小的选项
    A. 肿瘤的部位
    B. 肿瘤的形状及信号
    C. 肿瘤的数目
    D. 肿瘤的强化方式即程度
    E. 肿瘤的大小

谢障碍性疾病,以铜代谢障碍引起的肝硬化、基底节损害为主的脑变性疾病为特点,好发于青少年,男性比女性稍多。
【考点】颅脑代谢性疾病的 CT 表现。☆
【难度】难

48.【答案】B
【解析】颅咽管瘤好发于鞍区,常伴蛋壳样钙化,因此如果 X 线平片能发现钙化的话,其位置应位于蝶鞍上方。
【考点】颅脑肿瘤 / 颅咽管瘤的影像学诊断。☆
【难度】中

49.【答案】A
【解析】垂体在 MRI 的扫描方位中,冠状位最重要,因为此位置能同时观察视交叉、垂体柄、双侧垂体是否对称、双侧海绵窦是否有异常信号等。其次重要的位置是矢状位。
【考点】颅脑结构的 MRI 扫描方法。☆☆
【难度】易

50.【答案】B
【解析】以目前的 CT 技术,在后颅窝区域,受颅底骨质伪影等原因的影响,小脑脑干小脑角区观察不满意,而 MRI 没有这个问题,比较好的显示方位较多,ADC 部位比较,对该部位观察效果尤其优于 CT。
【考点】颅脑结构的 MRI/CT 扫描方法。☆☆
【难度】易

51.【答案】A
【解析】DWI 的中文为扩散加权成像,其最基本原理是水分子扩散运动的快慢,一般而言水分子扩散受限时 DWI 为高信号。脑室内脑脊液扩散限制最少,因此为低信号,急性期脑梗死由于细胞毒性水肿等原因导致扩散受限形成显著高信号。通过 DWI 图像可以重建 ADC 图像,ADC 中文为表观扩散系数,可以剔除 DWI 中的一些干扰因素,比较好的显示扩散情况,ADC 上低信号代表扩散受限。目前的 DWI 序列的空间分辨率低,不如常规 T_2WI。
【考点】颅脑结构的 MRI/CT 扫描方法。☆☆
【难度】中

52.【答案】B
【解析】请注意垂体微腺瘤和大腺瘤强化特点的区别。选项 C~D 均是可明显强化的颅内肿瘤。
【考点】颅脑病变的 MRI 特征。☆☆
【难度】易

53.【答案】E
【解析】众所周知,描述病变一般通过以下几点来进行:病变的部位、数目、大小、形状、信号或密度、增强扫描强化程度及均匀性、病灶与周围组织结构关系等。在这几个要点中,除了病灶的大小对疾病的定性诊断作用较小外,其余都有很重要的作用。例如病变的部位,在颅内,不同区域有不同的病变类型,需要判断病变是脑内还是脑外。颅内的鞍区、松果体区、桥小脑角区等都有相应的疾病谱。肿瘤性病变的形状、密度、强化方式一方面对肿瘤分级判断非常有用,另一方面也可缩小定性诊断的范围,例如富血管和乏血供病变是不同性质的肿瘤。同时不要忘记结合患者的年龄、性别及其他临床表现综合考虑。
【考点】颅脑病变的 MRI 特征。☆☆
【难度】中

54.【答案】D
【解析】Ⅲ~Ⅳ级的星形细胞瘤属于侵袭性比较强的肿瘤,本题中除了选项D,都是本病可以具备的表现,这些表现也是其侵袭性的表现。
【考点】颅脑肿瘤/星形细胞瘤的影像学表现。☆☆
【难度】易

55.【答案】C
【解析】少突胶质细胞瘤常见钙化,其钙化特点对少突胶质细胞瘤的诊断作用很大。请参见41题解析。其余选项的病变均不常见钙化。
【考点】颅脑肿瘤/少突胶质细胞瘤的影像学特征。☆☆
【难度】易

56.【答案】A
【解析】室管膜瘤并非侵袭性很强的颅内肿瘤,因此生长并不迅速,相对境界也比较清楚,但是肿瘤内可以出血囊变坏死钙化等。
【考点】颅脑肿瘤/室管膜瘤的影像学特征。☆☆
【难度】中

57.【答案】B
【解析】感染性病变/脑脓肿如果是产气菌感染,有可能在病灶内产生气体密度或信号。颅内病变和外界相通或手术后等也可出现气体。
【考点】颅脑病变出现气体的诊断和鉴别诊断。☆
【难度】中

58.【答案】C
【解析】松果体区以生殖细胞起源的肿瘤和松果体相关起源的肿瘤比较多,本题各个选项均可发生在松果体区域,其中囊肿和全身其他部位囊肿类似,一般无增强表现,其余均为实性肿瘤有造影增强。
【考点】颅脑肿瘤/松果体区肿瘤的影像学表现。☆☆
【难度】中

59.【答案】C
【解析】脑膜瘤起源于硬脑膜,所以大多数肿瘤是以硬脑膜为基底的。本题选项D说明的是白质塌陷征/白质推移征的表现形式,是脑外肿瘤的典型表现。选项E主要说明了脑膜瘤的信号情况,脑膜瘤信号非常接近脑灰质。
【考点】颅脑肿瘤/脑膜瘤的影像学特征。☆☆
【难度】易

60.【答案】E
【解析】以脑膜瘤为例,脑外肿瘤在MRI上常可见一个"包膜"结构,这并非肿瘤真正的包膜。可以这样理解:该"包膜"样结构总的来说是肿瘤将周围的结构"压扁"所致。根据文献,肿瘤周围的小血管、脑脊液、受压的脑实质及相应增生的神经胶质细胞层都可能促进"包膜"的形成。
【考点】脑外肿瘤的MRI特征。☆☆
【难度】中

---

54. 下列哪一项**不是**Ⅲ~Ⅳ级星形细胞瘤的特点
A. 易越过中线白质连合到对侧
B. 肿瘤无包膜
C. 实性为主,常有大片坏死、小灶出血
D. 肿瘤内多数可见有大片钙化
E. 十分明显而广泛的瘤周水肿

55. 下列哪类颅内病变常见钙化
A. 低级别的星形细胞瘤 B. Ⅲ~Ⅳ级的星形细胞瘤
C. 少突胶质细胞瘤 D. 脑脓肿
E. 脑软化灶

56. 关于室管膜瘤的描述,**错误**的是
A. 生长迅速
B. 在脑室系统内及大脑半球均可发生
C. 肿瘤内可以有囊变出血坏死
D. 肿瘤内可以有钙化
E. 大部分肿瘤境界清楚

57. 病变内出现气体密度或信号,下列最可能的诊断是
A. 胶质瘤 B. 脑脓肿
C. 脑结核 D. 脑囊虫
E. 血管母细胞瘤

58. 增强 MRI 检查,松果体区下列哪种病变**不发生**明显的造影增强改变
A. 生殖细胞瘤 B. 胚胎癌
C. 松果体囊肿 D. 胶质瘤
E. 松果体瘤

59. 关于脑膜瘤描述**错误**的是
A. 是颅内常见肿瘤,可发生于颅内任何有硬脑膜分布的地方
B. 目前多数观点认为其主要源于蛛网膜的帽细胞
C. 绝大多数脑膜瘤有一宽基底附于软脑膜
D. 肿瘤被受压移位的脑脊液或血管流空信号包绕,构成了脑膜瘤特征性的 MRI 表现
E. 通常 T_1WI 呈稍低或等信号,T_2WI 呈稍高或等信号

60. 肿瘤"包膜"是脑外肿瘤的比较具有特征性的一个表现,其主要组成为
A. 包绕肿瘤周围的小血管
B. 薄层脑脊液

C. 神经胶质增生带

D. 受压而萎缩的脑皮质

E. 以上均是

61. 脑膜瘤的 MRI 增强方式有

    A. 明显增强
          B. 多数脑膜瘤为均匀性增强

    C. 部分脑膜瘤为不均匀增强
     D. 邻近硬脑膜增强

    E. 以上均是

62. 桥小脑角区最常见的肿瘤是

    A. 三叉神经瘤
          B. 脑膜瘤

    C. 听神经瘤
          D. 胆脂瘤

    E. 星形细胞瘤

63. 下列哪些结构通常不被侵袭性垂体瘤侵犯

    A. 视交叉
          B. 海绵窦

    C. 颈内动脉
        D. 蝶窦

    E. 大脑后动脉

64. 在 MRI 上,"椒盐征"最多见于下列哪种肿瘤

    A. 颈静脉球瘤
        B. 软骨肉瘤

    C. 脑膜瘤
          D. 三叉神经瘤

    E. 转移瘤

65. 下列**不符合**脑膜炎的是

    A. 脑膜炎的病原包括细菌、病毒、真菌等

    B. 临床主要症状包括发热、头痛、脑膜刺激征等

    C. 化脓性脑膜炎脑脊液检查可表现为白细胞增加,蛋白增加,血糖降低

    D. MRI 增强扫描检查效果优于 MRI 平扫

    E. CT 平扫能诊断大多数脑膜炎

66. 脑结核瘤在中心部的 T_2WI 较低信号最可能是下列哪种组织或物质导致的

    A. 钙化
          B. 血液

    C. 脓液
          D. 纤维化

    E. 干酪样物质

67. 下列关于脑囊虫病**错误**的是

    A. 由猪绦虫感染为主

    B. 临床表现可以有癫痫、颅压增高、脑膜刺激征等

    C. 典型的活虫期囊虫病的头部 MRI 表现是,可见小的类圆

61.【答案】E
【解析】脑膜瘤典型的增强方式是明显强化,均匀强化。由于脑膜瘤的病理类型多,有些脑膜瘤因为间变性或侵袭性存在,肿瘤内部可以出现不均匀的现象,因此增强也可以不均匀。脑膜瘤邻近的脑膜强化也是诊断脑膜瘤的有利证据。
【考点】颅脑肿瘤 / 脑膜瘤的 MRI 特征。☆☆
【难度】易

62.【答案】C
【解析】桥小脑角区最常见的肿瘤是听神经瘤,其主要鉴别诊断是该区域的脑膜瘤和三叉神经瘤等。胆脂瘤和实体肿瘤不同,也是此区域好发病变。星形细胞瘤发生在桥小脑角区少见。
【考点】颅脑肿瘤 / 听神经瘤的影像学表现。☆☆
【难度】易

63.【答案】E
【解析】较大的侵袭性垂体瘤主要侵袭其周围结构,本题选项 A~D 均为蝶鞍周围结构。大脑后动脉距离鞍区较远一般不被垂体瘤侵犯。
【考点】颅脑肿瘤 / 垂体瘤的影像学表现。☆☆
【难度】易

64.【答案】A
【解析】颈静脉球瘤属于副神经节肿瘤,富含肿瘤血管,因此在 MRI 上出现多发流空信号形成"椒盐征",属于比较有特点的表现。本题中其余选项的肿瘤虽然可以明显强化,但一般无多发的粗大迂曲血管,所以不形成"椒盐征"。
【考点】颅脑肿瘤 / 颈静脉球瘤的 MRI 特征。☆☆
【难度】难

65.【答案】E
【解析】脑膜炎系指软脑膜的弥漫性炎症性改变。由细菌、病毒、真菌等侵犯软脑膜和软脊膜引起。脑膜炎的影像诊断中,要重视临床表现和脑脊液改变。本题选项 B 和 C 是脑膜炎的典型临床表现及脑脊液改变。脑膜炎的影像学检查以 MRI 平扫及增强扫描效果最好。CT 平扫一般无法诊断脑膜炎。
【考点】颅脑感染性疾病 / 脑膜炎的影像学诊断。☆☆
【难度】中

66.【答案】E
【解析】干酪性坏死是凝固性坏死的一种,坏死组织崩解彻底,质松软,类脂质增多,色微黄,大体病理上外观似干奶酪状,镜下为一片无结构嗜酸性颗粒状物。主要见于结核。干酪样物质在 T_2WI 一般信号偏低。
【考点】颅脑颅脑感染性疾病 / 结核瘤的 MRI 特征。☆
【难度】难

67.【答案】E
【解析】脑囊虫病典型者在 MRI 上可以有一定的特点,结合临床流行病学史,应该可以考虑到该病的诊断。对于本病的影像学表现,首先要在整体上要注意不同分期的囊虫病表现是不同的;其次,囊虫病可以因为免疫炎性反应在颅内形成各种炎症表现,导致其他各种病例颅内影像学表现复杂,此时,上述小囊状表现反而成了次要表现。
【考点】颅脑寄生虫疾病 / 脑囊虫病的 MRI 特征。☆
【难度】难

形囊状影,其内可见点状信号,该点状信号代表头节

D. 囊内点状信号可以有造影增强

E. 囊虫病蜕变死亡期,囊内点状信号仍然清晰可见。

68. 阿尔茨海默病(Alzheimer's disease)颅内的主要病变部位是

A. 双侧海马   B. 双侧额叶

C. 胼胝体   D. 双侧丘脑

E. 双侧尾状核

69. 没有明显的新鲜出血的脑内海绵状血管瘤的典型 MRI 表现为

A. 圆形或类圆形病灶

B. T_1WI 及 T_2WI 均为高低信号混杂

C. DWI 明显低信号为主,伴磁敏感伪影

D. 一般无瘤周水肿,一般无强化或很轻微的强化

E. 以上均正确

70. 下列关于灰质异位的 MRI 表现,**错误**的是

A. 可以位于紧邻脑室周围的区域或深部脑白质区域

B. 增强检查中度到明显强化

C. 一般不伴周围水肿信号

D. 单发或多发

E. T_1 与 T_2 等各个序列上信号强度均与正常脑灰质相同

71. 下列关于脊髓血管畸形的描述**错误**的是

A. 硬膜动静脉瘘、脊髓动静脉畸形、海绵状血管畸形等均属于脊髓血管畸形

B. CT 平扫、CT 增强扫描均可诊断脊髓血管畸形类病变

C. MRI 平扫及增强扫描可诊断脊髓血管畸形类病变

D. DSA 可诊断脊髓血管畸形类病变

E. 脊髓血管畸形类病变有先天性和后天性两大类情况

72. 典型的脊髓栓系综合征 MRI 矢状位上诊断相关标准为

A. 脊髓圆锥位于 L_1 椎体以下,终丝直径大于 2mm

B. 脊髓圆锥位于 L_2 椎体以下,终丝直径大于 2mm

C. 脊髓圆锥位于 L_3 椎体以下,终丝直径大于 3mm

D. 脊髓圆锥位于 L_4 椎体以下,终丝直径大于 3mm

E. 以上都不对

73. 脊髓纵裂最常见的脊椎节段是

A. 上颈段   B. 下颈段

C. 上胸段   D. 下胸段和腰段

68.【答案】A
【解析】阿尔茨海默病是一种起病隐匿的进行性发展的神经系统退行性疾病。临床上以记忆障碍、认知功能障碍等为特征,病因迄今未明。对于本病,影像学在目前的临床实践中主要的作用是排除其他器质性疾病。本病主要的病理异常集中在双侧海马为中心的内侧颞叶诸结构。对于海马的影像学研究有很多,但本病的诊断仍然是以临床诊断为主。
【考点】阿尔茨海默病的影像学表现。☆
【难度】易

69.【答案】E
【解析】本题概括了没有明显的新鲜出血的脑内海绵状血管瘤的典型 MRI 表现。信号混杂的原因主要是因为海绵状血管瘤内存在新旧不等的出血以及血栓、钙化等,含铁血黄素的存在会导致 DWI 形成磁敏感伪影,这种伪影表现为极低的信号并在边缘形成高信号,同时会导致局部图像变形。和肝内海绵状血管瘤不同的是,颅内海绵状血管瘤一般无明显强化。
【考点】颅脑先天畸形 / 脑内海绵状血管瘤的影像特征。☆☆
【难度】易

70.【答案】B
【解析】脑灰质异位是指由于胚胎期神经迁移异常的一种皮质发育畸形疾病。日常工作中虽不常见但是有时也可以遇到这样的病例。病灶本身和灰质信号 / 密度相同,当灰质异位较小时,CT 及 MRI 有漏诊的可能,需仔细观察。本病的特点时各个序列上其信号和灰质均一致,CT 上密度和灰质一致,一般无占位效应,无明显特殊增强表现。
【考点】颅脑先天畸形 / 灰质异位的影像特征。☆☆
【难度】易

71.【答案】B
【解析】脊髓血管畸形类病变比较少见,从检查方法上来说,血管畸形类病变最佳的影像诊断方法是数字减影血管造影(DSA)检查,但血管造影是有创方法。CT 及 MRI 是常用的无创方法,应用更加普遍,但请主要 CT 平扫基本上无法显示此类病变。
【考点】脊髓血管畸形的影像学方法选择。☆
【难度】易

72.【答案】B
【解析】脊髓位于脊椎管中,人在生长发育过程中,脊椎管的生长速度大于脊髓,因此脊髓下端相对于椎管下端逐渐升高。脊髓拴系综合征在胚胎期同时出现脊髓发育异常、局部瘢痕粘连、终丝缩短,造成脊髓固定于病变部位,不能适应脊柱的增长,不能相对上升,使脊髓、马尾神经和终丝受到牵拉。本选项 B 为典型脊髓拴系的诊断标准。
【考点】脊髓先天畸形 / 脊髓拴系的 MRI 特征。☆
【难度】难

73.【答案】D
【解析】在胚胎时期,由于脊髓或者椎管发育畸形,使脊髓分裂为左右两部分,称为脊髓纵裂。胸腰段的脊髓纵裂发生率远高于其他节段,据文献报道,85% 的脊髓纵裂发生在胸 9 椎体到骶 1 椎体节段范围内。
【考点】脊髓先天畸形 / 脊髓纵裂的 MRI 特征。☆
【难度】中

E. 无明确好发节段

74. 下列有关脊柱的硬膜外脓肿的描述正确的是
    A. 发生在胸椎及腰骶椎最常见
    B. 金黄色葡萄球菌是最常见的致病菌
    C. X 线片常无阳性所见
    D. MRI 有助于本病的早期诊断
    E. 以上均正确

75. 易导致椎间孔扩大造成邻近椎弓根椎体受压的病变是
    A. 转移瘤
    B. 神经纤维瘤 / 神经源性肿瘤
    C. 脊柱结核
    D. 星形细胞瘤
    E. 椎间盘突出

76. 关于正常脊髓 MRI 信号的描述,哪项正确
    A. T_1WI 呈低信号,T_2WI 呈低信号
    B. T_1WI 呈高信号,T_2WI 呈高信号
    C. T_1WI 呈中等信号,T_2WI 呈中等信号
    D. T_1WI 呈低信号,T_2WI 呈高信号
    E. T_1WI 呈高信号,T_2WI 呈低信号

77. 关于 Chiari 畸形 / 小脑扁桃体下疝的测量诊断标准,哪项说法正确
    A. 小脑扁桃体下缘超过枕大孔平面以下 1mm 为可疑,3mm 或以上为确诊
    B. 小脑扁桃体下缘超过枕大孔平面以下 3mm 为可疑,5mm 或以上为确诊
    C. 小脑扁桃体下缘超过枕大孔平面以下 5mm 为可疑,10mm 或以上为确诊
    D. 小脑扁桃体下缘只要超过枕大孔平面,不论多少毫米即可确诊
    E. 小脑扁桃体下缘超过枢椎下缘水平即可确诊

78. 下列影像学方法,哪种显示脊髓最佳
    A. X 线平片   B. CT 增强检查   C. CT 平扫
    D. MRI   E. PET

79. 下列肿瘤性病变中,哪一种一般**不属于**髓内肿瘤
    A. 神经纤维瘤   B. 星形细胞
    C. 室管膜瘤   D. 少突胶质瘤

74.【答案】E
【解析】脊髓硬膜外脓肿是一种比较早见的临床情况,主要临床表现是腰背疼痛及肢体无力。根据一些文献报道,发生部位腰椎 > 胸椎 > 颈椎。主要致病菌为金黄色葡萄球菌。MRI 显示病变存在及范围最有优势。X 线平片对椎管内病变几乎没有帮助。
【考点】脊柱感染性病变的影像特征。☆
【难度】难

75.【答案】B
【解析】神经源性肿瘤可以通过椎间孔跨椎管内外生长,通常神经源性肿瘤属于良性肿瘤,缓慢生长,逐渐对周围的骨质形成压迫为主的改变,椎间孔区域的神经源性肿瘤会导致椎间孔扩大,邻近的椎弓椎体形成压迫性改变。转移瘤为恶性病变,一般是形成椎体椎弓的骨质破坏。脊柱结核椎体骨质破坏典型者主要是椎体为主,以椎间孔区域为中心形成骨质破坏少见。星形细胞瘤为脊髓内病变,通常不累及脊柱椎体椎弓等。椎间盘突出导致椎间孔区域非骨性的狭窄,对椎体的影响是可在椎体上下缘形成许莫氏结节,但几乎不在椎间孔区域产生骨质压迫改变。
【考点】椎管占位 / 神经源性肿瘤的影像特征。☆☆
【难度】易

76.【答案】C
【解析】脊髓的 MRI 正常信号在 T_1WI 及 T_2WI 均为中等程度信号,正常表现必须牢记,知晓正常表现是诊断异常的基础。
【考点】脊髓正常 MRI 表现。☆☆
【难度】易

77.【答案】B
【解析】小脑扁桃体下疝不是只要小脑扁桃体下缘超过枕大孔平面即可诊,不论多少毫米,而是要超过 5mm 才可诊。这个测量诊断标准目前比较得到公认,需要掌握此定量诊断标准。选项 E 为干扰选项。
【考点】颅脑先天畸形 / Chiari 畸形的影像学基础。☆☆
【难度】中

78.【答案】D
【解析】X 线平片只能显示椎体等骨质结构,椎管内脊髓软组织无法显示。CT 不论是增强检查还是平扫,可以显示脊髓,但是受到骨质结构的影像,椎管内脊髓和周围脑脊液的情况无法确切区分,脊髓内病变密度分辨欠佳。MRI 显示脊髓清晰,显示脊髓周围脑脊液清晰,病灶内或或椎体异常信号显示清晰,是进行椎管内 / 脊髓显示的最佳影像学方法。PET 受检查原理的限制,无法显示脊髓。
【考点】脊髓结构的影像学检查方法的选择。☆☆
【难度】易

79.【答案】A
【解析】神经源性肿瘤可以发生在椎管内但一般是髓外神经组织起源,很少发生在髓内。髓内肿瘤比较常见的是星形细胞瘤和室管膜瘤,选项 D 和 E 是相对少见的髓内肿瘤。掌握髓内肿瘤的主要类别,有助于鉴别诊断。
【考点】髓内肿瘤的影像学鉴别诊断。☆☆
【难度】易

E. 血管母细胞瘤

80. 【答案】E

【解析】本题选项 A～D 基本概况了脊髓室管膜瘤的基本临床和病理情况。室管膜瘤是富血供肿瘤。

【考点】脊髓肿瘤 / 室管膜瘤的影像学表现。☆

【难度】难

81. 【答案】B

【解析】室管膜瘤更容易出现脑脊液播散种植转移,这也是室管膜瘤的一个特点,如果发现有播散种植转移灶,更有利于室管膜瘤的诊断。脊膜瘤和海绵状血管瘤一般属于无侵袭无转移的肿瘤。神经纤维瘤可以多发但并非是因为脑脊液播散转移。星形细胞瘤虽然可以有侵袭性,但沿脑脊液播散转移不是其特点。

【考点】脊柱肿瘤的影像学鉴别诊断。☆

【难度】中

82. 【答案】D

【解析】脑胶质瘤按照 WHO 的分级,I～Ⅳ级均可,但不同分级的胶质瘤信号特点不一致。一般来说低级别的胶质瘤信号比较均匀,高级别的胶质瘤因为出血坏死囊变等信号不均。选项 A 描述的信号特点最符合的应该是脑膜瘤。选项 B 一般符合脂肪信号,但胶质瘤内一般不含脂肪。选项 C 符合钙化、含铁血黄素等,胶质瘤内不会以此为主要信号。

【考点】颅脑肿瘤 / 胶质瘤的影像学鉴别诊断。☆☆

【难度】中

83. 【答案】B

【解析】硬膜外血肿常为双凸透镜形或者梭形,范围通常较局限,硬膜下血肿常为新月形,范围通常较广泛。形状的差别和硬膜相关的解剖有关,硬膜外是颅骨内板,硬膜和颅骨内板结合紧密,硬膜外血肿血肿不易扩散往往形成一个局限的双凸透镜形,硬膜下是疏松的蛛网膜,所以硬膜下血肿往往沿着硬膜下扩散较大范围形成新月形表现。扇形常常形容急性大面积脑梗死的形状,这种形状符合动脉供血区分布。半圆形常常是以硬膜为基底的肿块的形状,例如脑膜瘤。

【考点】颅脑出血性疾病的影像学鉴别诊断。☆☆

【难度】易

84. 【答案】B

【解析】有文献用 Dandy-Walker 谱系疾病来形容一系列类似的畸形。本题中选项 B 描述的是经典的 Dandy-Walker 畸形;选项 E 描述的是 Dandy-Walker 变异,也称小脑蚓部发育不良伴上扭转;选项 A 是 Dandy-Walker 谱系疾病中最轻微的情况;此外永存 Blake 囊也是谱系疾病之一。枕大池扩大属于解剖变异。

【考点】颅脑先天畸形的影像学鉴别诊断。☆☆

【难度】中

85. 【答案】A

【解析】本题中,直角脱髓鞘是最具多发硬化特点的表现,即脑室旁多发的垂直侧脑室 / 胼胝体的 T_2WI 高信号,本征象和多发硬化常沿深部小静脉分布有关。颅内如果出现多发强化的结节应鉴别多发转移瘤、脓肿等。选项 C 提示脑梗死表现。厚壁囊性灶应考虑脑脓肿、胶质瘤等。白质塌陷征并非白质病变,而是脑外肿瘤的一个征象。

80. 下列脊髓室管膜瘤的特点中**错误**的是

A. 主要起源于脊髓中央管室管膜上皮

B. 是成人最多见的髓内肿瘤

C. 也可发生在马尾或终丝,此时病理上以黏液乳头状室管膜瘤居多

D. 多生长缓慢病史较长

E. 属于乏血供肿瘤

81. 下列椎管内肿瘤容易出现脑脊液播散种植转移的是

A. 脊膜瘤　　　　　　　B. 室管膜瘤

C. 星形细胞瘤　　　　　D. 神经纤维瘤

E. 海绵状血管瘤

82. 脑胶质瘤的 MRI 信号特点是

A. T_1WI 及 T_2WI 呈为均匀等信号,信号均和脑灰质相当

B. T_1WI 呈高信号,T_2WI 呈高信号

C. T_1WI 呈低信号,T_2WI 呈低信号

D. T_1WI 呈低或混杂信号,T_2WI 呈均匀或不均匀高信号

E. 恶性程度越高,信号越均匀

83. 颅内硬膜下血肿常呈

A. 扇形　　　　　　　　B. 新月形

C. 半圆形　　　　　　　D. 双凸透镜形

E. 梭形

84. 经典的 Dandy-Walker 综合征的特征为

A. 后颅窝脑池扩大

B. 小脑蚓部发育不良并向上扭转,第四脑室及后颅窝囊状扩大,窦汇上移

C. 枕大池扩大

D. 后颅窝蛛网膜囊肿

E. 小脑蚓部发育不良,后颅窝大小正常

85. 以下哪项是多发性硬化的最典型的影像学表现

A. 脑室旁多发的垂直侧脑室 / 胼胝体的 T_2WI 高信号,即直角脱髓鞘改变

B. 多发的强化的结节

C. 楔形的 T_2WI 高信号及 DWI 高信号

D. 厚壁囊性灶

E. 白质塌陷征

86. 发病率最高的脊髓内肿瘤是
　　A. 室管膜瘤　　　　　　　B. 星形胶质细胞瘤
　　C. 转移瘤　　　　　　　　D. 脊膜瘤
　　E. 脂肪瘤

87. 怀疑椎管内肿瘤时,最佳的影像学检查手段是
　　A. CT 平扫　　　　　　　　B. CT 增强扫描
　　C. MRI 平扫　　　　　　　 D. MRI 增强扫描
　　E. X 线平片

88. 关于正常成人(非妊娠期女性)MRI 上垂体的正常高度,下列最佳选项是
　　A. 正常成人通常垂体高度上限值取 20mm,此值以下均为正常,超过此值一般为异常
　　B. 正常成人通常垂体高度上限值取 15mm,此值以下均为正常,超过此值一般为异常
　　C. 正常成人通常垂体高度上限值取 10mm,此值以下均为正常,超过此值一般为异常
　　D. 正常成人通常垂体高度上限值取 5mm,此值以下均为正常,超过此值一般为异常
　　E. 正常成人通常垂体高度上限值取 3mm,此值以下均为正常,超过此值一般为异常

89. 脑囊虫存活期,MRI 表现出的典型征象有
　　A. 白靶征或黑靶征　　　　B. 椒盐征
　　C. 动脉致密征　　　　　　D. 灯泡征
　　E. 牛眼征

90. 脑梗死超急性期出现的 DWI 高信号,主要是因为
　　A. 脑梗死区的血管源性水肿导致扩散加快
　　B. 脑梗死区的细胞毒性水肿导致扩散受限
　　C. 脑梗死区的脑间质性水肿导致扩散受限
　　D. 脑梗死区的细胞毒性水肿导致扩散加快
　　E. 脑梗死区的 DWI 的 T_2 穿透效应

91. 神经上皮细胞或称神经胶质细胞起源的肿瘤又称胶质瘤,下列选项哪项**不属于**胶质瘤这类肿瘤
　　A. 弥漫星形细胞瘤
　　B. 少突胶质细胞瘤
　　C. 脑膜瘤
　　D. 胶质母细胞瘤
　　E. 毛细胞星形细胞瘤

【考点】脱髓鞘疾病/多发性硬化的 MRI 征象。☆☆

86.【答案】A
【解析】室管膜瘤和星形细胞瘤是脊髓内肿瘤最常见的两种,其中室管膜瘤通常被认为比星形细胞瘤更常见。脊膜瘤虽然也比较常见,但并非髓内肿瘤。脊髓的转移瘤少见,脂肪瘤更少见。
【考点】脊髓肿瘤的鉴别诊断。☆☆
【难度】易

87.【答案】D
【解析】和颅内情况类似,椎管内病变,尤其是肿瘤性病变,MRI 比 CT 有优势,增强扫描比平扫有优势,因此 MRI 增强扫描是显示效果最佳的影像学方法。X 线不能显示椎管内病变情况。
【考点】椎管内肿瘤的检查方法。☆☆
【难度】易

88.【答案】C
【解析】垂体高度的正常值有很多文献进行了研究,各家实测值大小异,但多数垂体高度的平均值都小于 10mm。实际工作中,除了垂体高度外,还要注意观察垂体外形情况,有的时候垂体外形异常但垂体高度仍在正常值范围内,也可能是异常情况。
【考点】垂体正常影像学解剖。☆
【难度】中

89.【答案】A
【解析】囊虫存活期,此期典型的 MRI 表现为小囊性病灶,其内可见点状影,形成靶征,该点状影为囊虫头节,可增强,小囊性病灶无周围水肿。白靶征表现在 T_1WI 上,囊内液体为高信号其中可见点状相对低信号,黑靶征表现在 T_1WI 上,囊性灶内液体为低信号,点状影比囊液信号高。
【考点】颅脑颅脑寄生虫疾病/脑囊虫病的 MRI 特征。☆
【难度】难

90.【答案】B
【解析】脑梗死超急性期一般以细胞毒性水肿为主。此时缺血缺氧影响细胞膜钠钾泵功能,导致细胞内水肿,即细胞毒性水肿,细胞肿胀细胞外间隙减小导致水分子扩散受限。血管源性水肿为血脑屏障破坏,导致水分从血管中向血管外移动,形成血管源性水肿,梗死区发展到一定程度的时候,也会出现血脑屏障的破坏,形成血管源性水肿,但是超急性期以细胞毒性水肿为主。脑间质性水肿一般指脑室内压力增高,脑室周围水分增加,一般和脑梗无关。T_2 穿透效应的产生和 DWI 序列有关,一般 DWI 都是以 T_2WI 为基础的序列,因此 DWI 信号的高低会包含 T_2 加权的因素,如果某一组织或结构本身即为 T_2WI 高信号,那么有可能在没有明显扩散受限的时候 DWI 也为高信号。
【考点】颅脑疾病的 MRI 与病理生理基础的对照。☆☆
【难度】难

91.【答案】C
【解析】中枢神经系统肿瘤的分类请参照 2016 年的分类,这个分类是截至目前最新的分类标准。该分类标准引入了基因定义实体,构建分子时代中枢神经系统的诊断理念。
【考点】中枢神经系统肿瘤分类。☆☆
【难度】易

92.【答案】B
【解析】参见83题解析。
【考点】颅内出血 / 硬膜外出血的CT诊断。☆☆
【难度】易

93.【答案】D
【解析】黑色素瘤的MRI信号比较特殊，呈短T_1、短T_2信号，与大多数肿瘤不同。本题其余选项均无此特殊信号表现。
【考点】颅脑肿瘤 / 黑色素瘤的鉴别诊断。☆☆
【难度】中

94.【答案】E
【解析】脑膜瘤属于脑外肿瘤，和血脑屏障无关。垂体属于比较特殊的情况，由于其内分泌功能，垂体内亦无血脑屏障。听神经瘤和三叉神经瘤这样的脑神经肿瘤一般也视为脑外肿瘤，和血脑屏障无关。只有胶质瘤是脑内肿瘤，它的增强和肿瘤血管缺乏血脑屏障或肿瘤破坏血脑屏障有关。
【考点】颅脑肿瘤鉴别诊断。☆☆
【难度】中

1.【答案】A
【解析】本题主要考查如何合理安排患者的头部相关影像学检查顺序，尤其是首选检查。给患者安排检查的原则要考虑到检查的适应证，即是否有利于相关病变的诊断及鉴别诊断，其次还要考虑从简单到复杂，从无创到有创，以便宜到昂贵的原则。根据本例患者的情况，主要考虑两种可能的情况，一是急性脑血管病，包括急性期脑梗死和急性期颅内出血，二是因为患者有肺癌病史，需要排查有无脑转移瘤的可能。而头部CT平扫多可见显示相应的低密度及高密度表现，后者多数颅内转移瘤也可显示瘤体和 / 或瘤周水肿。同时，平扫无需使用对比剂，简便快速，无对比剂不良反应的风险，所以头部CT平扫可作为首选检查方式。如果头部CT平扫后仍需进一步检查，则考虑MRI平扫或MRI平扫加增强扫描。头部CT平扫也是多数怀疑颅脑相关疾病的首选检查方式。头部MRI平扫及增强扫描虽然在大多数情况下的扫描效果上优于头部CT平扫，但是受到检查设备、检查时间等的限制，考虑到从简单到复杂，从无创到有创，从便宜到昂贵等的选择检查的原则，目前不常规推荐首先使用MRI平扫及增强扫描。头部CT增强扫描目前应用偏少，主要原因是和头部CT平扫比较起来，对比剂有不良反应的风险，且操作相对平扫复杂。和MRI增强扫描比较，对大多数疾病的显示又不如MRI增强扫描。
【考点】头部影像学检查的适应证及检查顺序的选择。☆☆
【难度】易

2.【答案】B
【解析】外伤后颅内血肿为高密度，头部CT比较容易发现和诊断，诊断颅内出血的同时还要关注血肿占位效应，占位效应明显时可形成脑疝，海马钩回疝又称小脑天幕疝，或小脑幕切迹疝，主要是小脑天幕以上的病变的占位效应推压导致颞叶的海马沟回经小脑天幕向下膨出。一般而言，头部CT或MRI发现比较明显的占位效应表现时要考虑脑疝形成的可能。枕骨大孔疝和小脑扁桃体疝位置和本例不符。硬膜外血肿为梭形或双凸透镜形，和本例题干不符，因此选项E是错误的。
【考点】头外伤 / 颅内血肿脑疝的CT表现。☆☆
【难度】中

3.【答案】C
【解析】硬膜外血肿和硬膜下血肿最重

92. 急性硬膜外出血典型CT表现是
　　A. 颅骨内板下双凸透镜 / 梭形低密度区
　　B. 颅骨内板下双凸透镜 / 梭形高密度区
　　C. 颅骨内板下新月形高密度区
　　D. 颅骨内板下新月形低密度区
　　E. 颅骨内板下双凹形低密度区

93. 下列肿瘤中，在MRI上常见到短T_1、短T_2信号的是
　　A. 胶质母细胞瘤　　　　B. 垂体微腺瘤
　　C. 脊索瘤　　　　　　　D. 黑色素瘤
　　E. 肺癌的脑转移瘤

94. 以下哪种肿瘤的增强是因为血脑屏障破坏所致
　　A. 脑膜瘤　　　　　　　B. 垂体瘤
　　C. 听神经瘤　　　　　　D. 三叉神经瘤
　　E. 胶质瘤

【A2型题】

1. 患者，男，55岁，肺癌术后1年，头痛、呕吐2d。建议首先进行下列哪项检查
　　A. 头部CT平扫
　　B. 头部CT平扫加增强扫描
　　C. 头部CT灌注扫描
　　D. 头部CTA
　　E. MRI平扫及增强检查

2. 患者，男，20岁，头部外伤（车祸伤），头部CT平扫示左侧颞叶前部团样高密度影像，鞍上池左侧变窄、右移，左侧侧脑室受压，中线向右明显移位，下列最合适的诊断是
　　A. 左侧颞叶血肿伴占位效应，小脑扁桃体疝形成
　　B. 左侧颞叶血肿伴占位效应，海马钩回疝（小脑幕切迹疝）形成
　　C. 左侧颞叶血肿伴占位效应，枕骨大孔疝形成
　　D. 左侧颞叶血肿伴占位效应，无脑疝形成
　　E. 左侧颞叶硬膜外血肿形成伴占位效应

3. 患者，女，67岁，头痛半个月，头部CT显示左额顶颅骨内板下新月形异常密度影，其上部低密度，下部相对高密度平面，诊断为
　　A. 左侧额顶部慢性硬膜下血肿
　　B. 左侧额顶部急性硬膜下血肿
　　C. 左侧额顶部亚急性硬膜下血肿

D. 左侧额顶部急性硬膜外血肿

E. 左侧额顶部亚急性硬膜外血肿

4. 患者,男,40岁,头部外伤6h,头部CT平扫示双侧侧脑室旁脑白质内、胼胝体压部散在分布点状及小片状高密度影。下列诊断最合适的是

A. 外伤后颅内血肿

B. 外伤后颅内多发出血,提示弥漫性轴索损伤/剪切伤

C. 外伤后蛛网膜下腔出血

D. 外伤后颅内多发水肿

E. 无外伤相关改变,颅内所见提示多发腔隙灶

5. 患者,男,38岁,头颅外伤2d,头部CT平扫示蝶窦有气—液平面且液体为高密度,全组鼻窦均未见明显黏膜增厚,双侧额部颅骨内板下可见少量气体密度影分布,下列选项最合适的是

A. 蝶窦内表现考虑为急性蝶窦炎,颅内气体与之无关

B. 蝶窦内表现考虑为慢性蝶窦炎,颅内气体与之无关

C. 蝶窦内表现考虑为慢性蝶窦炎,颅内气体考虑产气感染

D. 蝶窦内表现考虑外伤后积液积血,颅内气体考虑颅底骨折和鼻窦相通所致

E. 蝶窦内表现考虑外伤后积液积血,颅内气体应再仔细观察额部颅骨,考虑额部颅骨骨折和外界相通所致

6. 患儿,女,10岁,头外伤1小时,自行车上摔倒枕部着地,头部CT显示枕部小条状高密度影,跨枕部中线两侧连续分布,高密度影中还可见一个点状极低密度影,根据上述情况,下列选项最合适的是

A. 枕部高密度影考虑硬膜下出血,其内点状极低密度影考虑脑脊液

B. 枕部高密度影考虑硬膜下出血,其内点状极低密度影考虑气体

C. 枕部高密度影考虑硬膜外出血,其内点状极低密度影考虑脑脊液

D. 枕部高密度影考虑硬膜外出血,其内点状极低密度影考虑气体,应骨窗上仔细观察局部有无颅骨骨折

E. 枕部高密度影考虑考虑蛛网膜下腔出血,其内点状极低密度影考虑脑脊液

7. 患者,女,46岁,头外伤头痛1d,头部CT平扫右侧顶叶可见线状高密度影,CT值约65HU,脑室脑池系统未见明显受压,根据上述情况,下列最合适的诊断为

要的区别之一就是两者的形状不同,前者为梭形或双凸透镜形,后者为新月形。因此本题选项D和E是错误的。硬膜下血肿的部分病例患者临床症状不明显,就诊时并非急性期血肿,亚急性的硬膜下血肿一方面密度较急性期会减低,另一方面可能会出现分层的表现,本题题干描述的就是分层的表现,上层可能以血浆液体为主,下层可能血液细胞成分多。慢性期硬膜下血肿则以液体为主,CT上以低密度为主。【考点】颅脑出血病变/硬膜下出血CT基本征象。☆☆

4.【答案】B
【解析】一般认为弥散性轴索损伤是当头部受到钝性暴力作用时,由于头部运动所产生的剪切力、牵张力和旋转力的综合作用下,产生神经轴索牵拉扭曲从而损伤,在灰质白质交界面等区域比较典型。头部CT平扫,弥漫性轴索损伤可以以下表现:弥散性双侧脑白质水肿、灰白质界限不清,脑沟回模糊,白质内源散性点、片状出血,可伴有硬膜膜下薄层出血。但是也有部分病例头部CT平扫无明显异常,需要进一步MRI检查,其中MRI的磁敏感加权成像(SWI)对于多发隐匿小出血灶更敏感,有利于弥漫性轴索损伤的诊断。蛛网膜下腔出血中,高密度影主要分布在脑沟中,呈线状表现,和本题题干不符,因此选项C是错误的。水肿及腔隙灶在CT上为低密度,所以选项D和E是错误的。
【考点】脑外伤/弥散性轴索损伤的CT表现。☆
【难度】难

5.【答案】D
【解析】鼻窦炎症伴积液在临床不少见,但本例中,鼻窦无黏膜增厚等炎症表现,积液密度高,患者又有2d内外伤病史,所以更应该倾向于用外伤后积液积血来解释蝶窦内表现。颅内出现气体在外伤患者最可能是外伤后骨折导致和外界相通,一种是颅底骨折和鼻窦鼻腔及中耳乳突相通,一种是颅骨骨折直接和外界相通。前者需要在头部CT平扫时仔细观察,因为颅底骨质结构极其不规则,建议重建为其他角度辅助观察,后者一般比较容易观察。本题中,蝶窦内有外伤表现,因此考虑颅底骨折更合适。
【考点】头外伤/颅底骨折CT表现。☆☆
【难度】中

6.【答案】D
【解析】硬膜外血肿和硬膜下血肿最重要的区别之一就是两者的形状不同,前者为梭形或双凸透镜形,后者为新月形。但是出血量较少的时候,有时血肿的形状并不典型,或者硬膜下出血及硬膜外出血并存,也会导致血肿形态不典型。这些情况下需要其他一些征象来辅助判断到底是硬膜下还是硬膜外出血。其中,当血肿位于中线附近时,比较有利于硬膜外和硬膜下区分的是看血肿是否在中线两侧连续分布,硬膜外血肿不受中线硬脑大脑镰阻挡,所以可以在中线两侧连续分布。另外,硬膜外血肿更容易合并外伤直接部位的骨折,也有利于两者鉴别。本题中,血肿内极低密度影应该考虑为气体密度,颅骨骨折可由外界带入颅内气体,由此也更支持硬膜外血肿的诊断。遇到本题所述的情况,应该仔细观察血肿局部有无骨折。
【考点】脑外伤/硬膜外血肿CT基本征象。☆☆
【难度】难

7.【答案】B
【解析】本题首先应排除选项E,因为钙化的CT值明显较高,一般CT值都在

100HU 以上。排除选项 E 后,外伤后颅内
出血高密度影应考虑出血,各省厅内出血
最重要的是根据部位和形状来区分,颅内的线
状高密度影最符合蛛网膜下腔出血,颅内血
肿为团块状,硬膜下出血为新月形,弥漫性
轴索损伤的出血一般是点状或小片状。

【考点】脑外伤 / 蛛网膜下腔出血的 CT
表现。☆☆

【难度】易

8.【答案】E

【解析】脑裂畸形属于神经元移行异常
造成的先天畸形,导致大脑内内横贯性裂隙
形成。分为开放型和闭合型两类。蛛网膜
囊肿是脑软化灶脑透畸形等虽然都是脑
脊液密度,但形状和脑裂畸形不一致。

【考点】颅脑先天畸形的 CT 表现。☆

【难度】中

9.【答案】C

【解析】神经纤维瘤病分为Ⅰ型和Ⅱ型
两种,对于颅内病变来说,这两个类型是有
明显区别的,前者主要是视神经胶质瘤,后
者主要是双侧听神经瘤或其他脑神经的神
经鞘瘤,以及颅内脑膜瘤、室管膜瘤。同时,
颅内多种病变共存时,如果能用一元论来解
释最好,如果只诊断到双侧听神经瘤及脑膜
瘤,没有想到神经纤维瘤病,则诊断并不完
整。神经鞘瘤和脑膜瘤都是实性肿瘤,一般
而言前者囊变较多见,容易形成囊实性肿
块,脑室内也很少有神经鞘瘤,脑膜瘤囊变
少,一般是均质肿瘤。在本题中,将不同形
态、不同位置的占位均考虑为同一性质的肿
瘤并不合适。

【考点】颅脑肿瘤病变 / 神经纤维瘤病的
CT 表现。☆

【难度】难

10.【答案】D

【解析】肾上腺脑白质营养不良是 X 连
锁隐性遗传病,主要累及肾上腺皮质,
半数以上于儿童或青少年期起病,该病由于
基因突变,导致细胞中过氧化物酶体对极长
链脂肪酸的氧化发生障碍,以致极长链脂肪
酸在脑白质、肾上腺皮质等器官和组织内大
量聚积,引起中枢神经系统脱髓鞘和肾上腺
皮质发育或发育不良。CT 或 MRI 上表现
为对称性位于双侧顶枕区白质区的异常密
度或信号,胼胝体压部早期受累,病变进展
的显著特点是病变由后向前进展,逐步累及
枕、顶、颞、额叶。本题选项 A 是多发性硬化,
其好发年龄是中年,病灶分布形态主要特点
是脑室周围直角脱髓鞘表现,与肾上腺脑白
质营养不良不同。选项 B 单纯疱疹病毒脑
炎的临床表现主要是发热头痛,病灶好发
部位在额叶内侧颞叶等,与肾上腺脑白质营
养不良不同。选项 C 慢性期脑梗死主要是软
化灶,为脑脊液密度,和肾上腺脑白质营养
不良不同。选项 E 是干扰选项,6 岁儿童髓
鞘发育基本完成。

【考点】颅脑代谢性疾病 / 肾上腺脑白
质发育不良的 CT 表现。☆

【难度】难

11.【答案】B

【解析】蛛网膜囊肿是较常见的颅内囊
性变,以脑脊液密度为主,颞部 / 中颅窝是
常见部位之一,体积较大时对邻近的颅骨有
长期压迫后的表现,包括向外隆起及颅骨变
薄。本题中,通过对病灶 CT 值的描述,
可知其属于脑脊液密度,并且其他特点也符
合蛛网膜囊肿。选项 A 脑膜瘤属于干扰选
项,脑膜瘤是实性肿瘤,并非脑脊液密度。

A. 外伤后颅内血肿

B. 外伤后蛛网膜下腔出血

C. 外伤后弥漫性轴索损伤

D. 外伤后硬膜下血肿

E. 无外伤表现,高密度影考虑钙化

8. 患儿,男,10 岁,癫痫病史数年。CT 示右顶叶表面有一横贯性
裂隙,向内并延伸到右侧侧脑室体旁,右侧脑室外侧壁同时可
见一局限性突起与其相连,裂隙旁可见灰质密度分布,最可能
的诊断为

A. 蛛网膜囊肿

B. 脑软化灶伴胶质细胞增生

C. 扩大的脑沟,属于解剖变异

D. 脑穿通畸形

E. 脑裂畸形

9. 患者,男,21 岁,头部 CT 平扫示双侧桥小脑角区囊实性占位,
右侧脑室三角区内等密度占位,下列最合适的诊断为

A. 双侧桥小脑角区和右侧脑室三角区均考虑同一性质的占
位,均考虑脑膜瘤可能大,综合考虑神经纤维瘤病Ⅰ型

B. 双侧桥小脑角区和右侧脑室三角区均考虑同一性质的占
位,均考虑神经源性肿瘤可能大,综合考虑神经纤维瘤病
Ⅰ型

C. 双侧桥小脑角区考虑听神经瘤可能大,右侧脑室三角区均
考虑脑膜瘤可能大,综合考虑神经纤维瘤病Ⅱ型

D. 双侧桥小脑角区考虑听神经瘤可能大,右侧脑室三角区均
考虑脑膜瘤可能大,综合考虑神经纤维瘤病Ⅰ型

E. 双侧桥小脑角区考虑听神经瘤可能大,右侧脑室三角区均
考虑脑膜瘤可能大,综合考虑 von Hippel-Lindau 综合征

10. 患儿,男,6 岁,学习困难、步态不稳、行为异常为主要表现半
年,头部 CT 平扫示双侧顶枕叶脑白质区及胼胝体压部低密
度,密度低于脑组织但高于脑脊液无占位效应,最可能的诊
断为

A. 多发性硬化

B. 单纯疱疹病毒性脑炎

C. 慢性期脑梗死

D. 肾上腺脑白质营养不良

E. 顶枕叶脑白质区及胼胝体压部低密度为髓鞘正常发育表
现,不属于异常。

11. 患儿,男,15 岁,发作性抽搐 2 年。头部 CT 平扫示右中颅凹

有一4cm×5cm类圆形的低密度区,其CT值为0~8HU,邻近颞骨变薄并略向外膨隆,最可能的诊断为

A. 脑膜瘤　　　　　　　B. 蛛网膜囊肿

C. 脑裂畸形　　　　　　D. 扩大的脑沟

E. 慢性脑梗死

选项C和D主要是形状和蛛网膜囊肿不同。选项E慢性脑梗死虽然密度是脑脊液,但慢性脑梗死为软化灶,一般有负占位效应,不会对颅骨有压迫。

【考点】蛛网膜囊肿的CT表现。☆☆

【难度】中

12. 患儿,男,8岁,既往有癫痫发作病史并述2年前有"脑出血"病史,头部CT平扫示左额叶片状稍高密度影伴点状钙化,MRI上该区域可见多发迂曲的流空信号,T_1WI上信号高低混杂,无周围水肿及占位效应,最可能的诊断为

A. 弥漫性星形细胞瘤

B. 少突胶质细胞瘤

C. 海绵状血管瘤

D. 动静脉畸形

E. 以软化灶为主的脑出血后遗表现

12.【答案】D

【解析】颅内动静脉畸形是一团发育异常的病理脑血管,不经过毛细血管床,直接向静脉引流,多由一支或者几支动脉供血,引流静脉也可一支或者几支,CT平扫上因为是以病灶血管及其内血液密度为主,故为稍高密度,内部的血栓会有钙化,MRI上可见迂曲的流空血管。本题选项A和B均为实体肿瘤,CT以低密度为主,MRI无多发迂曲流空血管,选项C海绵状血管瘤虽然也属于血管畸形类,但一般无迂曲血管。选项E为干扰选项。

【考点】颅脑血管畸形/动静脉畸形的CT及MRI表现。☆☆

【难度】中

13. 患儿,女,6岁,癫痫发作病史,左侧面部可见"葡萄酒色痣"。头部CT平扫示左侧顶枕叶脑回及皮层下钙化,最可能的诊断是

A. 少突胶质细胞瘤

B. 动静脉畸形

C. 斯德奇-韦伯(Sturge-Weber)综合征

D. 神经纤维瘤病Ⅱ型

E. von Hippel-Lindau综合征

13.【答案】C

【解析】斯特奇-韦伯综合征是以眼部、皮肤及脑血管瘤为主要表现的先天性遗传性疾病。又称脑三叉神经血管瘤病。颜面皮肤毛细血管瘤位于三叉神经第1支或第2支分布的区域,脑膜葡萄状血管瘤由位于蛛网膜下扩张的静脉血管组成,累及及大脑的枕叶及颞叶。CT可明确脑皮质的钙化性改变及脑萎缩等改变。

【考点】神经皮肤综合征的影像学表现。☆

【难度】难

14. 患者,男,72岁,突发意识障碍伴右肢体活动不利2d。头部CT平扫示左侧额颞叶大范围低密度区伴明显占位效应区,诊断为

A. 左侧额颞叶大面积急性脑梗死

B. 左侧额颞叶大面积慢性期脑梗死

C. 左侧额颞叶大面积脑出血

D. 左侧额颞叶大面积软化灶

E. 左侧额颞叶蛛网膜囊肿

14.【答案】A

【解析】颅内大范围低密度区伴占位效应,结合患者急性发作的症状,首先考虑急性脑梗死。脑出血为高密度灶。慢性期脑梗死和软化灶均为脑脊液密度且无占位效应。蛛网膜囊肿也是脑脊液密度。

【考点】急性脑梗死的CT表现。☆☆

【难度】易

15. 患者,男,65岁,意识障碍左侧肢体运动障碍4h,头部CT显示右侧大脑中动脉呈局限性高密度,双侧基底节区多发小片状低密度灶,脑室脑池系统无受压,中线居中,下列诊断最合适的是

A. 头部CT所见均为正常表现

B. 右侧大脑中动脉呈局限性高密度为正常表现,双侧基底节区多发小片状低密度为急性腔隙性脑梗死灶,可以解释患者临床表现

15.【答案】D

【解析】超急性期脑梗死在头部CT平扫往往是正常的,但是有一些细微的征象可以提示诊断。大脑中动脉致密征即是其中之一,需要仔细观察。该征象顾名思义即可,表现不难理解,但是该征象并非出现在所有超急性期脑梗死的病例中,同时因为动脉密度改变范围有限,需要多积累临床阅片经验。同时要重视患者的临床表现,类似本题这样的有明显临床症状的患者要提高警惕性切勿轻易放过。

【考点】颅脑缺血性疾病/超急性期脑梗死的CT表现。☆

【难度】难

C. 右侧大脑中动脉呈局限性高密度为动脉壁钙化表现,双侧基底节区多发小片状低密度灶考虑为腔隙灶

D. 结合患者急性发作的症状,右侧大脑中动脉呈局限性高密度应警惕大脑中动脉致密征这一超急性期脑梗死的表现,双侧基底节区多发小片状低密度灶考虑为腔隙灶

E. 右侧大脑中动脉呈局限性高密度考虑为出血,可以解释患者症状

16. 患者,女,69 岁,右侧肢体不利 6d,经临床及影像学检查诊断为急性 - 亚急性期脑梗死,此时行 MRI 检查,下列正确的描述为
A. 梗死区 T_1WI 高信号,T_2WI 高信号,DWI 高信号
B. 梗死区 T_1WI 低信号,T_2WI 高信号,DWI 高信号
C. 梗死区 T_1WI 高信号,T_2WI 低信号,DWI 高信号
D. 梗死区 T_1WI 高信号,T_2WI 高信号,DWI 低信号
E. 梗死区 T_1WI 低信号,T_2WI 低信号,DWI 低信号

17. 患者,男,21 岁,无外伤史,突发头痛就诊,头部 CT 平扫可见鞍上池、双侧侧裂池内高密度影,其余脑组织内未见异常密度,下列描述最合适的是
A. CT 诊断颅内血肿,最可能是动静脉畸形所致
B. CT 诊断颅内血肿,最可能的原因是颅内占位
C. CT 诊断蛛网膜下腔出血,最可能的原因是高血压导致动脉破裂
D. CT 诊断蛛网膜下腔出血,最可能的原因是动脉瘤破裂
E. CT 诊断硬膜下出血,最可能的原因是动脉瘤破裂

18. 患者,男,21 岁,无外伤史,突发头痛就诊,经头部 CT 平扫已经诊断为蛛网膜下腔出血,下列哪一种检查对进一步排查颅内动脉瘤没有帮助
A. 头部 MRV   B. 头部 CTA
C. 头部 MRA   D. 头部直接脑血管造影
E. 头部 DSA

19. 患者,男,79 岁,高血压病史 20 年,1h 前突然昏迷,急诊头部 CT 示左侧基底节区肾形椭圆形高密度。CT 值为 72HU。下列诊断最合适的是
A. 颅内血肿,继发性可能大
B. 颅内血肿,高血压相关可能大
C. 蛛网膜下腔出血
D. 硬膜外出血
E. 硬膜下出血

20. 患者,男,45 岁,头晕 1 周,头部 CT 平扫示鞍上池内最前部小结节状等或稍高密度影,直径约 1cm,CT 增强扫描强化程度同颈内动脉,最可能的诊断为
    A. 脑膜瘤可能大
    B. 垂体微腺瘤可能大
    C. 前交通或大脑前动脉的动脉瘤可能大
    D. 后交通动脉动脉瘤可能大
    E. 大脑后动脉的动脉瘤可能大

20.【答案】C
【解析】遇到脑池内的等稍高密度结节,增强扫描强化极其明显,和动脉血管强化程度一样的时候,要考虑动脉瘤的可能性,动脉瘤的载瘤动脉可根据位置推断。目前的多层或多排 CT 都有薄层图像可供重建,显示载瘤动脉及与动脉瘤的关系更为可靠。
【考点】颅脑动脉瘤的 CT 表现。☆☆
【难度】中

21. 患者,男,45 岁,发热伴头痛 10d,MRI 平扫可见右侧额顶叶交界部类圆形厚壁囊性病灶,外形及囊壁较规则,周围伴水肿带,囊内 T_2WI 高信号、T_1WI 低信号,DWI 高信号,首先考虑的诊断是
    A. 单纯疱疹病毒性脑炎　　　B. 脑囊虫病
    C. 脑脓肿　　　D. 胶质母细胞瘤
    E. 转移瘤

21.【答案】C
【解析】本题描述的是典型的脑脓肿的 MRI 表现,关键点之一是脓液的 DWI 高信号,非常具有诊断价值,关键点之二是脓壁特点,厚壁,相对均匀,明显强化,可有分层。
【考点】颅脑感染性疾病/脑脓肿的 MRI 表现。☆☆
【难度】中

22. 患者,女,16 岁,头痛 2 周临床怀疑脑膜炎,已经做过 CT 平扫,下列哪项作为进一步检查的方法最好
    A. CT 增强检查　　　B. MRI 平扫
    C. MRI 平扫及增强扫描　　　D. 脑血管造影 /DSA
    E. PET-CT

22.【答案】C
【解析】脑膜炎一般指的是软脑膜炎,炎症导致软脑膜充血水肿增厚,在 MRI 增强扫描显示最佳,效果优于 CT 增强及 MRI 平扫。脑血管造影和 PET-CT 均非适应证。
【考点】颅脑感染性疾病/脑膜炎的 MRI 表现。☆☆
【难度】中

23. 患者,男,66 岁,头痛 2 个月,并左侧肢体肌力减低。MRI 平扫及增强扫描示右额顶有一 4.6cm×5.1cm 异常信号灶,T_2WI 不均匀高信号,T_1WI 低信号为主,DWI 为等低信号,增强扫描呈明显花环状强化,周围广泛白质水肿,同侧脑室受压中线左移,最可能是
    A. 淋巴瘤　　　B. 孤立性转移瘤
    C. 脑膜瘤　　　D. 胶质母细胞瘤
    E. 脑脓肿

23.【答案】D
【解析】本题描述的是典型的 WHO 分级程度比较高的胶质瘤的 MRI 表现,其形态不规则,信号不均匀,瘤周水肿重,强化明显且不规则,花环状强化往往被用来形容这类肿瘤的强化方式。主要的鉴别诊断是选项 B 和 E,如果患者有原发瘤的病史,转移瘤必须考虑,但孤立性转移瘤相对还是少见。孤立性纤维瘤和脑膜瘤均为脑外肿瘤。脑脓肿的诊断除了 DWI 高信号这一非常有特征的表现外,也要结合病史。淋巴瘤和与胶质母细胞瘤表现差异较大。
【考点】颅脑肿瘤/胶质母细胞瘤的 MRI 表现。☆☆
【难度】中

24. 患者,女,35 岁,头痛。MRI 示右侧小脑半球有较大的囊性灶,其内可见一个小的壁结节,增强扫描该壁结节明显增强,具备此种表现的最可能的诊断是
    A. 转移瘤　　　B. 脑膜瘤
    C. 血管母细胞瘤　　　D. 淋巴瘤
    E. 室管膜瘤

24.【答案】C
【解析】本例描述的是血管母细胞瘤最典型的表现,这些表现在 CT 及 MRI 是类似的,包括①位于小脑半球;②大囊小壁结节;③壁结节明显强化,不典型的包括实性形和纯囊型。这种大囊小壁结节型主要与毛细胞星形细胞瘤鉴别,后者好发于儿童,结节更多,囊壁强化。
【考点】颅脑肿瘤的/血管母细胞瘤的影像学表现表现。☆☆
【难度】难

25. 患者,女,50 岁,头痛半年。头部 CT 平扫于左额叶可见一个约 3.5cm×2.7cm 低密度病变,内有脑回样、斑片样钙化,增强扫描略有强化,少量瘤周水肿。最可能是

25.【答案】A
【解析】索条斑片状钙化是少枝/少突胶质细胞瘤的很有特征性表现,一但发现脑内含钙化的肿瘤,需要考虑本病的诊断及鉴别诊断。少枝/少突胶质细胞瘤一般是

WHO 分级中Ⅰ～Ⅱ级的肿瘤,所以强化程度、瘤周水肿等轻微或均不明显。本题中脑膜瘤和孤立性纤维瘤都是脑外肿瘤,和脑内肿瘤区别比较明显。脑脓肿为囊性病灶,和本病不同。
　　【考点】颅脑肿瘤/少枝/少突胶质细胞瘤的CT表现。☆☆
　　【难度】中

26.【答案】D
　　【解析】上述几个选项均可出现在松果体区域,本例的特点是儿童,松果体明显强化的占位,有脑脊液播散,因为有脑脊液播散,所以脑膜瘤、松果体细胞瘤、胶质瘤基本不作为首先考虑,松果体囊肿无强化。综上,生殖细胞瘤最符合题干描述。
　　【考点】颅脑肿瘤/松果体区肿瘤的影像学表现。☆
　　【难度】难

27.【答案】D
　　【解析】本题题干描述了多个脑池的扩大,临床常见的侧脑室和枕大池变异较多,桥小脑角池、桥前池及脚间池的变异较少,所以不能轻易下结论为脑池变异。蛛网膜囊肿虽然常见,但是很少呈现如此不规则跨多个脑池的情况。如此年轻的患者脑萎缩一般不考虑,并且脑萎缩一般是全脑萎缩,局限性的少见。听神经瘤一般并非脑脊液密度。表皮样囊肿密度接近脑脊液,且匍匐钻缝生长,比较符合,MRI检查能进一步确诊,尤其是MRI的DWI序列,表皮样囊肿为明显高信号,与其他囊肿及肿瘤有明显不同,非常具有特点。
　　【考点】颅脑肿瘤/表皮样囊肿的影像学表现。☆☆
　　【难度】中

28.【答案】D
　　【解析】参见题27解析。
　　【考点】颅脑肿瘤/表皮样囊肿的MRI表现。☆☆
　　【难度】中

29.【答案】A
　　【解析】在2016版WHO的中枢神经系统肿瘤分类中,髓母细胞瘤被分在了胚胎性肿瘤这个大类里。儿童的后颅窝或第四脑室占位要重点考虑髓母细胞瘤,CT平扫高密度,内部可以有小囊变,其容易发生脑脊液播散。另外髓母细胞瘤的DWI信号偏高,ADC值偏低,在后颅窝肿瘤中也算是有特点的。
　　【考点】小儿后颅窝脑肿瘤的影像诊断。☆☆
　　【难度】难

30.【答案】C
　　【解析】听神经瘤是桥小脑角区占位性病变中最常见的肿瘤之一,如果怀疑此病,在CT骨窗上要观察内听道是否有扩大,如果有扩大,则诊断听神经瘤更有把握。
　　【考点】颅脑肿瘤/听神经瘤的CT表现。☆☆
　　【难度】易

　　　A. 少枝/少突胶质细胞瘤　　B. 脑膜瘤
　　　C. 胶质母细胞瘤　　　　　　D. 脑脓肿
　　　E. 孤立性纤维瘤

26. 患儿,男,12岁,头痛。CT及MRI示松果体区有一 2cm×2.4cm 的结节,MRI 增强扫描呈中等到明显强化,侧脑室可见强化结节。下列最可能的诊断
　　　A. 松果体细胞瘤　　　　B. 胶质瘤
　　　C. 脑膜瘤　　　　　　　D. 生殖细胞瘤
　　　E. 松果体囊肿

27. 患者,女,20岁,头痛。头部CT平扫示右侧桥小脑角池、桥前池及脚间池和鞍旁脑池扩大,整体为接近脑脊液的低密度,下列描述最合适的是
　　　A. 属于脑池的正常解剖变异,不必进一步检查。
　　　B. 诊断蛛网膜囊肿可能,建议 MRI 检查
　　　C. 考虑脑萎缩表现,无需进一步检查
　　　D. 考虑考虑表皮样囊肿可能,建议 MRI 检查
　　　E. 考虑听神经瘤可能,建议 MRI 检查

28. 患者,女,20岁,头痛。头部CT平扫示右侧桥小脑角池、桥前池及脚间池和鞍旁脑池扩大,整体为接近脑脊液的低密度,怀疑表皮样囊肿,进而行 MRI 检查,MRI 各序列中对此病最具价值的序列及相关表现是
　　　A. T_2WI 序列,病灶为明显低信号
　　　B. T_1WI 序列,病灶为明显高信号
　　　C. FLAIR 序列,病灶为明显低信号
　　　D. DWI 序列,病灶为明显高信号
　　　E. 增强 T_1WI 序列,病灶明显强化

29. 患儿,男,8岁,头痛5个月。头部 MRI 平扫及增强扫描可见小脑蚓部有一 4cm×4.6cm 稍长 T_2 稍长 T_1 信号灶,明显增强。四脑室受压变窄前移该病灶CT为高密度,最可能的诊断为
　　　A. 髓母细胞瘤　　　　　B. 脉络丛乳头状癌
　　　C. 生殖细胞瘤　　　　　D. 毛细胞星形细胞瘤
　　　E. 脑膜瘤

30. 患者,男,45岁,头晕1年。头部CT平扫示右侧桥小脑角区可见一占位性病变,此时除了观察病灶本身的形态外,还要重点观察哪个结构
　　　A. 中耳　　　　B. 外耳道　　　　C. 内听道
　　　D. 面神经管　　E. 颈动脉管

31. 患者,男,45岁,头晕1年。头部CT平扫右侧桥小脑角区占位,进一步行头部MRI平扫及增强扫描,诊断听神经瘤,肿瘤大小约3×4cm,下列哪项最**不符合**听神经瘤的MRI表现
   A. 肿瘤一部分延伸至内听道内
   B. 肿瘤呈囊实性
   C. 肿瘤无明显强化
   D. 肿瘤实性部分为稍长T_1信号
   E. 肿瘤实性部分呈稍长T_2信号

31.【答案】C
   【解析】听神经瘤属于神经鞘瘤,体积比较大的神经鞘瘤一般均有囊变,所以多呈囊实性,肿瘤一般明显强化,由于肿瘤的起源,所以多数病例可见肿瘤的一部分会延伸到内听道内,肿瘤实性成分本身无明显特殊的信号,仅呈稍长T_1信号、稍长T_2表现。
   【考点】颅脑肿瘤/听神经瘤的MRI表现。☆☆
   【难度】易

32. 患儿,男,5岁,头痛、呕吐2周。头部CT及MRI显示第四脑室内肿块,约3cm直径,并扩展到小脑延髓池,CT上等稍低密度,可见小片状钙化,MRI上稍长T_1信号、稍长T_2表现,MRI增强扫描中等程度不均匀强化,根据其CT及MRI表现,下列最佳诊断是
   A. 淋巴瘤
   B. 毛细胞星形细胞瘤
   C. 室管膜瘤
   D. 第四脑室内脑膜瘤
   E. 第四脑室内神经源性肿瘤

32.【答案】C
   【解析】室管膜瘤也是后颅窝常见肿瘤,有1~5岁和30~40岁两个比较明显的发病高峰。室管膜瘤三分之二位于幕下,其属于质软可塑形的肿瘤,容易沿着第四脑室的孔洞向周围生长,钙化率高。本病的主要鉴别诊断是髓母细胞瘤、毛细胞星形细胞瘤等。第四脑室内脑膜瘤少见。选项A表现与室管膜瘤完全不同,属于干扰选项,选项E发生在脑室内非常少见。
   【考点】颅脑肿瘤/第四脑室室管膜瘤的CT及MRI表现。☆☆
   【难度】难

33. 患儿,男,15岁,头痛1个月,CT发现后颅窝脑内占位,考虑髓母细胞瘤,下列哪项**不是**髓母细胞瘤的主要鉴别诊断
   A. 室管膜瘤
   B. 毛细胞星形细胞瘤
   C. 脉络丛乳头状瘤
   D. 不典型畸胎瘤样/横纹肌样瘤
   E. 生殖细胞瘤

33.【答案】E
   【解析】生殖细胞瘤绝大多数位于松果体区、鞍区和基底节区,极少位于幕下后颅窝。
   【考点】后颅窝颅脑肿瘤的影像学表现。☆
   【难度】难

34. 患者,男,18岁,癫痫发作若干次。头部MRI的T_1WI及T_2WI可见颅内脑实质内多发小的类圆形囊性病灶,其内可见点状影(白靶征及黑靶征),最可能的诊断为
   A. 脑实质结核瘤   B. 脑脓肿
   C. 结节性硬化   D. 脑囊虫病
   E. 毛细胞星形细胞瘤

34.【答案】D
   【解析】囊虫存活期,此期典型的MRI表现为小囊性病灶,其内可见点状影,形成靶征,该点状影为囊虫头节,可增强,小囊性病灶无周围水肿。白靶征表现在T_2WI上,囊内液体为高信号其中可见点状相对低信号;黑靶征表现在T_1WI上,囊性病灶内液体为低信号,点状影比囊液信号高。
   【考点】颅脑寄生虫/囊虫病的CT表现。☆
   【难度】难

35. 患者,男,18岁,癫痫发作若干次。头部MRI诊断脑囊虫病,经过一段时间的有效治疗,痊愈期再次行头部CT平扫复查,下列哪项表现最符合此时的CT检查
   A. 颅内完全正常未见任何异常密度
   B. 颅内仍可见多发小囊状影,但其内无点状密度影
   C. 颅内仍可见多发小囊状影,内仍可见点状密度影,但点状影为钙化密度
       影为钙化密度

35.【答案】D
   【解析】脑囊虫病痊愈期CT典型表现为多发点状钙化。
   【考点】颅脑寄生虫/脑囊虫病的CT表现。☆
   【难度】易

D. 颅内多发点状钙化

E. 颅内多发线状钙化

36.【答案】B

【解析】这种开环或半开环的强化方式最常见于脱髓鞘假瘤，以多发性硬化最具代表性。

【考点】颅脑脱髓鞘疾病的MRI表现。☆

【难度】难

37.【答案】B

【解析】颅底斜坡的肿瘤中，脊索瘤是好发肿瘤之一，其另一个好发部位是骶尾椎。脊索瘤除了发生部位有特点外，在MRI的T_2WI上信号有特点，呈现比较明显的高信号，可能和肿瘤细胞内囊状泡沫细胞较多有关。

【考点】颅底肿瘤／脊索瘤的CT和MRI表现。

【难度】难

38.【答案】D

【解析】患者已经行头部CT平扫，未见明显异常，基本上排除了出血的诊断，仍怀疑脑血管病的话主要以急性脑梗死为主。头部MRI平扫诊断急性脑梗死比头部CT有以下优势，第一，在后颅窝等颅底骨质伪影像明显的地方更容易发现病灶；第二，对于比较小的急性脑梗死灶更容易识别；第三，能更好地诊断超急性期脑梗死。因此MRI在上述情况下优于CT各种检查，包括CT增强或灌注扫描（CT灌注扫描也能诊断超急性期脑梗死）。头部MRI增强扫描对脑梗死的诊断不能提供更多价值，除非是需要鉴别脑梗死和其他一些病变。

【考点】脑梗死的MRI表现。☆☆

【难度】易

39.【答案】B

【解析】可逆性后部脑病综合征多见于恶性高血压或妊娠子痫、严重肾脏疾病、恶性肿瘤化疗以及各种器官组织移植后接受免疫抑制治疗的患者。从该名称即可得知，该病变主要分布在脑后部枕叶、顶叶，经过有效治疗可以好转，另外双侧对称性分布在脑后部的白质区也是改变的特点。颅内感染或急性脑梗死一般不会双侧对称分布。脑出血为高密度影。多发性硬化虽然也是发生在白质区，但一般不对称，而且是小灶性改变，少见时候融合为较大范围，另外临床表现也不支持多发性硬化的诊断。

【考点】可逆性后部脑病综合征的CT表现。☆

【难度】难

40.【答案】C

【解析】头外伤患者前颅窝／额叶底部容易出现外伤性改变，可能是因为前颅窝、中颅窝颅底骨质突起比较多，头部外伤时脑组织撞击这些突起容易产生损伤，本例中，患者枕部软组织稍有肿胀，如果枕部外伤，额部为对冲伤部位，形成脑挫裂伤，因为时间相隔一个月作用，脑挫裂伤内的出血灶可能大多吸收，形成多发的低密度改变。所以本例应该重点询问患者有无枕部外伤史，如果有，则可以解释头部CT所见。

【考点】颅脑外伤CT表现。☆☆

【难度】难

36. 患者，女，40岁，肢体麻木3个月，行头部MRI增强检查，可见左侧额部类圆形T_1WI低信号灶，增强检查表现为周边月牙形或马蹄状的不完整环形强化，这样的病灶最常见于下列那个疾病

  A. 转移瘤　　　　　　　　B. 多发性硬化

  C. 胶质母细胞瘤　　　　　D. 脑脓肿

  E. 淋巴瘤

37. 患者，女，43岁，间断头痛1年。头部CT可见斜坡片状骨质破坏，未见明显钙化。头部MRI显示斜坡骨质内异常信号，T_1WI信号为低信号，T_2WI为比较明显的高信号，病灶形态略呈分叶状，根据上述表现下列最合适的诊断是

  A. 脑膜瘤　　　　　　　　B. 脊索瘤

  C. 转移瘤　　　　　　　　D. 软骨肉瘤

  E. 垂体瘤

38. 患者，女，65岁，突发肢体感觉及活动异常1d，行头部CT平扫，未见明显异常，但临床仍怀疑急性脑血管病，此时若采取的进一步检查，下列选择中哪项是最佳方法

  A. 复查头部CT平扫　　　　B. 行头部CT增强检查

  C. 行头部CT灌注扫描　　　D. 行头部MRI平扫

  E. 行头部MRI增强检查

39. 患者，女，34岁，急性白血病患者，骨髓移植后30d，突发抽搐，急查头部CT可见双侧枕叶顶叶脑白质内对称性片状低密度灶存在，首先考虑

  A. 多发性硬化　　　　　　B. 可逆性后部脑病综合征

  C. 脑出血　　　　　　　　D. 急性期脑梗死

  E. 颅内感染

40. 患者，男，70岁，头痛1个月，就诊于神经内科，行头部CT平扫发现双侧额叶底部／前颅窝脑组织内可见多发小片状低密度及少许高密度影，枕部皮下软组织稍有肿胀。这种情况下应该追问患者是否有下列哪项病史

  A. 是否有原发瘤病史

  B. 是否有高血压病史

  C. 是否有头部，尤其是枕部外伤史

  D. 是否有糖尿病病史

  E. 是否有手术史

41. 患者,男,55 岁,头晕 2 个月,头部 MRI 发现胼胝体压部异常信号,穿越胼胝体两侧,呈长 T_2 长 T_1 表现,DWI 为高信号,增强扫描病灶明显的强化,下列哪个诊断应首先考虑
   A. 胶质母细胞
   B. 原发性中枢神经系统淋巴瘤
   C. 少突胶质细胞瘤
   D. 转移瘤
   E. 血管母细胞瘤

41.【答案】B
【解析】原发性中枢神经系统淋巴瘤 98% 为弥漫大 B 细胞非霍奇金淋巴瘤。大多数位于幕上,常累及胼胝体穿越胼胝体两侧,也常位于基底节区、脑室周围,CT 密度偏高,DWI 信号偏高,且病灶密度信号比较均质,一般无钙化。增强扫描明显均匀强化,胶质母细胞瘤一般密度、信号混杂,强化为花环状。少突胶质细胞瘤钙化是其特点。转移瘤诊断需要结合原发瘤病史,一般多发。血管母细胞瘤一般为囊实性病灶。
【考点】颅脑肿瘤性疾病 / 原发性中枢神经系统淋巴瘤的影像特征。☆
【难度】难

42. 患者,女,25 岁,发热 1 个月,头部 MRI 发现双侧内侧颞叶可见片状稍长 T_2 稍长 T_1 信号,FLAIR 为高信号,DWI 信号无明显增高,无明显增强,下列诊断最合适的是
   A. 急性期脑梗死　　　B. 慢性期脑梗死
   C. 胶质母细胞瘤　　　D. 淋巴瘤
   E. 单纯疱疹病毒性脑炎

42.【答案】E
【解析】本题概况了单纯疱疹病毒性脑炎的主要典型表现,其中最有特点的是发病部位,病灶本身的信号无特殊。和胶质母细胞的区别主要是病灶的形状、均匀性及强化特性均不同,同样淋巴瘤强化及好发部位和单纯疱疹病毒脑炎不同。脑梗死急性期可靠 DWI 区分。慢性期脑梗死可靠脑脊液信号。
【考点】颅内感染 / 单纯疱疹脑炎的 MRI 诊断。☆
【难度】难

43. 患者,女,25 岁,发热 1 个月,结合临床及头部 MRI 增强扫描表现,临床考虑单纯疱疹病毒性脑炎可能大,下列选项哪项**不是**该病在 MRI 上的主要鉴别诊断
   A. 急性脑梗死　　　　B. 边缘系统脑炎
   C. 癫痫持续状态　　　D. 低级别胶质瘤
   E. 生殖细胞瘤

43.【答案】E
【解析】本题前四个选择均可累及双侧内侧颞叶等和单纯疱疹病毒性脑炎类似的区域,所以鉴别诊断要综合考虑临床、影像、疾病转归等情况。
【考点】颅内感染 / 单纯疱疹病毒性脑炎的影像学诊断。☆☆
【难度】难

44. 患者,男,67 岁,突发左侧肢体活动不利,头部 MRI 显示右侧颞叶及部分额顶叶大范围长 T_2、长 T_1 信号,DWI 为高信号,下列描述最合适的是
   A. 考虑急性脑梗死,同时还要观察同侧颈内动脉 / 大脑中动脉的流空信号是否存在
   B. 考虑急性脑梗死,同时还要观察对侧颈内动脉 / 大脑中动脉的流空信号是否存在
   C. 考虑脑出血,同时还要观察同侧颈内动脉 / 大脑中动脉是否有动脉瘤
   D. 考虑蛛网膜下腔出血,同时还要观察同侧颈内动脉 / 大脑中动脉是否有动脉瘤
   E. 考虑脑炎,同时还要观察颅内是否有播散灶

44.【答案】A
【解析】日常工作中,遇到急性大面积脑梗死的 MRI,要记得同时观察同侧颅内主要动脉的流空情况,流空信号消失意味着血管的闭塞。
【考点】急性脑梗死的 MRI 诊断。☆☆
【难度】中

45. 患者,男,62 岁,突发意识障碍 2h,临床怀疑超急性期脑梗死,下列能够提供可靠的影像学诊断的检查组合是
   A. 头部 CT 平扫及头部增强 CT 均能可靠诊断超急性期脑梗死
   B. 头部 CT 平扫及头部 CT 灌注扫描均能可靠诊断超急性期脑梗死

45.【答案】D
【解析】头部 CT 灌注扫描依靠快速注射对比剂的同时连续扫描,可以获得脑组织的血流动力学参数图像,能够早期诊断超急性期脑梗死。MRI 依靠 DWI 序列,也可诊断超急性期脑梗死。
【考点】超急性期脑梗死的影像学诊断。☆
【难度】难

C. 头部 CT 增强扫描及头部 CT 灌注扫描均能可靠诊断超急性期脑梗死

D. 头部 CT 灌注扫描及头部 MRI 扫描(含 DWI)均能可靠诊断超急性期脑梗死

E. 头部 CT 增强扫描和头部 MRI 扫描(含 DWI)均能可靠诊断超急性期脑梗死

46. 患者,男,62 岁,突发意识障碍 2h,临床怀疑超急性期脑梗死,下列能够提供可靠脑组织的血流动力学参数的影像学检查是

A. 头部 CT 增强扫描　　　B. 头部 CT 平扫

C. 头部 CTA　　　　　　　D. 头部 CT 灌注扫描

E. 头部 MRI 平扫

47. 患者,男,62 岁,突发意识障碍 2h,临床怀疑超急性期脑梗死,MRI 对比度动态增强扫描可以提供脑组织的血流动力学参数图像,除了这种方法,还有哪种磁共振技术可以提供类似的脑组织血流动力学参数

A. 时间飞跃法血管成像　　　B. 相位对比法血管成像

C. 磁敏感法成像　　　　　　D. 动脉自旋标记法灌注扫描(ASL)

E. 扩散张量成像

48. 患者,女,33 岁,头痛 3d,意识障碍 1h,头部 CT 平扫显示双侧顶叶脑实质内多发小片状高密度影,下列诊断最合适的是

A. 双侧顶叶多发脑出血,应警惕脑转移瘤并出血可能

B. 双侧顶叶多发脑出血,应警惕动脉瘤破裂所致

C. 双侧顶叶多发脑出血,应警惕静脉窦血栓存在

D. 双侧顶叶多发脑梗死,应警惕外源性栓子可能

E. 双侧顶叶多发脑梗死,应警惕自身免疫性疾病

49. 患者,女,25 岁,发现血泌乳素升高 1 个月,患者既往未进行过任何影像学检查,此时应当选择哪项影像学检查方法

A. 头部 CT 平扫

B. 鼻窦 CT 平扫

C. 头部 CT 增强扫描

D. 头部 MRI 平扫及增强扫描

E. 鞍区 MRI 平扫及增强扫描

50. 患者,女,25 岁,发现血泌乳素升高 1 个月,鞍区 MRI 平扫及增强扫描发现垂体内一个小的类圆形异常信号,直径约 7mm,增强扫描有强化但强化程度弱于正常垂体组织,平扫呈稍长 T_2、稍长 T_1 信号,此时主要的诊断是

46.【答案】D

【解析】参见题 45 解析。

【考点】超急性期脑梗死的影像学诊断。☆

【难度】难

47.【答案】D

【解析】除了传统的对比剂动态增强扫描外,ASL 也可提供脑组织灌注的血流动力学指标,其基本原理是通俗的说就是利用射频脉冲标记血液中的质子,然后依靠血液流动到颅内后扫描。其最大的好处是可以不使用对比剂,同时可以标记不同的血管分别供血区的脑灌注情况。☆

【考点】磁共振灌注扫描新技术。☆

【难度】难

48.【答案】C

【解析】上述选项中 D 和 E 可以排除,因为脑梗死为低密度改变,高密度应为出血密度。年轻患者,颅内多发出血,应警惕静脉窦血栓。选项 A 缺乏依据,患者年轻,原发肿瘤并脑转移几率太低。选项 B 基本上也很少见,动脉瘤破裂一般是引起蛛网膜下腔出血,即使在脑实质内形成血肿,一般也不多发。

【考点】不典型脑出血的鉴别诊断。☆☆

【难度】中

49.【答案】E

【解析】通过患者的临床情况,可知目前需排查有无垂体瘤,垂体瘤采用 CT 检查效果不如 CT,同时也不宜采用头部 MRI 扫描,因为正常垂体结构较小,头部 MRI 扫描的层厚相对于垂体太厚了,不利于观察。

【考点】垂体病变的影像学检查方法选择。☆☆

【难度】易

50.【答案】C

【解析】垂体微腺瘤是定义为小于 10mm 的垂体瘤,因此选项 D 可以排除。垂体囊肿和拉特克(Rathke)囊肿一般无强化。颅咽管瘤一般位于鞍上,均与本例不符。

【考点】垂体瘤的 MRI 诊断。☆☆

【难度】易

A. 垂体囊肿   B. Rathke 囊肿

C. 垂体微腺瘤   D. 垂体大腺瘤

E. 颅咽管瘤

51. 患者,女,24岁,因闭经3个月,行鞍区MRI平扫及增强扫描,可见蝶鞍内垂体前后叶之间一个直径约5mm的类圆形异常信号灶,T_2WI 为高信号,T_1WI 为高信号,无明显增强,首先考虑的诊断是

A. 垂体微腺瘤   B. 垂体脓肿

C. Rathke 囊肿   D. 脑膜瘤

E. 脊索瘤

52. 患者,女,45岁,视力下降半年,头部CT平扫发现鞍区等密度影,直径约3cm,此时应如何建议患者进一步检查

A. 建议一个月后头部CT平扫复查

B. 建议头部CT增强扫描

C. 建议头部MRI平扫

D. 建议鞍区MRI平扫及增强扫描

E. 建议头部血管造影检查

53. 患者,女,45岁,视力下降半年,头部CT平扫发现鞍区等密度影,进一步行鞍区MRI平扫及增强扫描,可见蝶鞍扩大,垂体显示不清,蝶鞍内可见一个稍长 T_2、等 T_1 肿块,呈葫芦状外观,最大纵径4cm,明显强化且不均匀,向上压迫视交叉,根据这些表现,首先考虑的诊断是

A. 垂体微腺瘤   B. 垂体大腺瘤

C. 鞍区脑膜瘤   D. 实性颅咽管瘤

E. 巨大 Rathke 囊肿

54. 患者,男,27岁,因头痛1周行头部CT平扫,发现右侧额部颅骨内板下半圆形等密度影,最大经约2cm,病灶内可见小片状钙化,邻近脑皮层受压内移,首先考虑的诊断是

A. 脑膜瘤   B. 少突胶质细胞瘤

C. 胶质母细胞瘤   D. 转移瘤

E. 硬膜外血肿

55. 患者,女,45岁,头部CT发现颅内占位,行MRI平扫及增强扫描检查,可见鞍区蝶鞍旁一个半圆形等 T_1、等 T_2 信号灶,信号均匀,最大径约3cm,增强扫描明显均匀强化,邻近硬脑膜增厚病强化,周围脑皮质受压可见薄层脑脊液带,垂体显示正常,首先考虑的诊断是

A. 鞍区脑膜瘤   B. 垂体大腺瘤

51.【答案】C
【解析】Rathke 囊肿起源于胚胎 Rathke 裂残余,位于垂体/鞍区内,T_2WI 多为高信号,T_1WI 信号变化较多可以为高信号,也可以是低信号,一般无强化。最主要的是和垂体瘤鉴别,垂体瘤一般 T_1WI 信号高的少见,且垂体瘤一般有强化。垂体脓肿临床症状和影像学表现和 Rathke 相差较大,脑膜瘤和脊索瘤发生部位和形态信号均和本病不同,属于干扰选项。
【考点】垂体病变/Rathke 囊肿的 MRI 表现。☆
【难度】中

52.【答案】D
【解析】鞍区占位垂体瘤最常见,因此建议鞍区 MRI 平扫及增强扫描。可参照49题解析。
【考点】颅脑肿瘤/垂体瘤的的检查方法选择。☆☆
【难度】易

53.【答案】B
【解析】鞍区占位垂体瘤最常见,鞍区占位首先要看垂体是否显示清晰,垂体大腺瘤一般垂体显示不清,其次垂体大腺瘤受鞍隔的限制,往往表现呈葫芦或雪人样外观,也有学者称之为束腰征。同时还要观察垂体大腺瘤压迫周围结构的情况。颅咽管瘤一般是鞍上病变,和垂体瘤有定位上的不同。鞍区脑膜瘤一般可见以硬膜为基底的表现。Rathke 囊肿巨大者罕见,一般为囊性病灶。
【考点】颅脑肿瘤/垂体大腺瘤的 MRI 表现。☆☆
【难度】易

54.【答案】A
【解析】脑膜瘤是颅内最常见的脑外肿瘤,其病理类型多种多样,典型的脑膜瘤为等密度,钙化常见,典型的脑膜瘤脑外肿瘤的特征比较明显,如脑皮质受压内移等,多数临床病例诊断不难。胶质瘤这类肿瘤为脑内肿瘤,典型病例不会和脑膜瘤混淆。年轻患者无原发瘤史者转移瘤基本不考虑。硬膜外血肿是梭形钙化少见。
【考点】颅内肿瘤/脑膜瘤CT表现。☆☆
【难度】易

55.【答案】A
【解析】脑膜瘤属于脑外肿瘤,MRI 观察脑外肿瘤的征象比CT更好,增强MRI观察硬膜尾征也更理想。见54题。
【考点】颅内肿瘤/脑膜瘤MRI表现。☆☆
【难度】易

C. 颅咽管瘤 D. 脊索瘤

E. 转移瘤

56. 患者,女,36 岁,头痛 3d 就诊,无明显神经系统体征。既往史无特殊,行头部 CT 平扫显示左侧侧脑室比右侧侧脑室略宽,脑组织内未见异常密度影,中线居中,下列选项最合适的是

A. 双侧侧脑室不对称,其中左侧侧脑室增宽是异常表现,考虑脑积水可能大

B. 双侧侧脑室不对称,其中左侧侧脑室增宽是异常表现,考虑左侧脑组织萎缩可能

C. 双侧侧脑室不对称,其中左侧侧脑室是正常的,右侧侧脑室变窄是异常的,应考虑有超急性期脑梗死的可能

D. 双侧侧脑室不对称,其中左侧侧脑室是正常的,右侧侧脑室变窄是异常的,应考虑有占位性病变可能

E. 两侧侧脑室轻微不对称,颅内未发现其他异常,考虑解剖变异可能

57. 患者,女,58 岁。近 6h 突感头痛、头晕,伴左侧肢体麻木。既往无高血压病史及肿瘤病史。临床怀疑为脑出血。首选的检查方法是

A. 头颅 X 线正侧位片 B. 脑血管造影

C. MRI D. CT

E. 超声

58. 患者,男,30 岁,癫痫病史,头部 CT 平扫发现多发脑室周围及室管膜下多发小结节及钙化灶,下列选择首先考虑的诊断是

A. 多发性硬化

B. 结节硬化

C. 生理性钙化及解剖变异

D. 灰质异位

E. 颜面三叉神经区血管瘤病

59. 患儿,女,14 岁,左侧额部外伤。CT 平扫,左侧前额骨质断裂,部分轻度塌陷,左额叶点片状高密度影,以下哪一项影像诊断正确

A. 左侧额骨骨折伴邻近脑组织梗死

B. 左侧额骨骨折伴邻近脑组织挫裂伤颅内出血

C. 左侧额骨骨折

D. 左侧颞骨骨折伴邻近脑组织挫裂伤

E. 左侧额部肿瘤伴骨质破坏

60. 患者,男,58 岁。主诉:头晕,颈枕后部疼痛。MRI 表现如下：后颅窝见巨大囊性长 T_2 信号,小脑蚓部缺如,第四脑室扩大,与后颅凹巨大囊肿相通,小脑幕及窦汇上移,增强未见异常强化。最可能的影像诊断是
A. Dandy-Walker 综合征　　B. 蛛网膜囊肿
C. 大枕大池　　D. 表皮样囊肿
E. 皮样囊肿

61. 患者,女,64 岁,5d 前无明显诱因下出现左侧肢体无力,上肢可以上抬,下肢能行走,口齿不清,流涎,伴口角歪斜,头昏。头部 CT 可见右侧基底节较大的片状稍低密度区,右侧侧脑室略受压,结合临床表现,最可能的影像诊断是
A. 转移瘤　　B. 胶质瘤
C. 脑梗死　　D. 脑脓肿
E. 脱髓鞘病变

62. 患者,女,62 岁,左侧耳鸣、听力障碍伴眩晕。头颅 MRI 示左侧桥小脑角区肿物,等 T_2 等 T_1 信号,信号均匀,增强扫描明显均匀强化,内听道内未见异常强化及异常信号。最可能的诊断为
A. 星形细胞瘤　　B. 血管母细胞瘤
C. 脑膜瘤　　D. 听神经瘤
E. 转移瘤

63. 患者,女,19 岁,头晕头痛半年,行头部 MRI 检查,双侧大脑中动脉主干流空信号显示不清,双侧大脑中动脉走行区可见多发细小的血管影,下列诊断最合适的是
A. 动脉瘤
B. 双侧动静脉畸形
C. 烟雾病
D. 正常解剖变异
E. 大脑中动脉走行区脑膜炎

64. 患者,男,55 岁,头痛数年,行头部 CTA 检查,显示右侧大脑中动脉中段类圆形囊袋状高密度影,有细颈与血管相连。诊断首先考虑
A. 动静脉畸形(AVM)　　B. 动脉瘤
C. 蛛网膜下腔出血　　D. 烟雾病
E. 脑动脉硬化

65. 患者,男,33 岁,发现肾癌并术后 1 年,头晕行头部 MRI 发现右侧小脑内囊性病灶伴囊壁小结节,MRI 增强扫描该结节强

60.【答案】A
【解析】Dandy-Walker 综合征为先天畸形,但有些病例至成人期才发现。典型表现为小脑蚓部缺如,第四脑室向后扩张并与枕大池相连,小脑半球体积缩小,严重者后颅窝扩大,大部分被脑脊液密度占据。
【考点】颅脑先天发育畸形的诊断要点。☆
【难度】难

61.【答案】C
【解析】此题考查颅脑缺血性疾病的鉴别诊断。脑梗死多见于高血压动脉硬化老年患者,常于夜间至午前发病,主要是突发肢体功能障碍和意识障碍的症状。急性期的脑梗死 CT 平扫时见低密度灶,病灶部位和范围与闭塞血管所属供血区域一致。但超急性期脑梗死 CT 检出率低,应结合临床近期复查或行 MRI 检查。MRI 检出脑梗死较 CT 敏感,急性期 DWI 呈高信号。脑肿瘤占位效应较脑梗死更显著,多呈不规则强化,转移瘤常呈均匀或环形强化。脑脓肿常呈规则环形强化,腔内 DWI 呈高信号,临床可有急性全身感染症状。脱髓鞘病变形态常更不规则,多位于侧脑室周围,呈不规则斑片状强化或无强化,典型者呈开环样强化。
【考点】颅脑缺血性疾病的鉴别诊断。☆☆
【难度】易

62.【答案】C
　桥小脑角区听神经瘤好发,但脑膜瘤也不少见。听神经瘤多累及内听道。这个区域的脑膜瘤同样具有其他部位脑膜瘤的特点(参见 54 题解析),另外一个和听神经瘤的区别是看内部是否均匀,脑膜瘤内部密度/信号多较均匀。
【考点】颅脑肿瘤/脑膜瘤的 MRI 诊断及鉴别诊断。☆☆
【难度】易

63.【答案】C
【解析】烟雾病是一种病因不明的、以双侧颈内动脉末端及大脑前动脉、大脑中动脉起始部慢性进行性狭窄或闭塞为特征,并继发脑底异常血管网形成的一种脑血管疾病。由于这种颅底异常血管网在脑血管造影时动态观察造影的流动形似一团升起的"烟雾",故称为"烟雾病"。常规 MRI 检查是应注意观察大脑中动脉的显影情况。
【考点】烟雾病的 MRI 表现。☆
【难度】难

64.【答案】B
【解析】动脉瘤并非真正的肿瘤,而是动脉局部由于某种原因变得薄弱,在动脉压力的作用下呈囊袋状突出,类似吹气球的形态。CTA 能很好地显示动脉瘤。住院医师应该学会重建 CTA 图像,便于发现和观察动脉瘤。
【考点】颅脑血管畸形/动脉瘤的诊断要点。☆☆
【难度】易

65.【答案】D
　本题一方面要求对小脑血管母细胞瘤的典型表现熟悉,另一方面要求对 von-Hippel-Lindau 综合征熟悉。1895 年德国眼科医生 von Hippel 发现视网膜血管母细胞瘤具有家族特性,1926 年瑞典眼科医生 Arvid Lindau 也观察到视网膜和小脑的血管母细胞瘤是中枢神经系统血管瘤病灶的一

部分,并具有遗传性。到 1964 年,Melmon 和 Rosen 总结了多篇临床报道,将中枢神经系统血管母细胞瘤合并肾脏或胰腺囊肿、嗜铬细胞瘤、肾癌以及外皮囊腺瘤等疾病正式命名为"von-Hippel-Lindau 综合征",简称 VHL 综合征。
【考点】von-Hippel-Lindau 综合征的诊断要点。☆
【难度】难

化明显,下列最合适的诊断是
A. 小脑转移瘤
B. 小脑毛细胞星形细胞瘤
C. 小脑脓肿
D. 小脑血管母细胞瘤,结合病史应考虑 von-Hippel-Lindau 综合征
E. 小脑血管母细胞瘤,结合病史应考虑神经纤维瘤病 II 型

66.【答案】B
【解析】海绵窦段的颈内动脉损伤后,动脉血液经破损创口直接流入海绵窦内,形成的异常动静脉沟通。诊断主要是靠其典型的临床表现及典型的眼征,加上有颅脑外伤史,头颅 CT、MRI 可发现突眼,海绵窦显影增强或眼静脉增粗,可作为协助诊断。
【考点】外伤性颈动脉海绵窦瘘的诊断要点。☆
【难度】难

66. 患者,男,25 岁,外伤 7d 后发现右眼眼球突出,行眼部 MRI 发现右眼眼部静脉迂曲扩张,眼肌增粗,下列诊断最合适的是
A. 甲状腺眼病
B. 外伤性颈动脉海绵窦瘘
C. 眼眶炎症
D. 眼眶内海绵状血管瘤
E. 外伤后眼眶周围软组织损伤

67.【答案】D
【解析】黑色素瘤的影像特征性为短 T_1、短 T_2 信号。
【考点】颅脑肿瘤/黑色素瘤的诊断要点。☆☆
【难度】易

67. 患儿,女,5 岁,运动障碍 3 个月,加重 1 周,MRI 示右侧小脑半球短 T_1、短 T_2 信号肿物,首先考虑
A. 胶质瘤   B. 脑膜瘤
C. 转移瘤   D. 黑色素瘤
E. 听神经瘤

68.【答案】B
【解析】透明隔腔是两侧侧脑室前角之间的狭长的条状脑脊液区域,属于正常解剖变异。住院医师需要掌握该定义,不要当作异常的表现。
【考点】颅脑解剖变异。☆☆
【难度】中

68. 患者,男,29 岁,无神经系统体征,因头胀行头部 CT 检查,可见两侧侧脑室前角之间狭长的条状的脑脊液区域,其余未见异常表现,既往史无特殊,下列最适合的诊断是
A. 是双侧侧脑室外蛛网膜囊肿
B. 是透明隔腔,属于解剖变异
C. 是室管膜囊肿
D. 是中央帆腔,属于解剖变异
E. 是脉络膜裂囊肿

69.【答案】C
【解析】中央帆腔是两侧侧脑室后部之间的三角形的脑脊液区域,属于正常解剖变异。住院医师需要掌握该定义,不要当作异常的表现。
【考点】颅脑解剖变异。☆☆
【难度】中

69. 患者,女,30 岁,头痛 3d,查体无神经系统体征,既往史无特殊,头部 CT 平扫显示两侧侧脑室后方之间三角形脑脊液区域,其余未见异常,下列最适合的诊断是
A. 蛛网膜囊肿
B. 是透明隔腔,属于解剖变异
C. 是中央帆腔,属于解剖变异
D. 是室管膜囊肿
E. 是脉络膜裂囊肿

70.【答案】A
【解析】动静脉畸形是先天性局部脑血管发生学上的变异,脑动脉与脑静脉之间的短路;多发生于幕上,以顶颞叶多见,幕下以小脑多见;MRI 增强可见增粗迂曲的血管影及畸形的血管巢。
【考点】动静脉畸形的诊断要点。☆☆
【难度】易

70. 患者,女,28 岁。主诉:突发四肢抽搐 1 次。患者 12h 前无明

显诱因下出现四肢抽搐,强直阵挛,意识不清,持续约 3min,行头颅 MRI 示右侧顶枕叶见片状混杂信号影,病灶内 T_1、T_2 为高、低斑点状混杂信号,FLAIR 为低信号,增强后病灶内见多发血管影,MRA 可见起自右侧大脑中动脉增粗的供血动脉。最可能影像诊断为

A. 动静脉畸形   B. 海绵状血管瘤

C. 颅内动脉瘤   D. 血管母细胞瘤

E. 烟雾病

71. 患者,女,35 岁,严重直立性头痛 1 周,头部 MRI 平扫及增强扫描显示弥漫性硬脑膜增厚强化,脑桥下移,下列诊断最合适的为

A. 化脓性硬脑膜炎   B. 硬脑膜解剖变异

C. 硬脑膜转移瘤   D. 白血病硬脑膜浸润

E. 低颅压

72. 患儿,男,10 岁,头痛 1 个月,行头颅 CT 检查示鞍上占位,病变边缘蛋壳样钙化。最可能的诊断为

A. 颅咽管瘤   B. 脑膜瘤

C. 胶质瘤   D. 垂体瘤

E. 转移瘤

73. 患者,女,58 岁,乳腺癌术后病史 3 年,头晕肢体麻木 2 周,行头部 CT 平扫,可见左侧颞枕叶交界处脑白质区大片指状低密度区,左侧脑室受压,其余头部 CT 未见异常,根据上述情况,下列最合适的诊断是

A. 左侧颞枕叶交界处急性期脑梗死

B. 左侧颞枕叶交界处慢性期脑梗死

C. 左侧颞枕叶交界处脑炎造成的脑白质水肿可能大

D. 左侧颞枕叶交界处脑转移瘤造成的脑白质水肿可能大

E. 左侧颞枕叶交界处脑白质水肿,应追问有无外伤病史

74. 患者,女,58 岁,乳腺癌术后病史 3 年,头晕肢体麻木 2 周,行头部 CT 平扫发现左侧颞枕叶交界处水肿,进而行头部 MRI 平扫及增强扫描,发现颅内多发环形及小结节形强化灶,最大者位于左侧颞枕交界部,其周围水肿明显,邻近脑室受压,下列最合适的诊断是

A. 颅内多发脓肿

B. 颅内多发转移瘤

C. 颅内多发囊肿

D. 颅内多发脑囊虫病灶

E. 颅内多发中心起源的胶质瘤

71.【答案】E

【解析】低颅压是多种原因导致的颅内脑脊液压力降低,如自发性脊髓脑脊液漏,手术或外伤等。硬膜由于静脉充盈而增厚并强化,会出血中脑"下滑"的表现,伴静脉窦扩张等。患者的典型症状是剧烈头痛,尤其是直立性头痛。本题选项 A、C、D 均无临床符合的表现支持,虽有硬脑膜增厚,但不能仅凭硬脑膜增厚诊断。选项 B 为干扰选项,硬脑膜很少有厚度的解剖变异。

【考点】低颅压的 MRI 诊断要点。☆

【难度】难

72.【答案】A

【解析】颅咽管瘤是由外胚叶形成的颅咽管残余的上皮细胞发展起来的一种常见的胚胎残余组织肿瘤,好发于儿童,成年人较少见,好发于鞍上。颅咽管瘤的钙化有各种形态,为颅咽管瘤的显著特征,多数颅咽管囊性部分所含的物质呈短 T_1 与长 T_2,但也可呈长 T_1 与长 T_2 像,即 T_1WI 呈低信号,T_2WI 呈高信号;若为实质性颅咽管瘤,则呈长 T_1 与长 T_2。

【考点】颅内肿瘤/颅咽管瘤的诊断要点。☆☆

【难度】中

73.【答案】D

【解析】首先,脑白质指状水肿不要误诊为脑梗死,大范围脑梗死多灰质白质同时受累,仅白质低密度并伴占位效应要考虑水肿(对于选项 B 来说,慢性期脑梗死应该有负占位效应)。其次,脑组织白质水肿,常见的原因有肿瘤、脓肿、外伤等。本题患者有原发瘤病史,但无明显炎症和外伤病史,并且脓肿、外伤等应在局部有其他形态的病灶存在,本例不符。反而是某些脑内肿瘤可以是等密度的,在 CT 平扫是不易显示出来。

【考点】颅脑转移瘤的诊断要点。☆☆

【难度】易

74.【答案】B

【解析】有原发瘤病史,颅内多发占位,首先考虑转移。转移瘤也是颅内占位最常见的肿瘤之一。即使没有原发瘤病史,中老年患者的颅内多发占位也要考虑转移。

【考点】颅脑肿瘤/颅脑转移瘤的诊断要点。☆☆

【难度】易

75.【答案】E
【解析】原发性中枢神经系统淋巴瘤影像学上大多数位于幕上，常累及胼胝体穿越胼胝体两侧，也常位于基底节区、脑室周围，CT密度偏高，DWI信号偏高，且病灶密度信号比较均质，一般无钙化。增强扫描明显均匀强化，本题中脑转移瘤、胶质母细胞瘤、感染类病变大多数信号不均匀，例如很多转移瘤为环形，脓肿为环形厚壁等，除了脓肿内的脓液，DWI一般也不明显增高，但这些病灶都是需要和淋巴瘤鉴别的。脱髓鞘病灶典型者为半环性强化。
【考点】颅脑肿瘤/淋巴瘤的MRI诊断要点。☆
【难度】难

76.【答案】D
【解析】生殖细胞瘤儿童和青少年多见，基底节区大致是第三常见部位。病灶信号不均，强化程度很明显。星形细胞瘤、转移瘤儿童少见，脑脓肿无临床病史症状支持，DWI未见脓液的高信号，故暂不考虑脓肿。淋巴瘤儿童少见，一般信号均匀，与本例不符。
【考点】颅脑肿瘤/生殖细胞瘤的影像诊断要点。☆
【难度】难

77.【答案】A
【解析】颅内血肿因血红蛋白的代谢过程，在不同的时期有不同的信号表现。本题的要点是急性期血肿T_2WI为明显低信号，T_1也是较低的或等信号。临床实践中，急性期血肿情况较少遇到，因为这个时期患者症状重，且头部CT已经诊断明确，所以做MRI检查的少。
【考点】颅内血肿的MRI特点。☆☆
【难度】中

78.【答案】C
【解析】本题的要点是亚急性期血肿的信号特点，亚急性期的血肿的重要特点是T_1WI信号高，只要T_1WI信号高，即标志着血肿演化为亚急性期，血肿内板信号不一定很均匀，一部分进入（例如周边区）亚急性期了，另一部分（例如中央区）可能还是急性期信号特点。亚急性期中，又大致分为早期和晚期，早期的时候，T_2信号仍和急性期是一样的，为明显低信号。
【考点】颅内血肿的MRI特点。☆☆
【难度】中

79.【答案】B
【解析】静脉窦血栓属于少见情况，但有可能造成严重后果，早期阶段还没有颅内出血等的时候易漏诊，需要仔细。
【考点】静脉窦血栓的MRI诊断要点。☆☆
【难度】难

75. 患者，男，56岁，头部不适1周，无发热，无特殊既往史，头部MRI增强检查可见右侧侧脑室前角旁不规则团状/握拳状稍长T_2、稍长T_1信号，信号比较均匀，周围水肿明显，增强扫描明显强化且均匀，DWI信号较高，同时胼胝体膝部可见类似改变，下列诊断最合适的是
A. 脑转移瘤
B. 胶质母细胞瘤
C. 颅内感染灶
D. 颅内脱髓鞘病灶
E. 原发性中枢神经系统淋巴瘤

76. 患儿，男，6岁，左侧肢体无力及头痛，头部MRI平扫及增强扫描左侧基底节区混杂信号囊实性病灶，有明显造影增强，DWI信号不高，下列最适合的诊断是
A. 脑脓肿
B. 弥漫性间变性星形细胞瘤
C. 淋巴瘤
D. 生殖细胞瘤
E. 转移瘤

77. 患者，女，77岁，突发右侧肢体活动不利3d，头部CT可见左侧基底节区肾形高密度影，同一天头部MRI可见该病灶T_2WI为明显低信号，T_1WI为低/等信号，周围可见水肿信号，下列最合适的诊断是
A. 颅内血肿，MRI表现符合急性期血肿表现
B. 颅内血肿，MRI表现符合亚急性早期血肿表现
C. 颅内血肿，MRI表现符合亚急性晚期血肿表现
D. 颅内血肿，MRI表现符合慢性期血肿表现
E. 颅内血肿，MRI表现符合超急性期血肿表现

78. 患者，男，68岁，颅脑内血肿复查MRI，可见右侧基底节区类圆形异常信号，T_2WI为低信号，T_1WI病灶周边为高信号，中央为低信号，周围还可见水肿区。下列最适合的诊断是
A. MRI表现符合超急性期血肿表现
B. MRI表现符合急性期血肿表现
C. MRI表现符合亚急性早期血肿表现
D. MRI表现符合亚急性晚期血肿表现
E. 颅内血肿，MRI表现符合慢性期血肿表现

79. 患者，女，38岁，头痛1d，行MRI扫描，显示为静脉窦血栓形成，MRI征象不包括
A. 静脉窦内流空信号消失代之以异常信号

B. 侧脑室扩张

C. 皮层出血

D. 皮层肿胀

E. 中线结构常无移位

80. 患者,女,45岁,单侧听力受损两年,加重半个月,颅脑MRI示中颅窝肿物,信号较均匀,边界较清楚,呈"塑形"生长,无钙化,DWI为高信号,注射对比剂后病变无强化。最可能的诊断为

A. 胶质瘤　　　　B. 脑膜瘤

C. 血管外皮瘤　　D. 表皮样囊肿

E. 淋巴瘤

81. 患者,男,65岁,突发右侧肢体肌力丧失6h,急查头部CT示左侧额颞叶脑白质、灰质模糊,脑回模糊,密度稍低,考虑此时最佳诊断是

A. 超急性期脑梗死　　B. 急性期脑梗死

C. 间质性脑水肿　　　D. 蛛网膜下腔出血

E. 正常解剖变异

82. 患者,男,65岁,高血压,突发右侧肢体障碍并意识丧失入院,经头部CT诊断为右侧基底节区颅内血肿,经治疗后一段时间复查头颅MRI,血肿主体信号为T_2WI高信号,T_1WI高信号,下列说法正确的是

A. 从MRI信号上看,血肿为超急性期表现

B. 从MRI信号上看,血肿为急性期表现

C. 从MRI信号上看,血肿为亚急性早期表现

D. 从MRI信号上看,血肿为亚急性晚期表现

E. 从MRI信号上看,血肿为慢性期表现

83. 患者,男,55岁,头痛5年。MRI扫描示右侧顶枕叶片状混杂信号影,病灶内T_1WI、T_2WI为高、低斑点状混杂信号,FLAIR为低信号,增强后病灶内见多发血管影,邻近的脑室等无受压,MRA可见起自右侧大脑中动脉增粗的供血动脉。诊断为

A. 脑出血　　　　B. 海绵状血管瘤

C. 烟雾病　　　　D. 静脉瘤

E. AVM

84. 患者,女,17岁,头痛呕吐,MRI示鞍上囊实性占位,直径约3cm,T_2WI信号为等/高信号,T_1WI为高信号伴低信号,垂体形态未见异常,增强扫描边缘强化,垂体受压变形,可能诊断为

A. 颅咽管瘤   B. 毛细胞星形细胞瘤
C. 垂体瘤   D. 多形性黄色星形细胞瘤
E. 动脉瘤

85.【答案】D
【解析】大脑镰属于硬脑膜结构，所以在中线上可见以大脑镰为基底的脑膜瘤，此时脑膜瘤表现和其他部位脑膜瘤表现没有什么不同。本例为一典型脑膜瘤表现。
【考点】颅脑肿瘤 / 脑膜瘤的 MRI 诊断要点。☆☆
【难度】易

86.【答案】C
【解析】典型的多发性硬化为直角脱髓鞘表现，本题在题干中已经做了相应的描述。多发性硬化患者，男性比女性少，大致比例为 1 : 2。选项 A 急性腔隙性脑梗死灶 DWI 应为高信号，和本题不符。选项 B 软化灶，其信号和脑脊液一致，是明显的长 T_2、长 T_1 信号，本题中描述的信号表现不是典型脑脊液的信号。选项 D 出血灶，应该多数为单发病灶，且题中描述的信号不符合任何一期出血信号表现。选项 E 淋巴瘤多为肿块，与本题不符。
【考点】颅脑脱髓鞘病变 / 多发性硬化的 MRI 诊断要点。☆☆
【难度】中

87.【答案】B
【解析】椎管内占位首要进行定位诊断，本题病变累及椎间孔区域，一般而言是髓外硬膜下可能更大，或跨硬膜内外，椎间孔区域以神经源性肿瘤最常见，且神经源性肿瘤多强化明显。故本题答案为 B。选项 A 其实也有可能，不过典型的脊膜瘤是以硬脊膜为基底的，增强并可见硬膜尾征，这些特点题目中没有体现，故不选择该项为答案。选项 C 明显信号和强化方式不符。选项 D 和 E 均为髓内病变，和本题不符。
【考点】椎管内占位的诊断要点。☆☆
【难度】中

88.【答案】B
【解析】本题是一道非常基础的题目，主要要求是要求住院医师掌握硬膜下血肿的形状特点。
【考点】颅脑出血性疾病 / 硬膜下血肿的诊断要点。☆☆
【难度】易

89.【答案】A
【解析】本题是一道非常基础的题目，主要要求是要求住院医师掌握颅内血肿的 CT 密度特点为高密度。同时掌握血肿的 CT 值的范围，大致为 60~80HU。极其偶然的如果出血有贫血，则 CT 这个密度会减低，甚至为等密度表现，给诊断带来困难。
【考点】颅脑出血性疾病 / 颅内血肿的 CT 诊断要点。☆☆
【难度】易

90.【答案】B
【解析】本题是一道非常基础的题目，主要是要求掌握急性期脑梗死的 MRI 信号特点，尤其是最具特点的 DWI 高信号。除了急性期的脑梗死 DWI 信号明显增高外，常见的 DWI 高信号还出现在脑脓肿的脓液、表皮样囊肿、淋巴瘤多数 DWI 信号也偏高。
【考点】颅脑缺血性疾病 / 急性期脑梗死的 MRI 诊断要点。☆☆
【难度】易

85. 患者，女性，61 岁，头痛、头晕两年，MRI 扫描示左侧顶叶以大脑镰为基底的类圆形等 T_1、稍长 T_2 信号影，边界清楚，增强扫描明显强化，邻近脑膜增厚并线状强化，诊断为
A. 胶质瘤   B. 血管外皮细胞瘤
C. 血管内皮细胞瘤   D. 脑膜瘤
E. 血管母细胞瘤

86. 患者，男，54 岁，头痛半年，MRI 示双侧脑室周围多发斑片状稍长 T_1、偏长 T_2 信号影，长轴垂直于侧脑室，DWI 为等信号，最可能的诊断为
A. 腔隙性急性期脑梗死   B. 小的软化灶
C. 多发性硬化   D. 出血灶
E. 淋巴瘤

87. 患者，男，56 岁，四肢肌力下降 1 个月，行 MRI 扫描示颈段椎管内占位，累及椎间孔区，脊髓受压移位，T_2WI 信号不均，增强扫描不均匀强化，根据描述，诊断为
A. 脊膜瘤   B. 神经鞘瘤
C. 神经根袖囊肿   D. 室管膜瘤
E. 星形细胞瘤

88. 患者，男，64 岁，外伤后头痛头晕 3h，CT 平扫示左侧额颞部颅板下新月形高密度影，诊断为
A. 脑出血   B. 硬膜下血肿
C. 硬膜外血肿   D. 蛛网膜下腔出血
E. 脑挫裂伤

89. 患者，男，69 岁，有高血压糖尿病病史 2 年，未正规治疗。突发头晕伴左侧肢体麻木 1h。血压 204/133mmHg。CT 显示左侧基底节区高密度团块，CT 值为 65HU。诊断为
A. 脑出血   B. 硬膜下血肿
C. 硬膜外血肿   D. 蛛网膜下腔出血
E. 脑挫裂伤

90. 患者，女，76 岁，突发左侧肢体乏力 3d，伴言语不利，口角歪斜，MRI 示脑桥片状长 T_1、长 T_2 信号影，DWI 呈高信号。诊断为
A. 脑出血   B. 急性期脑梗死

C. 胶质瘤　　　　　　D. 多发性硬化

E. 淋巴瘤

91. 患者,女,64岁,右侧耳鸣、听力障碍伴眩晕,MRI示右侧桥小脑角区占位,可能的诊断为

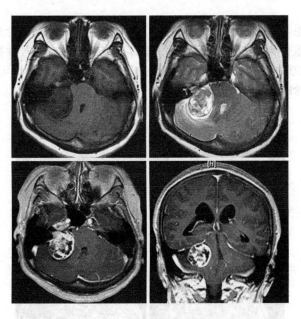

A. 星形细胞瘤　　　　B. 血管母细胞瘤

C. 脑膜瘤　　　　　　D. 听神经瘤

E. 转移瘤

92. 患者,女,58岁,反复头痛1个月,MR示蝶鞍内占位性病变,呈等T_1、稍长T_2信号,内有斑片状短T_1信号,鞍底骨质塌陷,垂体显示不清,增强扫描呈病灶中度强化,根据以上描述诊断为

A. 颅咽管瘤　　　　　B. 垂体瘤伴钙化

C. 垂体瘤伴出血　　　D. 海绵状血管瘤

E. 脊索瘤

93. 患者,男,16岁,头晕头痛2年,智力发育迟缓,头颅MR显示双侧侧脑室前角及体部分离,左侧半卵圆中心可见脑回状团块影,最可能的诊断为

A. 脑裂畸形伴灰质移位

B. 第三脑室缺如

C. 胼胝体缺如伴灰质移位

D. 透明隔缺如

E. 灰质异位

94. 患者，女，19岁，外伤后头痛头晕 1h，CT 示右侧额骨内板下双凸透镜形高密度影，诊断为
    A. 脑出血　　　　　　　　B. 硬膜下血肿
    C. 硬膜外血肿　　　　　　D. 蛛网膜下腔出血
    E. 脑挫裂伤

95. 患者，男，29岁，无明显诱因下出现右侧肢体麻木 2 个月，加重伴无力 5d，MR 示左侧大脑半球长 T_1、长 T_2 信号肿物，占位效应明显，中线右移，增强扫描呈明显花环状强化，可能的诊断是

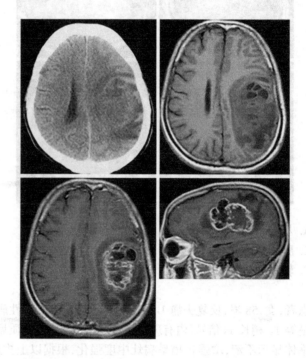

    A. 室管膜瘤
    B. 转移瘤
    C. 少突胶质细胞瘤
    D. 毛细胞性星形细胞瘤
    E. 胶质母细胞瘤

96. 患者外伤 1h，头痛呕吐。请根据图像作出诊断
    A. 左额硬膜下血肿
    B. 蛛网膜下腔出血
    C. 左额脑挫裂伤
    D. 左额硬膜外血肿
    E. 左额叶血肿

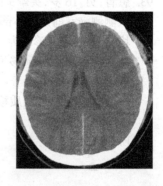

97. 患者,女,车祸伤 1h。请根据图像给出诊断

    A. 右顶骨线状骨折
    B. 蛛网膜下腔出血
    C. 右额骨骨缝增宽
    D. 右额骨骨瘤
    E. 右额骨粉碎骨折

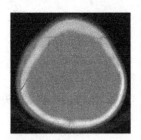

97.【答案】A
【解析】线状骨折一般来说不对称,出现在外伤外力的直接作用部位,骨折线较锐利比较直,无迂曲表现,线状骨折有时候要和颅缝鉴别,颅缝一般双侧对称,走行有曲度柔和,两侧有光滑的边缘。
【考点】颅脑外伤鉴别诊断。☆☆
【难度】易

98. 患者,女,77 岁,突发言语不利伴右侧肢体无力 5h。请根据图像给出诊断

    A. 左颞顶枕大面积脑梗死
    B. 右额叶大面积脑梗死
    C. 右颞顶枕大面积脑梗死
    D. 左额颞部脑出血
    E. 右颞顶枕大面积脑出血

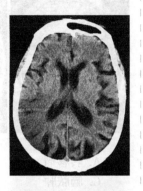

98.【答案】C
【解析】本例为超急性期脑梗死在 CT 上出现了轻微的改变,主要是密度稍有减低,脑沟变浅模糊,同时可见轻度占位效应即右侧侧脑室后角稍变窄。这种情况下结合患者的临床诊断可以做出比较有把握的诊断。
【考点】颅脑缺血性疾病/超急性期脑梗死的 CT 诊断。☆☆
【难度】难

99. 患者,女,45 岁,突发头疼伴颈强直 3h。请根据图像给出诊断

    A. 脑出血
    B. 脑室出血
    C. 硬膜外出血
    D. 蛛网膜下腔出血
    E. 硬膜下出血

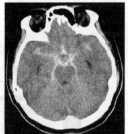

99.【答案】D
【解析】本例图像上可见鞍上池、纵裂池、环池、双侧侧裂池内充盈高密度影,因此诊断蛛网膜下腔出血。
【考点】蛛网膜下腔出血的诊断。☆☆
【难度】易

100. 患者,男,48 岁,肺癌 1 年,头痛 1 个月。请根据图像作出诊断

    A. 脑脓肿
    B. 脑转移瘤
    C. 脑出血
    D. 脑胶质瘤
    E. 多发脑膜瘤

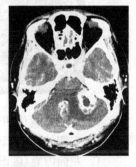

100.【答案】B
【解析】本例图像上可见左侧小脑半球不规则等低密度影,周围大面积水肿,病变不均匀明显强化,囊壁薄厚不均,再结合患者原发瘤为肺癌的病史,因此诊断首先考虑脑转移瘤。脑转移瘤的鉴别诊断主要有:①以胶质瘤为代表的脑内原发瘤,尤其是 WHO 分级较高的,例如胶质母细胞瘤等,这类肿瘤的图像请参阅 95 题。②脑脓肿,典型病史是发热头痛等感染病史,典型影像学特点为有一定厚度的壁的环形病灶,壁光滑并明显强化,脓肿的另一个影像学特点是 DWI 上脓液绝大多数为高信号。
【考点】颅脑肿瘤/转移瘤的诊断及鉴别诊断。☆☆
【难度】易

101. 患者,男,38 岁,头痛 1 个月,根据图像最可能诊断为

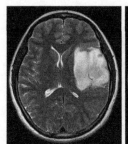 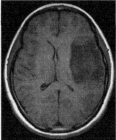 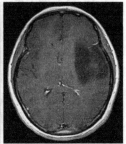

101.【答案】E
【解析】本例的几个选项中,首先要区分脑内及脑外肿瘤。从图像的特点上看,无白质推移/白质塌陷征,无硬膜尾征等脑外肿瘤的表现,选项 D 可排除。对应选项 A 脑转移瘤,无病史支持,患者又比较年轻,颅内病灶单发及病灶的信号形态等均和常见转移瘤不符。选项 B,主要是信号不符,并且,淋巴瘤周围水肿多显著。对于选项 C,请参见 100 题的解析,也和本例不符。本例的诊断是低级别星形细胞瘤,这类低级别的肿瘤一般瘤周水肿不明显,增强扫描强化不明显。
【考点】颅脑肿瘤鉴别诊断。☆☆
【难度】中

A. 脑转移瘤　　　　　　　　B. 脑淋巴瘤
C. 脑脓肿　　　　　　　　　D. 脑膜瘤
E. 脑胶质瘤

102.【答案】D
　【解析】本例病例比较复杂,转移瘤、淋巴瘤、脑脓肿比较容易排除,请参阅101题的解析。脑膜瘤为脑外肿瘤,也可以发生在脑室内,但本例病灶位于脑实质内可能更大,病情病灶的信号及强化方式均和典型的脑膜瘤不一致,因此也可以排除。室管膜瘤多发生在幕下,幕上少见,多发生在儿童,成人少见。幕上的室管膜瘤还有一部分发生在脑实质内,给诊断带来了困难。本例病灶本身的信号的不均匀的特点及强化的特点符合室管膜瘤,但是本例肿发病年龄及发生部位不典型,术区诊断室管膜瘤较困难。本例也是一例经过病理证实的病例,其表现供参考。
　【考点】颅脑肿瘤/室管膜瘤的MRI诊断及鉴别诊断。☆
　【难度】难

102. 患者,男,43岁,头痛3个月。根据图像,以下诊断哪一项可能性最大

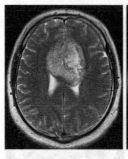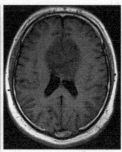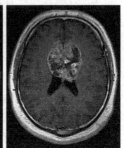

A. 转移瘤　　　　　　　　　B. 淋巴瘤
C. 脑脓肿　　　　　　　　　D. 室管膜瘤
E. 脑膜瘤

103.【答案】A
　【解析】本例从图像看,其信号特点和脑脊液一模一样,并且邻近的侧裂池稍扩张,据此诊断脑软化灶。其位于外囊的位置,仔细观察T₂WI图像,还可以看到薄层的低信号环,这是含铁血黄素沉着表现,因此可以推断此为陈旧出血灶。
　【考点】陈旧出血灶的MRI诊断。☆☆
　【难度】易

103. 患者,女,68岁,临床怀疑脑血管病。根据图像,以下描述及诊断哪一项正确

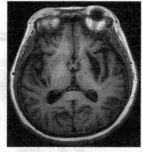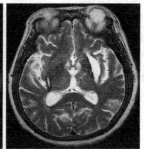

A. 左侧外囊(陈旧出血性)软化灶
B. 左侧外囊(陈旧梗死性)软化灶
C. 左侧内囊(陈旧出血性)软化灶
D. 左侧内囊(陈旧梗死性)软化灶
E. 以上都不是

104.【答案】C
　【解析】本例图像特点是T₁WI高信号,临床上T₁WI高信号的情况不是特别多,其中最常见的病理情况是出血信号,而且是亚急性期出血的信号特点。本例结合病史及信号特点考虑出血诊断,定位在丘脑。
　【考点】颅脑出血的MRI诊断。☆☆
　【难度】中

104. 患者,女,71岁,突发言语不利、左肢活动不灵7d。根据图像,请选择病变位置及诊断
A. 右侧枕叶脑出血　　　　　B. 右侧颞叶脑出血
C. 右侧丘脑脑出血　　　　　D. 右侧丘脑脑梗死
E. 右侧颞叶脑梗死

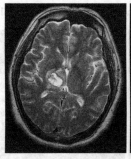
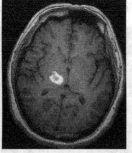

105. 患者,女,65岁,视力下降3
个月。根据图像,最可能的
诊断是

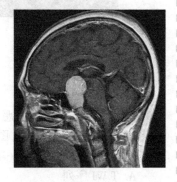

 A. 脑转移瘤
 B. 颅咽管瘤
 C. 垂体瘤
 D. 星形细胞瘤
 E. 脊索瘤

105.【答案】C
 【解析】本例图像是颅脑/蝶鞍MRI扫描T_1增强扫描的正中矢状位图像,可见垂体窝扩大,正常垂体消失,代之以一个略呈葫芦形的明显强化的肿块,视交叉受压,根据这些征象,首先考虑垂体大腺瘤。其他选项多不符本例图像特点。
 【考点】颅脑肿瘤/垂体大腺瘤的MRI诊断及鉴别诊断。☆☆
 【难度】中

106. 患者,男,31岁,头痛头晕2周。根据图像,考虑的诊断是

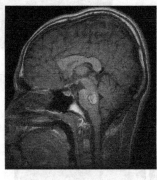
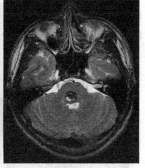

 A. 星形细胞瘤   B. 海绵状血管瘤
 C. 脑梗死   D. 转移瘤
 E. 脑挫裂伤

106.【答案】B
 【解析】本例图像的特点是T_2WI低信号为主伴高信号,T_1WI高信号伴少量低信号,总的来说都是混杂信号,同时病灶无明显周围水肿,无明显占位效应,诊断首先考虑海绵状血管瘤。该病因内部混杂存在各个不同时期的出血,因此以混杂信号为主。选项A和D根据无占位效应无瘤周水肿等可疑基本排除。选项C根据信号特点可以排除,因为脑梗死的信号是T_2WI高信号,T_1WI低信号,和本例不符。选项E病史未提供外伤病史,且外伤性的改变也多有水肿,所以可排除。
 【考点】海绵状血管瘤的MRI诊断及鉴别诊断。☆☆
 【难度】中

107. 患者,女,50岁,头痛1d,行
MRI扫描,下列影像图所示
序列名称是

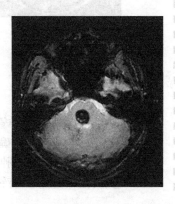

 A. T_1WI序列
 B. T_2WI序列
 C. FLAIR序列
 D. 扩散加权序列
 E. SWI序列

107.【答案】E
 【解析】SWI序列即磁敏感加权成像,对应颅内出血尤其是微出血、静脉畸形等比较敏感。
 【考点】颅脑MRI扫描技术。☆
 【难度】难

108.【答案】B

【解析】本例图像表现的是左侧桥小脑角区长 T_2、长 T_1 信号灶,信号很接近脑脊液,但内部信号略有不均,病灶整体形态较扁,大致沿着桥小脑角池形状分布,变现出一定的匍匐生长的特点,故首先考虑表皮样囊肿的诊断。该病还有一个显著特点就是 DWI 高信号,但本题未给出 DWI 图像。选项 A、D、E 均不会发生在脑池内,所以主要和蛛网膜囊肿鉴别。像本题这样,没有 DWI 图像的时候,鉴别还是有一定难度的,主要要看其信号,表皮样囊肿信号是接近脑脊液,但是蛛网膜囊肿就是和脑脊液信号完全一样,并且蛛网膜囊肿内信号非常均匀,表皮样囊肿多少有些信号不均。生长方式要看是否呈葡萄状。

【考点】表皮样囊肿的诊断及鉴别诊断。☆☆

【难度】难

109.【答案】E

【解析】本题图像为 108 题的 DWI 序列图像,从而进一步证实了 108 题的表皮样囊肿的诊断。

【考点】颅脑 MRI 扫描技术。☆

【难度】中

110.【答案】D

【解析】本例图像是一个非常典型的颅内动静脉畸形的图像,可见明显的畸形血管团,粗大的引流静脉,供血动脉较细小。请注意图像上 AVM 没有明显的周围水肿。

【考点】动静脉畸形的 MRI 诊断及鉴别诊断。☆☆

【难度】易

111.【答案】C

【解析】本题之所以选项 C 是不正确的,是因为只有脊髓内占位才导致脊髓增粗,神经鞘瘤属于脊髓外肿瘤,对脊髓以压迫为主,不会导致脊髓增粗。

【考点】椎管内神经鞘瘤的诊断鉴别诊断。☆☆

【难度】中

---

108. 患者,男,25 岁,头痛、恶心、呕吐。根据图像,可能的诊断为

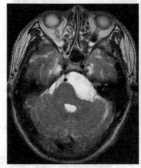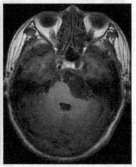

A. 脑桥出血　　　　　　B. 表皮样囊肿

C. 蛛网膜囊肿　　　　　D. 淋巴瘤

E. 胶质母细胞瘤

109. 患者,男,25 岁,头痛、恶心、呕吐,行头颅 MRI 扫描,图像所示序列名称是下列哪一项

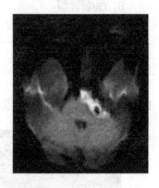

A. T_1WI 序列

B. T_2WI 序列

C. FLAIR 序列

D. SWI 序列

E. DWI 序列

110. 患者,男,21 岁,头晕 3 个月。根据图像,以下诊断哪项正确

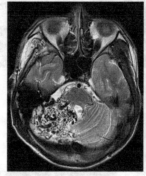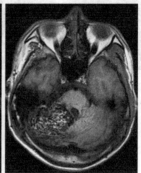

A. 动脉瘤　　　　　　　B. 静脉瘤

C. 静脉窦血栓　　　　　D. 动静脉畸形

E. 血管母细胞瘤

111. 患者,女,40 岁,诊断椎管神经鞘 5 个月,关于椎管内神经鞘瘤,以下哪项表述**不正确**

A. 为最常见的椎管内肿瘤

B. 实质性肿块,极少有钙化

C. 脊髓增粗

D. 可导致椎间孔扩大

E. 一般明显或中等程度强化

112. 患者,男,35岁,头痛1个月。CT示颈静脉孔区软组织肿块,颈静脉窝扩大,MRI上其内可见点状及线状流空信号,MRI及CT增强扫描明显强化,首先考虑的诊断是

    A. 颈静脉球瘤   B. 颈静脉孔区脑膜瘤

    C. 颈静脉孔区神经鞘瘤   D. 脊索瘤

    E. 软骨肉瘤

112.【答案】A
【解析】本题各个选项都可发生在颈静脉孔及其附近,但只有颈静脉球瘤有非常丰富的血管,在MRI上呈现多发流空及明显强化。
【考点】颈静脉球瘤的诊断及鉴别诊断。☆
【难度】中

113. 患者,男,65岁,咳嗽2年余,偶有咯血。MRI示脑内多发异常信号且有明显环形增强,伴灶周明显水肿,首先考虑以下哪个疾病

    A. 脑海绵状血管瘤   B. 急性播散性脑炎

    C. 病毒性脑炎   D. 边缘性脑炎

    E. 脑转移瘤

113.【答案】E
【解析】脑内多发环形强化灶伴水肿,首先考虑转移瘤,即使没有原发瘤的病史,也需要患者进行全身排查。本题由患者的症状,应重点排查肺部。因为脑转移瘤一般由血液循环的途径转移到颅内,所以多发常见,单发较少。本题中炎性病变的选项主要是临床病史及影像学表现不支持。脑海绵状血管瘤一般无明显强化。
【考点】脑转移瘤的MRI鉴别诊断。☆☆
【难度】易

114. 患者,女,27岁,颈痛10d。结合图像,应考虑以下哪个诊断

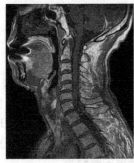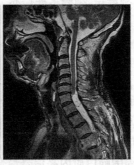

    A. 转移瘤   B. 神经鞘瘤   C. 脊膜瘤

    D. 椎间盘脱出   E. 髓母细胞瘤

114.【答案】B
【解析】本例为颈椎椎管内占位,囊变比较多,囊壁明显强化。考虑神经鞘瘤可能大。本例神经鞘瘤几乎全部囊变。选项A转移瘤基本可排除,因为年轻患者,无原发瘤病史。选项C脊膜瘤基本可以排除,因为脊膜瘤一般不囊变。选项D椎间盘突出可以排除,因为椎间盘信号正常且无突出。选项E是髓母细胞瘤,如此囊变的髓母细胞瘤少见,本例和髓母细胞瘤有相似性,最后经病理证实为神经鞘瘤。
【考点】椎管肿瘤/神经鞘瘤的MRI诊断及鉴别诊断。☆☆
【难度】难

115. 患者,男,31岁,头部外伤后疼痛3个月余加重伴记忆力减退15d。结合图像,应考虑以下哪个诊断

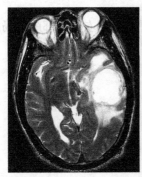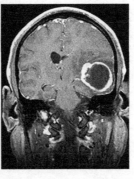

115.【答案】B
【解析】本例图像表现为一个较大的囊性病灶,有相对较厚的壁,且壁稍不规则,可见明显强化,周围有水肿并可见占位效应。这样的病灶主要考虑级别比较高的胶质瘤,如胶质母细胞瘤,其余考虑脑脓肿脑转移瘤等。本例脑胶质瘤得到术后病理证实,和典型的胶质瘤比较,本例囊变区非常明显,导致病灶有些类似脑脓肿。脑软化灶可疑排除,因为脑软化灶无强化且无占位效应。淋巴瘤基本可排除,因为淋巴瘤一般无如此明显的囊变。脑膜瘤为脑外肿瘤,本例为脑内占位,且脑膜瘤这样大范围囊变的极少。脑出血可排除,因为出血信号和本例完全不同,且一般单纯出血不会强化。
【考点】颅脑肿瘤/脑胶质瘤的MRI诊断及鉴别诊断。☆
【难度】难

A. 脑软化灶   B. 脑胶质瘤

C. 脑淋巴瘤   D. 脑膜瘤

E. 脑出血

116.【答案】B

【解析】本例的主要焦点问题是脊髓内可见异常信号,呈稍长 T_2、稍长 T_1 信号,且信号不均匀,内可见囊变,邻近可见水肿。增强扫描强化明确但也是不均匀的。这种表现首先是考虑肿瘤性病变,髓内以室管膜瘤和星形细胞瘤多见,本例完全符合室管膜瘤的信号特点及强化特点,因此选项 B 是正确的。炎性病变和脱髓鞘病变是主要需要鉴别的,但是临床症状病史不支持。颈髓内淋巴瘤非常少见,可参考颅内淋巴瘤表现。颈髓内变性坏死和颈髓出血通过比较信号和强化方式可排除。当然,本例还可见轻度的退行性改变。

【考点】脊髓肿瘤/室管膜瘤的 MRI 诊断及鉴别诊断。☆

【难度】难

116. 患者,女,45 岁,颈部不适、双手无力 3 个月,根据图像,诊断为

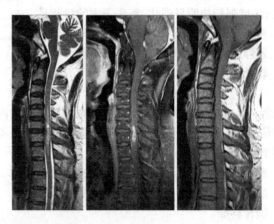

A. 颈椎病、颈髓受压变性坏死

B. 颈椎病、颈髓室管膜瘤

C. 颈椎病、颈髓炎性病变

D. 颈椎病、颈髓淋巴瘤

E. 颈椎病、颈髓内出血

117.【答案】E

【解析】软化灶周围白质区有时候会出现 FLAIR 高信号区,有时候会被误诊为水肿等,像本例这样,脑梗死灶数月后复查,一般情况下水肿多已经消失,而且图像上没有水肿导致的占位效应,所以用水肿解释是不合理的。这种情况下一般是用软化灶周围胶质细胞增生解释比较合理,个别时候这种胶质增生在 DWI 上信号还会偏高。新的梗死出血信号都不符合。

【考点】脑梗死的 MRI 诊断。☆☆

【难度】难

117. 患者,男,68 岁,脑梗死 4 个月复查,头部 MRI 显示左侧颞叶及额叶可见大片长 T_2、长 T_1 信号,信号类似脑脊液,FLAIR 序列为低信号伴周围脑白质内高信号,DWI 未见异常信号,左侧侧脑室扩张。根据以上描述,FLAIR 序列上病灶周围脑白质内高信号最合理的解释是

A. 软化灶周围水肿

B. 软化灶周围仍存在没有演化为软化灶的脑梗死病灶

C. 软化灶周围出现的新的急性期梗死灶

D. 软化灶周围新出现的出血信号

E. 软化灶周围胶质细胞增生表现

118.【答案】E

【解析】较大的蛛网膜囊肿对颅骨压迫会导致局部颅骨变薄,其余选项均会导致局部颅骨增厚。

【考点】局部颅骨增厚的鉴别诊断。☆

【难度】难

118. 患者,男,45 岁,头部 CT 平扫发现右侧顶部颅骨局限性增厚,下列哪项**不属于**该征象可能的原因

A. Paget 病

B. 脑膜瘤

C. 成骨性转移瘤

D. 额部颅骨内板增生性解剖边缘

E. 蛛网膜囊肿压迫颅骨导致颅骨增厚

119. 患者,女,50 岁,头部 MRI 发现颅内病灶伴有硬膜尾征,下列哪项**不符合**(即哪个疾病**不产生**硬膜尾征)

   A. 脑膜瘤

   B. 硬膜外血肿

   C. 硬脑膜转移瘤

   D. 白血病硬脑膜浸润

   E. 硬脑膜淋巴瘤 / 淋巴瘤累及硬脑膜

119.【答案】B
   【解析】硬膜外血肿本身为梭形或双凸透镜形。但是不会增强也不会产生硬膜尾征。其余选项的病变累及硬膜均有可能形成硬膜尾征。
   【考点】硬膜尾征的鉴别诊断。☆
   【难度】难

120. 患者,男,41 岁,因头痛行头部 MRI 平扫检查,其中于轴位 FLAIR 左侧侧脑室内室间孔附件可见一个小片状稍高信号,其余序列未见对应的异常信号,头部 MRI 平扫也未见其他异常表现,下列描述最合适的是

   A. FLAIR 序列上左侧侧脑室内小片状稍高信号为出血

   B. FLAIR 序列上左侧侧脑室内小片状稍高信号为脑室内脉络丛囊肿

   C. FLAIR 序列上左侧侧脑室内小片状稍高信号为脑脊液搏动伪影

   D. FLAIR 序列上左侧侧脑室内小片状稍高信号为脑膜瘤

   E. FLAIR 序列上左侧侧脑室内小片状稍高信号为室管膜瘤

120.【答案】C
   【解析】本例因为 FLAIR 序列上左侧侧脑室内小片状稍高信号仅在 FLAIR 序列上出现,且邻近室间孔,其余序列未见对应异常,首先考虑脑脊液搏动伪影所致。如果想要证实为该伪影,建议再扫描一遍,扫描时改变相位编码方向即可发现伪影方位等会改变。
   【考点】头部 MRI 常见伪影。☆
   【难度】中

121. 患者,男,66 岁,因头痛 1 周行头部 MRI 检查,发现双侧侧脑室后角内类圆形长 T_2 长 T_1 信号和脑脊液信号类似,在 FLAIR 上序列信号稍高,其余未见异常,该发现首先考虑

   A. 脉络丛乳头状瘤   B. 脉络丛乳头状癌

   C. 脉络丛囊肿   D. 脓肿

   E. 脑膜瘤

121.【答案】C
   【解析】按题干描述为囊性病变,所以选项 A、B、E 排除。脓肿为炎性表现,脑室内脓肿多伴有脑组织其他炎症表现,临床有相应发热等,这些均未发现,故可排除。脉络丛囊肿比较常见,稍微特殊一点的是有可能在 FLAIR 序列上及 DWI 序列上信号偏高。
   【考点】蛛网膜囊肿的 MRI 表现。☆
   【难度】中

122. 患者,女,42 岁,头痛 1d,头部 MRI 发现左侧侧脑室体部占位,下列可能的诊断和鉴别诊断中,哪个**不适合**(即基本**不发生**在侧脑室内)

   A. 中枢神经细胞瘤

   B. 室管膜下瘤

   C. 室管膜下巨细胞星形细胞瘤

   D. 脊索瘤

   E. 室管膜瘤

122.【答案】D
   【解析】脊索瘤主要发生在颅底斜坡即蝶枕部,基本不发生在侧脑室内。其余病变都是侧脑室内常见或比较常见的肿瘤。
   【考点】脑室内占位鉴别诊断。☆
   【难度】难

123. 患者,女,49 岁,因头痛就诊,行头部 CT 平扫发现双侧小脑、双侧基底节区对称性钙化,下列选择中最能符合 CT 所见的是

   A. Fahr 病   B. 转移瘤

   C. 动静脉畸形   D. 海绵状血管瘤

   E. 结核

123.【答案】A
   【解析】选项 B~E 有可能有钙化,但一般来说是非对称的。Fahr 病也有称之为特发性基底节钙化,常有家族遗传可能。
   【考点】基底节对称性钙化的诊断。☆
   【难度】难

124.【答案】B

【解析】蛛网膜囊肿以水的成分为主，其余选项病变均含有脂肪成分。

【考点】颅内含脂肪成分的病变的诊断。☆

【难度】难

124. 患者，男，31岁，头痛。CT示颅内发现含有脂肪的改变，下列哪项与CT所见**不符**

A. 皮样囊肿

B. 蛛网膜囊肿

C. 脂肪瘤

D. 畸胎瘤

E. 有骨髓形成的大脑镰骨化

125.【答案】E

【解析】视隔发育不良为垂体柄变细，其余选项均可能存在垂体柄增粗的情况。

【考点】垂体柄增粗的鉴别诊断。☆

【难度】难

125. 患者，女，45岁。鞍区MRI发现垂体柄增粗，下列可能的诊断中和MRI所见**不符**的是

A. 硬脑膜炎　　　　　B. 转移瘤

C. 淋巴细胞性垂体炎　　D. 生殖细胞瘤

E. 视隔发育不良

126.【答案】E

【解析】蛛网膜囊肿为水的成分，T_1WI为低信号，其余选项在T_1WI上均可能为高信号表现。

【考点】颅内肿瘤鉴别诊断。☆☆

【难度】中

126. 患者，女，37岁，头部MRI发现鞍上T_1WI高信号改变，下列可能的诊断中哪个与MRI所见**不符**

A. 颅咽管瘤　　　　　　B. 伴有血栓形成的动脉瘤

C. Rathke囊肿　　　　　D. 皮样囊肿

E. 蛛网膜囊肿

127.【答案】B

【解析】蛛网膜囊肿为水样信号，在DWI上为低信号，其余选项具可能表现为DWI高信号。

【考点】DWI高信号的诊断和鉴别诊断。☆☆

【难度】难

127. 患者，男，35岁，头部MRI发现颅内有DWI高信号病变，下列哪个病变与上述MRI所见**不符**

A. 表皮样囊肿　　　　　B. 蛛网膜囊肿

C. 急性期脑梗死　　　　D. 脑脓肿

E. 克雅氏病

128.【答案】B

【解析】大脑前动脉供血和丘脑一般无关，所以一般不引起双侧丘脑病变。基底动脉尖部/顶部动脉病变会导致双侧丘脑缺血/梗死。其余选项均可形成双侧丘脑异常信号。

【考点】双侧丘脑病变的鉴别诊断。☆

【难度】难

128. 患者，女，37岁，头部MRI发现双侧丘脑异常信号，下列可能的诊断中与MRI所见**不符**的是

A. 椎基底动脉系统缺血/梗死

B. 双侧大脑前动脉缺血/梗死

C. Galen静脉血栓

D. 可逆性后部脑病综合征

E. 弥漫性星形细胞瘤/大脑胶质瘤病

129.【答案】D

【解析】沃勒变性是神经细胞胞体坏死后，切断了锥体细胞与轴突的联系，锥体束失去营养，发生变性，可表现为萎缩及T_2WI/FLAIR信号升高。

【考点】沃勒变性的诊断。☆

【难度】难

129. 患者，女，79岁，既往2年前曾经有关左侧额颞叶大面积脑梗死，现复查头部MRI，除了既往病变形成的脑软化灶外，发现同侧大脑脚体积缩小，局部T_2WI及FLAIR信号稍高。考虑可能的诊断为

A. 大脑脚新出现脑梗死

B. 大脑脚生理性萎缩

C. 大脑脚出血

D. 大脑脚改变符合沃勒变性

E. 大脑脚炎症

130. 患儿,男,12岁,头晕头痛 1d,头部 CT 可见右侧额叶团状高密度影,周围可见水肿密度,下列最合适的诊断和进一步检查的建议是
    A. 脑梗死,建议 MRI 平扫
    B. 脑梗死,建议直接血管造影 /DSA
    C. 脑梗死,建议 CT 增强扫描
    D. 脑出血,建议 MRI 平扫
    E. 脑出血,建议 CT 增强扫描

131. 患儿,男,12岁,头晕头痛 1d,头部 CT 诊断右侧额叶脑出血,经保守治疗逐渐好转。数月后进一步行头部 MRI 检查,右侧额叶原出血区可见一个类圆形异常信号,T_2WI 以低信号为主伴少量高信号,T_1WI 以高信号为主伴少量等信号,周围未见水肿信号,下列最合适的诊断是
    A. AVM   B. 动脉瘤
    C. 海绵状血管瘤   D. 星形细胞瘤 III~IV 级
    E. 钙化灶

132. 患者,女,56岁,乳腺癌病史 1 年,头痛半个月,无发热,MRI 平扫及增强扫描小脑脑沟模糊,FLAIR 信号增高,增强扫描沿小脑脑沟内明显强化,最可能的诊断是
    A. 结核   B. 化脓性软脑膜炎症
    C. 软脑膜转移   D. 化脓性硬脑膜炎症
    E. 硬脑膜转移

133. 患者,男,69岁,记忆力下降头晕,意识不清,嗜酒多年。头部 MRI 显示中脑、第三脑室周围片状 T_2WI 及 FLAIR 高信号,DWI 信号无明显增高,下列最可能的诊断是
    A. 急性期脑梗死   B. 急性期脑出血
    C. 脑软化灶   D. 韦尼克(Wernicke)脑病
    E. 病毒性脑炎

134. 患者,男,39岁,反复头痛半年,无恶性呕吐,头部 MRI 平扫及增强扫描可见右侧侧脑室内室间孔附近可见一个肿块样异常信号,T_1WI 等信号为主,T_2WI 稍高信号,内可见小片状不规则高信号,中度强化,下列最可能的诊断是
    A. 中枢神经细胞瘤   B. 室管膜下瘤
    C. 脉络丛囊肿   D. 少突胶质细胞瘤
    E. 颅咽管瘤

130. 【答案】D
【解析】头部 CT 团块高密度影伴周围水肿,首先考虑脑出血 / 颅内血肿,12 岁儿童的脑出血,必须考虑继发性脑出血的可能,主要原因可能是脑血管畸形类可能,如动静脉畸形、海绵状血管瘤等。这两种情况 MRI 均可诊断。不过检查时机会比较斟酌,急性期出血期内检查,有可能出血的信号掩盖动静脉畸形、海绵状血管瘤等原发病的表现。
【考点】脑出血的诊断及鉴别诊断。
☆☆
【难度】中

131. 【答案】C
【解析】海绵状血管瘤有时有明显的出血,急性期以出血为主要表现,出血吸收后在行检查可显示期本身特点,在 MRI 上主要是类圆形混杂 T_2WI、混杂 T_1WI 信号,无水肿,无明显强化。AVM 也易引起颅内出血,MRI 主要表现为畸形血管巢和粗大的引流血管。动脉瘤一般位于动脉走行区,多发生在脑底的 Willis 环,发生在脑实质少见。星形细胞瘤明显信号不均匀及形态和本题不符。钙化灶典型者为各序列低信号,不典型可以有多种信号形式,钙化灶不会出血,颅内出血灶吸收后也很少钙化。
【考点】颅内海绵状血管瘤的 MRI 诊断。☆☆
【难度】中

132. 【答案】C
【解析】恶性肿瘤少数时候可出现软脑膜转移,表现为沿着脑表面脑沟内异常信号,增强扫描序列观察最明显,可表现明显增强。诊断还要结合临床情况,类似表现还可见于软脑膜炎症等。因此有无原发瘤病史,有无发热病史等对诊断也很关键。
【考点】软脑膜转移瘤的 MRI 诊断。☆
【难度】难

133. 【答案】D
【解析】Wernicke 脑病是慢性酒精中毒常见的由于维生素 B_1(即硫胺)缺乏引起的中枢神经系统的代谢性疾病。硫胺缺乏的情况下,三羧酸循环不能顺利进行,不能生成足够的 ATP,引起脑组织中乳酸堆积和酸中毒,干扰神经递质的合成、释放和摄取,导致中枢神经系统功能障碍。MRI 上患者的乳头体、丘脑内侧、中导水管周围有对称性长 T_2 信号,乳头体可萎缩。
【考点】代谢性疾病 / Wernicke 脑病的 MRI 诊断。☆
【难度】难

134. 【答案】A
【解析】中枢神经细胞瘤主要发生部位在侧脑室透明隔附近室间孔处(Monro 孔)。MRI 表现上,位置是最有提示诊断意义的;其次是病变的信号,该病实性信号为主,但信号不均匀,有囊变坏死灶,强化也不均匀。位于脑室内主要的类似病变时室管膜下巨细胞星形细胞瘤和室管膜瘤,前者往往见于结节性硬化的患者,依靠结节性硬化的临床和影像学可资鉴别,后者和中枢神经细胞瘤比较,位于侧脑室三角区更常见,囊变钙化更明显,强化更明显。本题其他选择,室管膜下瘤一般无明显强化。脉络丛囊肿为囊性病灶。少突胶质细胞瘤一般是脑实质内病变。颅咽管瘤位于鞍上不位于脑室内。故不考虑这些选项。
【考点】脑肿瘤 / 中枢神经细胞瘤的 MRI 诊断及鉴别诊断。☆
【难度】难

135.【答案】E
【解析】颅内畸胎瘤是颅内生殖细胞瘤中的一种亚型,含三个胚层组织。好发于中线上。儿童青少年多见。MRI 上最具特点的是 T_1WI 可以有高信号,代表脂肪成分。脂肪成分在 CT 上也有特异表现。一旦影像学发现脂肪成分,几乎就可以确诊。
【考点】颅内肿瘤 / 畸胎瘤的 MRI 诊断。☆
【难度】中

136.【答案】D
【解析】该病是由于维生素 B_{12} 的摄入、吸收代谢障碍导致体内含量不足,进而引起的中枢和周围神经系统变性的疾病。主要累及脊髓后索、侧索及周围神经等,MRI 可见对应部位的高信号表现,颈胸髓多见。
【考点】代谢性疾病 / 亚急性联合变性的 MRI 诊断。☆
【难度】难

137.【答案】C
【解析】本例病变属于典型的脂肪信号,如果要确认,需要加脂肪抑制序列扫描。胼胝体脂肪瘤往往合并胼胝体发育不良,需仔细观察,不要遗漏。本题中,出血信号明显不符,囊肿及软化灶为水的信号,也明显不符。畸胎瘤可以有脂肪信号,但还有其他异常信号,也与题干不符。
【考点】胼胝体脂肪瘤的 MRI 诊断。☆
【难度】中

138.【答案】B
【解析】慢性肝性脑病双侧基底节区 T_1WI 高信号,尤其在双侧苍白球内比较典型,慢性肝功能衰竭患者上述异常表现的发生率约为 80%~90%;目前一致认为是锰元素积聚所致。选项 D 和 E 是干扰选项,这两个选项明显信号和本题不符。
【考点】肝性脑病的 MRI 表现。☆
【难度】难

139.【答案】B
【解析】多发穿凿样骨质破坏时多发骨髓瘤典型的颅骨骨质改变。
【考点】多发骨髓瘤诊断。☆
【难度】中

140.【答案】
【解析】本例增强扫描可见分支状强化的血管,这些是静脉血管,其附近的高低混杂 T_2 及高 T_1 信号表面是出血,符合静脉瘤伴出血的表现。静脉瘤是颅内小静脉的异常扩张。
【考点】颅脑血管畸形 / 静脉畸形的 MRI 诊断及鉴别诊断。☆
【难度】难

135. 患儿,女,6 岁,反复呕吐伴精神不振 1 周,头部 MRI 显示第三脑室后部囊实性占位,T_1WI 高低信号混杂,T_2WI 等高低信号混杂,增强扫描实性部分明显强化,下列诊断最可能的是

A. 血管母细胞瘤   B. 脑膜瘤

C. 胶质肉瘤   D. 少突胶质细胞瘤

E. 畸胎瘤

136. 患者,女,55 岁,巨幼细胞贫血,双下肢乏力 10d,胸椎 MRI 显示脊髓背侧条状 T_2WI 高信号,轴位表现为"八"字形高信号,下列最可能的诊断是

A. 多发性硬化   B. 结节硬化

C. 病毒感染   D. 亚急性联合变性

E. 脊髓空洞症

137. 患者,男,41 岁,头晕 1 周,头部 MRI 显示胼胝体背侧条状长 T_2、短 T_1 信号,未见其他异常信号,下列最可能的诊断是

A. 胼胝体出血

B. 胼胝体蛛网膜囊肿

C. 胼胝体脂肪瘤

D. 胼胝体畸胎瘤

E. 胼胝体软化灶

138. 患者,男,71 岁,肝硬化病史多年,头部 MRI 可见双侧基底节区 T_1WI 为高信号,其周围未见水肿,下列描述最合适的是

A. 考虑慢性肝性脑病的表现,双侧基底节区 T_1WI 为高信号为铁沉积所致

B. 考虑慢性肝性脑病的表现,双侧基底节区 T_1WI 为高信号为锰沉积所致

C. 考虑慢性肝性脑病的表现,双侧基底节区 T_1WI 为高信号为钙沉积所致

D. 双侧基底节区 T_1WI 为软化灶表现

E. 双侧基底节区 T_1WI 为出血信号

139. 患者,男,58 岁,头颅正侧位显示颅骨多发穿凿样骨质破坏,下列最适合的诊断是

A. 颅骨血管瘤   B. 多发骨髓瘤

C. 脑膜瘤   D. 颅骨骨髓炎

E. Paget 病

140. 患者,女,38 岁,双眼右下象限缺损 2 个月。根据图像,以下诊断哪一项正确

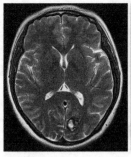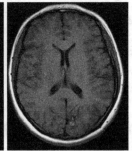

A. 动脉瘤　　　　　　B. 静脉瘤伴出血

C. 静脉窦血栓　　　　D. 动静脉畸形

E. 血管母细胞瘤

141. 患者影像检查如图所示,箭
头所指的征象为下列哪一项

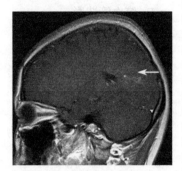

A. 脑膜尾征强化

B. 水母头样强化

C. 索条状强化

D. 花瓣形强化

E. 以上都不是

141.【答案】B
【解析】本题和上一题是同一个病例,分支的小静脉有一个形象性的说法是"水母头"样强化。
【考点】颅脑血管畸形/静脉畸形的MRI诊断及鉴别诊断。☆
【难度】难

142. 患者,女,72岁,乳癌术后6年,视力下降伴右侧肢体活动
不灵5d,最近2d出现反应迟钝,根据图像,应考虑以下哪个
诊断

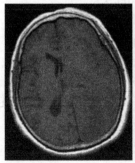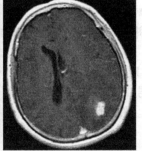

A. 脑转移瘤　　　　　B. 脑脓肿

C. 脑淋巴瘤　　　　　D. 脑膜瘤

E. 脑胶质瘤

142.【答案】A
【解析】本例病灶强化明显,周围水肿明显,结合乳腺癌病史,首先考虑转移瘤。
【考点】颅脑肿瘤/脑转移瘤的MRI鉴别诊断。☆☆
【难度】易

143. 患者,女,41岁,头痛,头部MRI增强扫描示侧脑室内可见
一个类圆形稍长T_2稍长T_1信号灶,形态规则,无造影增强,
最可能的诊断为

A. 髓母细胞瘤　　　　B. 脑膜瘤

C. 室管膜下瘤　　　　D. 室管膜瘤

E. 脉络丛囊肿

143.【答案】C
【解析】室管膜下瘤是位于脑室内肿瘤,并且一般无明显强化或轻微强化,髓母细胞瘤、脑膜瘤、室管膜瘤都有明显强化。脉络膜囊肿是囊性病灶与本例不符。
【考点】室管膜下瘤的MRI诊断。☆
【难度】难

1.【答案】B
【解析】颅脑的病变，主要还是依靠 CT 及 MRI 检查，由于平片只能显示颅骨及颅内钙化等，无法显示脑组织，故目前基本不用平片来观察颅内情况。脑胶质瘤术后主要要观察有无术后复发等情况，因此选用 CT 或 MRI 的方法，尤其是增强检查可以通过有无强化及强化的形态强化的程度更好的判断胶质瘤有无复发。所以最好的方法是 MRI 增强检查。但是如果患者由于某些原因不能进行 MRI 检查，比如体内有起搏器等情况时，选择 CT 增强扫描也是比较好的方法。脑血管造影一般仅能观察颅内血管情况，对血管性病变诊断较好，而对于胶质瘤这样的脑实质病变诊断效果有限。
【考点】增强颅脑 CT 扫描适应证。☆☆
【难度】中

2.【答案】A
【解析】此题考查 CT 增强扫描的禁忌证，按照一般规则，头部 CT 增强检查注射对比剂前需空腹（禁食水），主要是为了防止对比剂不良反应引起呕吐，导致窒息及吸入性肺炎等。最佳的空腹时间是 8h 及以上，对绝大多数人来说，可以保证胃内完全排空。
【考点】增强颅脑 CT 扫描禁忌证。☆☆
【难度】中

3.【答案】D
【解析】颅脑 CT 的增强检查需要掌握好扫描时机。过早或过晚扫描大部分对比剂还没有到达或已经通过，均导致不易判断病灶的增强效果，进而对病变的诊断产生影响。本例胶质瘤术后是否复发，增强程度对诊断是非常重要的依据，因此必须掌握好扫描时机。对于医师而言，虽然一般不亲自参与患者的扫描工作，但在写报告的过程中，必须要会判断扫描质量，对于扫描质量不合格的检查必要时要重新扫描。增强扫描时机不准也属于扫描质量不佳或不合格。颅脑 CT 增强扫描，一般不易通过脑组织的强化来判断，因为造影剂不易通过血脑屏障进入脑组织，故脑组织一般强化不明显。必须通过其他组织或其他结构的强化表现来判断颅脑 CT 增强的增强效果。本题的几个选项中，不论软脑膜还是硬脑膜（包括大脑镰和小脑幕），正常情况下即使增强也很难显示，胼胝体也属于脑组织的一部分，正常情况下强化不明显；因此用颅内主要动脉血管，尤其是 Willis 环的血管强化程度可以比较好地反映颅脑 CT 的增强效果。
【考点】增强颅脑 CT 扫描征象。☆☆
【难度】中

4.【答案】A
【解析】颅脑疾病，一般选择头部 CT 或 MRI 来进行检查。最主要的原因是 CT 及 MRI 均能很好的显示颅内脑实质、脑室脑池系统等结构。本题中，因怀疑患儿脑积水，主要需观察脑室情况，所以需要选择 CT 或 MRI 检查。对于 2 岁的患儿，颅骨囟门大部闭合，超声波无法穿透颅骨，不能选择超声。头颅平片和脑血管造影均无法显示脑室及脑组织，况且脑血管造影为有创检查，故排除这两个选项。CT 平扫即可很好地观察脑室情况，同时考虑到增强检查对比剂有不良反应的风险且小儿检查不易配合造影增强检查，因此对于怀疑脑积水的小儿，本题首选 CT 平扫。如果 CT 平扫发现其他异常需要进一步观察，可考虑 MRI 平扫及 MRI 增强扫描。
【考点】颅脑 CT 扫描适应证。☆☆
【难度】中

5.【答案】B
【解析】此题考查颅脑先天发育不良中相对常见的胼胝体发育不良的影像特征，胼胝体发育不良最具特征性的表现是侧脑室不对称性扩大，前角呈"八"字样分开，第三脑室上移。本题描述的是胼胝体完全发育

【A3/A4 型题】

（1~3 题共用题干）

患者，男，56 岁，胶质瘤术后 1 年，偶感头晕。查体：体温 36.8℃，心肺无异常，右侧肢体肌力减弱，现复查颅内情况。

1. 该患者适合选用哪种影像学检查方法
   A. CT 平扫
   B. CT 增强扫描
   C. CTA
   D. 头颅平片
   E. 脑血管造影

2. 患者扫描前需做的准备是
   A. 空腹 8h
   B. 少盐饮食
   C. 无须特别准备
   D. 扫描当天停用所有药物
   E. 以上都是

3. 颅脑 CT 增强扫描后，判断增强效果好坏，其常用参考标准为
   A. 软脑膜的增强程度 / 显影好坏
   B. 大脑镰的增强程度 / 显影的好坏
   C. 小脑幕的增强程度 / 显影的好坏
   D. Willis 环显影的好坏
   E. 胼胝体的增强程度 / 显影的好坏

（4~6 题共用题干）

患儿，男，2 岁，头外观较大，下颌小，轻度斜视，唇腭裂，无智力发育异常。临床怀疑脑积水。

4. 该患者需要哪种影像学检查
   A. CT 平扫
   B. CT 增强扫描
   C. 颅脑超声检查
   D. 头颅平片
   E. 脑血管造影

5. CT 扫描示第三脑室扩大、拉长，三脑室位置上移，双侧侧脑室间距缩小，冠状位、侧脑室前角呈"八"字样分开。最可能的诊断是
   A. 脑积水

B. 胼胝体发育不良

C. 脑水肿

D. 脑萎缩

E. 巨脑回畸形

6. 此患者还可能合并哪些颅脑发育异常

    A. 合并 Dandy-Walker 综合征

    B. 合并 Chiari 畸形

    C. 脑内囊肿

    D. 透明隔缺如

    E. 以上均有

(7~9 题共用题干)

患者男,28 岁。主诉:突发四肢抽搐 1 次。患者 9h 前,无明显诱因下出现四肢抽搐,强直阵挛,意识不清,持续约 5min,行头颅CT 示"右侧顶枕叶内条片状稍高密度影,其周围无明显水肿带"。

7. 请给出最可能影像诊断为

    A. 动静脉畸形

    B. 脑梗死

    C. 颅内胶质瘤

    D. 血管母细胞瘤

    E. 颅内感染

8. 患者行 MRI 检查,可能出现下列哪个征象

    A. 右侧顶枕叶见片状混杂信号影

    B. 病灶内 T_1WI、T_2WI 高、低斑点状混杂信号

    C. 病灶内见多发血管影

    D. 可见起自右侧大脑中动脉增粗的供血动脉

    E. 以上均可

9. 如需进一步检查,能提供最有价值信息的为

    A. 脑血流图

    B. 脑血管造影

    C. 多普勒颅内超声

    D. MR 静脉造影

    E. 核素脑池显像

(10~12 题共用题干)

患者,男,72 岁,主因"头痛"急诊就诊,有头外伤病史。查 D-二聚体增高,颅内压增高。CT 检查示沿上矢状窦、窦汇、右侧横窦及乙状窦条索状高密度影。

不良的典型影像学表现。胼胝体发育不良虽然是相对常见的畸形,但除了在专科医院或儿童医院,一般的综合医院这种情况还是远不如脑血管病等常见,而且在一般的 CT 轴位图像上,胼胝体围绕侧脑室,不易在某一轴位图像上显示全貌(如果有正中矢状位重建 CT 图像,能观察胼胝体的全貌会更容易诊断),所以有时候住院医师缺乏此类疾病的阅片经验,易产生漏诊情况,需提高警惕性。

【考点】颅脑先天畸形的 CT 表现。☆

【难度】难

6.【答案】E

【解析】颅脑的发育过程往往是一个复杂的过程,胼胝体发育不全可分为全部或部分缺如,从既往的病例统计情况来看,其常合并有其他脑发育异常,或为其它综合征的组成部分。合并的常见畸形有:Chiari 畸形Ⅱ型,Dandy-Walker 畸形,脑内囊肿,神经移行障碍(常见灰质异位及脑裂发育异常),脑膨出或面部中线畸形,扣带回和透明隔缺如,脑积水及脑小畸形,中线结构脂肪瘤等。本题主要目的是提醒住院医师,在发现胼胝体发育不良后,一定不能满足于此诊断,还要全面观察有无其他发育异常。

【考点】颅脑先天畸形的 CT 表现。☆

【难度】难

7.【答案】A

【解析】颅内动静脉畸形是颅内比较常见的血管异常,由供血动脉、血管巢(即畸形发育的血管团)、引流静脉构成。CT 平扫往往可发现血管巢,不合并出血时血管巢一般因富含血液而为稍高密度,供血动脉和引流静脉一般在 CT 平扫时不易显示。颅内动静脉畸形还有一个比较明显的阴性特点就是血管巢周围无水肿,无占位效应,这一点可以用做鉴别诊断。例如多数颅内肿瘤都占位效应和/或周围水肿。本题选项中,脑梗死一般是低密度,容易和动静脉畸形区分。大多数胶质瘤一般表现为低或混杂密度肿块及占位效应,血管母细胞瘤一般为囊性低密度病灶,颅内感染多为低密度灶伴水肿,这些病变和动静脉畸形较易区分。

【考点】颅脑血管畸形的 CT 表现。☆☆

【难度】中

8.【答案】E

【解析】此题考查颅脑血管畸形的 MRI 特征。动静脉畸形 MRI 所见为病变区血管巢表现为片状混杂信号影,病灶内 T_1、T_2 为高、低斑点状混杂信号,病灶内见流空的血管影,MRA 可见增粗的供血动脉。多发生于幕上,以顶枕颞叶多见,幕下以小脑多见;同 CT 一样,MRI 上动静脉畸形也没有血管巢周围的水肿,没有占位效应。在 MRI 上,血管巢之所以在 T_2 及 T_1 上表现为混杂信号,主要的原因是瘤巢内常有新旧不等的出血及流空信号。供血动脉及引流静脉常因高血流量表现为血管流空。

【考点】颅脑血管畸形的 MRI 表现。☆☆

【难度】中

9.【答案】B

【解析】颅内动静脉畸形属于血管畸形类病变,有供血动脉、血管巢及引流静脉,虽然颅脑 CT 及 MRI 多数情况下能够对颅内动静脉畸形做出定性诊断,但是脑血管造影还能提供其他对治疗有价值的信息,主要是能够精确的提供关于供血动脉和引流静脉的起源、走行、数目、血流方向等方面的信息,为下一步治疗方案提供充分的依据。对于条件合适者,还可以在脑血管造影诊断的同时,进行介入栓塞治疗。本题中的其他方法显然不能提供这些信息。

【考点】颅脑血管畸形影像学特征。☆☆

【难度】中

10.【答案】C
　　【解析】颅内静脉窦血栓属于比较少见情况，临床症状缺乏特异性，CT征象具有隐蔽性，容易漏误诊。而静脉窦血栓未及时诊治有可能导致患者严重不良后果，因此需要重视本病的诊断，提高警惕性。静脉窦血栓在不合并颅内出血或梗死时，往往很隐蔽，主要CT表现就是静脉窦密度升高，但是，由于静脉窦都紧邻颅骨，且静脉窦往往比脑组织密度要高一些，正常静脉窦和静脉窦血栓的高密度两者差别较小，所以缺乏经验者往往会将密度已经升高的静脉窦血栓当作正常表现而漏诊。也可能会将密度已经升高的静脉窦血栓当作硬膜下出血或蛛网膜下腔出血而误诊。因此平常工作中写头部CT报告时，观察完脑组织等后，一定要养成看静脉窦密度是否增高的阅片习惯，也要对年轻患者明显头痛的患者提高警惕性。同时要多积累阅片经验，仔细体会正常静脉窦的密度和血栓的密度形态的细微差别。另外，当遇到颅内出血或颅内脑梗死位置分布不典型时，要考虑静脉窦血栓继发出血或梗死。
　　【考点】静脉窦血栓CT的诊断要点。☆☆
　　【难度】难

11.【答案】E
　　【解析】此题考查颅脑静脉窦血栓的MRI表现。急性期静脉窦内呈T_1WI等信号，T_2WI低信号，不易诊断，亚急性期血栓T_1WI、T_2WI均呈高信号，为其典型表现，慢性期呈等T_1、等长T_2信号。此外还可以有继发的局部脑组织呈水肿、梗死、出血等表现。静脉窦血栓的MRI信号演化过程和颅内血肿的信号演化过程有相似之处。和头部CT类似，正常情况下静脉窦以流空信号为主，尤其时T_2WI序列流空信号更典型，阅片时要记得不要造成观察静脉窦内流空信号是否正常。
　　【考点】静脉窦血栓MRI的诊断要点。☆☆
　　【难度】难

12.【答案】A
　　【解析】此题考查颅脑静脉窦血栓的MRV表现。CT静脉成像（CTV）及磁共振静脉成像（MRV）可直观显示静脉窦完全或部分充盈缺损，可了解静脉血栓闭塞部位、范围，侧支循环等。但MRV通常不能直接显示血栓本身的信号特点，对于静脉窦的变异情况，如两侧横窦血流信号不对称，一侧横窦信号强一侧弱，或静脉窦内扩大的蛛网膜颗粒形成的充盈缺损，要结合常规颅脑CT及MRI综合判断。
　　【考点】静脉窦血栓的检查方法及诊断要点。☆☆
　　【难度】难

13.【答案】B
　　【解析】请参见下一题的解析。☆☆
　　【考点】颅脑外伤CT诊断。☆☆
　　【难度】中

14.【答案】B
　　【解析】此题考查颅脑外伤后硬膜外血肿和硬膜下血肿的CT鉴别诊断。两者之间CT上最重要的区别是血肿的形状不同，硬膜外血肿常为双凸透镜形或者说是梭形，范围通常较局限，硬膜下血肿为新月形，范围通常较广泛。形状的差别和硬膜相关的解剖有关，硬膜外是颅骨内板，硬膜和颅骨内板结合紧密，硬膜外血肿血肿不易扩散往往形成一个局限的双凸透镜形，硬膜下是疏松的蛛网膜，所以硬膜下血肿往往沿着硬膜下扩散较大范围形成新月形表现。
　　【考点】颅脑外伤鉴别诊断。☆☆
　　【难度】易

15.【答案】C

10. 最可能的诊断是
　　A. 脑出血　　　　　　　　B. 脑梗死
　　C. 静脉窦血栓　　　　　　D. 硬膜下出血
　　E. 动静脉畸形

11. 患者如果行 MRI 扫描，可能出现的征象为
　　A. 静脉窦内 T_1WI 呈高信号
　　B. 静脉窦内 T_2WI 呈高信号
　　C. 局部脑组织呈水肿
　　D. 局部脑组织梗死、出血
　　E. 以上均有

12. 该患者如需进一步检查，可选用下列哪种检查方法
　　A. MRV　　　　　　　　　B. 脑电图
　　C. 颅脑 X 线平片　　　　　D. 核素显象
　　E. PET-CT

（13~15 题共用题干）
患者，男，36 岁，车祸伤 1h，头痛，行头颅 CT 检查如图所示。

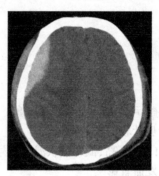

13. 根据上边的 CT 图像，下面病变定位正确的是
　　A. 右额叶脑实质内　　　　B. 右侧硬膜外
　　C. 右侧硬膜下　　　　　　D. 右额骨
　　E. 右枕叶

14. 根据图像，考虑的诊断是
　　A. 硬膜下血肿　　　　　　B. 硬膜外血肿
　　C. 颅内血肿　　　　　　　D. 脑挫裂伤
　　E. 脑水肿

15. 此患者最可能合并哪种病变
　　A. 颅内血肿　　　　　　　B. 脑梗死
　　C. 右额骨骨折　　　　　　D. 脑积水

E. 以上都是

(16~18题共用题干)

男,车祸伤2h,头痛,呕吐,意识清。

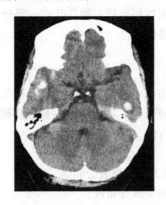

16. 请根据图像给出诊断
 A. 左颞硬膜下血肿
 B. 蛛网膜下腔出血
 C. 左颞脑挫裂伤
 D. 双侧颞部硬膜外血肿
 E. 双颞叶多发脑挫裂伤

17. 鉴别诊断包括
 A. 硬膜下血肿
 B. 蛛网膜下腔出血
 C. 自发性脑出血
 D. 其他原因所致脑出血
 E. 以上均是

18. 请说明其与自发性脑出血的鉴别要点
 A. 外伤史
 B. 高血压史
 C. 单发
 D. 好发部位
 E. 以上都是

(19~21题共用题干)

患者,女,74岁,突发言语不利伴右侧肢体无力8h。

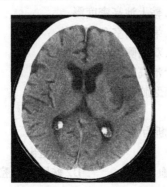

【解析】硬膜外血肿往往是动脉破裂出血,一般发生在较明确或较明显的外力作用的位置,所以,在部分病例可以发现硬膜外血肿所在的区域可以同时有颅骨骨折。硬膜下血肿往往是静脉破裂,外伤或外力经常不明显,所以单纯硬膜下血肿少见同时存在颅骨骨折的情况。
【考点】颅脑外伤鉴别诊断。☆☆
【难度】中

16.【答案】E
【解析】见17题解析。
【考点】颅脑外伤鉴别诊断。☆☆
【难度】中

17.【答案】E
【解析】随着城市化和工业化进展,机动车造成的颅脑外伤是比较常见的情况。颅脑因受颅骨比较全面的保护,一般来说在比较严重的外力下才出现颅脑损伤。正是因为颅脑损伤的时候外力比较严重,所以颅脑外伤时可以存在各种形式的颅内出血。导致头部CT的表现复杂多样。颅脑外伤的出血和脑挫裂伤可以是在外力直接作用点,也可以是在外力作用的对冲部位,后者有的时候因为不是外伤的直接部位容易被初学写报告者忽略。颅底因颅骨起伏比较多,脑组织在外力的作用下撞击颅骨的突起部位更容易有外伤表现,如前颅窝颞叶脑组织容易外伤后损伤。
【考点】颅脑外伤鉴别诊断。☆☆
【难度】中

18.【答案】E
【解析】挫裂伤:外伤史,常为多发,好发于额极、颞极;脑出血:无外伤史,多有高血压史,单发,好发于丘脑底节区。外伤后脑出血和自发性脑出血的鉴别要点中,病史是非常重要的内容。临床中大多数外伤史是明确的。少数时候外伤史不明确,但是出血部位数目符合上述典型外伤性脑出血的表现时,要仔细追问病史。
【考点】颅脑外伤鉴别诊断。☆☆
【难度】中

19.【答案】E
【解析】见20题解析。
【考点】颅脑缺血性疾病/脑梗死的诊断及鉴别诊断。☆☆
【难度】中

20.【答案】C
【解析】典型的急性期大面积脑梗死的CT表现要点从以下几点来理解。①形状:大片梗形或折扇形,灰质白质同时受累。②密度:低密度,比正常脑组织低但高于脑脊液。③占位效应存在,包括脑室受压和/或中线移位。同时符合以上三点并结合临床典型表现,可诊断急性期大面积脑梗死。脑出血是高密度影,一般不至于和脑梗死混淆。硬膜下或硬膜外血肿无论形状还是密度及发生部位和脑梗死完全不同。占位性病变或肿瘤性病变大多数以肿块的形态出现,和脑梗死不同,不过确实有部分肿瘤和脑梗死的影像学表现类似,例如低级别胶质瘤。这时候需要综合考虑患者的临床表现、影像学表现等判断。
【考点】颅脑缺血性疾病/脑梗死的诊断及鉴别诊断。☆☆
【难度】易

21.【答案】B
【解析】脑梗死一般是在动脉血管阻塞后形成,大脑中动脉作为颈内动脉的最大分支,发生脑梗死的情况在临床最多见,此时一般累及额颞顶叶。通过梗死的分布区也可反过来推断发生阻塞的血管。
【考点】颅脑缺血性疾病/脑梗死的诊断及鉴别诊断。☆☆
【难度】易

22.【答案】E
【解析】见23题。
【考点】颅脑出血性疾病/蛛网膜下腔出血的诊断。☆☆
【难度】中

23.【答案】D
【解析】蛛网膜下腔出血,在CT上表现为脑沟脑池内高密度分布,分布在脑沟内,表现为脑沟内现状高密度影,分布在脑池内,表现为沿脑池形状的高密度影。由于分布上显著的不同,因此很容易和硬膜外、硬膜下及颅内出血区分。临床上有时少量的蛛网膜下腔出血只在少量脑沟内造成高密度或稍高密度改变,经验不足时可发生漏诊。
【考点】颅脑出血性疾病/蛛网膜下腔出血的诊断。☆☆
【难度】易

19. 根据图像,描述征象,以下那一项**不正确**
    A. 大片状低密度影包括左额叶的一部分
    B. 大片状低密度影包括左颞叶的一部分
    C. 灰白质分界消失
    D. 大片状低密度影包括左侧岛叶的一部分
    E. 中线结构移位

20. 考虑的诊断为
    A. 左额颞叶出血　　　　　　B. 左颞叶梗死
    C. 左额颞叶梗死　　　　　　D. 左额颞部硬膜下血肿
    E. 左额颞部占位

21. 指出病变区域为哪支血管分布区
    A. 左侧大脑前动脉分布区
    B. 左侧大脑中动脉分布区
    C. 左侧大脑后动脉分布区
    D. 左侧椎动脉分布区
    E. 基底动脉分布区

(22~24 题共用题干)
患者,男,43 岁,既往体健,突发头疼 2h,无外伤史。

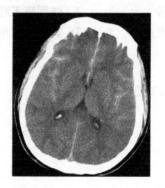

22. 请根据图像,描述征象并给出诊断
    A. 额颞脑沟,鞍上池高密度影
    B. 双侧脑室,第三脑室高密度影
    C. 四叠体池,双测侧裂池高密度影
    D. 环池、鞍上池高密度影
    E. 纵裂池、额颞脑沟高密度影

23. 根据图像,诊断为
    A. 脑出血　　　　　　　　　B. 脑室出血
    C. 硬膜外出血　　　　　　　D. 蛛网膜下腔出血
    E. 硬膜下出血

24. 导致本病例最可能的原因是什么
    A. 高血压   B. 动脉瘤破裂
    C. 动静脉瘘   D. 外伤
    E. 脑梗死

(25~27 题共用题干)

患者,女,72 岁,肺癌切除术后 3 年,头痛 2 个月。

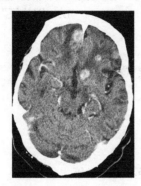

25. 请根据图像描述征象并给出最可能的诊断
    A. 脑转移瘤   B. 脑脓肿
    C. 脑出血   D. 脑胶质瘤
    E. 多发脑膜瘤

26. 该病的好发部位是
    A. 脑灰质   B. 脑白质
    C. 灰白质交界处   D. 基底节区
    E. 脑室周围

27. 女性该病最常见的原发肿瘤是什么
    A. 肺癌   B. 卵巢癌   C. 宫颈癌
    D. 乳腺癌   E. 原发性肝癌

(28~30 题共用题干)

患者,女,60 岁,头痛、头晕半年。

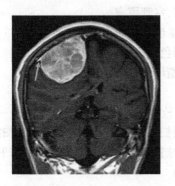

24.【答案】B
【解析】CT 上,蛛网膜下腔出血多容易诊断,但是要关注蛛网膜下腔出血的原因。首先要详问病史,是否是外伤性蛛网膜下腔出血。排除外伤后,自发性蛛网膜下腔出血有相当的比例是颅内动脉瘤破裂造成的。如果患者比较年轻,更要怀疑蛛网膜下腔出血是动脉瘤破裂所致,需进一步检查明确诊断。
【考点】颅脑出血性疾病 / 蛛网膜下腔出血的诊断及鉴别诊断。☆☆
【难度】中

25.【答案】A
【解析】脑转移瘤的诊断要点和其他脏器的转移瘤的诊断要点是相似的。首先,非常重要的是原发瘤的病史。像本例这样有肺癌病史的患者,颅内发现占位性病灶一般的诊断思路是首先要鉴别是不是转移瘤,甚至即使此时颅内病灶不是转移瘤的典型表现时,也要将转移瘤作为鉴别诊断考虑。其次,颅内转移瘤一般是血行转移,因此多为多发病灶。颅内发现多发病灶,尤其是中老年患者,即使没有原发病史,也要建议患者进行全身排查转移瘤。孤立的转移瘤临床不是普遍现象,这种情况下如果也没有发现原发瘤的证据,那么和颅内原发性肿瘤如胶质瘤等的影像学鉴别诊断是比较困难的。
【考点】颅脑肿瘤 / 脑转移瘤的诊断及鉴别诊断。☆☆
【难度】易

26.【答案】C
【解析】有文献提到脑转移瘤典型的好发部位为脑组织的灰质白质交界区,但是请注意由于转移瘤往往多发,所以好发在灰质白质交界处仅是相对的,不能因为部分病灶没有发生在此处而否定转移瘤的诊断。理论上转移瘤可以发生在颅脑任何部位,需要仔细观察。
【考点】颅脑肿瘤 / 脑转移瘤的诊断及鉴别诊断。☆☆
【难度】中

27.【答案】D
【解析】了解脑转移瘤的常见原发瘤有助于患者排查原发病灶。本题中提到的几种肿瘤均比较常见,对于女性,肺癌和乳腺癌尤其常见。按一般临床经验,认为乳腺癌要更多见一些。
【考点】颅脑肿瘤 / 脑转移瘤的诊断及鉴别诊断。☆☆
【难度】中

28.【答案】A
【解析】见30题。
【考点】颅脑肿瘤/脑膜瘤的诊断及鉴别诊断。☆☆
【难度】易

29.【答案】C
【解析】见30题。
【考点】颅脑肿瘤/脑膜瘤的诊断及鉴别诊断。☆☆
【难度】中

30.【答案】D
【解析】脑膜瘤为典型的颅内脑外肿瘤，且发生率高，相当常见，因此对于住院医师来说，必须掌握脑膜瘤的主要影像学特点。要诊断脑膜瘤，第一个问题是要确定病灶是脑外肿瘤，而不是脑内肿瘤。有时，确认脑外肿瘤不困难，例如肿瘤明显是以硬脑膜/颅骨内板为基底，有的时候需要借助白质塌陷征或包绕病灶的薄层脑脊液等征象来判断。脑膜尾征也是判断病灶和硬脑膜关系密切的有利证据。但是请注意，脑膜尾征并非脑膜瘤的特有征象，其他硬膜起源的肿瘤也可形成脑膜尾征，只不过脑膜瘤发生率明显高于其他疾病，显得脑膜尾征好发于脑膜瘤罢了。脑膜瘤自身的密度和信号也有特点，一般来说是和脑灰质类似的，同时比较均质，有明显强化且强化也是比较均匀的。由于脑膜瘤非常常见，所以在此特别提示，脑膜瘤病理类型比较多，临床会遇到一些脑膜瘤具有一些少见或不典型表现，需要全面综合考虑诊断和鉴别诊断。
【考点】颅脑肿瘤/脑膜瘤的诊断及鉴别诊断。☆☆
【难度】中

31.【答案】A
【解析】垂体瘤的影像学因其大小不同而表现不同。一般而言，以1cm为分界，小于1cm为微腺瘤，此时正常垂体可见，在正常垂体内出现类圆形异常信号，尤其是增强扫描弱于正常垂体的异常信号，结合临床内分泌症状等要考虑垂体微腺瘤。往往正常垂体消失，代之以蝶鞍为中心的肿块，一般强化明显。无论是微腺瘤还是大腺瘤，都会有一些间接征象和伴随压迫征象等。
【考点】颅脑肿瘤/垂体瘤的诊断及鉴别诊断。☆☆
【难度】中

32.【答案】A
【解析】垂体微腺瘤的鉴别诊断较少，有的时候要和Rathke囊肿等鉴别。垂体大腺瘤的鉴别诊断首先要看正常垂体是否可以找到，找不到正常垂体重点考虑垂体大腺瘤。如果能找到垂体，往往病灶主体位于鞍上，常见的有鞍区脑膜瘤，颅咽管瘤等。前者主要是要注意是否密度信号和脑灰质相似，是否有脑膜尾征等，后者典型为囊实性伴钙化等。
【考点】颅脑肿瘤/垂体瘤的诊断及鉴别诊断。☆☆
【难度】难

33.【答案】B
【解析】此题考查垂体微腺瘤的检查方法。垂体微腺瘤最佳扫描方法为动态增强扫描。动态扫描对对比剂注射速度，MRI扫描仪扫描速度等均有要求，良好的动态扫描比常规增强扫描能检出更多的垂体微腺瘤，适合有条件的医院开展。
【考点】颅脑肿瘤/垂体瘤的检查技术。☆☆
【难度】中

---

28. 根据图像，以下关于患者病变部位的叙述，哪一项正确
    A. 右额顶凸面
    B. 右额颞凸面
    C. 右颞枕凸面
    D. 右颞枕颅板内
    E. 右颞枕颅板外

29. 箭头所指征象为
    A. 白质塌陷症
    B. 占位征象
    C. 硬膜尾征
    D. "椒盐征"
    E. 脑室牵拉征

30. 此患者诊断考虑下列哪种疾病
    A. 脑转移瘤
    B. 脑脓肿
    C. 脑淋巴瘤
    D. 脑膜瘤
    E. 脑胶质瘤

(31~33题共用题干)
患者，女，42岁，月经不规律半年。

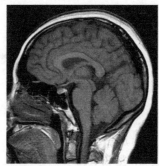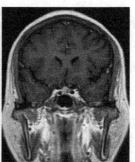

31. 根据图像，以下诊断那一项正确
    A. 垂体微腺瘤
    B. 垂体大腺瘤
    C. 脑膜瘤
    D. 神经鞘瘤
    E. 恶性胶质瘤

32. 垂体腺瘤的鉴别诊断包括下列哪一组疾病
    A. 鞍区脑膜瘤、颅咽管瘤
    B. 神经鞘瘤，室管膜瘤
    C. 转移瘤，星形细胞瘤
    D. 脉络丛黑色素瘤，淋巴瘤
    E. 动脉瘤，髓母细胞瘤

33. 本病行 MRI 检查，最佳扫描方法是以下哪一个
    A. 常规增强扫描
    B. 动态增强扫描
    C. 血管成像扫描
    D. 抑脂序列扫描
    E. 常规平扫

(34~36题共用题干)

患者,女,55岁,头晕3个月。

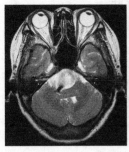 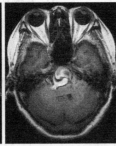 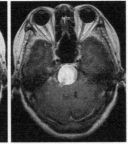

34. 根据图像,以下诊断哪一项正确

A. 动脉瘤   B. 脑出血

C. 静脉瘤   D. 胶质瘤

E. 脑膜瘤

35. 图像中可以看到以下哪个征象

A. 容积效应   B. 血栓形成

C. 侧支循环   D. 脑膜尾征

E. 以上均有

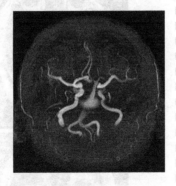

36. 根据图像判断病变位置,下列哪一项叙述正确

A. 大脑前动脉

B. 大脑中动脉

C. 大脑后动脉

D. 基底动脉

E. 椎动脉

(37~39题共用题干)

患者,男,52岁,突发言语不利、右肢活动不灵若干天。

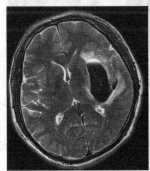 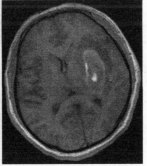

34.【答案】A

【解析】动脉瘤一般体积较小,常规的CT及MRI检查发现率低。较大的动脉瘤可以形成类似占位性病变的表现。且较大的动脉瘤内往往有新旧不等的血栓形成,导致密度或信号复杂。常规CT或MRI诊断时,如果发现病灶在脑动脉环区域并且和脑动脉关系密切,要警惕动脉瘤的可能性,需进一步检查明确。动脉瘤破裂后表现以蛛网膜下腔出血为主。

【考点】颅脑血管疾病/动脉瘤的诊断要点。☆☆

【难度】中

35.【答案】B

【解析】见34题。

【考点】颅脑血管疾病/动脉瘤的诊断要点。☆☆

【难度】易

36.【答案】D

【解析】脑动脉环是颅内动脉瘤的好发区域,具体来说,后交通动脉起始部/颈内动脉末端、前交通动脉是比较常见的位置。

【考点】颅脑血管疾病/动脉瘤的诊断要点。☆☆

【难度】易

37.【答案】A

【解析】本题注意考查基底节区具体的断层解剖。对于基底节区重要的解剖细节包括内囊、外囊、尾状核、苍白球、壳核、丘脑等，应能在 CT 及 MRI 图像上识别。

【考点】颅脑解剖基础。☆☆

【难度】中

38.【答案】B

【解析】脑出血/颅内血肿临床常见，其 CT 的诊断相对比较简单，因为颅内高密度病灶绝大多数是出血，鉴别诊断相对少。对于中老年无外伤的患者，脑出血/颅内血肿主要发生在基底节区，这和基底节区穿支小动脉的解剖有关。脑出血/颅内血肿的 MRI 信号演化变化见下一题的解析。

【考点】脑血管病/脑出血的诊断要点。☆☆

【难度】中

39.【答案】B

【解析】此题考查颅脑出血的 MRI 影像表现。新鲜出血时，红细胞完整，内主要为含氧血红蛋白，不具有顺磁性，理论上应为等信号；急性期（大致 3d 之内），血红蛋白转变为脱氧血红蛋白，可使 T_2 缩短，故 T_2WI 呈低信号，而 T_1WI 可呈等、稍高、稍低或高信号；出血后一周左右开始进入亚急性期，脱氧血红蛋白氧化为高铁血红蛋白，这一过程是从周围部分向中心推进，高铁血红蛋白可使 T_1 缩短，故 T_1WI 呈高信号，对 T_2 影响较复杂，如位于细胞内可见 T_2 缩短，如位于细胞外则使 T_2 延长；慢性期血肿演化为软化灶，边缘含铁血黄素沉积则在 T_2WI 呈明显低信号。

【考点】脑血管病/脑出血的 MRI 演化过程诊断要点。☆☆

【难度】难

40.【答案】A

【解析】见 41 题。

【考点】颅脑肿瘤/听神经瘤的 MRI 鉴别诊断。☆☆

【难度】难

37. 根据图像，关于病变位置的叙述，下列哪一项是正确的

A. 左侧外囊　　　　　　　　B. 左侧丘脑

C. 左侧内囊　　　　　　　　D. 左侧岛叶

E. 左侧海马

38. 以下诊断哪一项正确

A. 脑梗死　　　　　　　　　B. 脑出血

C. 脑白质病　　　　　　　　D. 脑胶质瘤

E. 脑水肿

39. 以上检查大致是于发病后多久完成的？请选出以下最可能的一项

A. 发病当天　　　　　　　　B. 发病后 3d 内

C. 发病后 7d　　　　　　　　D. 发病后 14d

E. 发病后 30d

(40~42 题共用题干)

患者，男，35 岁，头晕、恶心、呕吐，行 MRI 检查，图像如下所示。

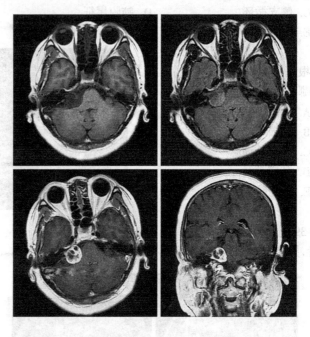

40. 根据图像，以下描述哪一项正确

A. 右侧 CPA 区团块状等长 T_1、等长 T_2 信号占位，其内可见多发囊变区。增强后呈明显不均匀强化

B. 右侧 CPA 区团块状等长 T_1、等长 T_2 信号占位，其内信号均匀。增强后呈明显均匀强化

C. 右侧 CPA 区团块状等长 T_1、短长 T_2 信号占位，其内可见多发囊变区。增强后呈无明显强化

D. 右侧 CPA 区团块状等长 T_1、短 T_2 信号占位,其内信号均匀。增强后呈明显不均匀强化

E. 右侧 CPA 区团块状等长 T_1、等长 T_2 信号占位,其内可见多发囊变区。增强后呈无明显强化

41. 以下诊断哪一项正确
   A. 脑转移瘤　　　　　　B. 脑脓肿
   C. 脑淋巴瘤　　　　　　D. 胶质瘤
   E. 神经鞘瘤(听神经鞘瘤)

42. 该肿瘤与此区域脑膜瘤的 MRI 鉴别诊断要点为以下那一项
   A. 听神经瘤:"冰激凌蛋筒"状
   B. 听神经瘤延伸至内听道内
   C. 神经鞘瘤多发囊变
   D. 脑膜瘤均匀强化,硬膜尾征
   E. 以上都包括

(43~45 题共用题干)
患者,男,45 岁,腰痛 1 年伴双臀部及右下肢胀痛 30d。

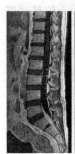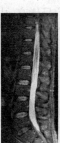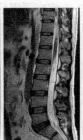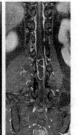
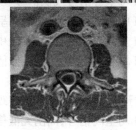

43. 图中所示病变部位是
   A. 髓内　　　　B. 髓外硬膜下　　　C. 硬膜内外
   D. 硬膜外　　　E. 椎管外

44. 根据图像,最可能的诊断为
   A. 转移瘤　　　B. 脓肿　　　C. 淋巴瘤
   D. 巨细胞瘤　　E. 神经源性肿瘤

41.【答案】E
【解析】听神经瘤是最常见的神经鞘瘤。听神经瘤的影像学诊断大致分为微小的听神经瘤和较大的听神经瘤两类。微小的听神经瘤一般位于内听道内,这类听神经瘤在日常工作中首先要防止漏诊。CT 上要注意在骨窗上观察是否有内听道的扩大。MRI 要注意薄层序列的应用及增强扫描的应用减少漏诊。一般微小的听神经鉴别诊断较少。较大的听神经瘤在 CT 平扫上有漏诊的可能,主要是部分病例的密度和脑组织接近,这时候如果能仔细观察第四脑室等有无受压,内听道有无扩大可减少漏诊。MRI 上漏诊较少,诊断要点同样要注意病灶和内听道的关系。
【考点】颅脑肿瘤/听神经瘤的 MRI 鉴别诊断。☆☆
【难度】中

42.【答案】E
【解析】较大的听神经瘤要和桥小脑角区的脑膜瘤鉴别,两者均不少见。鉴别要点第一,是看肿瘤和内听道的关系;第二,是看肿瘤的密度/信号的均匀性以及强化的均匀性,听神经瘤属于神经鞘瘤,多不均匀,脑膜瘤均匀的更多见;第三,要看有没有脑膜尾征等。根据以上三点,大多数病例可以有效鉴别。
【考点】颅脑肿瘤/听神经瘤的 MRI 鉴别诊断。☆☆
【难度】难

43.【答案】B
【解析】椎管内占位性病变的诊断首先要进行定位诊断,也就是要确定病灶是脊髓内、髓外硬膜下、硬膜外。不同区域有不同的好发病变,定位诊断的主要意义是缩小鉴别诊断的范围。椎管内定位诊断的原则主要是首先看脊髓是增粗还是受压变形变细,其中脊髓增粗一般是髓内病变。髓外病变还要看脊髓两侧的蛛网膜下腔是扩张还是受压,其中脊髓两侧蛛网膜下腔均受压变形变细为硬膜外病变,病变同侧蛛网膜下腔扩张,另一侧受压为硬膜下病灶。当然病灶较大时,不易区分。同时也有跨硬膜内外的病灶。本例病灶发生在腰椎椎管内,此段已经没有脊髓,一般主要通过硬膜囊的位置是否已经受压变窄鉴别硬膜下和硬膜外。
【考点】椎管内占位性病变的定位诊断分析。☆☆
【难度】中

44.【答案】E
【解析】脊柱相关的神经源性肿瘤可以位于椎管内或神经根区域形成跨椎管内外的肿块。后者诊断比较容易,这种跨椎管内外的肿瘤往往经过椎间孔形成哑铃状形状,椎管内的神经源性肿瘤如果发生一般属于硬膜下或跨硬膜内外,同时神经源性肿瘤往往强化明显但不均匀。神经源性肿瘤以神经鞘瘤和神经纤维瘤多见,尤其是前者。
【考点】脊柱神经源性肿瘤鉴别诊断。☆☆
【难度】难

45.【答案】A
【解析】见44题解析。
【考点】脊柱肿瘤鉴别诊断。☆☆
【难度】中

45. 最常见的椎管内神经源性肿瘤是
A. 神经鞘瘤
B. 神经纤维瘤
C. 神经纤维肉瘤
D. 神经节细胞瘤
E. 神经节母细胞瘤

(46~49题共用题干)
患者,男,59岁,突发剧烈头痛、呕吐,左半身不遂。CT平扫示:右侧基底节区不规则形高密度灶,边界清,CT值85HU,周围可见低密度水肿区,右侧脑室受压,中线结构左移。

46.【答案】C
【解析】见37~39题解析。
【考点】颅脑出血性疾病/脑出血的诊断和鉴别诊断。☆☆
【难度】中

46. 本病例最可能诊断为
A. 脑脓肿　　　　　　B. 脑膜瘤
C. 脑出血　　　　　　D. 胶质瘤
E. 脑梗死

47.【答案】A
【解析】见37~39题解析。
【考点】颅脑出血性疾病/脑出血的诊断和鉴别诊断。☆☆
【难度】难

47. 患者当日行MRI检查其最可能表现为
A. T_2WI 可呈等信号或低信号
B. T_1WI 和 T_2WI 上病变周围信号增高,中心信号稍低
C. T_1WI 呈低信号, T_2WI 呈高信号
D. T_1WI 和 T_2WI 均呈高信号,周围有明显的低信号环
E. T_1WI 和 T_2WI 均呈高信号,周围无低信号环

48.【答案】C
【解析】见37~39题解析。
【考点】颅脑出血性疾病/脑出血的诊断和鉴别诊断。☆☆
【难度】难

48. 本病例第15天复查MRI,最可能表现为
A. T_1WI 呈低信号, T_2WI 呈高信号
B. T_1WI 和 T_2WI 可呈等信号或低信号
C. T_1WI 和 T_2WI 中央均呈高信号,周围呈明显的低信号
D. T_1WI 和 T_2WI 上病变周围信号增高,中心信号稍低
E. T_1WI 和 T_2WI 均呈高信号,周围无低信号环

49.【答案】D
【解析】见37~39题解析。
【考点】颅脑出血性疾病/脑出血的诊断和鉴别诊断。☆☆
【难度】难

49. 本病例第60天行MRI检查其最可能表现为
A. T_1WI 和 T_2WI 均呈高信号,周围无低信号环
B. T_1WI 和 T_2WI 均呈等信号或低信号
C. T_1WI 和 T_2WI 上病变周围信号增高中心信号稍低
D. T_1WI 呈低信号, T_2WI 呈高信号,边缘可见低信号环
E. T_1WI 和 T_2WI 均呈低信号,周围有明显的低信号环

(50~54题共用题干)
患者,男,53岁,无诱因左侧肢体无力,加重2d,体温40℃,意识不清,视物模糊。

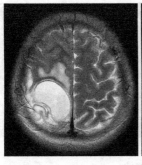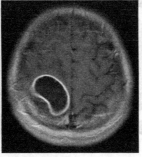

50. 根据图像,本病的诊断首先考虑下列哪一项
    A. 脑转移瘤
    B. 脑脓肿
    C. 星形细胞瘤
    D. 脑膜瘤
    E. 表皮样囊肿

51. 图像所示影像学特点为
    A. 壁呈等 T_1、等 T_2 信号
    B. 病变周围可见水肿信号
    C. 病变内部呈长 T_1、长 T_2 信号
    D. 壁薄、光滑,增强后为环形强化
    E. 以上都是

52. 鉴别诊断应该考虑哪些疾病
    A. 脑转移瘤
    B. 颅内结核
    C. 脑胶质瘤
    D. 胶质母细胞瘤
    E. 以上都是

53. 关于病灶壁的描述,下列哪一项描述正确
    A. 中层为炎症细胞带
    B. 中层为肉芽和纤维组织
    C. 中层是神经胶质层
    D. 外层是神经胶质层
    E. 以上均是

54. 病变与转移瘤的鉴别诊断要点包括下列哪项
    A. 病史
    B. 病程
    C. 壁的形态
    D. 弥散加权序列信号特点
    E. 以上都是

(55~57题共用题干)
患者,男,55岁,癫痫发作2年余,加重2d,体温35℃,意识清。查体无特殊。

50.【答案】B
【解析】见51题解析。
【考点】颅脑感染性疾病/脑脓肿的诊断要点。☆
【难度】中

51.【答案】E
【解析】脑脓肿属于颅内感染性病变。脓壁形成比较完整的成熟的脑脓肿在影像学上比较有特点。第一个特点就是脓壁,为均匀厚壁结构,可分层,明显强化;第二个特点是脓液显著的DWI高信号,自从DWI序列广泛应用于临床以来,脓肿的诊断和鉴别诊断相对比较容易。具备这两个影像学表现,再结合典型的临床表现,如发热,头痛等,诊断不难。
【考点】颅脑感染性疾病/脑脓肿的诊断要点。☆
【难度】中

52.【答案】E
【解析】脑脓肿的鉴别诊断主要和囊性肿瘤性疾病鉴别,如转移瘤、胶质瘤、胶质母细胞瘤等。鉴别诊断主要从两方面考虑,第一,临床表现,炎症和肿瘤典型的临床表现是有区别的,但是也有部分脑脓肿患者发热等临床症状不显著。第二,从信号和病灶的形态分析,例如DWI高信号的脓液是很有特点的表现。所以多数病灶鉴别不难,个别不典型病变需要随诊观察病灶变化,脓肿往往按天或按周计算会有形态学变化,肿瘤一般按月计算变化。
【考点】颅脑感染性疾病/脑脓肿的鉴别诊断。☆☆
【难度】中

53.【答案】B
【解析】脓肿壁是影像学上有时候可以看到两层或三层结构,这和其病理上的表现是对应的。内层为炎症细胞,中层为肉芽和纤维组织,外层为神经胶质层。影像学上如果能发现厚壁分层表现,对脓肿的诊断是非常有利的。
【考点】颅脑感染性疾病/脑脓肿的诊断要点。☆
【难度】难

54.【答案】E
【解析】脑脓肿可能有发热病史;脑转移瘤病程相对较短,可能有原发肿瘤病史。强化方式上,脑脓肿为薄壁,较光滑;脑转移瘤壁薄厚不均匀,可见壁结节。DWI序列:脑脓肿为高信号,脑转移瘤多为低信号。
【考点】颅脑感染性疾病/脑脓肿的鉴别诊断。☆
【难度】难

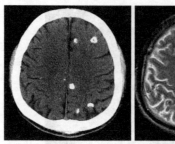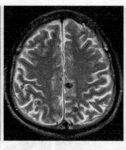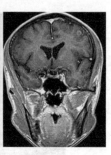

55.【答案】D

【解析】见56题解析。

【考点】颅脑感染性疾病/寄生虫疾病鉴别诊断。☆

【难度】难

56.【答案】E

【解析】脑囊虫病表现多种多样,根据病变演化,大致可分为三个时期,第一,囊虫存活期,此期典型的MRI表现为小囊性病灶,其内可见点状影,形成靶征,该点状影为囊虫头节,可增强,小囊性病灶无周围水肿。第二,为囊虫退变死亡期,典型仍为小囊性灶,但其内点状影模糊消失代表头节退变死亡,小囊性灶周围出现水肿。此期可由于免疫反应导致颅内出现各种炎性反应及其继发的各种表现,反而有可能掩盖上述典型表现。第三,期静止期,病灶完全钙化,形成颅内的点状钙化灶。囊虫病灶往往多发,也可位于脑室脑池内。

【考点】颅脑感染性疾病/寄生虫疾病鉴别诊断。☆

【难度】中

57.【答案】E

【解析】脑囊虫病临床表现可分为四型:癫痫型、颅内压增高型、脑膜脑炎型、单纯型。

【考点】颅脑感染性疾病/寄生虫疾病鉴别诊断。☆

【难度】难

55. 根据图像,以下诊断哪一项正确

A. 脑出血　　　　　B. 脑转移瘤　　　　C. 脑脓肿

D. 脑囊虫病　　　　E. 脑结核

56. 根据图像,以下描述哪一项正确

A. T_2WI 为低信号,周围可见稍高信号

B. 脑内多发钙化,大小不等

C. 增强后部分病灶可见环形强化

D. T_1WI 多发等或低信号

E. 以上均是

57. 本病临床可表现为

A. 癫痫　　　　　　B. 颅内压增高　　　　C. 脑膜炎

D. 无明显症状　　　E. 以上均可

(58~60题共用题干)

患儿,男,13岁,因头痛、恶心、呕吐4个月,加重伴走路不稳1个月入院。查体:眼球水平方向震颤,眼底视神经乳头边界模糊,中央凹消失,共济运动正常。

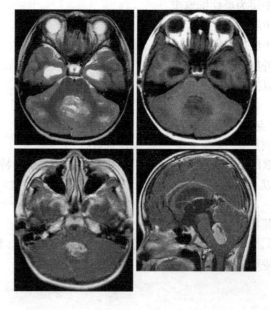

58. 图像显示此患者病变位于下列哪一处解剖结构
    A. 第三脑室　　　　　　　B. 第四脑室 / 小脑蚓部
    C. 延髓　　　　　　　　　D. 四叠体池
    E. 脑桥

59. 根据图像,首先考虑的诊断是
    A. 室管膜瘤　　　　　　　B. 髓母细胞瘤
    C. 转移瘤　　　　　　　　D. 中枢神经细胞瘤
    E. 脑膜瘤

60. 本病与血管母细胞瘤鉴别时,后者主要特点为
    A. 囊性灶　　　　　　　　B. 中青年多见
    C. "囊伴结节"状　　　　　D. 血管流空影
    E. 以上均是

【案例分析题】

案例一:患者女,40 岁。2 年前无明显诱因出现头昏,伴双肩部酸痛,未重视,患者症状无好转,近几个月来患者感头晕加重,伴双眼视物模糊,记忆力减退。

提问 1:患者于当地医院 CT 检查示顶枕部异常密度影,为进一步明确诊断可选用下列哪些检查
A. 超声多普勒　　　　　　B. CT 增强扫描
C. MRI 平扫　　　　　　　D. PET-CT 扫描
E. MRI 平扫加增强　　　　F. 脑血管造影

提问 2:患者进一步行 MRI 平扫加增强扫描,扫描前需要做哪些准备
A. 向患者说明检查流程
B. 询问患者是否有对比剂使用禁忌证
C. 嘱患者空腹 24h
D. MRI 对比剂不含碘,无需担心过敏反应
E. 检查当日停用所有药物
F. 检查前详细询问患者的既往史

提问 3:根据 MRI 平扫加增强结果,诊断为血管外皮瘤 / 孤立性纤维瘤,下列描述中符合上述诊断的是
A. 病灶为脑内占位
B. 顶枕部团块状异常信号,呈等 T_1、等 T_2 改变,内部混杂长 T_1、长 T_2
C. 病灶周围脑灰质受推压
D. 病灶周可见斑片状长 T_2 水肿改变

58. 【答案】B
【解析】见 59 题解析。
【考点】颅脑解剖基础。☆☆
【难度】中

59. 【答案】B
【解析】髓母细胞瘤好发于儿童,为中枢神经系统常见的恶性程度高胚胎性肿瘤。以实性为主,其内及周边可伴囊变变、坏死。病灶周边可见连续或不连续的脑脊液环影。T_1WI:等、稍低、混杂信号;T_2WI:等、稍高、混杂信号,强化方式典型者强化较明显,结节状、团块状、簇状或均匀强化。因病灶生长迅速,病程短,对周围组织浸润破坏明显,血管屏障遭破坏,继而瘤细胞失去了正常组织的间隔,随着脑脊液循环广泛种植,可出现脑膜、脑实质、椎管内种植转移。肿瘤实质部分 DWI 呈高信号,ADC 值低。
【考点】髓母细胞瘤的鉴别诊断。☆☆
【难度】中

60. 【答案】E
【解析】髓母细胞瘤好发于儿童,为中枢神经系统常见的恶性程度高胚胎性肿瘤。血管母细胞瘤为良性血管性肿瘤,多见于 20~40 岁的中青年,一般是囊性灶,并表现为"囊伴结节"状,囊腔信号强度与脑脊液相似,壁结节多为等信号,T_2WI 上可观察到结节内有血管流空影。
【考点】髓母细胞瘤和血管母细胞瘤的鉴别诊断。☆
【难度】难

提问 1:【答案】BCE
【解析】此题考查颅脑疾病的影像学检查选择方式。颅脑疾病的检查以 CT 和 MRI 为主,一般先行平扫,必要时再行增强检查。本例患者已经在当地做了头部 CT 平扫,如果相隔时间不长,不必再行头部 CT 平扫,可考虑行 MRI 平扫,进而行 CT 或 MRI 增强扫描,对于 CT 及 MRI 增强扫描,后者更值得考虑,其中原因除了观察更清晰外,MRI 的对比剂安全性也优于 CT 对比剂。脑血管造影为有创检查且仅针对脑血管类病变,目前尚无证据表明为血管类病变,所以暂时不考虑。
【考点】颅脑影像学检查适应证。
☆☆
【难度】中

提问 2:【答案】ABF
【解析】MRI 增强扫描首先要像常规 MRI 检查一样,考虑患者有无不适合 MRI 检查的情况,如体内金属植入物,起搏器等。要向患者交代扫描注意事项。这些注意事项一般患者在预约 MRI 检查时会有书面告知。检查前会由 MRI 医师或技师再次确认。MRI 增强扫描使用的对比剂也可能会引起对比剂不良反应,对于住院医师来说,掌握对比剂不良反应及相关情况,掌握对比剂不良反应的表现,掌握对比剂不良反应的应急流程及处理方法均是必备技能。限于篇幅,在此不再赘述。请参考相关教材和文献。按照标准操作流程,详细询问既往史有助于了解病情并有助于把握 MRI 增强检查适应证、禁忌证。
【考点】颅脑影像学检查适应证。
☆☆
【难度】难

提问 3:【答案】BCDEF
【解析】血管外皮瘤 / 孤立性纤维瘤临床上较为罕见,约占颅内肿瘤的 1%,占所有脑膜肿瘤的 2%~4%,是一种间叶组织来源的肿瘤。中年稍多,男性发病率高于女性,平均发病年龄为 40~45 岁,常见临床症状为头痛、头晕和局部脑、脑神经受压症状。该病也是属于颅内脑外病变,发生在前颅窝,中颅窝,后颅窝,顶叶大脑镰旁,与脑膜相连。从影像学表现来说,是颅内脑外肿瘤,和脑膜瘤有很多相似表现,经常被误

诊为脑膜瘤,MRI呈分叶状,病灶于T₁WI呈混杂低信号,T₂WI呈等高混杂信号;其内见线样及点状血管流空信号,瘤周可见中度水肿信号环绕;增强扫描示肿瘤呈明显强化,其内可见坏死、囊变。

【考点】颅脑肿瘤影像学/血管外皮瘤/孤立性纤维瘤的影像学表现。☆

【难度】难

提问4:【答案】AE

【解析】脑膜瘤和血管外皮瘤都为脑外肿瘤,两者相似点较多,但是由于脑膜瘤发病率明显超过后者,因此后者常被误诊为脑膜瘤。脑膜转移瘤也应作为鉴别诊断之一,血管外皮瘤/孤立性纤维瘤常有不均匀密度/信号,瘤周水肿较明显,往往具有间变/恶性特点,因此也需考虑脑膜转移瘤的鉴别。

【考点】颅脑肿瘤影像学/血管外皮瘤/孤立性纤维瘤的影像学鉴别诊断。☆☆

【难度】难

提问5:【答案】ACDEF

【解析】要确定病灶是脑外肿瘤还是脑内肿瘤,要观察本例中提到的几个征象。首先,肿瘤如果是明显以硬脑膜/颅骨内板为基底,则很明显可以将此征象视为肿瘤起源于硬脑膜的直接证据。其次,观察肿瘤周围的蛛网膜下腔是否增宽,起源于硬脑膜的肿瘤向内(向脑室方向)推挤脑组织会导致蛛网膜下腔增宽。第三,借助白质塌陷征或包绕病灶的薄层受压的裂隙状脑脊液等征象来判断。脑膜尾征也是判断病灶和硬脑膜关系密切的有利证据。脑外肿瘤和脑内肿瘤均可以在邻近的脑组织白质区形成病灶周水肿,因此水肿不能作为脑内脑外肿瘤的鉴别依据。

【考点】颅脑肿瘤影像学/颅内脑外肿瘤的表现。☆☆

【难度】难

提问6:【答案】ABCDEF

【解析】血管外皮细胞瘤/孤立性纤维瘤在CT和MRI上与脑膜瘤表现甚为相似,常常鉴别困难。由于血管外皮细胞瘤发展较快,至发现时病灶肿块常较大,形态可接近圆形或椭圆形,也常表现为不规则形,表现为不规则形时对提示本病有一定意义。病灶边界可清晰或不清晰,周围常有水肿,以中度重度水肿为主。肿瘤占位效应明显,压迫邻近脑池、脑沟变浅或消失,脑室变形移位。肿块内出现钙化少见,出现钙化者多为散在钙化,较脑膜瘤常见之钙化程度明显为轻而散在。病灶内可因坏死囊变而出现更低密度。增强后出现显著强化,因钙化、坏死囊变及出血强化常不均匀。病灶如果及颅骨常为骨质破坏。MRI对判断病灶的内部性质较CT更佳,并由于MRI能多方位成像,对肿瘤的定位更为准确,因此血管外皮细胞瘤/孤立性纤维瘤的诊断价值上较CT更高,大部分病例的该肿瘤表现为T₁WI等/低信号,T₂WI等、高信号,T₂WI上信号常呈不均匀之高信号。在肿瘤内有钙化、坏死和囊变而使信号欠均匀,与典型的脑膜瘤的信号有所不同。在T₁WI增强扫描,血管外皮细胞瘤/孤立性纤维瘤一般有显著强化,但强化常不均匀,这同样也与肿瘤内伴钙化、坏死囊变及出血有关。肿瘤中常可见到血管流空影。

【考点】血管外皮细胞瘤/孤立性纤维瘤MRI特征。☆

【难度】难

提问1:【答案】BCE

【解析】本例中,患者有中枢神经系统的症状,应该行相关影像学检查。鉴于患者未曾行过CT或MRI检查,建议从头部CT平扫开始检查,如果有颅内病变,根据情况依次行MRI平扫,CT或MRI增强扫描。可参照案例一提问1的解析。脑血管造影属于有创检查,只有针对血管性病变必要时采用。

E. 增强后病灶强化明显

F. 病灶是脑外病变

提问4:请给出影像学上血管外皮瘤/孤立性纤维瘤常见的鉴别诊断

A. 脑膜瘤　　　　　　　　　B. 动脉瘤

C. 血管母细胞瘤　　　　　　D. 胶质母细胞瘤

E. 脑膜转移　　　　　　　　F. 淋巴瘤

提问5:下列哪些选项是脑外肿瘤的MRI表现特点

A. 肿瘤有一宽基底,紧贴颅骨内面

B. 肿瘤周围脑白质出现大片指状水肿带

C. 肿瘤邻近蛛网膜下腔(脑池)增宽

D. 邻近脑白质受挤压向脑室方向移位

E. 肿瘤的脑室缘附近有裂隙状脑脊液信号

F. 邻近脑膜可出现脑膜尾征

提问6:关于血管外皮瘤/孤立性纤维,下列表述哪些正确

A. 神经系统肿瘤分类中,将其归为来源于脑膜间叶的肿瘤

B. 好发于颅底、矢状窦或大脑镰旁、小脑幕等硬脑膜或静脉窦附近

C. 与脑膜瘤相比较,血管外皮细胞/孤立性纤维瘤具有侵袭性强、复发率高、易转移、血管丰富的特点,属于恶性肿瘤

D. 依靠影像学检查,血管外皮细胞瘤/孤立性纤维常误诊为脑膜瘤,特别与恶性脑膜瘤鉴别困难

E. 血管外皮细胞瘤/孤立性纤维钙化多见,少见瘤内流空效应

F. 血管外皮细胞瘤/孤立性纤维瘤钙化多为散在分布

案例二:患者,女,63岁。主诉:间断头晕半年,加重伴头痛2个月余。现病史:患者于半年前无诱因间断出现头晕,平卧时显著,坐起可缓解,每月发作约5次。患者自觉1个月前症状加重,平躺时即发作,发作时从左侧颞顶部转移至右侧枕部,视觉模拟评分法(VAS)3分,伴恶心,无呕吐,无面部、肢体运动障碍。既往史:诊断2型糖尿病8年,自述最高餐后2h血糖14~15mmol/L,目前口服二甲双胍、瑞格列奈治疗。体格检查:无明显异常。专科检查:脑神经无明显异常。

提问1:为进一步明确诊断,除头部CT平扫外,还可以选择下列哪些检查

A. 超声多普勒　　　　　　　B. CT增强扫描

C. MRI平扫　　　　　　　　D. PET-CT扫描

E. MRI增强扫描　　　　　　F. 脑血管造影

提问 2:如果患者行 CT 增强扫描,下列关于检查前注意事项的描述,哪些是正确的

A. 询问患者过敏史

B. 患者检查前空腹时间最好达 8h

C. 停用二甲双胍至少 48h

D. 明确患者肾功能情况

E. 签署对比剂知情同意书

F. 无须停用其他口服药物

提问 3:如果患者行 MRI 平扫以及增强扫描,图像显示右额叶直径约 4cm 的类圆形等 T_1、等 T_2 信号,DWI 上呈稍高信号,增强扫描明显强化,强化尚均匀,临近脑膜鼠尾状强化。根据 MRI 结果,还可能出现下列哪些特征

A. 中线结构向左移位

B. 右额骨骨质受累,板障消失

C. 病灶周围水肿

D. 右侧侧脑室受压

E. 右侧脑实质受压

F. 白质塌陷征

提问 4:该患者头颅 CT 主要征象可能有哪些

A. 右侧额叶类圆形稍高密度影

B. 病灶周围水肿带

C. 右侧侧脑室受压

D. 骨窗示右额骨骨质破坏

E. 病灶内多发钙化灶

F. 中线结构向左移位

提问 5:该患者最可能的诊断为

A. 室管膜瘤　　　　　　B. 少突胶质细胞瘤

C. 脑膜瘤　　　　　　　D. 星形细胞瘤

E. 淋巴瘤

F. 动脉瘤

提问 6:该患者影像学检查图像中,最有助于诊断的征象为

A. 类圆形病灶,DWI 上呈高信号

B. 病灶周围水肿带

C. 中线结构移位

D. 增强扫描明显强化,邻近脑膜鼠尾状强化

E. 右额骨受压变薄

F. 脑室受压

【考点】颅脑影像学检查适应证。☆☆
【难度】中

提问 2:【答案】ABCDEF
【解析】CT 增强扫描使用的对比剂有一定的不良反应发生率,尤其是严重的不良反应,严重威胁患者健康甚至生命,必须高度重视对比剂不良反应的相关流程。其中使用对比剂之前,必须按照流程询问患者相关病史,进行知情同意谈话。要认真询问并记录患者任何过敏史,对于有严重过敏史患者,必须慎重考虑对比剂的使用与否,如果病情需要必须使用对比剂,要就此单独告知患者并签署专门的知情同意。检查前空腹主要是为了防止对比剂不良反应引起误吸等,最好是 8h,如果条件不具备,适当放宽也可以。CT 使用的对比剂和二甲双胍之间的关系目前存在争议,有的文献支持停用,有的文献支持不停用。从实际操作来说,如果患者病情允许,采用更慎重的方法较稳妥。对比剂引起的对比剂可导致肾功能不良,因此必须询问患者的肾功能情况,对于肾功能不良的患者是否使用对比剂,要综合患者的检查目的、病情是否需要等综合考虑,类似过敏史情况。如果患者肾功能不良且必须使用对比剂,也需要单独签署知情同意。知情同意书有一定格式要求,是患者使用对比剂之前必须履行的法律义务,不可省略。
【考点】CT 对比剂禁忌证。☆☆
【难度】中

提问 3:【答案】ABCDEF
【解析】本题题干已经对病变的信号、强化情况及脑膜尾进行了描述,根据这些表现,考虑病变为脑膜瘤可能大。本题选项中 A、D、E 均为占位效应的表现,白质塌陷征是脑外肿瘤的典型表现。脑膜瘤虽然是脑外肿瘤,但达到一定的体积仍可对脑组织产生压迫,形成占位效应。脑膜瘤紧邻颅骨,对颅骨可见产生增生硬化表现或骨质破坏表现。脑膜瘤多数在邻居脑组织内形成水肿带,这可能和肿瘤压迫相关的静脉有关,不过大多数脑膜瘤的周围水肿不是很广泛。
【考点】颅脑肿瘤/脑膜瘤影像学征象。☆☆
【难度】难

提问 4:【答案】ABCDEF
【解析】本题选项中 A、B、C、D、F 参见上一题解析。对于选项 E,则是脑膜瘤的另外一个特点,相当一部分病例的脑膜瘤内可见钙化,从小的点片状钙化到瘤体全部钙化都有,钙化以 CT 显示为佳。
【考点】颅脑肿瘤影像学征象。☆☆
【难度】难

提问 5:【答案】C
【解析】此题考查脑膜瘤诊断要点,本病例中右额叶病灶,占位效应明显,增强扫描尚均匀明显强化,邻近脑膜可见鼠尾状强化,可符合脑膜瘤的典型表现,最终病理结果证实诊断。总的来说,脑膜瘤是颅内最常见的肿瘤之一,不论是 CT 还是 MRI 表现均相当有特点,掌握了这些特点,对于大多数脑膜瘤诊断是有相当把握的。
【考点】颅脑肿瘤影像学征象。☆☆
【难度】中

提问 6:【答案】D
【解析】此题考查脑膜瘤诊断要点。选项 B、C、F 为占位征象,颅内肿瘤都具有该征象,故不具有特征性;E 选项为骨质改变,脑膜瘤可引起邻近颅骨受压变薄或增生,但发生率有限;D 选项中病灶邻近脑膜鼠尾状强化,为脑膜瘤的典型征象。
【考点】颅脑肿瘤影像学征象。☆☆
【难度】中

提问1:【答案】A

【解析】中年男性,无临床症状,无原发病史,意外发现,鞍区实性占位性病变。颅咽管瘤成分复杂,其中囊细胞、胆固醇结晶、矿物质沉积以及钙化灶等,使T_2WI上呈现点状及短线状低信号与斑片状、条片状高信号混杂。不首先考虑垂体瘤主要原因是病变位于鞍上,而垂体瘤为蝶鞍内病变。不首先考虑生殖细胞瘤主要是该瘤主要好发年龄是青少年,和本例不符,且生殖细胞瘤少见如此混杂的信号表现。转移瘤诊断要点是原发病史及多发病灶,明显不符。脑膜瘤主要是信号不符。动脉瘤直径达4cm的较少,且未见明显血流空信号,也与本题不符。

【考点】颅脑肿瘤影像学征象。☆☆

【难度】难

提问2:【答案】ACD

【解析】颅咽管瘤可向第三脑室生长。MRI上T_1WI上与脑灰质相比呈稍低的信号;T_2WI上病灶边界较清晰,呈明显高低混杂信号,瘤内可见点状及短线状低信号及斑片状、条片状高信号,形成混杂信号表现。增强扫描明显不均匀细网状强化。垂体可见,说明病灶位于鞍上。

【考点】颅脑肿瘤影像学征象。☆☆

【难度】难

提问3:【答案】ACF

【解析】此题考查颅脑肿瘤的X线诊断,颅咽管瘤好发于鞍区,常伴蛋壳样钙化。颅内有钙化的肿瘤在X线平片上也可能看到钙化,但仅凭X线平片已经不是目前的主流诊断手段了。

【考点】颅脑肿瘤的X线诊断。☆

【难度】难

提问4:【答案】ABCE

【解析】此题考查颅咽管瘤的鉴别诊断。本题中除了选项D、F外,其余都可发生于鞍区或鞍上,因此均可列入鉴别诊断考虑之列。选项A、B、E具体的鉴别情况请参照本案例提问1的解析。选项C和颅咽管瘤的鉴别诊断主要要注意,动脉瘤和载瘤动脉关系密切,MRI有流空信号,CTA或MRA可见血流。选项F不出现在鞍区。

【考点】颅脑肿瘤的鉴别诊断。☆☆

【难度】难

提问5:【答案】BE

【解析】生殖细胞瘤好发于儿童和青少年,女性稍多于男性。临床症状以多饮多尿、闭经等下丘脑-垂体轴受损症状及视力下降为主。血清或脑脊液β-hCG可升高。颅内生殖细胞肿瘤最好发于松果体区,其次为鞍上区。影像表现以实性为主,部分可见囊变,钙化及出血少见。CT平扫呈稍高密度,MRI扫描T_1WI、T_2WI均为等或稍高信号。增强扫描呈明显均匀强化。垂体瘤向鞍上生长时也应和颅咽管瘤鉴别。动脉瘤和载瘤动脉关系密切,MRI有流空信号,CTA或MRA可见血流。鞍区脑膜瘤大多符合一般脑膜瘤的信号或密度特点,和颅咽管瘤的囊实性表现有差别。转移瘤需要有临床病史的支持,诊断把握才比较大。

【考点】颅脑肿瘤的鉴别诊断。☆☆

【难度】难

案例三:患者,男,40岁,主诉:外伤后发现颅内占位25d。现病史:患者25d前因意外致全身多处外伤,急诊查头颅CT未见明显外伤性病灶,但鞍上可见占位,入院前(含外伤后)均无头晕,无视力下降、心悸、烦躁、大汗,无恶心、呕吐,无眩晕,无多饮多食。既往史:肺结核已痊愈。体格检查:眼球运动正常,双侧瞳孔等大同圆,光反射存在,鼻唇沟对称,伸舌居中,四肢感觉正常,双侧肢体肌力肌张力正常,病理征阴性。实验室检查:促肾上腺皮质激素132.2ng/L,余甲状腺功能五项检查、生长激素、促黄体生成素、催乳素均在正常范围。

提问1:患者进一步行MRI增强扫描,病灶位于鞍上,呈囊实性表现,直径约4cm,瘤内可见点状及短线状T_1WI高低混杂信号,增强扫描明显强化,且强化不均匀,垂体未见异常,该患者最可能的诊断结果是

A. 颅咽管瘤　　　　　　　　B. 垂体瘤

C. 生殖细胞肿瘤　　　　　　D. 转移瘤

E. 脑膜瘤　　　　　　　　　F. 动脉瘤

提问2:以下哪些征象符合该肿瘤的影像特点

A. CT表现为等/稍高密度的鞍上占位性病变伴钙化

B. 增强扫描瘤体强化较均匀

C. MRI表现信号混杂

D. DWI一般为低信号

E. 增强扫描可见粗大供血动脉

F. 正常垂体显示不清

提问3:该患者的颅骨X线片可能的表现有

A. 蝶鞍后床突及鞍背低下形成短鞍背

B. 鞍内钙化斑

C. 蝶鞍前后径相对增大

D. 脑膜中动脉压迹增宽

E. 颅缝分离、脑凹压迹增多

F. 鞍上蛋壳样钙化

提问4:本病鉴别诊断还应考虑以下哪些疾病

A. 脑膜瘤　　　　　　　　　B. 垂体瘤

C. 动脉瘤　　　　　　　　　D. 三叉神经瘤

E. 生殖细胞瘤　　　　　　　F. 听神经鞘瘤

提问5:鞍上区颅咽管瘤易被误诊为

A. 胶质瘤　　　　　B. 垂体瘤　　　　　C. 动脉瘤

D. 转移瘤　　　　　E. 生殖细胞瘤　　　F. 脑膜瘤

提问6:关于本例肿瘤的表述,下列哪些正确

A. 颅咽管瘤是一种生长缓慢的先天性表皮源性肿瘤

B. 虽然 WHO 认为该肿瘤组织学性质为良性,但其临床表现出侵袭性生长的生物学行为,容易复发。

C. 与垂体大腺瘤区别是,垂体瘤位于鞍内,垂体显示不清,可突破鞍膈向鞍上生长。肿瘤内部钙化少见

D. 颅咽管瘤临床表现与垂体腺瘤有相似之处,包括下丘脑症状、垂体功能障碍、视觉受损等。

E. 颅咽管瘤与鞍上脑膜瘤的均可能有肿瘤钙化

F. 颅咽管瘤常见蛋壳样钙化

案例四:患者,男,52 岁,主诉:头痛并左颊黏膜麻木 2 年。行头颅 MRI 扫描示:.左侧梅克尔腔扩大,局部可见信号混杂占位,呈囊实性,实性部分强化较明显,脑脊液信号被肿瘤信号取代,推压左侧视束、乳头体、中脑大脑脚、脑桥、小脑、基底动脉及左侧大脑后动脉,受推压脑组织未见明显异常信号,血管未见明显狭窄。

提问1:此病变较大时可能累及以下哪些区域

A. 中后颅窝区　　　　　B. 前颅窝区

C. 第三脑室内　　　　　D. 桥小脑角区

E. 鞍区　　　　　　　　F. 第四脑室

提问2:梅克尔腔内所含结构是哪些

A. 三叉神经半月神经节　B. 脑实质

C. 脑脊液　　　　　　　D. 脑膜

E. 面神经　　　　　　　F. 动眼神经

提问3:梅克尔腔最常见以下哪一项占位性病变

A. 脑膜瘤　　　　　　　B. 神经鞘瘤

C. 转移瘤　　　　　　　D. 表皮样囊肿

E. 胶质瘤　　　　　　　F. 动脉瘤

提问4:本病例的诊断及鉴别诊断包括以下哪些可能

A. 透明细胞脑膜瘤　　　B. 听神经鞘瘤

C. 三叉神经鞘瘤　　　　D. 脊索瘤

E. 室管膜瘤　　　　　　F. 动脉瘤

提问5:以下表述正确的是

A. 三叉神经鞘瘤为起源于三叉神经半月节或三叉神经鞘的脑外良性肿瘤

B. 骑跨于中后颅窝之间呈哑铃状是三叉神经鞘瘤典型的形态特征

提问6:【答案】ABCDEF
【解析】鞍上脑膜瘤多见于成年人,患者有视力下降、偏盲、视盘萎缩而无内分泌功能改变及下视丘损害症状。肿瘤一般源于鞍结节、鞍隔或鞍旁。冠状位扫描肿瘤不源于鞍内,蝶鞍不扩大,CT 示脑膜瘤伴有骨质增生,钙化略多,囊变少。MRI 示 T₁低信号,T₂WI 与脑灰质信号相似,CT 及 MRI 强化程度高。脑膜瘤常见钙化,形式多样,较大的垂体瘤起源于垂体,导致垂体显示不清。
【考点】颅咽管瘤的鉴别诊断。☆☆
【难度】难

提问1:【答案】AD
【解析】病灶较大,所以可跨越中后颅窝,累及桥小脑角区。病灶的定位对定性诊断是有帮助的。
【考点】颅脑的解剖学基础。☆☆
【难度】中

提问2:【答案】ACD
【解析】梅克尔腔在 MRI 上显示比较清楚,了解其内的解剖组成,有利于理解其内病变的来源。
【考点】颅脑的解剖学基础。☆
【难度】难

提问3:【答案】B
【解析】正是因为其内解剖结构内主要为三叉神经半月结,所以以神经源性瘤/神经鞘瘤为常见。
【考点】颅脑肿瘤的鉴别诊断。☆☆
【难度】难

提问4:【答案】ABC
【解析】此题考查三叉神经鞘瘤的鉴别诊断。梅克尔腔囊实性病变首先要考虑三叉神经鞘瘤,但是要充分考虑到透明细胞型脑膜瘤的可能性。透明细胞型脑膜瘤具有以下特点:①发病年龄明显低于一般脑膜瘤;②最常见受累部位为小脑脑桥角(CPA)区和椎管;③影像学表现与一般脑膜瘤相似,但是与一般脑膜瘤相比更容易出现囊变区;④作为 WHO Ⅱ级肿瘤,易复发、局部侵犯,甚至可出现转移播散。此外,桥小脑角区也是听神经鞘瘤的好发位置。此外听神经瘤较大时也可向前延伸到该区域,所以应该考虑此鉴别诊断。
【考点】三叉神经鞘瘤的鉴别诊断。☆☆
【难度】难

提问5:【答案】ABD
【解析】此题考查颅脑肿瘤的影像诊断。由于三叉神经鞘瘤的信号与听神经鞘瘤相似,所以二者之鉴别只能有赖于肿瘤的部位以及邻近骨改变。三叉神经鞘瘤通常居桥小脑角的上部,中心位置偏前方,三叉神经鞘瘤多骑跨于中后颅窝呈哑铃状生长;肿瘤侧颞骨岩尖有骨破坏或中颅凹有骨缺损。三叉神经增粗而第Ⅶ和第Ⅷ神经束无增粗。轴位并冠状扫描有助于显示上述肿瘤的特点。三叉神经鞘瘤不是颅内最常见的神经鞘瘤,而是听神经瘤。
【考点】三叉神经鞘瘤的影像表现。☆☆
【难度】难

C. 三叉神经鞘瘤是颅内神经瘤中最多见的一种

D. 三叉神经鞘瘤可突破颅中窝底而突入颞下窝,亦可膨胀性生长,伴有岩骨尖骨质的吸收

E. 三叉神经瘤可沿内听道侵犯

F. 以上都正确

提问 6:以下关于本例病变的表述哪些**不正确**

A. MRI 可清晰地显示三叉神经的解剖,准确评价三叉神经病变

B. CT 可观察颅底的神经孔道,同时也为临床外科、放疗科提供了颅底和面部的解剖

C. 对于三叉神经鞘瘤的诊断,MRI 相比 CT 并不具有更多的优势

D. CT 检查应采用薄层螺旋扫描,范围从眶顶至下颌骨,并进行矢状、冠状位或多平面重组

E. MRI 软组织对比度高,可明确鉴别所有听神经鞘瘤与三叉神经鞘瘤

F. 三叉神经瘤的信号与听神经瘤相似,二者鉴别主要依靠肿瘤的部位以及邻近骨改变

案例五:患者,男,72 岁,突发头痛,伴言语不利,口角歪斜右侧肢体活动不利。既往史:无多饮多食,高血压 40 年,不规律服药。体格检查:双侧瞳孔等大同圆,光反射存在,右侧肢体肌力肌张力 0 级,病理征阳性。

提问 1:患者急诊入院,如果需行影像学检查,适合的检查为

A. 脑动脉造影

B. 颅脑磁共振平扫

C. 头颅 CT 平扫

D. 头颅 CT 增强扫描

E. 头颅 CT 血管造影

F. 脑血管造影 /DSA

提问 2:患者 CT 扫描均可能出现哪些征象

A. 左侧大脑半球团块高密度影

B. 左侧大脑半球大片状低密度影

C. 老年性脑改变

D. 左侧脑室受压

E. 脑室内高密度影

F. 右侧侧脑室受压

提问 3:如果患者行头颅 CT 扫描后,颅内未见阳性改变,下列哪些选择是正确的

A. 头颅 CT 未发现阳性征象,可除外脑梗死

提问 6:【答案】CE

【解析】此题考查三叉神经鞘瘤的影像诊断。CT、MRI 可清晰地显示三叉神经的解剖,准确评价三叉神经病变。CT 可观察颅底的神经孔道,同时也为临床外科、放疗科提供了颅底和面部的解剖。神经管增大或破坏为神经受累的间接征象。神经血管周围脂肪垫的消失也是神经受累的另一重要征象。CT 检查应采用薄层螺旋扫描,范围从眶顶至下颌骨,并进行矢状、冠状位或多平面重组。MRI 软组织对比度高,可详细观察三叉神经病变的范围,除了全脑的 T_2WI 检查,还应包括平扫和增强颅底轴位和冠状位高分辨 T_1WI。对比增强脂肪抑制图像对于评价肿瘤的神经周围侵犯很有价值。听神经鞘瘤与三叉神经鞘瘤都是一类肿瘤,信号上比较类似。主要靠发生位置区分,可以通过肿瘤的中心位置或邻近骨改变情况推断,但病灶较大或发生位置不典型时不易区分。

【考点】三叉神经鞘瘤的诊断和检查方法。☆☆

【难度】难

提问 1:【答案】BC

【解析】本例患者急诊来院,怀疑急性脑血管病,CT 平扫是最简单快速的影像学检查方法。如果条件具备 MRI 也是很好的方法,但是需要患者能配合检查。在具备脑卒中中心的医院,如果怀疑超急性 / 急性脑梗死,CT 平扫排除脑出血后,还可进行 CTA、CT 或 MRI 灌注扫描全面评价,为治疗提供充分依据。脑血管造影通常不用于脑梗死的诊断,但是超急性期或急性期患者可以在脑血管造影的基础上进一步介入治疗使血管再通。

【考点】急性脑血管病影像检查适应证。☆☆

【难度】易

提问 2:【答案】ABCDE

【解析】此题考查颅脑急症影像诊断,由于患者肢体症状为右侧,应该多在左侧大脑半球出现问题。如果做出现高密度影提示出血,出现低密度影提示梗死。同侧脑室受压为占位效应的表现,颅内血肿及较大面积的急性期脑梗死均可形成占位效应。如果是出血,邻近脑室系统时可破入脑室。老年性脑改变属于其他改变,和急性脑血管病无关,但也会出现在 CT 表现中。

【考点】急性脑血管病的 CT 表现。☆☆

【难度】易

提问 3:【答案】BCD

【解析】此题考查颅脑急症影像诊断,梗死发病 24h 内,CT 可无阳性发现,MRI 对于超急性期梗死显示优于 CT,可依诊治需要及设备人员条件等选用。

【考点】颅脑疾病 / 脑血管病影像检查适应证。☆☆

【难度】易

B. 头颅 CT 未发现阳性征象,不能完全除外脑梗死

C. 暂时可排除脑出血

D. 如条件允许,可行 MRI 扫描

E. 无论何种情况立即行 MRI 扫描

F. 立即行颈动脉超声检查

提问 4:头颅 CT 未发现阳性征象,如果患者行 MRI 扫描,可能出现哪些征象

A. 左侧大脑半球长 T_1、长 T_2 信号影

B. 病变区 DWI 呈明显高信号

C. 中线结构右移

D. 脑室受压

E. 左侧大脑半球团块状高信号影

F. 病变区 ADC 图呈明显低信号

提问 5:如果患者行 MRI 扫描,显示左侧大脑半球长 T_1、长 T_2 信号影,累及额颞顶叶,病变区 DWI 呈明显高信号,以下表述哪些正确

A. 最可能诊断为脑出血

B. 最可能为左侧大脑中动脉狭窄或闭塞

C. 最可能诊断为急性期脑梗死

D. 最可能为左侧大脑后动脉狭窄或闭塞

E. 最可能受累动脉为脑膜中动脉

F. 最可能诊断为脑肿瘤

提问 6:如果此患者最初 CT 平扫显示左侧基底节区团状高密度影,一周后复查 MRI,以下表述哪些正确

A. 最可能诊断为脑出血

B. 病变在 T_1WI 上出现高信号

C. 病变在 T_2WI 均为低信号

D. 病变整体 T_2WI 上为高信号边缘呈低信号环

E. 病变周围可见水肿

F. 最可能诊断为脑肿瘤

案例六:患者,女,38 岁,因头痛 10d,加重伴恶心 1d 入院。头痛为额颞部胀痛,无肢体活动不灵,无复视及视物不清。门诊诊断为枕大神经痛,药物治疗头痛减轻。半天前无明显诱因再次出现头痛,伴恶心,无发热。神经系统查体:神志清,精神不振,颈略抵抗,颏胸距 2 横指,余无异常。腰穿脑脊液压力:143mmH$_2$O。

提问 4:【答案】ABCDF
　　【解析】此题考查颅脑急症影像诊断。MRI 对于超急性期脑梗死的诊断非常敏感,DWI 信号增高是其特征性表现,在 DWI 基础上的 ADC 图表现为信号减低。
　　【考点】脑梗死的 MRI 诊断。☆☆
　　【难度】易

提问 5:【答案】BC
　　【考点】脑梗死的 MRI 诊断及鉴别诊断。☆☆
　　【难度】易

提问 6:【答案】ABE
　　【解析】此题考查颅脑出血性疾病的 CT 及 MRI 表现。CT 高密度,结合临床考虑颅内血肿。一周左右的血肿应该处于亚急性早期阶段,此时 T_2WI 多为低信号,T_1WI 开始出现高信号表现。选项 C 是急性期血肿表现。选项 D 是慢性期血肿表现。
　　【考点】颅内血肿的 MRI 信号特点。☆☆
　　【难度】难

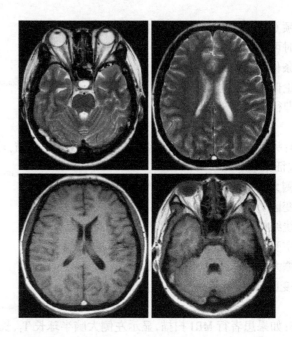

提问 1：【答案】CE
【解析】此题考查颅脑静脉窦血栓的影像表现。血栓形成的静脉窦增粗、流空效应消失，初期呈等 T_1、长 T_2 信号影，1~2 周后呈短 T_1、长 T_2 信号；此外还有脑水肿、静脉性脑梗死，其 DWI 表现为：①不均匀信号强度，显示为高低混杂信号；②多灶性高信号，与急性动脉性脑卒中所见者相似；③血管内血栓呈高信号伴或不伴实质性损害。MRV 上显示血流信号中断。
【考点】颅脑血管疾病／静脉窦血栓的诊断要点。☆☆
【难度】难

提问 2：【答案】BCD
【考点】颅脑静脉窦解剖基础。☆
【难度】难

提问 3：【答案】BC
【解析】此题考查颅脑静脉窦血栓的影像表现。CT 静脉成像（CTV）及磁共振静脉成像（MRV）可显示静脉窦完全或部分充盈缺损，可了解静脉血栓闭塞部位、范围、侧支循环等。
【考点】颅脑血管疾病／静脉窦血栓的诊断要点。☆☆
【难度】难

提问 4：【答案】B
【考点】颅脑血管疾病／静脉窦血栓的检查技术。☆☆
【难度】难

提问 1：根据图像，以下描述正确的是
A. 诊断为动静脉畸形
B. 左侧静脉窦异常信号
C. 右侧静脉窦异常信号
D. 诊断为硬膜下出血
E. 诊断为静脉窦血栓
F. 诊断为硬膜外出血

提问 2：图中所示病变累及范围包括以下哪些部位
A. 上矢状窦
B. 乙状窦
C. 右侧横窦
D. 窦汇
E. 直窦
F. 以上均正确

提问 3：该患者如需进一步检查，可选用下列哪种检查方法
A. 颅脑 X 线平片
B. CT 静脉成像
C. 磁共振静脉成像
D. 核素显象
E. PET-CT
F. 超声检查

提问 4：根据图像指出相应的检查方法

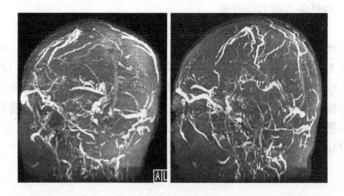

A. CT 静脉成像　　　　　B. 磁共振静脉成像

C. 磁共振动脉成像　　　　D. CT 动脉成像

E. 脑血管造影　　　　　　F. CT 灌注检查

提问 5:根据上题所提供的图像,该项检查可以提供哪些信息

A. 可以显示静脉窦完全或部分充盈缺损

B. 可以显示静脉血栓闭塞部位

C. 可以显示静脉血栓闭塞范围以及侧支循环

D. 是诊断本病的金标准

E. 因为伪影及重建技术等因素,可能会影响诊断

F. 以上均正确

提问 6:本例疾病如需 DSA 检查,以下表述正确的是

A. DSA 用于不能做 MRI 和 MRV,或诊断不清特别是孤立的皮层静脉血栓形成的患者

B. 典型征象为静脉或静脉窦部分或完全充盈缺损

C. DSA 可动态观察血管内血栓形成的变化,为临床治疗,尤其是介入治疗提供客观依据

D. DSA 显示脑动静脉循环时间(从颈内动脉颅内段显影开始,至静脉侧窦显影消失)均明显延长

E. 静脉期如见皮层静脉显示差或突然截断,提示脑皮层静脉血栓形成

F. DSA 可能发生造影剂意外事件,检查前需充分做好术前准备

案例七:患者,男,53 岁,无诱因左侧肢体无力,加重 2d,体温 40℃,下午 4:00 癫痫发作,傍晚意识不清,视物模糊。

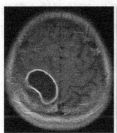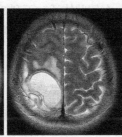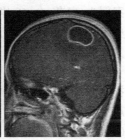

提问 1:根据图像所示,该患者影像学表现为

A. 病变内部呈长 T_2 信号　　　　B. 壁呈等 T_2 信号

C. 病变周围可见水肿信号　　　　D. 壁光滑

E. 增强后为环形强化　　　　　　F. 增强后无强化

提问 2:下列哪一(几)项诊断优先考虑

A. 脑转移瘤　　　　　　　　　　B. 脑脓肿

C. 星形细胞瘤　　　　　　　　　D. 脑膜瘤

E. 表皮样囊肿   F. 神经鞘瘤

提问 3:对于图中所示病灶壁的描述,下列哪(几)项说法是正确的

A. 内层为炎症细胞带   B. 中层为肉芽和纤维组织
C. 外层是神经胶质层   D. 内层为肉芽及纤维组织
E. 内层为干酪坏死层   F. 外层为水肿带

提问 4:关于本病的鉴别诊断,以下哪些疾病应该考虑

A. 脑转移瘤   B. 颅内结核
C. 脑淋巴瘤   D. 脑膜瘤
E. 脑胶质瘤   F. AVM

提问 5:本病与脑转移瘤的鉴别诊断要点,包括下列哪(几)项

A. 病史   B. 病程
C. 壁的形态   D. 扩散加权序列信号特点
E. 部位   F. 大小

提问 6:关于本病的 MRI 表现,下列哪(几)项表述正确

A. 脓液 DWI 低信号
B. 脓肿壁可分层
C. 脓肿壁不强化
D. DWI 表现是本病与转移瘤鉴别诊断的重要依据
E. 病变的部位是本病与转移瘤鉴别诊断的重要依据
F. 病史和病程是本病与转移瘤鉴别诊断的重要依据

案例八:患者,女,68 岁,右侧肢体活动不利 8d。有风湿性心脏病史 12 年。CT 平扫示:脑桥左侧卵圆形低密度灶,边界清,直径约为 0.8cm。

提问 1:脑部腔隙性病灶包括以下哪些情况

A. 腔隙性脑梗死   B. 脱髓鞘病变
C. 血管周围间隙扩张   D. 脑软化灶
E. 急性脑出血灶   F. 脑转移灶

提问 2:本病例最可能的诊断不包括

A. 硬膜下出血   B. 蛛网膜下腔出血
C. 脑桥梗死   D. 硬膜外出血
E. 脑桥血肿   F. 脑桥海绵状血管瘤

提问 3:为进一步确诊可选做下列哪(几)项检查

A. 脑血流图   B. 脑电图

提问 3:【答案】ABC
【解析】脓肿壁是影像学上有时候可以看到两层或三层结构,这和其病理上的表现是对应的。内层为炎症细胞,中层为肉芽和纤维组织,外层为神经胶质层。影像学上如果能发现厚壁分层表现,对脓肿的诊断是非常有利的。
【考点】颅脑疾病诊断要点。☆☆
【难度】难

提问 4:【答案】ABE
【解析】参见提问 2,另外颅内结核也可形成结核脓肿,表现和脑脓肿有相似之处,但结核病灶往往还能看到其他结核肉芽肿或结核脑膜炎的表现。
【考点】脑脓肿鉴别诊断。☆☆
【难度】难

提问 5:【答案】ABCD
【解析】此题考查脑脓肿和颅脑囊性占位鉴别诊断。脑脓肿可能有发热病史,脑转移瘤病程相对较短,可能有原发肿瘤病史。强化方式:脑脓肿为薄壁,较光滑;脑转移瘤壁薄厚不均匀,可见壁结节。DWI 序列:脑脓肿为高信号,脑转移瘤多为低信号。
【考点】脑脓肿鉴别诊断。☆☆
【难度】难

提问 6:【答案】BDF
【解析】此题考查颅脑感染性疾病的诊断及鉴别诊断。参见本案例其他提问的解析。
【考点】脑脓肿的鉴别诊断。☆☆
【难度】难

提问 1:【答案】ABCD
【解析】腔隙灶时影像学上一个比较中性的用词,指的时体积比较小的病灶,一般小于 1~1.5cm,这类病灶在 CT 上一般为低密度。腔隙灶可以时急性期的小梗死灶,也可以时小的脱髓鞘病灶,或者时血管间隙扩张、各种小软化灶等。因为密度体积接近,CT 上往往无法确切区分这些病灶,因此用腔隙灶来描述和诊断。如果将腔隙灶等同于腔隙性脑梗死灶则是不准确的。
【考点】腔隙灶的影像诊断。☆☆
【难度】易

提问 2:【答案】ABDEF
【解析】A、B、D、E 均为出血性改变,密度上为高密度,F 一般也是稍高密度影,明显和本例不符。
【考点】颅脑缺血性疾病鉴别诊断。☆☆
【难度】易

提问 3:【答案】C
【解析】MRI 的 DWI 序列可以有效区分出急性期腔隙性脑梗死灶,此类病灶在 DWI 为高信号,其余为等或低信号。对于其他类型的腔隙灶也可以一定程度上区分。
【考点】脑血管病检查方式选择。☆
【难度】中

C. MRI 检查　　　　　　　　　D. CT 增强扫描

E. 脑血管造影　　　　　　　　F. 超声检查

提问 4:与本例影像学表现类似,需要进行鉴别诊断的是

A. 脑软化灶　　　　　　　　　B. 脑囊虫病

C. 脑出血　　　　　　　　　　D. 星形细胞瘤

E. 脑动脉瘤　　　　　　　　　F. 脑海绵状血管瘤

提问 5:对于问题 4 中所需要的鉴别诊断,以下表述**不正确**的是

A. 鉴别诊断依靠 CT 平扫中的密度差异非常可靠

B. 鉴别诊断依靠 MRI 平扫中 T_1WI 的信号差异非常可靠

C. 鉴别诊断依靠 MRI 平扫中 DWI 序列的信号差异非常可靠

D. 鉴别诊断依靠 CT 增强扫描

E. 鉴别诊断依靠 MRI 增强扫描

F. 鉴别诊断依靠病史

提问 6:该患者进一步行 MRI 检查,有可能出现下列哪(几)个征象

A. 脑桥左侧卵圆形长 T_1 信号影

B. 脑桥左侧卵圆形长 T_2 信号影

C. 脑桥左侧卵圆形 DWI 高信号

D. 脑桥左侧卵圆形 FLAIR 高信号

E. 脑桥左侧卵圆形 ADC 低信号

F. 以上均不可能

提问 4:【答案】A

【解析】实际工作中,脑桥低密度灶包括急性腔隙性脑梗死灶和软化灶,两者均不少见,需鉴别诊断。

【考点】颅脑缺血性疾病鉴别诊断。☆☆

【难度】中

提问 5:【答案】ABDE

【解析】脑桥低密度灶急性腔隙性脑梗死灶和软化灶均不少见,需鉴别诊断。MRI 中的 DWI 序列比较敏感和特异,鉴别诊断比较有利,临床病史也需要了解,对鉴别诊断很有帮助,尤其是临床高度怀疑急性期脑梗死的患者。

【考点】急性脑梗死的影像鉴别诊断。☆☆

【难度】易

提问 6:【答案】ABCDE

【解析】本题是非常基础的内容,选项 A~E 为典型的急性期脑梗死的 MRI 信号特点,请牢记,再结合临床病史,诊断脑梗死比较有把握。

【考点】急性脑梗死的 MRI 诊断。☆☆

【难度】易

第二章 头颈部

1. 【答案】B
   【解析】此题主要考查对眼眶爆裂骨折的定义及好发部位的掌握,眼眶内壁及下壁骨质菲薄,是爆裂骨折的好发部位;眶壁骨折常伴邻近软组织损伤及累及毗邻鼻窦及颅底。
   【考点】眼眶爆裂骨折定义及好发部位。☆☆
   【难度】中

2. 【答案】E
   【解析】此题主要考查对眼眶CT断面解剖的掌握。
   【考点】眼眶CT断面解剖。☆☆
   【难度】易

3. 【答案】B
   【解析】此题主要考查对视神经管解剖的掌握,视神经管由蝶骨小翼的两个根及蝶窦外上壁共同构成。
   【考点】视神经管解剖。☆☆
   【难度】易

4. 【答案】C
   【考点】喉CT冠状位解剖。☆☆
   【难度】中

5. 【答案】E
   【解析】此题主要考查喉癌分型,喉癌分四型:声门上型、声门型、声门下型及贯声门型。
   【考点】喉癌分型。☆☆
   【难度】中

【A1 型题】

1. 关于眼眶骨折,以下不正确的是
   A. 眼眶内壁及下壁最易发生爆裂骨折
   B. 眼眶内壁及外壁最易发生爆裂骨折
   C. 眼眶内壁骨折可伴有同侧筛窦积血,内直肌增粗、移位
   D. 眼眶下壁骨折常见上颌窦积液或积血
   E. 眼眶上壁骨折须观察前颅底有无损伤

2. 眼眶CT轴位难以在同一层面中显示全程的结构为
   A. 内直肌   B. 外直肌
   C. 眶外壁   D. 视神经
   E. 下直肌

3. 视神经管由下列哪些结构构成
   A. 蝶骨大翼   B. 蝶骨小翼
   C. 蝶骨体   D. 眶内壁
   E. 眶外壁

4. 关于喉的CT冠状位,以下提法错误的是
   A. 自上而下可以显示室带、喉室、声带及两侧的喉旁间隙
   B. 室带上方为杓会厌皱襞和会厌
   C. 室带下方为声门下区
   D. 软骨结构自上而下为舌骨、甲状软骨、杓状软骨、环状软骨
   E. 杓会厌皱襞外侧可见梨状窝

5. 喉癌依据解剖位置分为四型,不包括
   A. 声门上型   B. 声门型
   C. 声门下型   D. 贯声门型
   E. 全声门型

6. 关于筛窦开口的叙述,正确的是
    A. 前组开口于下鼻道
    B. 后组开口于下鼻道
    C. 中组开口于中鼻道
    D. 后组开口于上鼻道
    E. 前组开口于上鼻道

7. 诊断哪种耳部疾病首选 HRCT
    A. 外中耳畸形
    B. 中耳炎性病变
    C. 内耳畸形
    D. 颞骨外伤
    E. 以上都是

8. 有关咽的分部,下列哪项正确
    A. 鼻咽、口咽、喉咽
    B. 鼻咽、口咽、舌咽
    C. 口咽、喉咽、下咽
    D. 舌咽、口咽、喉咽
    E. 鼻咽、口咽、下咽

9. 有关咽隐窝的说法,以下**错误**的是
    A. 位于鼻咽侧壁
    B. 是鼻咽癌好发部位
    C. 颅底破裂孔邻接咽隐窝上界
    D. 咽隐窝变窄应警惕该部位发生病变
    E. 肿瘤发生早期 CT 即能明确诊断

10. 关于视神经鞘脑膜瘤的描述,以下**错误**的是
    A. T_2WI 一般呈低信号或等信号影
    B. 肿瘤明显强化
    C. 多有"双轨征"
    D. CT 呈略高密度,可有线状、斑片状或点状钙化
    E. 临床症状多为先出现视力下降,后出现眼球突出

11. 关于视神经鞘脑膜瘤的描述,以下**错误**的是
    A. T_2WI 一般呈高信号
    B. 增强后明显强化
    C. 多有"轨道征"
    D. 视神经呈管形、梭形增粗
    E. CT 呈略高密度,可有线状、斑片状或点状钙化

12. 视神经鞘脑膜瘤最具有诊断意义的征象是
    A. T_2WI 一般呈等、低信号
    B. 增强后明显强化
    C. MRI 增强呈"轨道征"或"袖管征"
    D. 视神经呈管形、梭形增粗
    E. CT 呈略高密度,可有线状、斑片状或点状钙化

6.【答案】D
  【解析】前、中组筛窦引流入筛漏斗,后组开口于上鼻道或蝶筛隐窝。
  【考点】筛窦的引流。☆
  【难度】中

7.【答案】E
  【解析】此题主要考查对外中内耳畸形、炎性病变及外伤的影像学检查方法选择原则,高分辨率 CT(HRCT)对骨质发育异常、骨折及中耳炎性病变导致气腔含气减少均可准确检出。
  【考点】颞骨 HRCT 的适应证。☆☆
  【难度】易

8.【答案】A
  【解析】此题主要考查对咽部解剖的掌握,咽部分鼻咽、口咽、喉咽。
  【考点】咽部解剖。☆☆
  【难度】易

9.【答案】E
  【解析】此题主要考查对鼻咽部解剖及检查方法优选的掌握。
  【考点】鼻咽部咽隐窝解剖及增强 MRI 的价值。☆☆
  【难度】中

10.【答案】E
  【解析】视神经鞘脑膜瘤典型的临床症状为先出现眼球突出,后出现视力下降。
  【考点】视神经鞘脑膜瘤典型的临床症状。☆
  【难度】中

11.【答案】A
  【解析】视神经鞘脑膜瘤典型的 MRI 信号表现与视神经鞘脑膜瘤的分型有关,脑膜上皮型在 T_1WI 和 T_2WI 信号常呈等信号,砂粒体型脑膜瘤在 T_1WI 和 T_2WI 信号常呈低信号。
  【考点】视神经鞘脑膜瘤的影像学表现。☆☆
  【难度】易

12.【答案】C
  【解析】视神经鞘脑膜瘤典型的 MRI 表现为增强后肿块明显强化,位于肿块中央的视神经不强化,即轴位呈"轨道征"、冠状位呈"袖管征"。
  【考点】视神经鞘脑膜瘤的典型影像学表现。☆☆
  【难度】易

13.【答案】D
　　【解析】视神经胶质瘤典型的临床症状为先出现视力下降、后出现眼球突出。
　　【考点】视神经胶质瘤典型的临床症状。☆
　　【难度】中

14.【答案】E
　　【解析】泪腺多形性腺瘤为良性病变，邻近眶壁骨质多呈受压凹陷或变薄。
　　【考点】泪腺多形性腺瘤的典型影像学表现。☆☆
　　【难度】易

15.【答案】E
　　【解析】眼眶海绵状血管瘤多位于眼眶肌锥内间隙。
　　【考点】眼眶海绵状血管瘤的影像学表现。☆☆
　　【难度】易

16.【答案】C
　　【解析】"扩散性强化"是确诊眼眶海绵状血管瘤的主要征象。
　　【考点】眼眶海绵状血管瘤的影像学表现。☆☆
　　【难度】易

17.【答案】C
　　【解析】脉络膜黑色素瘤典型形态呈蘑菇形或草伞形。
　　【考点】脉络膜黑色素瘤的影像学表现。☆☆
　　【难度】易

18.【答案】E
　　【解析】视网膜母细胞瘤CT表现为眼球内高密度肿块，内有斑片状或团块状钙化。
　　【考点】视网膜母细胞瘤的影像学表现。☆☆
　　【难度】易

13. 关于视神经胶质瘤的描述，以下选项**错误**的是
　　A. T_2WI 一般呈等高信号
　　B. 增强后中度或明显强化
　　C. 视神经呈管形、梭形增粗
　　D. 临床症状多为先出现眼球突出，后出现视力下降
　　E. 可累及视神经各段、视交叉及视束

14. 关于泪腺多形性腺瘤的描述，以下**错误**的是
　　A. MRI 上多呈长 T_1 长 T_2 信号，信号不均匀
　　B. 增强后不均匀强化
　　C. 泪腺区无痛性包块，缓慢长大，病程较长
　　D. CT 上肿块呈等密度，密度不均匀
　　E. 邻近眶壁骨质呈虫蚀样骨质破坏

15. 关于眼眶海绵状血管瘤的描述，以下**错误**的是
　　A. T_2WI 一般呈高信号
　　B. 增强后明显强化
　　C. 动态增强呈"扩散性强化"
　　D. T_1WI 一般呈低信号
　　E. 多位于眼眶肌锥外间隙

16. 眼眶海绵状血管瘤最具有诊断意义的征象是
　　A. T_2WI 一般呈高信号
　　B. 增强后明显强化
　　C. 动态增强呈"扩散性强化"
　　D. T_1WI 一般呈低信号
　　E. 多位于眼眶肌锥外间隙

17. 关于脉络膜黑色素瘤的描述，以下**错误**的是
　　A. 成年人最常见的眼球内原发恶性肿瘤
　　B. 增强后中度至明显强化
　　C. 肿块多呈梭形
　　D. T_1WI 呈高信号、T_2WI 呈低信号
　　E. CT 呈高密度的实性肿块

18. 关于视网膜母细胞瘤的描述，以下**错误**的是
　　A. 婴幼儿最常见的眼球内原发恶性肿瘤
　　B. 增强后中度至明显强化
　　C. 主要临床表现为"白瞳征"
　　D. MRI 显示肿瘤沿着视神经蔓延和颅内蔓延最佳
　　E. CT 表现为眼球内软组织密度肿块，密度均匀

19. 根据 Mchagh 分类法,颞骨骨折最常见的类型是
    A. 纵行骨折　　　　　　B. 横行骨折
    C. 斜行骨折　　　　　　D. 线性骨折
    E. 混合型骨折

20. 慢性单纯型中耳炎影像表现**错误**的是
    A. 乳突气房密度增高
    B. 骨质增生硬化
    C. 听小骨可有吸收破坏
    D. T_1WI 等或稍高信号,T_2WI 高信号
    E. 增强扫描病变明显早期强化

21. 中耳胆脂瘤影像表现**错误**的是
    A. 病变周围骨质破坏
    B. 破坏的骨质边缘毛糙
    C. 破坏的骨质边缘增生硬化
    D. 听骨链破坏
    E. 软组织密度肿块

22. 中耳胆脂瘤影像表现**错误**的是
    A. 乳突气房密度增高
    B. 气房间隔常增生硬化
    C. 听骨链破坏
    D. T_1WI 信号不均匀,T_2WI 信号高
    E. 增强扫描病变明显强化

23. 颞骨纵行骨折常见临床特点**错误**的是
    A. 耳道出血　　　　　　B. 感音神经性耳聋
    C. 面神经麻痹　　　　　D. 脑脊液耳漏
    E. 明确外伤史

24. 关于慢性鼻窦炎并发症包括
    A. 骨髓炎　　　　　　　B. 眼眶蜂窝织炎,脓肿
    C. 球后视神经炎　　　　D. 脑膜炎,海绵窦炎
    E. 以上全部包括

25. 真菌性鼻窦炎**不包括**以下哪种类型
    A. 变应性真菌性鼻窦炎
    B. 真菌球
    C. 过敏性鼻炎
    D. 慢性侵袭性真菌性鼻窦炎
    E. 急性暴发性真菌性鼻窦炎

19.【答案】A
【解析】根据 Mchagh 分类法,根据骨折线与岩骨长轴的关系,分为3种类型:纵行骨折(约占80%)、横行骨折和混合型骨折。
【考点】颞骨骨折分型。☆
【难度】中

20.【答案】E
【解析】慢性单纯型中耳炎明显延迟强化。
【考点】慢性单纯型中耳炎影像表现。☆
【难度】中

21.【答案】B
【解析】中耳胆脂瘤上鼓室、乳突窦入口及乳突窦内软组织肿块,并骨质破坏;乳突窦入口、鼓室腔扩大,边缘光滑并有骨质增生硬化;听骨链可破坏。
【考点】胆脂瘤影像表现。☆☆
【难度】中

22.【答案】E
【解析】中耳胆脂瘤 T_1WI 与肌肉相似而低于脑组织,多不均匀,T_2WI 信号高。胆脂瘤本身无强化。
【考点】中耳胆脂瘤影像表现。☆☆
【难度】中

23.【答案】B
【解析】颞骨纵行骨折的常见临床特点是外伤史明确,多表现为耳道出血,传导性听力下降,面神经麻痹、脑脊液耳漏等。
【考点】不同类型颞骨骨折常见临床特点。☆
【难度】难

24.【答案】E
【解析】此题需要掌握鼻窦炎的眼部、颅内和骨质等常见并发症。
【考点】鼻窦炎的眼部并发症。☆☆
【难度】易

25.【答案】C
【解析】真菌性鼻窦炎的临床分型:真菌球、变应性真菌性鼻窦炎、慢性侵袭性和急性暴发性真菌性鼻窦炎。
【考点】真菌性鼻窦炎的分型。☆☆
【难度】易

26.【答案】D

【解析】此题需要掌握鼻腔和鼻窦淋巴瘤的主要影像表现。

【考点】对鼻腔和鼻窦淋巴瘤的信号、骨质改变和沿神经蔓延特点的理解。☆

【难度】中

27.【答案】E

【解析】慢性阻塞性腮腺炎以主导管扩张改变为主,而成人复发性腮腺炎多有幼年发病病史,以末梢导管扩张表现为主。

【考点】慢性阻塞性腮腺炎的诊断。☆

【难度】中

28.【答案】C

【解析】T_1期声带癌病变局限于声带,可经前后联合累及对侧声带,声带运动正常,侵及室带即 T_2 期。

【考点】早期声带癌 CT 诊断。☆☆

【难度】中

29.【答案】D

【解析】咽后组淋巴结转移为第一站。

【考点】鼻咽癌 CT 诊断。☆☆

【难度】易

30.【诊断】B

【解析】腮腺的肿瘤大多信号不均匀,良性肿瘤如常见的多形性腺瘤、腺淋巴瘤及肌上皮瘤均表现为信号不均匀,容易合并囊变,其中多形性腺瘤伴发钙化也不少见。

【考点】腮腺恶性肿瘤的典型影像或临床特点。☆☆

【难度】中

31.【答案】D

【解析】造釉细胞瘤易向唇颊侧膨胀性生长明显,房间隔粗细不均匀。

【考点】造釉细胞瘤诊断要点。☆

【难度】中

26. 关于鼻腔、鼻窦淋巴瘤的说法,下列说法**错误**的是

A. 鼻腔的淋巴瘤主要以 T/NK 细胞淋巴瘤为主。鼻窦淋巴瘤相对少见,以 B 细胞为主

B. 大部分呈等 T_1、等 T_2 信号,信号较均匀,轻 - 中度强化。DWI 呈高信号,ADC 值明显减低

C. 大部分鼻腔淋巴瘤引起的骨质破坏轻微,骨质轮廓尚存,可沿神经周围蔓延

D. 鼻腔淋巴瘤坏死多见,信号混杂

E. 好发于鼻腔前部和鼻前庭区,累及鼻翼、鼻背部皮下软组织

27. 下列哪项选项**不属于**慢性阻塞性腮腺炎的临床、影像特点

A. 合并脓肿形成时,CT 检查偶可见气体征象

B. 腮腺 X 线造影扩张导管内可见充盈缺损影

C. 腮腺 X 线造影可见涎腺导管系统的明显扩张,以主导管扩张为主

D. 好发于成人,男性患者多见

E. 多有幼年发病史,X 线造影以末梢导管扩张表现为主

28. 下列哪项**不是**早期声带癌的 CT 特点

A. CT 可表现为正常或双侧声带不对称

B. 病变可侵及前联合和后联合

C. 病变侵及室带并合并声带固定

D. 病变可累及对侧声带

E. 增强后轻度不均匀强化

29. 下列哪项征象**不属于**鼻咽癌 CT 影像表现

A. 鼻咽腔狭窄,咽隐窝不对称

B. 咽旁间隙受累变窄,可消失

C. 可侵犯颅底骨质破坏

D. 颈部胸锁乳突肌深面淋巴结肿大最常见

E. 多伴有同侧中耳乳突炎

30. 下述哪项征象**不是**腮腺恶性肿瘤的典型影像或临床特点

A. 肿块边界欠清,呈浸润性或伪足状生长

B. 肿瘤中心伴囊变、钙化,增强后不均匀强化

C. 腺样囊性癌容易侵犯面神经并沿着面神经周围生长

D. 常伴颈部肿大淋巴结

E. 黏液表皮样癌是腮腺最常见的恶性肿瘤

31. 有关造釉细胞瘤诊断要点,说法**不正确**的是

A. 是最常见的牙源性肿瘤

B. 好发于第三磨牙区和下颌升支

C. 肿瘤有囊性、实性或囊实性,膨胀性生长

D. 容易向口腔侧膨胀性生长,多房者,房隔粗细均匀

E. 肿瘤内可见到移位的牙齿,常伴牙根吸收、锯齿状改变

32. 体检发现相对固定的多发颈部肿块要首先**除外**下列哪项疾病

A. 结节性甲状腺肿

B. 肿大的淋巴结(结核或转移)

C. 神经纤维瘤或神经鞘瘤

D. 颈动脉体瘤等副神经节瘤

E. 淋巴管囊肿之类先天性囊性病变

33. 下列哪项**不符合**咽后脓肿的临床及影像学特点

A. 早期蜂窝织炎 CT 表现为椎前软组织弥漫性增厚伴椎前间隙模糊不清

B. 典型 CT 表现为偏一侧类圆形的低密度区,增强后脓肿壁环形强化

C. 与颈椎结核继发椎旁脓肿影像鉴别点在于观察邻近椎体骨质有无破坏

D. 急性咽后脓肿以 3 岁以下小儿多见,主要与上呼吸道感染有关

E. 慢性多由急性感染治疗不彻底导致

【A2 型题】

1. 患者,女,27 岁,流浓涕,伴鼻塞、嗅觉减低多年,反复发作,有过敏性鼻炎病史,查体发现鼻腔脓性分泌物,应首选何种影像检查方法

A. 鼻旁窦 X 线平片

B. 鼻旁窦 HRCT

C. 鼻旁窦 MRI 检查

D. 同位素检查

E. 超声检查

2. 如图所示:T_1WI 示右侧鼻腔、筛窦内可见呈稍长 T_1、长 T_2 信号的肿块影,增强后,肿块明显强化,信号欠均匀。肿块主要位于鼻腔偏前部分,累及右侧筛窦、右侧中鼻甲、右侧下鼻甲和钩突,突破鼻中隔累及左侧鼻腔,突破筛骨水平板向上累及额叶。右侧上颌窦内可见阻塞性炎症。右侧鼻腔筛窦病变最可能的诊断是

32.【答案】B
【解析】淋巴结病变是颈部最常见的病变,头颈部及胸腹部肿瘤均容易引起颈部淋巴结转移,另外颈淋巴结也是常见的肺外结核感染部位,近年来有明显增多趋势,所以应首先明确是否为淋巴结病变。甲状腺病变随吞咽而上下移动;颈部淋巴管瘤是先天性病变,单发常见,且多位于颈后三角,质软;颈部副神经节瘤及神经源性肿瘤多位置较深,单发多见。
【考点】不同类型淋巴结病变的特点。☆☆
【难度】中

33.【答案】E
【解析】慢性咽后脓肿多为颈淋巴结结核或颈椎结核破坏引起的寒性脓肿。
【考点】咽后脓肿的临床及影像学特点。☆
【难度】中

1.【答案】B
【解析】此题需了解鼻旁窦常用检查方法的选择。HRCT 是鼻腔鼻窦病变的首选影像方法。
【考点】此题主要考查慢性鼻窦炎的常用检查方法的选择。☆
【难度】易

2.【答案】C
【解析】嗅神经母细胞瘤累及鼻腔偏前部并向上沿嗅神经生长。
【考点】嗅神经母细胞瘤的影像表现。☆
【难度】中

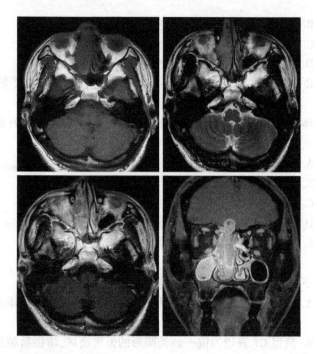

A. 腺样囊腺癌

B. 淋巴瘤

C. 右侧鼻腔筛窦嗅神经母细胞瘤

D. 鳞癌

E. 内翻乳头状瘤

3. 【答案】C

【解析】需掌握鼻腔血管瘤临床和影像学表现。

【考点】对鼻腔血管瘤外观、点到面的扩散式强化特征的认识。☆

【难度】中

4. 【答案】C

【解析】主要考查对眼眶占位性病变的临床及影像表现的掌握。中年女性，慢性起病，病程进展慢，先出现眼球突出，视力下降出现晚；视神经走行区病变，首先考虑视神经鞘脑膜瘤。

【考点】视神经鞘脑膜瘤的CT、MRI表现、好发人群与临床症状。☆☆

【难度】易

5. 【答案】C

【解析】主要考查对颈部占位病变诊断及鉴别诊断的掌握。颈动脉鞘后方走行迷走神经来源的神经鞘瘤，纵向走行，囊实性，实性部分强化。

【考点】颈部神经鞘瘤好发位置及影像表现。☆

【难度】中

3. 患者,女,35 岁,右侧鼻腔鼻塞,反复多次鼻出血,检查发现鼻中隔和右侧下鼻甲黏膜处可见暗红色肿块影。CT 示右侧下鼻道内可见异常软组织影,下鼻甲和鼻中隔骨质呈轻度受压改变,无骨质破坏。MRI 示右侧下鼻道病变呈长 T_1、明显长 T_2 信号影,增强后,病变明显强化,呈点到面的扩散式强化。诊断是

A. 腺样囊腺癌　　　　　　B. 内翻乳头状瘤

C. 血管瘤　　　　　　　　D. 鳞癌

E. 淋巴瘤

4. 中年女性,左侧眼球突出 3 年,近期出现视力下降,平扫 CT、MRI 显示左侧视神经增粗,呈 CT 稍高密度,MRI 为等信号。最有可能的诊断是

A. 炎性假瘤　　　　　　　B. 视神经炎

C. 视神经鞘脑膜瘤　　　　D. 视神经胶质瘤

E. IgG4 相关性疾病

5. 患者,女,20 岁,右颈部包块 2 年。CT 显示右侧颈动脉鞘后方 2cm×4cm 囊实性肿块,实性部分强化。最有可能的诊断为

A. 淋巴管瘤　　　　　　B. 颈动脉体瘤

C. 神经鞘瘤　　　　　　D. 鳃裂囊肿

E. 淋巴结结核

6. 患者,男,40 岁,右下颌骨膨隆。CT 示右侧下颌角一 2.5cm× 3.0cm 囊实性肿块,边缘分叶,最有可能的诊断是

A. 造釉细胞瘤　　　　　B. 含牙囊肿

C. 角化囊肿　　　　　　D. 根尖脓肿

E. 软骨瘤

7. 患者,男,20 岁,右眼拳击伤后 2h,自觉复视。应首选哪种影像学检查方法

A. 眼眶后前位片　　　　B. 眼眶 CT

C. 眼眶 MRI　　　　　　D. 眼部超声

E. 眼部核素显像

8. 患者,男,22 岁,车床工人,工作中感觉铁屑飞入眼中,查体发现右眼结膜红肿、角膜穿通伤,眼底视不清。以下影像学检查方法**不能**选哪种

A. 眼眶后前位片　　　　B. 眼眶 CT

C. 眼眶 MRI　　　　　　D. 眼部超声

E. 眼眶侧位片

9. 患者,女,27 岁,外伤后右侧眼球运动障碍 1 周,冠状位 CT 显示右侧眶下壁骨皮质中断,骨折片向内下方移位,下直肌受压并嵌顿,眶内脂肪疝入上颌窦内,右侧眼眶前缘未见骨质中断。右侧眼眶骨折类型为

A. 右侧眼眶爆裂骨折

B. 右侧眼眶直接骨折

C. 右侧眼眶复合型骨折

D. 右侧眼眶粉碎性骨折

E. 右侧眼眶撕脱骨折

10. 患儿,女,2 岁,家长发现患儿左眼白瞳 3 个月,眼部超声发现眼球内实性肿块,进一步的影像学检查应首选哪一项

A. 眼眶后前位片　　　　B. 眼眶 CT

C. 眼眶 MRI　　　　　　D. 眼部超声造影

E. 眼眶核素显像

11. 患者,女,45 岁,发现左眼泪腺区包块 5 年,缓慢长大,局部可扪及质硬包块,影像学检查应首选哪一项

A. 眼眶后前位片　　　　B. 眼眶 CT

6.【答案】A

【解析】主要考查对颌骨占位病变的掌握。

【考点】造釉细胞瘤的好发部位及影像表现。☆

【难度】中

7.【答案】B

【解析】眼眶外伤的影像检查方法主要包括 X 线片、CT、MRI 等。CT 是首选检查方法,可观察骨质的连续性及眶内软组织改变。

【考点】眼眶外伤影像检查方法的选择。☆☆

【难度】易

8.【答案】C

【解析】眼眶外伤的影像检查方法主要包括 X 线片、CT、MRI 等,CT 是首选检查方法,怀疑铁磁性异物时不能进行 MRI 检查。

【考点】眼眶外伤影像检查方法选择。☆☆

【难度】易

9.【答案】A

【解析】眼眶骨折分为爆裂骨折、直接骨折和复合型骨折;爆裂骨折表现为眶缘无骨折的眶壁骨折,直接骨折表现为有眼眶前缘骨折的眶壁骨折,复合型骨折指上述两种骨折同时存在。

【考点】眼眶骨折分型。☆☆

【难度】中

10.【答案】B

【解析】3 岁以下白瞳征患儿超声发现眼内实性肿块首先需要考虑或排除视网膜母细胞瘤。95% 的视网膜母细胞瘤的组织连续切片中可发现钙质,CT 对肿瘤钙化的显示率达 90% 以上,多数情况下 CT 即可确诊视网膜母细胞瘤,因此首选 CT。

【考点】视网膜母细胞瘤的影像检查方法的选择。☆☆

【难度】易

11.【答案】B

【解析】泪腺区肿物易累及周围骨质,良性肿物对泪腺窝区骨质为推压性改变,恶性肿块多为骨质侵蚀破坏,CT 易于观察泪腺窝区骨质有无受累及累及情况,因此首选 CT。

【考点】泪腺区肿物的影像检查方法的选择。☆☆

【难度】易

C. 眼眶 MRI　　　　　　D. 眼部超声造影

E. 眼眶核素显像

12.【答案】E

【解析】类圆形肿块、T_2WI 显示混杂的片状等信号影和高信号影可提示神经鞘瘤。鉴别诊断：①海绵状血管瘤。T_2WI 呈较均匀的高信号,病变内虽可见低信号的细线状分隔,但不会出现片状低或等信号影;增强扫描显示"渐进性强化"。②视神经鞘脑膜瘤。CT 表现呈等密度,可有钙化;增强后可见"双轨征"(轴位显示)或"袖管征"(冠状位显示)。

【考点】眼眶神经鞘瘤的 MRI 诊断。☆

【难度】中

13.【答案】A

【解析】眼眶前外上象限(泪腺窝)的椭圆形或圆形肿块及眶壁受压但无溶骨性破坏可提示泪腺多形性腺瘤(又称为泪腺良性混合瘤)。鉴别诊断：①泪腺恶性上皮性肿瘤。肿瘤形态和边缘多不规则;眶骨溶骨性破坏。②皮样囊肿。CT 呈脂肪低密度;T_1WI 呈高信号,脂肪抑制后高信号被抑制呈低信号。③炎性假瘤和淋巴增生性病变。多不规则,一般呈长扁形;无骨质受压或破坏性改变。

【考点】泪腺多形性腺瘤的影像诊断。☆☆

【难度】中

14.【答案】B

【解析】颈静脉球瘤位于颈静脉窝,MRI 表现为颈静脉窝扩大,肿块 T_1WI 呈中等信号,T_2WI 呈高信号,肿瘤内部可见血管流空,增强扫描肿瘤明显强化。典型征象是"椒盐征"。

【考点】颈静脉球瘤 MRI 表现。☆

【难度】中

15.【答案】A

【解析】中耳癌以鳞状细胞癌多见,好发年龄 40~60 岁,大多数有慢性中耳炎病史。影像表现中下鼓室为中心的软组织密度肿块,周围骨质呈溶骨性破坏,边缘多无骨硬化表现。

【考点】中耳恶性肿瘤的 CT 表现。☆☆

【难度】中

12. 患者,女,70 岁,右眼球突出 5 年,轴位 T_1WI 和 T_2WI 显示右侧眼眶肌锥内间隙类圆形肿块,边界清楚,肿块内部可见斑片状长 T_1、长 T_2 信号区,其余部分呈等 T_1、等 T_2 信号,增强轴位 T_1WI 脂肪抑制显示肿瘤不均匀强化,长 T_1、长 T_2 信号区未见明确强化,等 T_1、等 T_2 信号区明显强化,视神经受压内移,信号未见异常。最可能的诊断为

A. 眼眶淋巴管瘤　　　　B. 眼眶海绵状血管瘤

C. 眼眶静脉曲张　　　　D. 眼眶淋巴瘤

E. 眼眶神经鞘瘤

13. 患者,女,38 岁,右眼球突出 3 年,轴位 CT 显示右侧眼眶前外上象限椭圆形肿块,边界清楚,相邻眼眶外、上壁受压凹陷,肿块呈略长 T_1、略长 T_2 信号,肿块边界清楚,增强轴位 T_1WI 脂肪抑制显示右侧眼眶前外上象限肿块不均匀强化,内有低信号区。最可能的诊断为

A. 泪腺多形性腺瘤　　　B. 泪腺区皮样囊肿

C. 泪腺区炎性假瘤　　　D. 泪腺区淋巴瘤

E. 泪腺区神经鞘瘤

14. 患者,女,42 岁。右耳听力下降伴耳堵,搏动性耳鸣。根据下列影像图,印象诊断是

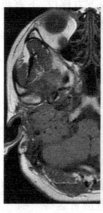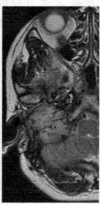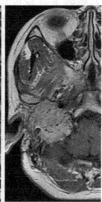

A. 脑膜瘤　　　　　　　　B. 颈静脉球瘤

C. 神经鞘瘤　　　　　　　D. 中耳癌

E. 表皮样瘤

15. 患者,男,52 岁。右耳流脓 40 余年,右耳痛、面瘫 20d。体检发现右外耳道灰白色肿物。根据图像,印象诊断是

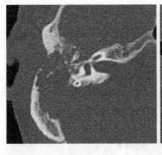
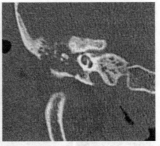

A. 中耳癌   B. 急性中耳乳突炎

C. 慢性中耳乳突炎   D. 胆脂瘤

E. 颈静脉球瘤

16. 患者,女,40 岁。车祸伤后左侧面瘫。根据下列影像图,印象诊断是

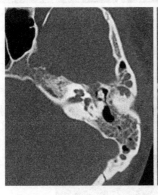
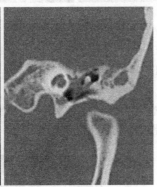

A. 颞骨横断骨折,累及听小骨

B. 颞骨纵行骨折,累及听小骨

C. 颞骨横行骨折,累及面神经管

D. 颞骨纵行骨折,累及面神经管

E. 颞骨混合型骨折,累及耳蜗

17. 患儿,女,16 岁。左耳闷堵伴疼痛近 10 年。如图所示,印象诊断是

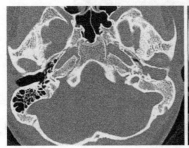
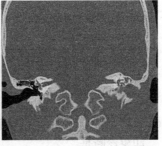

16.【答案】D

【解析】根据 Mchagh 分类法,颞骨骨折分为纵行骨折、横行骨折和混合型骨折,本病例骨折线平行于颞骨长轴,并累及面神经管而出现面瘫。

【考点】颞骨骨折的分型。☆☆

【难度】中

17.【答案】D

【解析】外耳道胆脂瘤位于外耳道内的软组织密度病变,破坏周围骨质,破坏的外耳道壁骨质边缘光整、硬化。

【考点】外耳道胆脂瘤的 CT 表现。☆

【难度】难

A. 外耳道鳞癌　　　　　　　B. 外耳道耵聍腺癌
C. 外耳道耵聍栓塞　　　　　D. 外耳道胆脂瘤
E. 外耳道膜性闭锁

18.【答案】E
　　【解析】在发育时间顺序上，最早为内耳，然后是中耳和外耳，通常认为外耳、中耳畸形常伴发，而内耳畸形多单独发生。
　　【考点】外中耳畸形的 CT 表现。☆
　　【难度】难

18. 患儿，男，9岁。右耳郭畸形，听力下降。根据下列影像图，描述**错误**的是

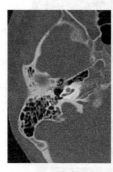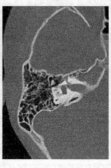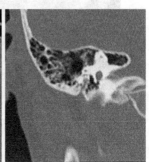

A. 外耳道骨性闭锁　　　　　B. 鼓室狭小
C. 听小骨畸形　　　　　　　D. 面神经乳突窦前移
E. 耳蜗发育不良

19.【答案】A
　　【解析】Michel 畸形为内耳发育畸形最严重的一种类型，为胚胎第3周发育障碍所致，诊断较为容易，表现为内耳结构完全未发育。
　　【考点】Michel 畸形的 CT 表现。☆
　　【难度】难

19. 患儿，女，3岁。左耳先天性感音神经性耳聋。根据下列影像图，印象诊断是

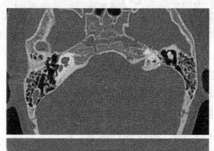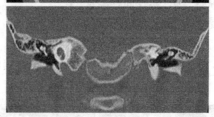

A. Michel 畸形　　　　　　　B. Mondini 畸形
C. 不完全分隔Ⅰ型　　　　　D. 耳蜗未发育
E. 共腔畸形

20.【答案】C
　　【解析】内耳道内有4根神经走行，前上方是面神经、前下方是蜗神经，后上方是前庭上神经、后下方是前庭下神经，本图中左侧内耳道狭窄，前下方神经显示不清，提示蜗神经发育不良。
　　【考点】蜗神经发育不良的 MRI 表现。☆
　　【难度】难

20. 患者，女，27岁。左耳自幼感音神经性耳聋。根据下列影像图，印象诊断是

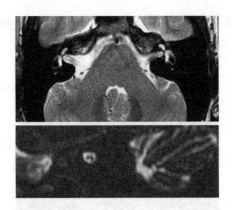

A. 左耳蜗发育不良　　　　B. 左面神经发育不良

C. 左蜗神经发育不良　　　　D. 左前庭上神经发育不良

E. 左前庭下神经发育不良

21. 患者,女,24岁。左耳流脓、听力下降、耳鸣多年,如图所示,印象诊断是

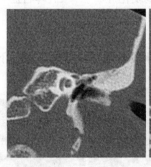 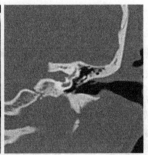

A. 急性中耳炎　　　　　　B. 慢性单纯性中耳炎

C. 慢性肉芽肿性中耳炎　　　D. 胆脂瘤

E. 中耳结核

22. 患者,女,62岁。既往有右侧中耳炎病史,现右侧耳鸣,传导性耳聋。如图所示,印象诊断是

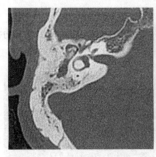 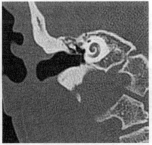

A. 鼓室硬化症　　　B. 耳硬化症　　　C. 耳石症

D. 耳结核　　　　　E. 坏死性迷路炎

21.【答案】B

【解析】上鼓室和颞骨蜂房内软组织影,鼓膜增厚、穿孔,无骨质破坏。

【考点】慢性单纯性中耳炎的CT表现。☆☆

【难度】中

22.【答案】A

【解析】鼓室硬化症常有慢性中耳乳突炎的病史,特征性CT表现是听小骨链周围高密度病灶伴部分或整个中耳乳突密度增高。

【考点】鼓室硬化的CT表现。☆

【难度】难

23.【答案】E

【解析】耳硬化症是骨迷路被含有丰富血管和结缔组织的物质所溶解和吸收,并且逐渐骨化。其中耳蜗型耳硬化症的典型表现是双环征,即骨迷路内出现与迷路内腔平行的弧形低密度影。

【考点】耳硬化症的CT表现。☆

【难度】中

23. 女,52岁。双耳听力逐渐下降伴耳鸣3年,盖莱试验阴性。如图所示,印象诊断是

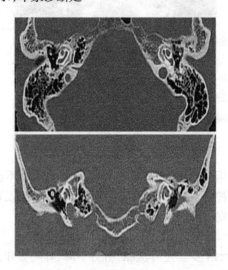

   A. 骨质疏松   B. 鼓室硬化症   C. 耳石症
   D. 迷路炎   E. 耳硬化症

24.【答案】D

【解析】肿瘤位于桥小脑角及内耳道内,是听神经瘤最常见好发部位。边缘光整,稍长 T_1、稍长 T_2 信号,明显不均匀强化,具有典型的听神经瘤形态及信号特征。

【考点】听神经瘤的MRI表现。☆☆

【难度】中

24. 患者,女,45岁。右耳听力下降伴耳鸣2年余。根据下列影像图,印象诊断是

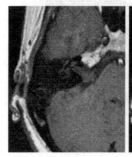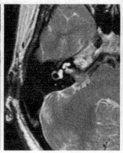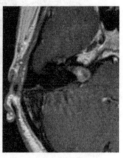

   A. 脑膜瘤   B. 三叉神经鞘瘤   C. 面神经鞘瘤
   D. 听神经瘤   E. 颈静脉球瘤

25.【答案】C

【解析】左侧鼓室、乳突窦入口及乳突窦内软组织肿块,并骨质破坏;乳突窦入口、鼓室腔扩大,边缘光滑并有骨质增生硬化;听骨链可破坏。

【考点】胆脂瘤的CT表现。☆☆

【难度】中

25. 患者,女,54岁。左耳流脓30余年,面瘫20d。如图所示,印象诊断是

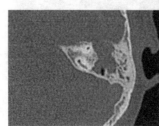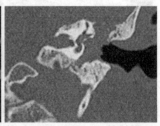

A. 慢性中耳炎　　　　B. 急性中耳炎
C. 胆脂瘤　　　　　　D. 中耳癌
E. 中耳结核

26. 患者,男,28岁,左侧鼻塞,脓血涕,伴恶臭分泌物,左侧面部压痛。查体发现左侧鼻腔分泌物呈灰褐色,干酪样团块,有臭味。行鼻旁窦 CT 检查示左侧上颌窦内软组织影,窦口区可见点条状高密度影,窦壁骨质增厚硬化。最可能的诊断是
   A. 左侧上颌窦息肉
   B. 左侧上颌窦化脓性炎症
   C. 左侧上颌窦真菌球
   D. 左侧上颌窦黏液囊肿
   E. 左侧上颌窦肿瘤性病变

26.【答案】C
【考点】真菌球的典型影像表现。
☆☆
【难度】易

27. 患者,女,23岁,自幼经常流脓涕,伴鼻塞、嗅觉减低多年,季节交替时发作明显。行 HRCT 检查,最不可能出现的影像表现是
   A. 多个窦腔内密度增高,CT 值约为 15~35HU
   B. 双侧上颌窦后外壁骨质增厚硬化
   C. 双侧上颌窦腔体积减小
   D. 鼻中隔偏曲
   E. 双侧上颌窦后外壁骨质明显破坏。

27.【答案】E
【解析】慢性鼻窦炎常引起窦壁骨质增生硬化,很少有破坏。
【考点】慢性鼻窦炎的骨质变化。
☆☆
【难度】中

28. 患儿,3岁,鼻塞,流脓2周,近几日发现左眼睑红肿,结膜充血,脓性分泌物明显增多,拒碰触,哭闹,低烧 3d 就诊。CT 提示双侧筛窦炎症,筛骨纸板局部不连续,左侧眼眶内直肌和筛骨纸板之间可见条状模糊软组织影,眶内脂肪间隙模糊,密度增高,眼睑和球结膜增厚。该患儿最可能的诊断是
   A. 双侧筛窦炎
   B. 双侧筛窦炎伴左侧眼眶眶隔前蜂窝织炎、眶内蜂窝织炎
   C. 双侧上颌窦炎
   D. 红眼病
   E. 过敏性结膜炎

28.【答案】B
【解析】婴儿化脓性鼻窦炎常因骨壁发育不完整及机体抵抗力差等,导致眼眶并发症,常见蜂窝织炎。
【考点】小儿鼻窦炎的常见眼眶并发症。☆☆
【难度】中

29. 患者,女,38岁,鞍鼻,无鼻腔手术史。查体发现鼻腔黏膜坏死,表面有干痂,双侧中鼻甲和下鼻甲、骨质破坏。C-ANCA 实验阳性。鼻旁窦 CT 示:双侧中下鼻甲、鼻中隔骨质破坏,呈空腔样改变,残存黏膜增厚,并延伸到双侧上颌窦,双侧上颌窦腔狭窄,窦壁骨质硬化。下列哪项是最可能的影像诊断
   A. 鼻硬结病
   B. 双侧上颌窦炎

29.【答案】C
【解析】此题需要了解鼻腔 Wegener 肉芽肿的典型鞍鼻、中线区骨质破坏的影像特点。
【考点】鼻腔 Wegener 肉芽肿的影像表现和鉴别诊断。☆
【难度】中

C. 双侧鼻腔 Wegener 肉芽肿

D. 双侧鼻腔淋巴瘤

E. 双侧鼻腔和双侧上颌窦慢性侵袭性真菌性鼻窦炎

30. 患儿,女,9岁,左侧鼻腔进行性鼻塞半年,鼻内镜检查示:左侧鼻腔内半透明状新生物。鼻旁窦 CT 示:左侧上颌窦内可见软组织影,CT 值 25~30HU,经扩大的上颌窦开口延伸进入左侧鼻腔和后鼻孔区,邻近骨质呈受压改变。最可能的诊断是

A. 左侧上颌窦黏液囊肿

B. 左侧上颌窦后鼻孔鼻息肉

C. 左侧上颌窦内翻乳头状瘤

D. 左侧上颌窦黏膜下囊肿

E. 左侧上颌窦、鼻腔淋巴瘤

31. 患者,男,27岁,因左侧鼻塞,多次反复鼻出血 3 个月就诊。CT 示左侧上颌窦膨胀,窦腔和鼻腔内异常软组织影。MRI 示左侧上颌窦腔、鼻腔内软组织肿块影,信号混杂,主体呈略等长 T_1 信号,长 T_2 信号,内部可见斑片状高信号影,周围环绕低信号环,增强后 T_1WI 压脂示病变内部不均匀强化,周围条状低信号环未见强化。邻近上颌窦黏膜增厚、强化。如图所示,该病最可能的诊断是

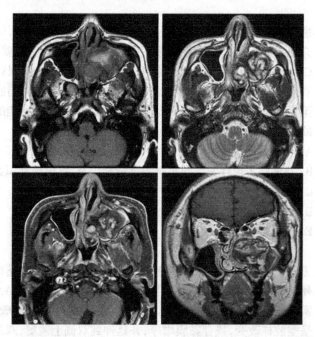

A. 腺样囊腺癌　　　　　　B. 内翻乳头状瘤

C. 出血坏死性鼻息肉　　　D. 鳞状细胞癌

E. 淋巴瘤

32. 患者,男,59 岁,左侧鼻塞,偶尔涕中带血半年。鼻旁窦 MRI 示:左侧筛窦病变呈等 T_1、长 T_2 信号,其内可见栅栏状低信号影。增强后 T_1WI 压脂示肿块明显强化,呈脑回状强化的方式。左侧蝶窦内可见阻塞性积液和增厚强化的黏膜。如图所示,左侧筛窦病变最可能的诊断是

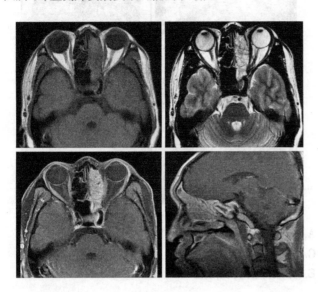

    A. 腺样囊腺癌   B. 左侧筛窦炎   C. 淋巴瘤
    D. 血管瘤   E. 内翻乳头状瘤

33. 患者,女,35 岁,左侧额部轻压痛,鼻中隔偏曲,双侧下鼻甲肥大就诊。CT 示左侧额窦隐窝区可见一椭圆形浅分叶状骨性肿块影,边缘可见骨皮质,内部可见骨小梁样结构,阻塞左侧额窦引流口,左侧额窦炎。该病最可能的诊断是
    A. 骨瘤   B. 内翻乳头状瘤
    C. 腺样囊腺癌   D. 淋巴瘤
    E. 血管瘤

34. 患者,男,68 岁,鼻窦炎病史多年,最近 2 个月发现涕中带血,右侧面部隆起压痛,麻木。CT 示右侧上颌窦内软组织影,窦壁骨质破坏,病变累及右侧面颊部、翼腭窝和眶下神经管。MRI 示右侧上颌窦内病变呈混杂等 T_1、等 T_2 信号,增强后压脂示病变轻中度强化,病变破坏窦壁骨质,向前累及面颊部皮下组织,向后累及翼腭窝和颞下窝,累及咬肌、翼内外肌、颞肌,向内累及鼻腔和中下鼻甲。右侧上颌窦病变最可能的诊断是
    A. 腺样囊腺癌   B. 内翻乳头状瘤
    C. 血管瘤   D. 鳞状细胞癌
    E. 淋巴瘤

32.【答案】E
  【解析】内翻乳头状瘤具有"栅栏状""脑回状"特征性强化方式。
  【考点】内翻乳头状瘤的临床和影像表现。☆☆
  【难度】中

33.【答案】A
  【解析】骨瘤外周是骨皮质,内部为骨小梁样松质骨结构。
  【考点】鼻窦骨瘤的影像表现。☆☆
  【难度】易

34.【答案】D
  【解析】上颌窦恶性肿瘤以鳞状细胞癌常见,起病隐匿,破坏窦壁累及面部或侵犯神经方引起临床症状。影像表现以窦腔内软组织占位、窦壁骨质破坏为主,病变进展可向周围侵犯面颊部、窦后软组织及鼻腔内结构。
  【考点】鳞状细胞癌引起的骨质破坏,提示恶性病变。☆☆
  【难度】中

35.【答案】B

　　【解析】儿童鼻咽部腺样体增大比较常见,密度或信号均匀,增强后强化均匀,周围结构正常,诊断较容易;鼻咽纤维血管瘤男性青少年多见,有大量鼻出血史,增强后病灶多呈明显强化;鼻咽癌中老年人多见,好发于咽隐窝,周围结构易受侵;鼻咽部淋巴瘤中老年人好发,单侧多见,对邻近深层组织和颅底骨质侵犯较少,咽旁间隙仅受压且较清晰,多伴颈部淋巴结肿大。年龄对于本病的诊断较为关键。

　　【考点】腺样体肥大 MRI 表现。
☆

　　【难度】易

36.【答案】A

　　【解析】本病例特点是病变位于颈动脉间隙,颈内动脉及颈内静脉受压分离移位,是神经鞘瘤的典型位置和走行;病变呈上下走行的长椭圆形肿块,上、下端均逐渐变尖,为神经源性肿瘤的典型形态。需与之鉴别的多形性腺瘤多位于咽旁茎突前间隙,颈动脉间隙少见;位于颈动脉间隙的淋巴结病变多位于颈动、静脉的前外侧及后方,多发常见;颈动脉体瘤位于颈内外动脉分叉区,压迫颈内、外动脉分离移位。

　　【考点】神经鞘瘤影像表现。☆☆
　　【难度】中

35. 患儿,男,11 岁,鼻塞伴夜间打鼾、张口呼吸 7 年,影像图如下。最可能的诊断是

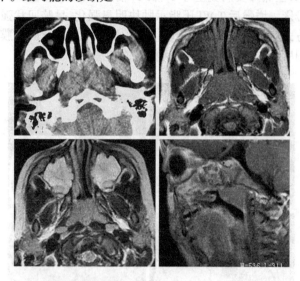

　　A. 鼻咽血管纤维瘤　　　　B. 腺样体肥大

　　C. 鼻咽癌　　　　　　　　D. 鼻咽部淋巴瘤

　　E. 鼻咽部横纹肌肉瘤

36. 患者,女,37 岁,体检发现左侧颈部肿物,请根据下列 CT 及 MRI 平扫图像给予诊断

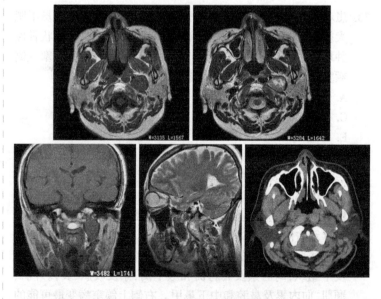

　　A. 神经鞘瘤　　　　　　　B. 多形性腺瘤

　　C. 淋巴结病变　　　　　　D. 颈动脉体瘤

　　E. 血管瘤

37. 患者,女,54 岁,右眼复视伴右颈部肿物半年,MRI 检查如下,下列哪项**不符合**该病的影像学检查结果

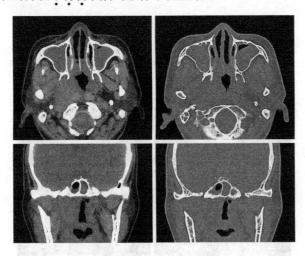

A. 伴右侧中耳乳突炎
B. 右侧咽旁间隙受累、模糊
C. 右侧鼻咽癌
D. 复视提示病变可能累及眼神经
E. 鼻咽部病变向前累及鼻后孔区

38. 患者,男,24 岁,左侧下颌磨牙区肿物伴疼痛不适 1 个月,CT 检查如下,请作出诊断

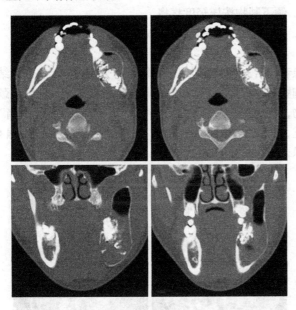

A. 下颌骨牙源性角化囊性瘤　　　　B. 牙源性黏膜瘤
C. 含牙囊肿　　　　　　　　　　　D. 下颌骨造釉细胞瘤
E. 骨化纤维瘤

38.【答案】D
　【解析】下颌骨造釉细胞瘤分房多大小不一,房间隔由软组织及少量骨组织构成,周围骨质呈分叶状或波浪状,并局部吸收和连续性中断,相邻牙根截断性吸收或邻牙脱落,增强可见囊壁、纤维分隔和实质部分明显强化;需与之鉴别的下颌骨牙源性角化囊性瘤多房角化囊性瘤常沿着颌骨长轴发展,舌侧膨隆明显,牙根吸收多呈倾斜,分房多大小相近,房间隔纤细,完整且较薄;牙源性黏膜瘤分隔较为纤细,呈"火焰状"改变;含牙囊肿多为单囊,病变内含牙齿仅为牙冠,囊壁附着在冠根交界区,牙根少有吸收。
　【考点】下颌骨造釉细胞瘤CT表现。☆☆
　【难度】中

39.【答案】C

【解析】Warthin 瘤（腺淋巴瘤）与吸烟关系密切，吸烟者的 Warthin 瘤的发病率是非吸烟者的 8 倍，推测可能与刺激物导致腮腺组织化生有关。

【考点】Warthin 瘤的临床特征。☆

【难度】中

39. 患者，男，61 岁，偶然发现右侧颌下肿物 1 月余，根据下面增强 CT 图像，患者下列哪项临床病史对于影像诊断有意义

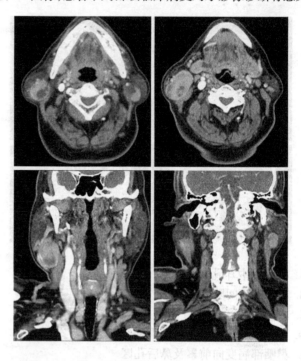

A. 既往高血压 8 年余

B. 糖尿病 5 年余，血糖控制欠佳

C. 吸烟 40 余年

D. 颌下肿物按压轻度疼痛

E. 实验室检查：尿酸 629μmol/L

40.【答案】B

【解析】颈部淋巴结结核的诊断临床病史非常重要，年轻患者，消瘦，多有活动性肺结核症状，颈部淋巴结多为逐渐增大，影像主要表现为颈部单侧或双侧有一个或多淋巴结肿大，边界欠清，增强可见厚壁且不规则的"花环状"强化，可伴窦道形成，部分坏死不完全的淋巴结呈多房状及分隔状强化。另外注意观察扫描范围内的肺尖有无活动性肺结核的影像表现。转移瘤常有原发肿瘤病史，中老年多见，转移淋巴结融合少见；淋巴瘤侵及部位广泛，主要为咽后组、颈静脉链周围及颈后三角区淋巴结，且常为双侧，边缘较清楚，化疗前病变多数密度较为均匀；神经源性肿瘤多位于颈动脉间隙、椎旁间隙，多为单发病变，边缘规则，边界清。

【考点】颈部淋巴结结核的 CT 特征。☆☆

【难度】易

40. 患者，男，31 岁，吸烟 10 年，每天约 20 支，半年前确诊结核性胸膜炎并服药至今，咳嗽咳痰明显好转，1 个月前发现颈部肿物，未予以治疗，1 个月后肿物增大，自感"针扎样疼痛"并加重，临床诊断急性淋巴结炎，抗炎治疗无效。根据增强 CT 图像，诊断为

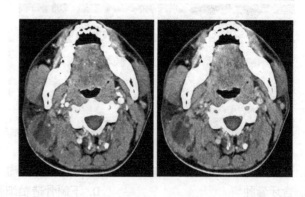

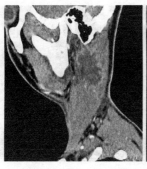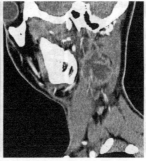

A. 颈部淋巴结转移瘤

B. 颈部淋巴结结核

C. 淋巴瘤

D. 神经源性肿瘤

E. 淋巴管囊肿合并感染

41. 患者,男,49岁,咽部异物感伴进食哽咽感,饮水呛咳。既往史:脾功能亢进,血小板低下。下列哪项**不符合**本病的诊断

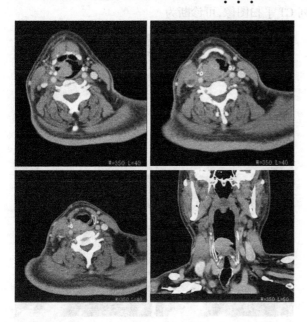

A. 右侧下咽癌

B. 累及右侧杓会厌皱襞、喉后壁及会厌右侧喉面

C. 右侧颈部Ⅲ区可见转移淋巴结

D. 鳞癌可能性大

E. 右侧喉癌

42. 男,24岁,发现左侧颈部肿物多年。根据下列CT图像给予最恰当的诊断

41.【答案】E

【解析】本病例不难诊断为下咽癌。CT显示本病的主体位于右侧梨状窝区,杓会厌皱襞及喉后壁受累与病变分界不清,向上累及会厌右侧喉面。喉癌分为声门上、声门型和声门下型,本病例需要与声门上型喉癌鉴别,后者主要是指病变中心位于室带、喉室、会厌喉面的喉癌。另外注意掌握颈部淋巴结分区:Ⅰ区为颏下及颌下淋巴结;Ⅱ区为颈内静脉链上组,相当于颅底至舌骨水平;Ⅲ区为颈内静脉链中组,舌骨水平至环状软骨下缘水平;Ⅳ区为颈内静脉链下组,环状软骨下缘至锁骨水平。

【考点】下咽癌的CT表现。☆☆

【难度】中

42.【答案】E

【解析】本病例为最常见的颈部淋巴管瘤类型,又称囊性水瘤,后颈部最常见。鳃裂囊肿典型部位为颈动脉间隙的外侧、颌下腺的后方和胸锁乳突肌的前缘;甲状舌管囊肿绝大多数位于中线部位舌骨附近;神经鞘瘤囊变多位于颈动脉鞘内侧或椎旁,多有部分实性成分并强化;颈动脉瘤常位于颈内动脉的下1/3,增强有助于明确诊断。

【考点】淋巴管瘤的CT表现。☆☆

【难度】易

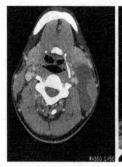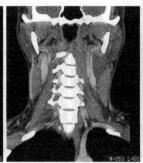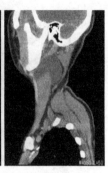

A. 鳃裂囊肿

B. 甲状舌管囊肿

C. 动脉瘤

D. 神经鞘瘤囊变

E. 淋巴管瘤

43.【答案】A

　　【解析】甲状舌管囊肿为最常见的先天性颈部肿物，绝大多数位于中线部位且位于舌骨附近，发生部位是其诊断及鉴别诊断要点。

　　【考点】甲状舌管囊肿的CT表现。
☆☆

　　【难度】易

43. 患者，女，30岁，体检发现前颈部的肿物2年余，自觉病变逐渐增大，触诊肿物活动性好，质软，无明显其他不适。根据下列CT平扫图像，可诊断为

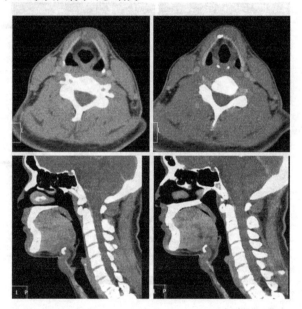

A. 甲状舌管囊肿

B. 鳃裂囊肿

C. 转移淋巴结

D. 化脓性淋巴结炎

E. 神经鞘瘤囊性变

44.【答案】C

　　【解析】本病例特点青少年男性，经常大量鼻出血，CT显示翼腭窝较对侧明显扩张，其内及邻近鼻咽部分叶状实性软组织密度肿块，MRI T$_2$WI上呈高信号，且夹杂血管流空低信号影，呈"椒盐征"，增强后明显强化，不难作出诊断。鼻息肉呈略低密度病变，增强后无强化；鼻咽部腺样体增殖性病变儿童多见，位于鼻咽顶后壁，无鼻出血；鼻咽癌好发于咽隐窝，颅底骨质破坏，可破坏翼腭窝骨质但很少导致翼腭窝明显扩张，T$_2$WI信号较血管瘤低，无"椒盐征"。

　　【考点】鼻咽纤维血管瘤的影像表现。☆☆

　　【难度】中

44. 患者，男，17岁，右侧反复鼻出血半年余，根据下列CT及MRI图像给予最可能的影像诊断

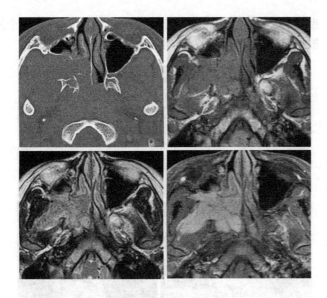

A. 右侧鼻咽癌

B. 右侧鼻后孔巨大鼻息肉

C. 右侧鼻咽纤维血管瘤

D. 右侧鼻咽腺样体增殖性病变

E. 右侧鼻咽部横纹肌肉瘤

45. 男,28 岁,右侧咽痛 1 周伴发烧,最高达 38.6℃,请根据下列 CT 图像予以诊断

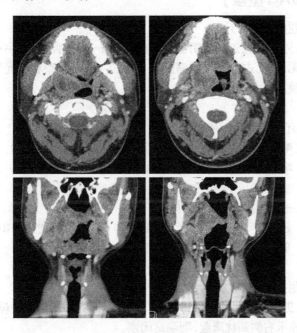

A. 右侧扁桃体脓肿　　B. 右侧扁桃体癌

C. 右侧扁桃体淋巴瘤　D. 右侧咽旁间隙脓肿累及扁桃体

E. 右侧舌根恶性病变

45.【答案】A

【解析】根据病史、临床症状和典型脓肿影像表现,一般不难作出诊断。需与之鉴别的有咽旁脓肿,压迫咽侧壁充血隆起,扁桃体和咽腭弓皆被推向对侧,扁桃体充血轻微肿胀;扁桃体癌,一般无发热,局部无炎症改变,疼痛较轻;扁桃体淋巴瘤,临床炎性相关症状较少,病变一般呈实性,坏死少见。

【考点】扁桃体脓肿的 CT 表现。☆☆

【难度】易

46.【答案】B

【解析】喉癌分为声门上型、声门型、声门下型和贯声门型。声门上型发生于会厌、杓会厌皱襞、室带和喉室等处，约占60%；声门型喉癌发生于声带，约占30%；声门下型发生于声带下缘至环状软骨之间，多为声带癌向下延伸所致；贯声门型亦为进展期喉癌累及声门上、声门及声门下。本病例可见病变主体位于会厌部，累及左室带、左杓会厌襞、左喉室及右室带前端。

【考点】声门上型喉癌的CT表现。☆☆

【难度】中

46. 患者，男，71岁，喉痛、痰中带血1年，加重伴声音嘶哑6个月。根据下列增强CT图像，下列哪项符合本病影像学诊断

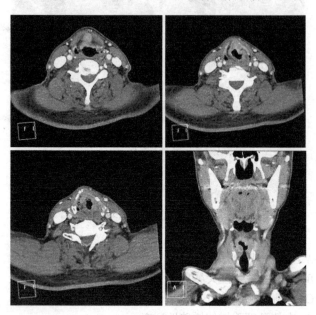

A. 下咽癌　　　　　　　　　B. 声门上型喉癌

C. 声门型喉癌　　　　　　　D. 贯声门型喉癌

E. 声门下型喉癌

【A3/A4 型题】

(1~2 题共用题干)

患者，男，50岁，近期无明显诱因出现声嘶，偶有咽痛。专科检查：会厌无红肿，左侧室带饱满肿胀，遮盖左侧声带，梨状窝光滑，颈部可触及肿大淋巴结。

1.【答案】D

【解析】此题主要考查对喉癌临床表现的掌握。

【考点】喉癌临床症状及体征。☆☆

【难度】易

1. 最有可能的诊断是

A. 喉乳头状瘤　　　B. 下咽癌　　　C. 淋巴瘤

D. 喉癌　　　　　　E. 息肉

2.【答案】B

【解析】此题主要考查对喉癌影像学方法选择的掌握。

【考点】喉癌影像方法优选。☆☆

【难度】易

2. 进一步影像学检查可选择

A. 超声　　　　　　B. 增强CT　　　C. 增强MRI

D. 平扫CT　　　　　E. 平扫MRI

3.【答案】C

【解析】此题主要考查对鼻咽癌影像检查技术的优选。增强MRI发现鼻咽癌的检出率高，判断鼻咽癌的侵犯范围准确。

【考点】鼻咽癌的影像方法选择。☆☆

【难度】易

(3~5 题共用题干)

患者，男，52岁，半年前无明显诱因出现耳闷、回涕带血。鼻咽镜检查显示右侧圆枕隆起，咽隐窝闭塞。

3. 应选择何种影像方法进行检查最适合

A. 超声　　　　　　B. 增强CT　　　C. 增强MRI

D. 平扫 CT　　　　E. 平扫 MRI

4. 最有可能为以下哪种疾病
    A. 鼻咽纤维血管瘤　　　B. 淋巴瘤
    C. 腺样体增生　　　　　D. 鼻咽癌
    E. 坏死性鼻息肉

4.【答案】D
    【解析】此题主要考查对鼻咽癌临床症状及体征的掌握。
    【考点】鼻咽癌的诊断。☆☆
    【难度】易

5. 若鼻咽部影像检查显示右侧鼻咽部软组织增厚,咽隐窝不对称,右侧颈部多个淋巴结肿大,关于该患者下列叙述**不正确**的是
    A. 考虑鼻咽部恶性病变的可能
    B. 建议鼻咽部活检进一步明确
    C. 可进行颈部淋巴结穿刺活检
    D. 直接放射治疗
    E. 建议 EB 病毒抗体检查

5.【答案】D
    【解析】此题主要考查对鼻咽癌影像表现及治疗方案选择的掌握。
    【考点】鼻咽癌的诊断与治疗。☆☆
    【难度】中

(6~9 题共用题干)
患者,男,18 岁,阵发性鼻腔出血,伴鼻塞、流涕 2 年。查体鼻咽部见分叶状红色肿物,表面光滑富有血管。

6. 最有可能的诊断为
    A. 鼻咽癌　　　　　　　B. 鼻咽纤维血管瘤
    C. 出血性鼻息肉　　　　D. 腺样体增生
    E. 淋巴瘤

6.【答案】B
    【解析】本病为青少年男性好发的富血供肿瘤,临床多以顽固鼻出血就诊。
    【考点】鼻咽纤维血管瘤的好发人群、临床症状及体征。☆☆
    【难度】中

7. 病变**禁忌**采用的检查是
    A. 鼻咽镜检查　　　　　B. 增强 CT
    C. 增强 MRI　　　　　　D. 活检
    E. DSA

7.【答案】D
    【解析】怀疑鼻咽纤维血管瘤者禁忌活检。
    【考点】鼻咽纤维血管瘤的临床检查方法选择。☆☆
    【难度】易

8. 对了解病变累及范围、骨质受累情况最有价值的检查是
    A. CT+ 增强 MRI　　　　B. PET-CT
    C. 鼻咽镜　　　　　　　D. 增强 CT+ 平扫 MRI
    E. DSA

8.【答案】A
    【解析】CT 及增强 MRI 能准确观察肿瘤侵犯范围及骨质变化。
    【考点】鼻咽纤维血管瘤的影像检查技术优选。☆☆
    【难度】中

9. 为了解病变血供情况,哪项检查最有价值
    A. CT+ 增强 MRI　　　　B. PET-CT
    C. 鼻咽镜　　　　　　　D. 增强 CT+ 平扫 MRI
    E. DSA

9.【答案】E
    【解析】DSA 可准确了解肿瘤血供情况。
    【考点】鼻咽纤维血管瘤的影像检查技术优选。☆☆
    【难度】易

(10~13 题共用题干)
患者,男,53 岁,左侧面部麻木、肿胀 2 个月,左侧上列牙齿松动。

行鼻腔 CT 检查,如图所示。

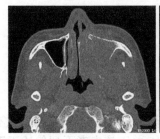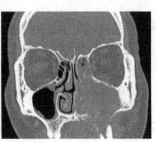

10.【答案】B
【解析】左上颌窦、牙槽突、鼻甲骨质中断、缺失,被病理组织取代。
【考点】认识鼻窦及周围结构的溶骨性骨质破坏。☆☆
【难度】中

11.【答案】C
【解析】鼻窦溶骨性骨质破坏多是由于恶性肿瘤及炎症的急性期。
【考点】鼻窦上皮性恶性肿瘤的溶骨性骨质破坏。☆☆
【难度】中

12.【答案】D
【解析】增强 MRI 可明确病变累及范围,了解血供情况。
【考点】增强 MRI 对鼻窦恶性病变诊断的价值。☆☆
【难度】中

13.【答案】D
【解析】上皮恶性肿瘤是上颌窦恶性肿瘤的常见病理类型。
【考点】上颌窦恶性肿瘤的常见病理类型。☆☆
【难度】中

10. 病变导致骨质改变为
　　A. 骨质受压吸收　　　　　B. 溶骨性骨质破坏
　　C. 成骨性骨质破坏　　　　D. 骨质破坏伴骨质硬化
　　E. 骨质增生

11. 病变性质可能为
　　A. 炎性病变　　　　　　　B. 良性肿瘤
　　C. 恶性肿瘤　　　　　　　D. 结核
　　E. 肉芽肿

12. 为进一步明确病变累及范围及性质,还应行哪种影像检查
　　A. X 线平片柯氏位　　　　B. X 线平片瓦氏位
　　C. X 线平片侧位　　　　　D. 增强 MRI
　　E. 增强 CT

13. 最可能的诊断为
　　A. 内翻乳头状瘤　　　　　B. 鼻息肉
　　C. 出血坏死性鼻息肉　　　D. 鼻窦上皮性恶性肿瘤
　　E. 侵袭性真菌性鼻窦炎

(14~17 题共用题干)

患者,女,32 岁,右侧眼球突出伴视力下降 2 个月。查体:右侧眼球轻度外突,右侧视盘色淡。行 CT 及 MRI 检查结果如下。

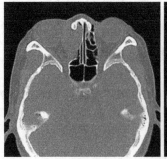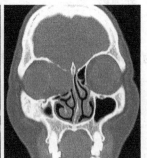

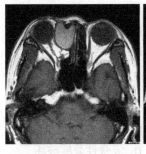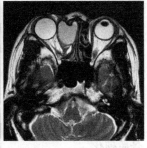

14. 右侧筛窦病变引起的骨质改变为
   A. 骨质增生硬化
   B. 骨质受压吸收
   C. 溶骨性骨质破坏
   D. 成骨性骨质破坏
   E. 骨质破坏伴骨增生

15. MRI 上病变信号为
   A. 长 T_1、长 T_2 信号
   B. 短 T_1、短 T_2 信号
   C. 长 T_1、短 T_2 信号
   D. 短 T_1、长 T_2 信号
   E. 无信号

16. 根据 MRI 病变的信号,推测其可能含有
   A. 脂肪
   B. 亚急性出血
   C. 蛋白和黏液
   D. 液化坏死
   E. 钙化

17. 根据 CT 及 MRI 表现,考虑病变可能的性质为
   A. 良性
   B. 高度恶性
   C. 交界性
   D. 低度恶性
   E. 炎性

(18~21 题共用题干)

患者,女,36 岁,左耳反复流脓 3 年,伴听力下降 1 年。查体:左侧鼓膜松弛部穿孔,测听为传导聋。行颞骨高分辨 CT 扫描,横断位及冠状位骨算法重组。

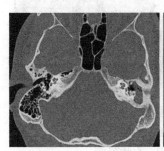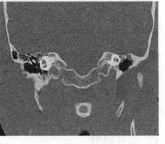

14.【答案】B
   【解析】此题主要考查对鼻窦病变导致骨质改变的基本病变表现的认识。
   【考点】骨质受压吸收的影像学表现。☆☆
   【难度】中

15.【答案】D
   【解析】此题主要考查对鼻窦病变 MRI 信号的认识。
   【考点】MRI 不同序列病变信号的描述规范。☆☆
   【难度】中

16.【答案】C
   【解析】此题主要考查对 MRI 信号所代表的病变成分的掌握。
   【考点】含蛋白和黏液病变的 MRI 信号表现。☆☆
   【难度】中

17.【答案】A
   【解析】此题主要考查对鼻窦良、恶性肿瘤的 CT、MRI 表现的综合判断的掌握。
   【考点】黏液囊肿的影像学特点。☆☆
   【难度】中

18.【答案】D

【解析】面神经管鼓室段位于鼓室内壁,本例未累。

【考点】颞骨中耳HRCT解剖。☆☆

【难度】难

19.【答案】C

【解析】CT上骨质密度增高、骨皮质增厚是骨质硬化的征象。

【考点】骨质硬化的HRCT表现。☆☆

【难度】难

20.【答案】E

【解析】听骨链结构不完整并向鼓室前移位是慢性中耳乳突炎胆脂瘤型的典型影像学表现。

【考点】慢性中耳乳突炎胆脂瘤型HRCT表现。☆

【难度】难

21.【答案】B

【解析】位于鼓室外壁的鼓室盾板骨质破坏是慢性中耳乳突炎胆脂瘤型的典型影像学表现。

【考点】慢性中耳乳突炎胆脂瘤型HRCT表现。☆

【难度】难

22.【答案】C

【解析】左侧乳突部骨质破坏,位置与面神经管走行一致。

【考点】面神经左颞骨内的解剖。☆

【难度】中

18. 病变未累及
   A. 鼓室
   B. 听小骨
   C. 乳突窦
   D. 面神经管
   E. 窦入口

19. 病变周围骨质改变为
   A. 溶骨性骨质破坏
   B. 骨质正常
   C. 骨质硬化
   D. 成骨性骨质破坏
   E. 骨质受压吸收

20. 患者听骨链
   A. 骨质形态完整
   B. 骨质破坏
   C. 位置正常
   D. 受压移位
   E. 骨质破坏并移位

21. CT图像还显示
   A. 颈静脉孔骨质破坏
   B. 鼓室盾板骨质破坏
   C. 半规管骨质破坏
   D. 耳蜗骨质破坏消失
   E. 外耳道受累

(22~24题共用题干)

男性,21岁,左侧面瘫6个月。颞骨HRCT轴位骨算法重建及增强MRI如图所示。

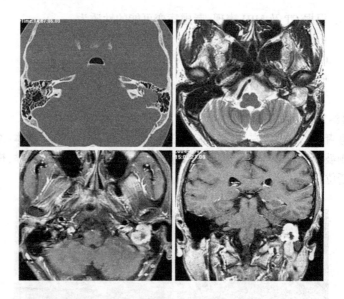

22. 根据颞骨HRCT图像,病变累及
   A. 内耳道
   B. 半规管
   C. 面神经管
   D. 乙状窦沟
   E. 颈静脉孔

23. 根据骨质变化,考虑病变性质可能为
    A. 良性　　　　　　　　B. 交界性
    C. 囊性　　　　　　　　D. 恶性
    E. 局部恶变

24. 病变可能来源于
    A. 颈静脉球　　　　　　B. 乙状窦
    C. 前庭　　　　　　　　D. 面神经
    E. 外耳道

(25~27 题共用题干)

患者,女,32 岁,缓慢进行性眼球突出 4 年。轴位 T_1WI 示左侧肌锥内间隙略低信号的椭圆形肿块,前内缘有环形低信号影,横断面 T_2WI 示肿块呈高信号,内部可见低信号的分隔影,病变边缘可见"晕环征",轴位动态增强扫描系列图像显示"渐进性强化"征象。

25. 最可能的诊断为
    A. 左侧眼眶淋巴管瘤　　　　B. 左侧眼眶海绵状血管瘤
    C. 左侧眼眶静脉曲张　　　　D. 左侧眼眶淋巴瘤
    E. 左侧眼眶神经鞘瘤

26. 此病的最佳影像检查方法是
    A. 眼眶后前位片　　　　B. 眼眶 CT
    C. 眼眶 MRI　　　　　　D. 眼部超声
    E. 眼部核素显像

27. 此病做 MRI 检查最重要的意义是
    A. 显示肿瘤动态增强特点
    B. 显示肿瘤是否含有出血成分
    C. 显示肿瘤的 T_2WI 特点
    D. 显示肿瘤是否累及颅内
    E. 显示肿瘤内是否有坏死成分

(28~30 题共用题干)

患儿,男,1 岁,家长发现患儿左眼瞳孔发白 2 个月。轴位 CT 显示左眼球大小、形态未见明显异常,眼内不规则软组织密度肿块影,其内可见斑片状高密度影,轴位 T_2WI 和 T_1WI 显示肿块呈等 T_1、略长 T_2 信号,其内可见短 T_2 信号区,轴位增强后 T_1WI 显示肿块轻度强化。

23.【答案】A
【解析】乳突内良性占位病变骨质改变以膨胀为主,边缘光整。
【考点】乳突内良性占位骨质变化。☆☆
【难度】中

24.【答案】D
【解析】病变累及面神经管颞骨内段。MRI 信号不均,增强后可见囊变,下缘出茎乳孔。
【考点】面神经各段的神经鞘瘤 CT、MRI 表现。☆
【难度】中

25.【答案】B
【解析】MRI 表现为略长 T_1、长 T_2 信号,MR 动态增强扫描呈"渐进性强化"(progressive enhancement pattern),是确诊海绵状血管瘤的主要征象。鉴别诊断包括:神经鞘瘤,密度或信号不均匀,内有低密度或长 T_1、长 T_2 信号的黏液疏松区,增强后不均匀强化,内有不强化或轻度强化区,增强 MRI 更有助于二者的鉴别;局限性淋巴管瘤,形态不规则,包绕眼球生长,呈长 T_1、长 T_2 信号,含亚急性出血时在 T_1WI 病变内部可见高信号区,典型者内部可见液 - 液平面。
【考点】眼眶海绵状血管瘤的 MRI 表现。☆☆
【难度】中

26.【答案】C
【解析】MRI 动态增强扫描呈"渐进性强化"是海绵状血管瘤的特征,MRI 是诊断眼眶海绵状血管瘤最佳影像检查方法。
【考点】眼眶海绵状血管瘤影像检查方法的选择。☆☆
【难度】中

27.【答案】A
【解析】MRI 动态增强扫描呈"渐进性强化"是确诊海绵状血管瘤的主要征象,此病做 MRI 检查最重要的意义是显示肿瘤动态增强特点。
【考点】眼眶海绵状血管瘤的 MRI 表现。☆☆
【难度】中

28.【答案】C

【解析】3 岁以下儿童、CT 表现为正常大小眼球内软组织肿块伴钙化提示视网膜母细胞瘤。鉴别诊断包括：永存原始玻璃体增生症，眼球小，晶体后三角形略高密度的纤维血管性增殖物与残余的玻璃体管相连，二者形成"高脚酒杯"形，无明确肿块影或钙化；Coats 病，4～8 岁发病，眼球大小正常，增强后无强化肿块影显示；脉络膜骨瘤，一般发生于成年人，高密度钙化位于眼球壁。

【考点】视网膜母细胞瘤的影像表现。☆☆

【难度】中

29.【答案】B

【解析】薄层 CT 是视网膜母细胞瘤首选的影像检查方法，视网膜母细胞瘤最具特征性的病理改变为瘤细胞菊花团（rosette）的形成，95% 的视网膜母细胞瘤组织连续切片中可发现钙质。CT 对肿瘤钙化的显示率达 90% 以上。多数情况下通过 CT 即可确诊视网膜母细胞瘤，CT 是该病首选的影像检查方法。

【考点】视网膜母细胞瘤的影像检查方法选择。☆☆

【难度】中

30.【答案】A

【解析】多数情况下 CT 即可确诊视网膜母细胞瘤，MRI 的作用在于显示视网膜母细胞瘤沿着视神经蔓延和颅内蔓延。

【考点】视网膜母细胞瘤的影像检查方法选择。☆☆

【难度】中

31.【答案】C

【解析】成年人、MRI 表现为眼球内的短 T_1 短 T_2 信号的半圆形、蘑菇形或草帽形肿块可提示脉络膜黑色素瘤。鉴别诊断包括脉络膜血管瘤：T_2WI 呈明显高信号而不是低信号，增强后明显强化；脉络膜转移瘤：其他部位的原发肿瘤病史或寻找其他部位的原发肿瘤是关键；脉络膜黑色素细胞瘤：病变较小，增强后无强化。

【考点】脉络膜黑色素瘤的影像表现。☆☆

【难度】中

32.【答案】C

【解析】脉络膜黑色素瘤体内含有黑色素，MRI 对显示顺磁性的黑色素成分以及肿瘤继发的视网膜脱离、眼球外扩散等最佳。

【考点】脉络膜黑色素瘤的影像检查方法选择。☆☆

【难度】中

28. 最可能的诊断为
    A. 左眼永存原始玻璃体增生症
    B. 左眼 Coat's 病
    C. 左眼视网膜母细胞瘤
    D. 左眼脉络膜骨瘤
    E. 左眼内寄生虫

29. 诊断此病首选的影像检查方法是
    A. 眼眶后前位片
    B. 眼眶 CT
    C. 眼眶 MRI
    D. 眼部超声
    E. 眼部核素显像

30. 此病做 MRI 检查最重要的意义是
    A. 显示肿瘤沿视神经蔓延和颅内蔓延
    B. 显示肿瘤是否含有钙化成分
    C. 显示肿瘤的血供特点
    D. 显示是否伴有视网膜脱离
    E. 显示肿瘤内是否合并出血

(31~33 题共用题干)

患者，男，55 岁，左眼前黑影 1 个月。轴位 T_2WI 显示左眼球壁颞侧可见一半圆形低信号肿块，边界较清楚，肿块后方可见弧形等信号影，轴位 T_1WI 显示肿块呈高信号，轴位脂肪抑制后增强 T_1WI 显示肿块明显强化，强化较均匀，动态增强曲线呈速升平台型，肿块两侧的等 T_1、等 T_2 信号未见强化。

31. 半圆形肿块最可能的诊断为
    A. 左眼脉络膜血管瘤
    B. 左眼脉络膜出血
    C. 左眼脉络膜黑色素瘤
    D. 左眼脉络膜黑色素细胞瘤
    E. 左眼脉络膜转移瘤

32. 诊断此病的最佳影像检查方法是
    A. 眼眶后前位片
    B. 眼眶 CT
    C. 眼眶 MRI
    D. 眼部超声
    E. 眼部核素显像

33. 显示此病眼球外扩散的最佳 MRI 检查序列是
    A. 轴位及矢状位 T_1WI
    B. 轴位及矢状位 T_2WI
    C. 轴位及矢状位 T_2FLAIR
    D. 脂肪抑制后的增强 T_1WI
    E. 无脂肪抑制的增强 T_1WI

33.【答案】D
　【解析】脂肪抑制后的增强 T_1WI 是显示小肿瘤和眼球外扩散的最佳检查序列。
　【考点】脉络膜黑色素瘤的影像检查方法选择。☆☆
　【难度】中

(34~36 题共用题干)

患儿,女,3 岁。左耳流脓,发热 3d。行颞骨轴位和冠状位 CT 检查,结果如下。

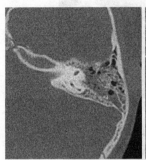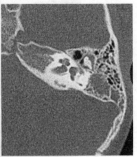
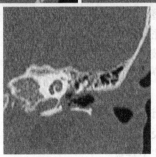

34. 上述颞骨 HRCT 征象描述**错误**的是
    A. 乳突气房、乳突窦及鼓室内软组织密度影
    B. 气液平面
    C. 听小骨正常
    D. 骨质破坏
    E. 鼓膜增厚

34.【答案】D
　【解析】听骨链乳突窦入口及鼓室盾板结构完整。
　【考点】急性中耳炎影像表现。☆☆
　【难度】中

35. 根据上述 CT 表现,印象诊断是
    A. 急性中耳炎
    B. 慢性单纯性中耳炎
    C. 慢性肉芽肿性中耳炎
    D. 表皮样瘤
    E. 中耳结核

35.【答案】A
　【解析】急性中耳炎表现为鼓室、乳突内软组织影及气-液平面。
　【考点】急性中耳炎影像诊断。☆☆
　【难度】中

36.【答案】B
　　【解析】急性中耳炎多发生于儿童。
　　【考点】急性中耳炎的好发年龄。
☆
　　【难度】中

37.【答案】D
　　【解析】慢性单纯性中耳炎气房间隔骨质增生硬化,听小骨可有部分吸收破坏。
　　【考点】此题主要考查对慢性单纯性中耳炎骨质改变的掌握。☆☆
　　【难度】中

38.【答案】B
　　【解析】慢性单纯性中耳炎CT表现为鼓室内软组织影,乳突骨质硬化。
　　【考点】慢性单纯性中耳炎CT表现。☆☆
　　【难度】中

39.【答案】E
　　【解析】慢性单纯性中耳炎常保守治疗。
　　【考点】慢性单纯性中耳炎的临床特征及治疗原则。☆
　　【难度】中

36. 本病的好发人群是
　　A. 婴幼儿　　　　B. 儿童　　　　C. 青少年
　　D. 中年　　　　　E. 老年

(37~39题共用题干)

患者,男,35岁。左耳流脓,听力下降伴耳鸣和耳痛20余年。行颞骨冠状位CT检查,结果如下。

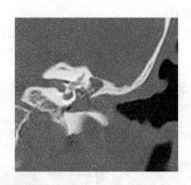

37. 对上述CT表现描述**不正确**的是
　　A. 鼓室及外耳道内软组织密度影
　　B. 鼓室盖完整
　　C. 面神经管完整
　　D. 鼓室盾板破坏
　　E. 听小骨部分骨质吸收

38. 根据上述CT,该病的印象诊断是
　　A. 急性中耳炎
　　B. 慢性单纯性中耳炎
　　C. 慢性肉芽肿性中耳炎
　　D. 表皮样瘤
　　E. 中耳结核

39. 对该病描述**不正确**的是
　　A. 多由急性化脓性中耳炎治疗不彻底、迁延所致
　　B. 可以无急性感染病史
　　C. 常由多种化脓性细菌混合感染所致
　　D. 常见致病菌包括变形杆菌、铜绿假单胞菌、厌氧菌
　　E. 常需手术治疗

(40~42题共用题干)

男,48岁。左侧周围性面瘫1年余。行CT及MRI检查,下图分别是轴位CT,轴位T_1WI、T_2WI、增强轴位、冠状位、斜矢状位T_1WI。

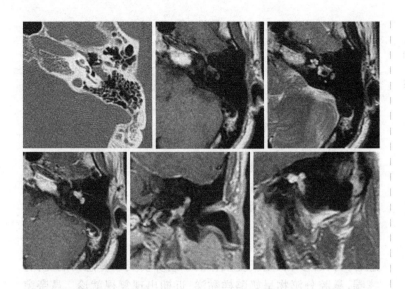

40. 对该病描述**不正确**的是
 A. 面神经管扩大伴软组织肿块
 B. 骨质侵蚀性破坏,边缘不清楚
 C. T_1WI 稍低信号
 D. T_2WI 高信号
 E. 明显强化

40.【答案】B
 【解析】CT 表现为面神经隐窝及乳突段扩大,边缘清晰,伴软组织肿块。
 【考点】颞骨内良性骨质改变。☆☆
 【难度】中

41. 对该病的特点描述中,**不正确**的是
 A. 来源于神经外胚层施万细胞
 B. 有完整包膜,与周围组织分界清楚
 C. 多以面瘫或面肌痉挛为首发症状
 D. 好发于面神经迷路段
 E. 可发生恶变

41.【答案】D
 【解析】多见于前膝部和后膝部,极少发生于迷路段。
 【考点】面神经鞘瘤的好发部位。☆☆
 【难度】中

42. 根据上述病史及影像资料,该病的印象诊断是
 A. 面神经鞘瘤 B. 面神经血管瘤
 C. 表皮样瘤   D. 鼓室球瘤
 E. 中耳癌

42.【答案】A
 【解析】发生于面神经后膝部,沿面神经走行,MRI 等信号,明显强化。
 【考点】面神经鞘瘤的影像表现、临床特点。☆☆
 【难度】中

(43~44 题共用题干)
患者,男,45 岁,鼻塞 8 年,渐进性加重,半年来发现右侧内眦部逐渐隆起,近 1 个月出现复视,查体发现右侧窦口鼻道复合体阻塞,未见明确肿物,全身查体无异常。

43. 应首选何种检查方法
 A. X 线平片 B. 鼻旁窦 HRCT
 C. MRI 检查 D. 同位素检查
 E. 超声检查

43.【答案】B
 【解析】此题需要掌握鼻窦炎症病变的主要临床表现和首选的影像检查方法。
 【考点】鼻窦疾病首选的影像检查方法。☆☆
 【难度】易

44.【答案】C

【解析】鼻窦黏液囊肿为鼻窦引流系统阻塞引起的渐进性鼻窦膨胀,内容物无强化。

【考点】鼻窦黏液囊肿的影像表现和鉴别诊断。☆☆

【难度】中

44. 该患者鼻旁窦 CT 示:右侧筛窦膨胀,窦壁骨质变薄,局部不完整,窦腔内可见软组织影,CT 值约 25~36HU,密度较均匀,突入右侧泪囊区。鼻旁窦 MRI 示:右侧筛窦内可见略长 T_1、长 T_2 信号影,信号较均匀,增强后,窦腔内容物未见强化,窦壁黏膜增厚强化。最可能的诊断是

A. 右侧筛窦内肿瘤性病变

B. 右侧筛窦炎

C. 右侧筛窦黏液囊肿

D. 右侧筛窦真菌性鼻窦炎

E. 右侧筛窦内息肉

(45~47 题共用题干)

患者,男,21 岁,长期反复发作的全组鼻窦炎和鼻息肉病史,有哮喘,鼻腔分泌物呈奶酪样黏涕,近期出现复视就诊。鼻旁窦 CT 软组织窗示蝶窦窦腔膨胀,腔内可见大量高密度影,CT 值约 85~93HU,骨窗示蝶窦腔内大量磨玻璃样高密度影,骨质变薄,局部不完整。MRI 示蝶窦窦腔膨胀,腔内可见大量略长 T_1、短 T_2 低信号影,未见强化,蝶窦壁黏膜增厚强化,左侧海绵窦增宽伴异常强化。如图所示。

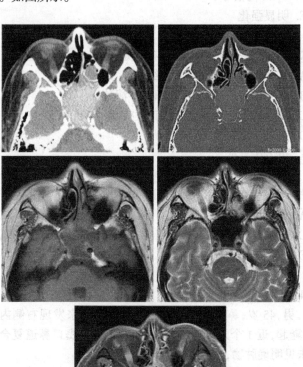

45. 蝶窦病变最可能的诊断是
    A. 蝶窦化脓性炎症
    B. 蝶窦息肉
    C. 蝶窦黏液囊肿
    D. 蝶窦变应性真菌性鼻窦炎
    E. 蝶窦癌

46. 该疾病的影像表现**不包括**以下哪项
    A. CT 可见窦腔膨胀性改变,内容物 CT 值达到 85HU 以上
    B. 病变边缘呈特征性的匍匐状、线状。窦壁黏膜明显增厚
    C. MRI 示窦腔内病变呈长 T_1、明显短 T_2 的低信号影,不强化,增厚的窦壁黏膜明显强化
    D. 通常累及半组或全组鼻旁窦,多伴有鼻息肉
    E. 常伴有窦壁骨质明显破坏

47. 关于该疾病,以下那项说法**不正确**
    A. 年轻人多见,多伴有哮喘病史
    B. 常累及全组或半组鼻旁窦,多伴有鼻腔息肉
    C. 致病菌多为曲霉菌属,真菌侵犯小血管和窦壁骨质,造成窦壁黏膜坏死和骨质明显破坏
    D. 窦腔内容物密度高,CT 值达到 75HU 以上,边缘呈特征性的匍匐、线状
    E. 窦腔黏液含特征性的变应性黏蛋白,嗜酸性粒细胞、真菌菌丝或孢子

(48~50 题共用题干)
患者,男,59 岁,10 年糖尿病史和多年慢性鼻窦炎病史,近一年来血糖控制不好,近 2 个月,出现剧烈头痛,右侧面深部疼痛,张嘴受限。鼻旁窦 CT 骨窗示右侧上颌窦后、翼腭窝、颞下窝软组织样密度影,上颌窦后外壁和内壁、翼突根部、蝶腭孔区骨质破坏,破坏边缘骨质增厚硬化,病变累及右侧翼腭窝和颞下窝,右侧翼腭窝扩大。T_1WI 示右侧上颌窦内、翼腭窝、颞下窝病变呈等信号,边界不清,上颌窦内积液呈低信号。T_2WI 示病变呈等、略高信号,窦腔内积液呈高信号。增强后病变呈中等强化,内部可见丝条状低信号影,边界分散,累及翼外肌、颞肌和部分咬肌。如图所示。

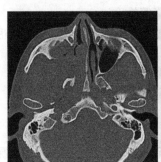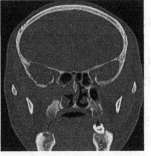

45.【答案】D
  【解析】变应性真菌性鼻窦炎的窦腔内具有磨玻璃样高密度影的 CT 特征性改变和长 T_1、短 T_2 低信号,且无强化的 MRI 特征性表现。
  【考点】变应性真菌性鼻窦炎的临床表现、影像特征。☆☆
  【难度】难

46.【答案】E
  【考点】变应性真菌性鼻窦炎的影像特征。☆☆
  【难度】难

47.【答案】C
  【解析】侵袭性和非侵袭性真菌性鼻窦炎的主要病理改变:真菌菌丝是否侵犯小血管和窦壁骨质作为区别侵袭性和非侵袭性真菌性鼻窦炎的主要标志。
  【考点】此题需掌握变应性真菌性鼻窦炎的临床、影像、病理知识和鉴别诊断。☆☆
  【难度】难

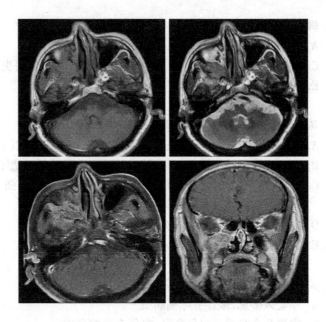

48. 右侧上颌窦内病变最有可能的诊断是
    A. 右侧上颌窦炎
    B. 右侧上颌窦慢性侵袭性真菌性鼻窦炎
    C. 右侧上颌窦癌
    D. 右侧上颌窦炎性假瘤
    E. 右侧上颌窦黏液囊肿

49. 关于该疾病的影像表现,以下那项说法**不正确**
    A. 最好发于上颌窦,其次是后组筛窦和蝶窦,额窦很少见
    B. 窦腔膨胀,窦壁骨质变薄,无明显破坏
    C. 窦壁骨质破坏伴邻近骨质增生硬化
    D. T_2WI 信号常呈较低混杂信号,增强后,窦壁黏膜和窦壁骨质强化明显
    E. 常累及翼腭窝、眶尖和海绵窦区

50. 关于该疾病,以下哪项说法**不正确**
    A. 多见于糖尿病、白血病等免疫缺陷的人群
    B. 早期临床症状不典型,患者多以眶尖和海绵窦综合征引起的复视、头痛、视力下降等就诊
    C. 真菌菌丝侵犯黏膜、小血管和窦壁骨质,造成窦壁黏膜坏死和骨质明显破坏
    D. 多累及全组或半组鼻旁窦
    E. 致病菌多为曲霉菌属,其次为毛霉菌属

(51~52 题共用题干)
患者,男,19岁,左侧面中部逐渐隆起,伴左侧轻度突眼 1 年就诊。

鼻旁窦 CT 示:左侧筛窦膨胀,可见一椭圆形骨性高密度影,骨性包壳薄厚不一,包壳内可见磨玻璃样密度影和软组织密度影充填,病变压迫左侧眼眶,左侧内直肌受压外移,眼球略突出。

51. 最可能的诊断是
    A. 左侧筛窦骨瘤　　　　B. 左侧筛窦骨化性纤维瘤
    C. 左侧筛窦黏液囊肿　　D. 左侧筛窦骨肉瘤
    E. 左侧筛窦内翻乳头状瘤

52. 关于该病,下列说法**不正确**的是
    A. 这是一种中度恶性的骨源性病变
    B. 好发于下颌骨,发生于鼻旁窦的以筛窦多见
    C. 青少年多见
    D. 需要和骨纤维异常增殖症和成骨细胞瘤相鉴别
    E. HRCT 是首选的检查方法,特征性表现是骨壳和内部的磨玻璃影

(53~54 题共用题干)
患者,男,55 岁,最近 3 个月发现左侧鼻塞,涕中带血,左侧面部麻木。MRI 示左侧上颌窦内团块状软组织影,主体呈等 T_1、等 T_2 信号,信号欠均匀,增强 T_1WI 压脂示病变明显强化,病变累及左侧鼻腔、窦后脂肪间隙、翼腭窝、咀嚼肌、左侧鼻咽。左侧圆孔(向下白箭)、翼管(向上白箭)神经增粗强化。如图所示。

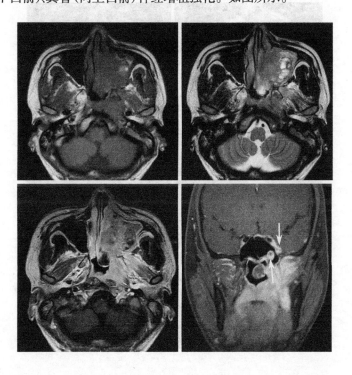

53.【答案】A

【解析】此题需要掌握腺样囊腺癌的影像学表现。

【考点】腺样囊腺癌沿神经周围转移特性。☆☆

【难度】难

54.【答案】D

【解析】本病多见于老年人,生长缓慢,症状包括鼻塞、鼻出血、疼痛及面神经麻痹。好发于大、小涎腺。鼻腔鼻窦软组织肿块形态不规则,密度、信号不均匀,可见囊变,周围骨质破坏,可经神经孔道侵犯眼眶、颅内、翼腭窝、口腔等邻近结构。病理表现为病变侵袭性破坏周围结构,易沿神经周转移,有些表现为"跳跃性"生长的特点,提示预后不良。

【考点】腺样囊腺癌的临床、病理及影像学表现。☆☆

【难度】难

53. 该病变最可能的诊断是

A. 腺样囊腺癌

B. 内翻乳头状瘤

C. 血管瘤

D. 鳞癌

E. 淋巴瘤

54. 关于该疾病,下列说法哪项**不正确**

A. 中老年人多见,肿瘤生长缓慢

B. 小涎腺比大涎腺好发

C. 是一种中度恶性的肿瘤,术后易复发

D. 窦壁骨质主要以膨胀改变为主,破坏少见

E. 有沿神经周围转移的特性,可出现跳跃性生长,提示预后不良

(55~57题共用题干)

患者,男,49岁,右侧鼻塞,右侧鼻翼部肿胀,轻压痛,表面无红肿。MRI示:右侧鼻腔、鼻前庭区可见不规则软组织影,呈等 T_1、等 T_2 信号,信号较均匀,病变部分进入右侧上颌窦内,后鼻孔区,累及鼻背部皮下组织。增强后压脂示病变轻-中度强化。邻近骨皮质变薄,未见明显破坏。DWI示病变呈明显高信号,ADC值减低。右侧上颌窦炎。如图所示。

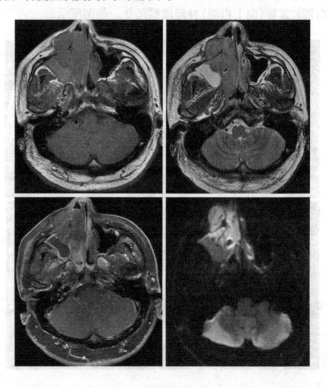

55. 右侧鼻腔病变最可能的诊断是
    A. 血管瘤
    B. 内翻乳头状瘤
    C. 腺样囊腺癌
    D. 淋巴瘤
    E. 鳞癌

56. 经鼻腔活检确诊后,下一步的诊疗**不包括**
    A. 常规血尿常规
    B. 重点检查颈部、胸腹盆腔等全身淋巴结的受累情况
    C. 首选手术切除的治疗
    D. 全身化疗
    E. 免疫相关指标的检查

57. 关于该病,下列哪项说法**不正确**
    A. 中年男性好发
    B. 大部分呈等 T_1、等 T_2 信号,信号较均匀,轻—中度强化
    C. DWI 呈等信号,ADC 值无明显减低
    D. 鼻内镜检查示鼻黏膜坏死、溃疡伴出血,表面有干痂
    E. 好发于鼻腔前部和鼻前庭区,累及鼻翼、鼻背部皮下软组织

(58~61 题共用题干)

患者,男,66 岁,咽喉部异物感 2 年,加重声嘶 3 个月,根据下列增强 CT 图像,回答以下问题。

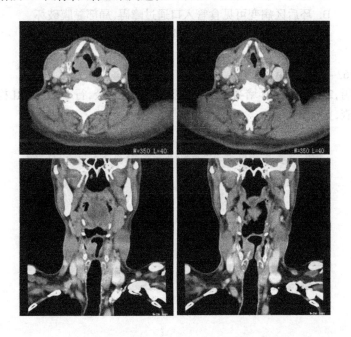

55.【答案】D
　【解析】此题需要掌握鼻腔和鼻窦常见肿瘤性病变的主要临床表现和影像特征。淋巴瘤多发生于鼻腔前部,易累及鼻前庭、鼻翼、鼻背及邻近面部软组织。临床表现鼻塞、面部或鼻区肿胀等。影像表现鼻前庭、鼻腔及鼻窦软组织肿块影,骨质破坏轻微;MRI 以等信号为主,轻中度均匀强化。DWI 显示弥散受限为其特征性表现。血管瘤以鼻前庭及鼻中隔好发,血供丰富,强化明显;内翻乳头状瘤好发于窦口鼻道复合体区,脑回样强化为其特征;腺样囊性癌病变不规则,可发生囊变,周围骨质破坏,有沿神经周蔓延及跳跃性生长特点;鳞癌好发于上颌窦,骨质破坏明显,软组织肿块以等密度或等信号为主,明显强化。
　【考点】重点考查对鼻腔和鼻窦淋巴瘤的影像特征的掌握。☆☆
　【难度】中

56.【答案】C
　【解析】此题需要掌握鼻腔和鼻窦淋巴瘤的治疗和预后。
　【考点】鼻腔鼻窦淋巴瘤是全身淋巴瘤一部分的整体性认识。☆☆
　【难度】中

57.【答案】C
　【解析】重点考查对淋巴瘤等信号,DWI 呈高信号,ADC 值明显减低的影像特征的认识。
　【考点】鼻腔和鼻窦淋巴瘤的主要影像特征。☆☆
　【难度】中

58.【答案】C

【解析】典型右侧下咽癌,注意第2幅图像右侧杓状软骨受累位置前移、密度明显增高,冠状位图像示环状软骨形态及密度尚可,CT无环状软骨受累征象。

【考点】喉咽部的正常解剖。☆☆

【难度】中

59.【答案】B

【解析】下咽部按解剖可分为梨状窝、环后区、咽后壁三个区域,而梨状窝是下咽癌最好发的部位。MRI显示软骨有无受侵敏感性及特异性均高于CT,尤其是未骨化的软骨,表现为呈略低信号软骨内出现高信号,已骨化的软骨受累表现为低信号骨皮质或髓腔内脂肪高信号被肿瘤组织所代替,抑脂像有助于判断。

【考点】下咽癌的主要影像学特征。☆☆

【难度】中

60.【答案】D

【解析】下咽癌最主要的临床症状是吞咽障碍,早期会有吞咽不适;声门型喉癌以声音嘶哑、呼吸困难为主要症状。

【考点】下咽癌的主要临床特征。☆☆

【难度】中

61.【答案】C

【解析】下咽癌的X线钡剂造影容易出现钡剂滞留会厌谷、梨状窝,以及钡剂通过食管入口时间延长等吞咽障碍的征象。

【考点】下咽癌的临床特点、影像特点及淋巴结分区。☆☆

【难度】中

58. 下列哪项影像描述**不属于**本病的影像学表现

A. 右侧梨状窝区分叶状软组织肿块

B. 累及会厌右侧喉面

C. 累及环状软骨

D. 累及右侧杓状软骨

E. 累及咽后壁

59. 根据影像学表现,下列哪项诊断**不正确**

A. 右侧下咽癌累及右侧杓会厌皱襞及咽后壁

B. 右侧声门型喉癌

C. 右侧梨状窝癌,累及杓会厌皱襞及咽后壁

D. 累及右侧室带、喉室及声带

E. 建议进一步MRI增强检查可判断有无软骨受累

60. 下列哪项**不是**该疾病的临床及病生理特点

A. 发病年龄50~70岁,男性多见

B. 绝大多数是鳞状细胞癌

C. 颈部淋巴结转移的发生率较高

D. 最常见的临床症状声音嘶哑、呼吸困难

E. 梨状窝是下咽癌最好发的部位

61. 下列哪项**不是**该疾病X线吞钡检查的影像特点

A. 钡剂通过食管入口时间延长等吞咽功能障碍表现

B. 患侧梨状窝的不规则充盈缺损影

C. 钡剂一般不会在滞留会厌谷和梨状窝

D. 环后区病变可见食管入口通过障碍,局部黏膜破坏

E. 钡剂通过食管入口时间延长

(62~65题共用题干)

男,21岁,右侧耳堵半年余,咽部不适2个月余,行CT及MRI检查,如下图所示。

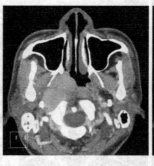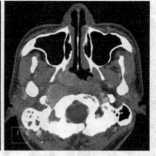

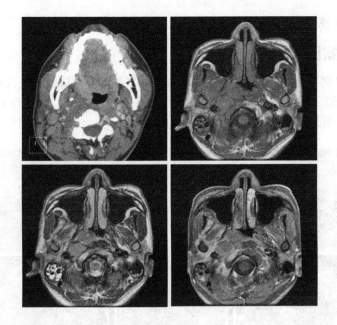

62. 哪项**不符合**病变的影像学表现
   A. 右侧鼻咽侧壁软组织肿块
   B. 右侧咽后组淋巴结肿大
   C. 椎前间隙受累,骨质无明显受累
   D. 越过中线累及对侧鼻咽后壁累并向下累及口咽侧壁
   E. 侵及并压迫右侧咽旁间隙变形、消失

63. 患者右侧耳闷堵的相关病理解剖学基础是什么
   A. 病变压迫咽鼓管咽口导致功能障碍
   B. 病变直接侵犯右侧中耳鼓室
   C. 患者抵抗力下降,并发中耳乳突炎
   D. 病变发生于咽鼓管咽口所致
   E. 病变侵犯内耳迷路所致

64. 根据影像学表现,本病例需要与下列哪种疾病相鉴别
   A. 鼻咽纤维血管瘤
   B. 鼻咽部淋巴瘤
   C. 鼻咽部脊索瘤
   D. 蝶窦恶性肿瘤
   E. 以上疾病都需要鉴别

65. 下列哪个**不是**该疾病淋巴结的转移路径
   A. 直接导入颈深上组淋巴结
   B. 直接导入颈深下组淋巴结
   C. 直接导入咽后间隙的咽后淋巴结
   D. 部分直接导入颈后三角区副神经旁淋巴结

62.【答案】C
　【解析】本病变发生于鼻咽侧后壁,累及咽后壁、头长肌、椎前间隙及邻近枕骨,并伴有咽后组淋巴结转移肿大。枕骨右侧骨质密度较对侧增高,T_1WI 显示局部高信号的黄骨髓信号被中低信号的肿瘤组织取代,增强 T_1WI 抑脂像显示受累骨质中等强化,这些异常提示肿瘤侵犯颅底及邻近骨质。
　【考点】鼻咽部解剖。☆☆
　【难度】中

63.【答案】A
　【解析】此题需要掌握鼻咽癌的好发位置和常见继发症状。鼻咽癌好发于咽隐窝,向前压迫患侧咽鼓管咽口导致功能障碍而继发中耳炎症状,临床上很多鼻咽癌患者因中耳炎症状行 CT 和 / 或 MRI 检查发现鼻咽部占位。
　【考点】重点考查鼻咽癌好发位置。☆☆
　【难度】易

64.【答案】E
　【解析】此题需要掌握需要与鼻咽癌鉴别诊断的病变主要影像特征。鼻咽纤维血管瘤好发于青年男性,经常大量鼻出血,表现为以翼腭窝为中心的软组织肿块,可累及鼻咽部,瘤体增强后明显强化,无淋巴结转移;鼻咽部淋巴瘤大多与咽后壁头长肌分界较清,多无颅底及相邻骨质破坏,另外淋巴瘤为乏血供肿瘤,增强后多轻度强化,转移的淋巴结可以多中心,通常无坏死;脊索瘤多以斜坡中上 2/3 为中心,发生于鼻咽部较罕见,与斜坡的脊索瘤不同,鼻咽部脊索瘤钙化和骨化少见,但肿瘤信号常不均匀,增强后呈中等不均匀“蜂窝状”强化,与鼻咽癌明显不同;蝶窦恶性肿瘤中心位于蝶窦,向下破坏蝶窦底侵及鼻咽顶部,同时也可以向上侵及海绵窦及垂体窝,鼻咽侧壁黏膜破坏较轻。
　【考点】与鼻咽癌鉴别诊断的病变主要影像特征。☆☆
　【难度】中

65.【答案】B
　【解析】重点掌握鼻咽癌的三个淋巴转移途径,咽后组淋巴结常为转移的第一站。
　【考点】鼻咽癌的淋巴结转移途径。☆
　【难度】中

E. 直接导入颌下淋巴结

【案例分析题】

案例一:患者,男,20岁。左耳流脓3年伴听力下降,头痛、发热2周。行颞骨CT及颅脑MRI检查,下列分别是轴位、冠状位CT和增强轴位、冠状位、矢状位MRI。

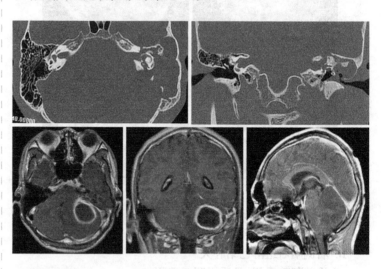

提问1:【答案】ABCDEF
【解析】CT表现病变骨质破坏范围广泛,包括外、中、内耳骨结构及相邻面神经管、乙状窦及中颅底骨质。
【考点】颞骨CT的骨性解剖结构。☆☆
【难度】中

提问1:该患者CT表现正确的是
A. 左侧鼓室、乳突内软组织密度影
B. 破坏左侧乙状窦沟骨板
C. 破坏左侧骨迷路
D. 破坏左侧面神经管
E. 破坏左侧中颅窝底骨质
F. 左侧骨性外耳道骨质破坏

提问2:【答案】BC
【解析】左小脑半球病变环形强化,邻近结构受压,伴乙状窦及小脑幕脑膜增厚强化,为常见颅底并发症。
【考点】颞骨胆脂瘤的颅内并发症。☆☆
【难度】中

提问2:患者行头颅MRI增强扫描,发现的颅内病变包括
A. 左侧小脑半球转移瘤
B. 左侧小脑半球脑脓肿
C. 左侧脑膜炎
D. 左侧脑膜转移瘤
E. 大脑镰下疝
F. 脑积水

提问3:【答案】A
【解析】结合临床表现及CT特点,包括广泛外、中、内耳骨质破坏、边缘硬化、光整,伴邻近结构的骨质破坏,为胆脂瘤特征性表现。
【考点】颞骨胆脂瘤的CT表现。☆☆
【难度】中

提问3:根据上述病史及影像学表现,颞骨内病变的诊断是
A. 左颞骨胆脂瘤
B. 左侧中耳癌
C. 左颞骨面神经瘤
D. 左颞骨结核
E. 左颞骨转移瘤
F. 左侧内淋巴囊肿瘤

案例二:患者,男,59岁,发现咽部肿物2个月余,无明显不适。查体:咽部慢性充血,双侧扁桃体Ⅰ度肿大,左侧腭咽弓可见大枣大小的淡黄色肿物,质地较韧,上极位于软腭水平。

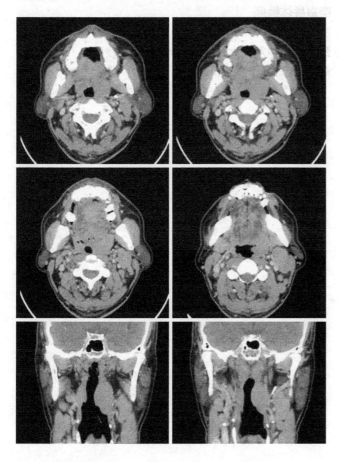

提问1:根据病史及增强 CT 影像表现,病变定位为

A. 左侧腭扁桃体占位

B. 压迫左侧咽旁间隙变形

C. 累及左侧喉咽侧壁

D. 累及左侧舌根

E. 累及左侧椎前间隙

F. 累及左侧颌下腺

提问2:图像中颈部可见淋巴结影,以下哪些是该患者肿大淋巴结特点

A. 肿大淋巴结密度与扁桃体肿块一致,且密度较均匀

B. 肿大淋巴结不局限于病变淋巴引流区域,左侧为著

C. 肿大淋巴结增强后轻度强化

D. 肿大淋巴结坏死、钙化比较少见

E. 肿大淋巴结易合并坏死、囊变

F. 肿大淋巴结边界清,无融合趋势

提问1:【答案】ABD

【解析】本病例肿块位于以腭扁桃体为中心的咽淋巴环区,咽淋巴环的定义是指包括鼻咽、软腭、扁桃体、口咽及舌根等组成的环状淋巴组织。

【考点】口咽部影像解剖。☆☆

【难度】中

提问2:【答案】ABCD

【解析】图像中显示颈部淋巴结呈实性软组织密度,与腭扁桃体肿瘤密度相似,且较均匀,增强后轻度均匀强化,无坏死囊变。另外淋巴瘤肿大淋巴结并不局限于某一淋巴引流区域,部分受累肿大淋巴结可融合成团,分界不清;淋巴结结核坏死囊变,内可见分隔,增强后不规则花环状强化;转移淋巴结容易融合、坏死;淋巴瘤无钙化,坏死囊变少见。

【考点】掌握颈部淋巴结病变的影像学特点。☆☆

【难度】易

提问3:【答案】BE

【解析】腭扁桃体淋巴瘤多为非霍奇金淋巴瘤(NHL)的B细胞来源,可伴颈部多个肿大淋巴结,实性且可以融合成团,CT平扫呈与肿块一致的均匀等密度,增强后轻度强化,坏死囊变少见;腭扁桃体和舌根鳞癌的肿块表面多不光整,呈不均匀强化,多有坏死、囊变,可侵犯咽旁间隙和舌根部肌层,颈部转移淋巴结多呈不均匀强化、有坏死、囊变,呈环形强化;鼻咽癌中心多位于鼻咽顶侧壁,易侵犯颅底骨质和周围结构,颈部转移淋巴结多呈不均匀强化、有坏死、囊变;腭扁桃体及舌根脓肿局部或全身临床症状明显,增强后脓肿壁环形强化,炎性淋巴结周围脂肪间隙多模糊。

【考点】咽淋巴环淋巴瘤累及腭扁桃体的影像特点。☆☆

【难度】中

提问3:根据病变的形态、密度及颈部淋巴结的特点,可诊断为

A. 鼻咽癌累及口咽侧壁

B. 腭扁桃体淋巴瘤

C. 腭扁桃体鳞癌

D. 腭扁桃体脓肿

E. 颈部双侧多发肿大淋巴结,考虑原发病侵犯

F. 常为NK/T细胞来源淋巴瘤

第三章　骨骼与肌肉系统

第一节　总　论

【A1 型题】

1. 以下正常骨结构,在 X 线片中**不能**显示的是
   A. 骨骺　　　　　　　　B. 骨小梁
   C. 骨膜　　　　　　　　D. 滋养管
   E. 髓腔

2. X 线显示的成人滑膜关节间隙包含
   A. 骨端和关节腔
   B. 骨端和关节软骨
   C. 关节软骨和关节滑液
   D. 关节腔和关节滑液
   E. 关节软骨、关节盘、关节腔

3. 欲观察学龄前儿童骨龄,应该摄片的部位为
   A. 腕关节　　　　　　　B. 踝关节
   C. 膝关节　　　　　　　D. 肩关节
   E. 髋关节

4. 骨与关节 X 线片检查常规要求**不包含**
   A. 一般摄取正、侧位片
   B. 两侧对称的骨关节,改变轻微,难以确诊时,应拍摄对侧相应部位对照
   C. 应包括周围软组织和邻近的关节
   D. 脊柱、手足等部位应加摄斜位片
   E. 髌骨、跟骨可取切线位摄片

5. 关于 Codman 三角描述,以下**不正确**的是
   A. 常见于恶性骨肿瘤

1.【答案】C
   【解析】正常骨膜在 X 线平片、CT、MRI 上均不能显示。
   【考点】正常骨结构 X 线表现。☆
   【难度】易

2.【答案】E
   【解析】正常滑膜关节在 X 线上可见关节间隙,为两个骨端骨性关节面之间的透亮间隙,是关节软骨、关节盘和关节腔的投影。
   【考点】正常关节 X 线表现。☆
   【难度】易

3.【答案】A
   【解析】观察儿童骨龄,7 岁之前应摄腕关节片;7 岁之后,腕骨骨化中心已经出齐,此时应补充摄肘关节片观察,因肘部骨端骨骺二次骨化中心出现时间跨度较大(2~13 岁),且可观察骨骺线愈合情况,更便于判定骨龄。
   【考点】正常骨结构 X 线表现。☆
   【难度】易

4.【答案】E
   【解析】切线位多用于轮廓呈弧形弯曲的部位,如头颅、面部、肋骨等;跟骨和髌骨常需要加摄轴位片。其他项均为骨与关节摄片的要求。
   【考点】骨关节影像检查技术。☆
   【难度】中

5.【答案】E
   【解析】Codman 三角为长骨骨肉瘤位于干骺端的骨髓腔中央或为偏心性。一侧或四周的骨皮质被浸润和破

坏,Codman 三角其表面的骨外膜被掀起,切面上可见肿瘤上、下两端的骨皮质和掀起的骨外膜之间形成三角形隆起,其间堆积由骨外膜产生的新生骨。

【考点】骨骼基本病变表现。☆
【难度】中

6.【答案】B

【解析】骨质疏松是一定单位内骨量的减少,即骨的有机成分和钙盐含量比例仍正常,组织学变化是骨皮质变薄,骨小梁减少,但边缘清晰。MRI 表现由于骨髓脂肪含量增多,所以 T_1WI 和 T_2WI 信号增高。

【考点】骨骼基本病变表现。☆
【难度】易

7.【答案】E

【解析】骨质破坏为局部正常骨组织被病理性组织所代替而造成的骨质缺失,可由病理组织本身或其他破骨细胞生成或活动增强所致。

【考点】骨骼基本病变表现。☆
【难度】中

8.【答案】A

【解析】骨质增生硬化是单位体积内骨量的增多,由于成骨增多或破骨减少,或两者同时存在,导致骨皮质增厚,骨小梁致密。

【考点】骨骼基本病变表现。☆
【难度】易

9.【答案】C

【解析】骨质坏死是局部骨组织停止代谢,坏死的骨质称为死骨,主要是因为血液的供应中断,组织学上是骨细胞的死亡、消失和骨髓的液化,晚期坏死区出现纤维化和骨质硬化等改变。

【考点】骨骼基本病变表现。☆
【难度】易

10.【答案】C

【解析】关节软骨破坏是关节软骨及下方骨质为病理组织侵犯代替所致,常见于各种慢性关节感染、肿瘤及痛风等。

【考点】关节基本病变表现。☆
【难度】易

B. 为破坏区两侧的骨膜新生骨所形成

C. 破坏区往往可见放射性改变

D. MRI 显示早于 X 线和 CT

E. 通常提示慢性期病变

6. 关于骨质疏松基本影像学表现的叙述,**错误**的是

A. 骨小梁稀疏,但轮廓清晰

B. X 线表现为骨质密度增高,骨皮质增厚

C. 骨髓在 T_1WI 上信号增高

D. 骨髓在 T_2WI 上信号增高

E. CT 表现为骨质密度减低,骨皮质变薄

7. 骨质破坏影像学表现**错误**的是

A. X 线表现为骨质局限性密度减低,骨小梁稀疏消失,骨皮质呈筛孔状及斑块状缺损

B. CT 表现为骨质局限性密度减低,骨小梁稀疏消失,骨皮质呈筛孔状及斑块状缺损

C. T_1WI 表现为高信号的骨髓为较低信号或混杂信号所代替,皮质缺损

D. T_2WI 表现为高信号的骨髓为较低信号或混杂信号所代替,皮质缺损

E. CT 表现呈局部呈结节状致密性改变

8. 骨质增生硬化的影像学表现,**不正确**的是

A. X 线表现是骨质密度减低,骨皮质变薄

B. X 线表现是骨质密度增高,骨皮质增厚致密,骨小梁增粗致密

C. CT 表现是骨质密度增高,骨皮质增厚致密,骨小梁增粗致密

D. T_1WI 表现增生硬化的骨质使松质骨的信号下降

E. T_1WI 表现增生硬化的骨质使松质骨的信号减低

9. 骨质坏死的影像学表现**不正确**的是

A. X 线表现是骨质局限性密度增高

B. CT 表现是骨质局限性密度增高

C. MRI 显示较 X 线和 CT 晚

D. 早期 T_1WI 信号减低,T_2WI 脂肪抑制序列信号增高

E. 晚期 T_1WI 和 T_2WI 呈低信号

10. 关节破坏影像学表现正确的是

A. 病变早期累及关节软骨是 X 线能清晰显示病变

B. 病变早期累及关节软骨是 CT 能清晰显示病变

C. MRI 对早期的关节软化破坏显示清晰,表现为软骨的异常信号或连续中断

D. 病变累及关节面下骨质时 X 不能显示病变

E. 病变累及关节面下骨质时 CT 不能显示病变

11. 关节脱位分类以下说法正确的是
  A. 有外伤性脱位　　　　B. 有先天性脱位
  C. 有病理性脱位　　　　D. 完全脱位和部分脱位
  E. 以上均正确

12. MRI 诊断软组织肿瘤,**不正确**的是
  A. 良性肿瘤多数边界清楚
  B. 恶性肿瘤多呈不均匀性强化
  C. 能较好地显示肿瘤与血管、神经的关系
  D. 邻近软组织、器官侵犯常提示为恶性肿瘤
  E. 能够准确地鉴别肿瘤的良恶性

13. 关于 X 线在骨骼肌疾病诊断中说法正确的是
  A. X 线难以使骨关节清楚显影
  B. 骨关节疾病也难易于在 X 线片显示出来
  C. X 线目前仍是骨关节疾病首选影像检查方法
  D. X 线表现比较病理改变和临床表现出现早
  E. 以上说法均错误

14. 关于 CT 检查在骨骼肌疾病中的优势,以下说法中正确的是
  A. 密度分辨率高,无影像重叠
  B. 当临床和 X 线诊断有疑难时可以选 CT 做进一步检查
  C. 对软组织病变和骨骼解剖较复杂的部位优先选择 CT 检查
  D. 对骨破坏区的死骨、钙化、骨化、破坏区周围的骨质增生、软组织的肿胀,CT 优于常规 X 线平片
  E. 以上说法均正确

15. MRI 检查在骨骼肌疾病中的特点为
  A. MRI 有良好的软组织分辨力,且可任意平面呈像,对各种软组织病变都能很好地显示
  B. MRI 对脊柱及椎管内病灶的显示优于 CT
  C. 对早期的骨破坏、缺血坏死、骨髓水肿等显示优于 CT
  D. MRI 对钙化和细小的骨化显示不如 X 线和 CT
  E. 以上均正确

11.【答案】E
【解析】构成关节的两个骨端正常相对位置发生改变(如距离增宽)称为关节脱位,从病因上可分为外伤性、先天性和病理性三种。关节骨端完全脱开为全脱位,X 线易诊断。部分脱开者为半脱位,X 线表现为关节骨端部分相对应。
【考点】关节基本病变表现。☆
【难度】易

12.【答案】E
【解析】目前 MRI 对软组织肿瘤的定性诊断尚缺乏特异性,难以准确地鉴别肿瘤的良恶性。
【考点】软组织病变影像学表现。☆
【难点】中

13.【答案】C
【解析】考查 X 线在骨骼疾病中的运用。
【考点】影像学检查技术的比较。☆
【难度】易

14.【答案】E
【解析】CT 可以发现 X 线难以诊断的疾病。
【考点】影像学检查技术的比较。☆
【难度】易

15.【答案】E
【解析】MRI 在骨骼系统病变检查的优点和不足。
【考点】影像学检查技术的比较。☆
【难度】易

16.【答案】C

【解析】软组织病变一般首选 MRI 检查，怀疑半月板、肌腱及韧带损伤应行 MRI 检查。

【考点】检查技术及比较影像学。☆

【难度】易

1.【答案】B

【解析】四肢骨关节创伤的首选检查是 X 线平片，辅以超声、CT 或 MRI。

【考点】四肢骨关节创伤的首选影像学检查方法。☆☆

【难度】易

2.【答案】D

【解析】肱骨外科颈为肱骨大结节、小结节移行肱骨干的交界部位，是松质骨和密质骨的交界处，位于解剖颈下 2~3cm。

【考点】肱骨外科颈的解剖。☆☆

【难度】易

3.【答案】E

【解析】股骨颈骨折常发生患肢短缩、轻度外旋畸形。如果按 X 线表现，股骨颈骨折又分为内收型和外展型。故答案为 D。

【考点】股骨颈骨折体征。☆☆

【难度】中

4.【答案】B

【解析】间接外力引起的创伤骨折很常见，成角或扭转的剪切力、肌肉韧带的牵拉等均可造成骨折，如腕部的柯莱斯(Colles)骨折、肱骨远端伸直型骨折和踝关节的扭伤骨折脱位等。故答案为 B。

【考点】骨折的生物力学改变。☆☆

【难度】中

5.【答案】A

【解析】应力性骨折，又称疲劳性骨折，是一种因过度使用造成的骨骼损伤。

【考点】骨折的病因分型。☆☆

【难度】易

16. 骨骼及肌肉系统影像检查技术选择的正确的是
    A. 骨骼典型的外伤优选 MRI 检查
    B. 软组织病变首选 CT 检查
    C. 怀疑半月板、肌腱及韧带损伤应行 MRI 检查
    D. 解剖结构复杂区域的病变首选 X 线检查
    E. 以上说法均正确

第二节 骨关节创伤

【A1 型题】

1. 四肢骨关节创伤的首选检查是
   A. 超声　　　　　　　　　B. X 线平片
   C. CT　　　　　　　　　　D. MRI
   E. 核医学

2. 肱骨外科颈的解剖部位是
   A. 肱骨中上 1/3 交界处
   B. 肱骨上端的骨端
   C. 肱骨大、小结节交界处
   D. 肱骨大、小结节移行肱骨干的交界处
   E. 肱骨头周围环形沟

3. 股骨颈骨折最常见的体征是患肢多呈
   A. 伸直、外展、内旋畸形
   B. 屈曲、外展、内旋畸形
   C. 屈曲、内收、内旋畸形
   D. 短缩、内旋、外展畸形
   E. 短缩、外旋、内收畸形

4. 根据骨折的生物力学，最可能为间接外力所致的是
   A. 颅骨骨折　　　　　　　B. Colles 骨折
   C. 粉碎性骨折　　　　　　D. 车祸骨折
   E. 骨干骨折

5. 下列哪项属于骨折的病因分型
   A. 应力性骨折
   B. 完全性骨折
   C. 不完全性骨折
   D. 隐匿性骨折
   E. 粉碎性骨折

6. 关于儿童的青枝骨折,下列说法**不正确**的是
   - A. 发生的原因为儿童的骨质柔韧性较大
   - B. 可以看不见明显的骨折线
   - C. 多见于四肢长骨干骨
   - D. 属于完全性骨折
   - E. 骨皮质发生皱褶或隆起或凹陷

7. 下列**不属于**儿童骨骼创伤特有的骨折类型的是
   - A. 创伤性骨弯曲
   - B. 隆突骨折
   - C. 骨骺创伤
   - D. 青枝骨折
   - E. 病理性骨折

8. 关于骨骺骨折,下列的描述**错误**的是
   - A. 发生在骺板软骨
   - B. X 线上显示骺线增宽
   - C. MRI 有助于骨骺骨折的诊断
   - D. X 线上显示骨骺干骺端对位不正常
   - E. 不累及干骺端

9. 目前临床和影像学诊断中常用的骨骺创伤分型是基于 X 线表现的 Salter-Harris 分类,其包括以下哪种
   - A. 骺分离
   - B. 骨骺分离性骨折
   - C. 部分骨骺骨折
   - D. 骨骺与骺板骨折
   - E. 以上都是

10. 脊柱的主要功能**不包括**以下哪一项
    - A. 承重
    - B. 减轻震荡
    - C. 保持平衡
    - D. 保护脊髓
    - E. 保护神经

11. 脊柱创伤的首选检查是
    - A. 常规 X 线
    - B. MSCT
    - C. CTA
    - D. MRI
    - E. USG

12. 以下哪项**不属于**椎骨的附件结构
    - A. 椎弓
    - B. 椎板
    - C. 侧隐窝
    - D. 横突
    - E. 棘突

6.【答案】D
   【解析】青枝骨折在儿童中最常见,因为患儿骨质柔韧性较大,X 线示骨皮质皱褶、凹陷,未见明确骨折线影等也是青枝骨折的典型表现。青枝骨折属于不完全骨折。
   【考点】儿童青枝骨折的理论。☆☆
   【难度】中

7.【答案】E
   【解析】儿童骨骼创伤特有的骨折类型有:创伤性骨弯曲、隆突骨折、骨骺创伤、青枝骨折。
   【考点】儿童骨骼创伤特有的骨折的基本理论。☆☆
   【难度】易

8.【答案】E
   【解析】骨骺骨折可以从关节面开始,穿过骨骺和 / 或骺软板,然后穿过骺板全程,延伸至干骺端。
   【考点】骨骺骨折的含义。☆☆
   【难度】中

9.【答案】E
   【解析】目前临床和影像学诊断中常用的骨骺创伤分型包括:骺分离、骨骺分离性骨折、部分骨骺骨折、骨骺与骺板骨折、骺板挤压损伤、骺板边缘软骨环膜的 Ranvier 损伤。
   【考点】骨骺创伤分型。☆☆
   【难度】难

10.【答案】C
   【解析】脊柱是人体的支柱,参与胸、腹腔和骨盆的组成,其主要功能是承重、减轻震荡和保护脊髓、神经。
   【考点】脊柱的功能。☆
   【难度】易

11.【答案】B
   【解析】目前普遍认为脊椎骨骼创伤首选 CT 检查,并进行三维多平面重建,可以发现椎体骨折及移位程度尤其是附件的骨折和错位。
   【考点】脊柱创伤的首选检查方式。☆☆
   【难度】易

12.【答案】C
   【解析】椎骨一般包括椎体和附件,附件又由椎弓、椎板、横突、棘突及(上、下)小关节构成,不包括侧隐窝。侧隐窝位于椎体和椎小关节之间,是脊神经走行区域,临床上常见各种原因引起侧隐窝变窄,脊神经可受压引起相应症状。
   【考点】脊柱骨的组成。☆
   【难度】易

13.【答案】D

【解析】此题主要考查对脊柱外伤检查选择的掌握,MRI检查不仅可以看到脊柱创伤的节段和类型,还可以观察到脊髓连续性中断、脊髓受压狭窄以及损伤后脊髓内异常信号。

【考点】脊髓神经损伤首选检查项目。☆☆

【难度】易

14.【答案】A

【解析】此题主要考查对脊柱骨折类型的掌握情况。脊椎骨折好发于活动度较大的部位,如寰枢椎和胸腰段,以单个椎体多见。

【考点】脊柱压缩骨折。☆☆

【难度】易

15.【答案】B

【解析】此题主要考查对寰枢椎损伤的掌握。成人寰枢椎间隙距离超过2.5mm,即诊断为寰枢椎脱位;儿童寰枢椎间隙距离超过4mm,可诊断为寰枢椎脱位。

【考点】寰枢椎损伤脱位诊断标准。☆☆

【难度】中

16.【答案】D

【解析】脊柱骨折合并碎片进入椎管内,无疑是最容易使脊髓损伤的情形。

【考点】脊柱骨折合并脊髓损伤的特征。☆☆

【难度】易

17.【答案】C

【考点】椎体骨折MRI成像基础知识。☆☆

【难度】易

18.【答案】C

【解析】PLC即脊柱后部韧带复合体,包括黄韧带、棘上韧带等结构。脊柱的稳定性决定于骨骼和后纵韧带复合体的完整,损伤后可表现为棘突间距离增宽,棘突旁小撕脱骨片,椎小关节间隙增宽,甚至小关节突错位和椎体横向移动等改变。

【考点】常见部位骨折名称的掌握。☆

【难度】难

19.【答案】D

【解析】脊髓末端变细为脊髓圆锥,并在第一腰椎体下缘处续为无神经组织的终丝。

【考点】脊髓解剖。☆

【难度】易

13. 外伤后,当怀疑有脊髓神经损伤时,应首选以下哪项检查
A. X 线
B. B 超
C. CT 检查
D. MRI 检查
E. 骨扫描

14. 椎体压缩性骨折 X 线多见于
A. 单个椎体
B. 相邻两个椎体
C. 椎间隙变窄
D. 椎间隙变宽
E. 椎间隙破坏

15. 成人寰枢椎关节间隙超过多少时,可确诊寰枢椎脱位
A. 1.5mm
B. 2.5mm
C. 3.5mm
D. 4.5mm
E. 5.5mm

16. 以下脊柱骨折,最容易损伤脊髓的是
A. 椎体压缩性骨折
B. 横突骨折并分离
C. 胸椎并肋骨骨折
D. 胸椎骨折碎片进入椎管
E. 腰椎棘突骨折并横突骨折

17. 椎体骨折在急性期发生水肿,MRI 信号特点是
A. T_1WI 呈高信号,T_2WI 脂肪抑制像呈高信号
B. T_1WI 呈高信号,T_2WI 脂肪抑制像呈低信号
C. T_1WI 呈低信号,T_2WI 脂肪抑制像呈高信号
D. T_1WI 呈低信号,T_2WI 脂肪抑制像呈低信号
E. 以上都不对

18. 关于脊柱 PLC,以下说法错误的是
A. PLC 包括黄韧带、棘上韧带等
B. PLC 加固了脊柱的稳定性
C. PLC 损伤一定合并骨结构破坏
D. 损伤后可表现为椎小关节紊乱
E. 损伤后可表现为棘突间距增宽

19. 关于脊髓的解剖,错误的是
A. 脊髓位于椎管内
B. 上端续于延髓
C. 末端变细为脊髓圆锥
D. 于骶 2 水平续为终丝
E. 终丝止于尾骨的背面

20. 中下颈椎脱位相邻椎体的位置错位超过
    A. 2mm　　　　　　B. 3mm
    C. 4mm　　　　　　D. 5mm
    E. 5.5mm

21. 按照骨折征象,以下脊柱骨折分型**错误**的是
    A. 压缩性骨折
    B. 爆裂性骨折
    C. 横行移位型骨折
    D. 屈曲 - 分离骨折
    E. 病理骨折

22. 有关于脊柱爆裂骨折,**不正确**的叙述为
    A. 骨折累及脊柱前中柱,同时可累及后柱
    B. 是常见的不稳定骨折
    C. 常引起椎体后壁骨折
    D. 可仅累及脊柱前柱,而中柱、后柱结构完整
    E. 骨折碎片移位常突入椎管,压迫脊髓,引起神经症状

【A2 型题】

1. 患者,男,32岁,踢足球时摔倒,右手背着地,右手腕部明显肿胀、疼痛。送至医院,X 线片示桡骨远端向掌侧、桡侧移位。最可能的诊断是
    A. Barton 骨折　　　B. Chance 骨折
    C. Colles 骨折　　　D. Smith 骨折
    E. Jefferson 骨折

2. 患者,男,39岁,因车祸致右侧胫腓骨中上段 1/3 处开放性粉碎性骨折,入院行彻底清创术,摘除所有的粉碎的骨片,术后行牵引治疗半年余,骨折仍未愈合,其最可能的原因是
    A. 未做内固定
    B. 骨折处血液供应差
    C. 功能锻炼不够
    D. 患肢固定欠佳
    E. 清创时摘除了过多的碎骨片

3. 患者,男,45岁,1h 前摔伤左侧髋部,随即出现左侧髋部疼痛、屈曲、内收、内旋畸形,弹性固定,最可能的诊断是
    A. 髋关节前脱位　　　B. 髋关节后脱位
    C. 髋关节中心脱位　　D. 股骨颈骨折
    E. 股骨干骨折

20.【答案】B
【解析】中下颈椎损伤表现为侧位片上损伤节段相邻椎体间移位 >3mm,或相邻梁锥体间成角 >11°。
【考点】颈椎外伤脱位的诊断标准。☆☆
【难度】中

21.【答案】E
【解析】脊柱骨折可表现为压缩性骨折、爆裂性骨折、横行移位型骨折以及屈曲 - 分离骨折。
【考点】脊柱骨折的征象分型。☆☆
【难度】中

22.【答案】D
【解析】若仅脊柱前柱压缩骨折,而中、后柱完整,为单纯压缩型骨折。
【考点】脊柱骨折类型。☆☆
【难度】中

1.【答案】D
【解析】Smith 骨折多为腕关节处于屈曲位、手背着地受伤所致,X 线可见远折端向掌侧、桡侧移位,近折端向背侧移位。
【考点】Smith 骨折的定义。☆☆
【难度】中

2.【答案】E
【解析】开放性骨折清创时,过多地摘除碎骨片,造成骨质缺损,影响骨折愈合,故答案为E。
【考点】影响骨折愈合的因素。☆☆
【难度】中

3.【答案】B
【解析】髋关节后脱位可致患肢缩短,髋关节呈屈曲、内收、内旋畸形。
【考点】髋关节后脱位的临床表现。☆☆
【难度】难

4.【答案】C
【解析】患者最可能为肱骨干中下1/3段骨折,在肱骨干中下1/3段后外侧有桡神经沟,有由臂丛神经后束发出的桡神经经内后方紧贴骨面斜上外前方进入前臂,此处骨折容易损伤桡神经。
【考点】肱骨干骨折最常见并发症。☆☆
【难度】中

5.【答案】A
【解析】发生关节囊内骨折后,从骨髓腔或撕裂的骨膜处溢出的脂肪组织和血液同时进入关节腔内,由于血液密度相对较大,沉于关节液之下,而脂肪密度相对小,漂浮于关节液之上,从而形成分层现象,即所说的脂肪-血液界面征。
【考点】脂-液平面征的影像诊断。☆☆
【难度】易

6.【答案】D
【解析】儿童上肢牵拉史是诊断桡骨头半脱位的主要依据,因为桡骨头半脱位是唯一X线片阴性的关节脱位,故X线检查对诊断无帮助。
【考点】桡骨头半脱位的诊断依据。☆☆
【难度】中

7.【答案】C
【解析】肩关节脱位,检查可发现方肩畸形,Dugas征阳性,肩关节盂空虚,上肢弹性固定;最常见的是肩关节前脱位。
【考点】肩关节脱位的诊断依据。☆☆
【难度】中

8.【答案】C
【解析】气性坏疽多在创伤后发生,开放性骨折所致多见。外伤后高热、伤口剧痛,恶臭渗出液,触诊握雪感,考虑为气性坏疽。
【考点】前臂双骨折的并发症。☆☆
【难度】难

9.【答案】B
【解析】肩关节脱位,Dugas征一般呈阳性,故排除A选项;患儿有外伤史,且患肩下沉,活动障碍,应考虑外伤所致骨折的可能性大,故选B;桡骨小头半脱位多为突然受到纵向牵拉时造成。
【考点】骨折与脱位的区别。☆☆
【难度】中

4. 患者,男,21岁。摔伤左上臂后,左上臂中下段肿胀、疼痛明显,左腕、左指不能伸直,不能外展拇指,呈"垂腕"畸形,手背桡侧半、桡侧两个半指、上臂及前臂后部感觉减退,最可能的病因为
A. 尺动脉损失　　　　B. 创伤性关节炎
C. 桡神经损伤　　　　D. 缺血性骨坏死
E. 坠积性肺炎

5. 患者,女,45岁,摔伤后右膝部先着地,行X线片侧位水平投照显示关节内"脂-液平面",最可能出现的是
A. 关节内骨折、出血　　B. 创伤性骨关节炎
C. 缺血性骨坏死　　　　D. 骨关节化脓感染
E. 骨关节肿瘤

6. 患儿,男,4岁,晨起其父为其穿衣服时向上牵拉左手臂后突然哭闹不止,左手臂疼痛不敢屈肘持物,至医院拍片未见明确阳性征象,最可能的诊断是
A. 左肘关节脱位　　　　B. 左肩关节脱位
C. 左肱骨髁上骨折　　　D. 左桡骨头半脱位
E. 左腕关节脱位

7. 患者,男,36岁,左肩外伤后疼痛、活动受限半天。查体:左侧肩胛盂下有空虚感,Dugas征阳性。X线检查未见明显骨折征象,肱骨头位于喙突下,该患者最可能的诊断是
A. 左锁骨骨折　　　　　B. 左肩锁关节脱位
C. 左肩关节前脱位　　　D. 左肩关节后脱位
E. 左肱骨骨折

8. 患者,女,38岁。右侧尺桡骨开放性骨折,清创复位并石膏固定后1d,今晨起出现高热,伤口剧痛并伴有大量恶臭渗出液。查体:体温39.4℃,心率115次/min,伤口周围皮肤触诊有握雪感。血常规:白细胞计数21×10⁹/L,X线平片显示皮下有气体,可能的诊断是
A. 伤口严重的化脓感染　B. 骨筋膜室综合征
C. 气性坏疽　　　　　　D. 血肿吸收
E. 组织坏死

9. 患儿,3岁,跑步摔倒后肩部疼痛,表现为患肩下沉,患肢有活动障碍,头向患侧倾斜,Dugas征阴性,最有可能的诊断是
A. 肩关节脱位　　　　　B. 锁骨骨折
C. 臂丛损伤　　　　　　D. 颈部假性动脉瘤
E. 桡骨小头半脱位

10. 患儿,11 岁,喜欢踢足球及远程竞走,某段时间感觉双下肢走路疼痛不适,无外伤史,患者诉活动后加重,休息后好转,无夜间痛表现。就诊后行 X 片检查提示双侧胫骨可见模糊骨折线影、骨膜增生及少许骨痂,无骨质破坏征象。最可能的诊断是
   A. 疲劳性骨折
   B. 病理性骨折
   C. 创伤性骨折
   D. 功能不全性骨折
   E. 以上都不是

11. 患儿,10 岁,奔跑过程中不慎摔倒,手掌侧着地,临床检查发现腕部肿胀明显,并呈"银叉"样改变。最可能的诊断是
   A. 肱骨外科颈骨折
   B. 肱骨髁上骨折
   C. Monteggia 骨折
   D. Colles 骨折
   E. Galeazzi 骨折

12. 患儿,5 岁,玩耍过程中不慎前臂撞击桌子,临床检查前臂轻度肿胀,X 线示桡骨中段骨皮质皱褶、凹陷,未见明确骨折线影,考虑以下哪种情况
   A. 儿童青枝骨折
   B. 病理性骨折
   C. Colles 骨折
   D. 疲劳骨折
   E. 以上都不是

13. 患者,69 岁,右大腿疼痛不适半年,某天走路时不小心轻微碰撞到凳子,感疼痛;X 线示右侧股骨干局部骨折,且骨折端不规则骨质破坏,CT 示周围有不规则软组织肿块影及骨膜反应,肺癌病史 1 年。上述情况考虑以下哪种诊断
   A. 疲劳性骨折
   B. 创伤性骨折
   C. 病理性骨折
   D. 功能不全性骨折
   E. 以上都不是

14. 患儿,7 岁,不慎被滚下的石头砸伤左小腿,瞬感左小腿疼痛不适,临床检查发现左小腿砸伤处肿胀、抬腿困难,临床初步考虑左小腿骨折,以下哪种影像学检查为首选
   A. X 线
   B. CT
   C. MRI
   D. 超声
   E. 骨扫描

10.【答案】A
   【解析】患者有大量的运动史,且无外伤史,故排除 C 选项;D 选项多发生于骨质疏松、骨质软化的中老年人;患者为双胫骨同时有症状且影像表现双侧胫骨改变一致,无骨质破坏,故排除 B 选项。
   【考点】疲劳性骨折的含义。☆☆
   【难度】易

11.【答案】D
   【解析】患者腕部肿胀、疼痛,故可排除 A、B 选项;Monteggia 骨折的定义是尺骨上 1/3 骨折合并桡骨小头脱位;Galeazzi 骨折的定义为桡骨下段(几乎均于中下 1/3)骨折合并下尺桡关节脱位;柯莱斯(Colles)骨折的受伤机制是摔倒时掌侧保护性触地所致,且较典型表现为"银叉"样畸形改变。
   【考点】各类骨折的定义、特征及临床表现。☆☆
   【难度】中

12.【答案】A
   【解析】青枝骨折在儿童中最常见,因为患儿骨质柔韧性较大,且题干中提到 X 线示桡骨中段骨皮质皱褶、凹陷,未见明确骨折线影等也是青枝骨折的典型表现。
   【考点】各种骨折的含义。☆☆
   【难度】易

13.【答案】C
   【解析】患者无大量运动史,故排除 A 选项;患者无明显的外伤史,故排除 B 选项;D 选项多发生于骨质疏松、骨质软化的中老年人;根据骨质的病变及仅有轻微的碰撞史,且有癌症病史,首先考虑转移瘤所致的病理性骨折。
   【考点】病理性骨折的含义。☆☆
   【难度】中

14.【答案】A
   【解析】X 线是考虑骨折的首选检查;CT 及 MRI 可以发现微小骨折及周围软组织情况;骨扫描检查多数为骨肿瘤检查的方法之一。
   【考点】骨折的首选影像学检查。☆☆
   【难度】易

15.【答案】E

【解析】A、B选项多数有外伤史，且题干所述X线提示阴性，故排除；青枝骨折一般也会有外伤史，且X线示骨皮质皱褶、凹陷，此题X线阴性且无外伤史，故暂不考虑；患儿症状都提示肘关节有异常，且桡骨小头半脱位多为突然受到纵向牵拉时造成，故首先考虑E选项。

【考点】桡骨小头半脱位和其他骨折的区别。☆☆

【难度】中

16.【答案】D

【解析】功能不全性骨折又称衰竭骨折，是弹性抵抗力减弱（骨矿物质丢失）的骨骼，不能承受正常体重或肌肉生理性活动的作用力而引起的骨折。多发生于中老年女性，绝经后、局部放疗后等骨质疏松、骨质软化的人群。

【考点】功能不全性骨折的含义。☆☆

【难度】难

17.【答案】D

【解析】如图所示，骨折主要位于骶2椎体；稳定骨折为压缩骨折、其余可引起椎体骨折情况，均为不稳定骨折；骨盆环组成骨骨折，容易引起骨盆脱位，即骶髂关节及耻骨联合脱位；骶骨骨折较容易引起骶神经损伤；除非CT上可观察到异常高密度影，CT对硬膜外血肿并不敏感，硬膜外血肿的诊断应做MRI检查。

【考点】考查脊柱爆裂骨折。☆☆

【难度】中

18.【答案】D

【解析】如图，首先从形态上观察腰3/4/5椎体均为近似方形，椎体前缘平直，而腰1、2椎体为前扁后宽的楔形，且椎体前缘呈弧形向后凸，均提示椎体压缩变扁征象；而从信号上观察，椎体中央有向后均有引流的静脉呈高信号，而腰1、2椎体内除了引流静脉的信号，还有斜向椎体前上缘走行的异常高信号，其为压缩水肿带，也提示急性骨折。

【考点】脊柱急性压缩骨折MRI表现。☆☆

【难度】易

15. 患儿，4岁，母亲牵领右手上楼梯时不慎用力过猛，患儿突然哭闹，并不肯举起和活动患肢，临床检查示患肢肘部半屈曲，前壁中度旋前，不敢旋后和屈肘，桡骨头部压痛；X线检查提示阴性，肱桡关系正常。最可能的诊断是

A. 肱骨髁上骨折　　　　B. Colles 骨折

C. 青枝骨折　　　　　　D. 肱骨头脱位

E. 桡骨小头半脱位

16. 患者，65岁，绝经13年，挑水过程中突感右髋部疼痛，不能行走，X线提示右侧股骨颈骨折，该患者的骨折属于以下哪种

A. 疲劳性骨折　　　　　B. 创伤性骨折

C. 病理性骨折　　　　　D. 功能不全性骨折

E. 以上都不是

17. 患儿，男，12岁，坠楼伤，大小便障碍。根据腰骶部CT表现，以下说法**错误**的是

A. 骨折主要位于骶2椎体

B. 为不稳定骨折

C. 此类骨折容易引起骨盆脱位

D. 可见骶管硬膜外血肿

E. 此类骨折容易引起神经损伤

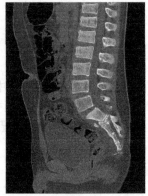

腰骶部 CT

18. 患者，男，20岁，数小时前驾车不慎撞墙，未系安全带，顿时感腰部剧烈疼痛，根据胸腰段MRI图像，哪个椎体有异常

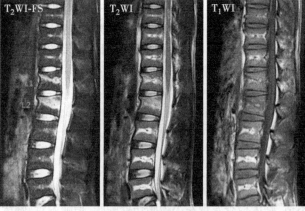

胸腰段 MRI 平扫

T₂WI-FS 为脂肪抑制 T₂WI

A. 腰 1 椎体　　　　　　B. 腰 2 椎体
C. 腰 3 椎体　　　　　　D. 腰 1、2 椎体
E. 腰 2、3 椎体

【A3/A4 型题】

(1~3 题共用题干)

患者,男,67 岁,1h 前散步时不慎跌倒,左侧髋部局部疼痛并活动受限,查体:患肢呈内收、外旋和短缩畸形,活动下肢时髋痛加剧,轴向叩击痛阳性,Pauwells 角 35°,一般状态可,既往体健。

1. 最可能的诊断是
　　A. 股骨颈骨折　　　　B. 股骨干骨折
　　C. 髋关节半脱位　　　D. 股骨头缺血性坏死
　　E. 髋臼骨折

2. 根据该患者左侧髋关节 X 线片,患者易发生的并发症是
　　A. 股骨干骨折
　　B. 髋关节脱位
　　C. 股骨头坏死
　　D. 骨筋膜室综合征
　　E. 骨化性肌炎

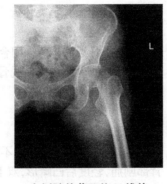

左侧髋关节正位 X 线片

3. 该患者最佳的治疗方案是
　　A. 切开复位内固定
　　B. 闭合复位内固定
　　C. 人工关节置换术
　　D. 转子间截骨矫正力线
　　E. 下肢中立位皮牵引 6~8 周

(4~7 题共用题干)

患儿,15 岁,玩闹时不慎摔倒,左手掌侧着地,腕关节肿胀、疼痛 2h,临床检查发现腕部肿胀明显,并呈"银叉"样改变。

4. 患儿首选影像学检查是
　　A. MRI　　　　　　　　B. CT
　　C. X 线　　　　　　　　D. 超声
　　E. 骨扫描

5. X 线提示桡骨远端见横行骨折线影,累及关节面,远端断端向背侧移位和向掌侧成角,考虑以下哪种骨折

1.【答案】A
　【解析】中、老年人有摔倒受伤史,伤后感髋部疼痛,下肢活动受限,患髋部可出现局部压痛及轴向叩击痛,肢体测量可发现患肢短缩,考虑为股骨颈骨折。
　【考点】股骨颈骨折的临床诊断。
☆☆
　【难度】易

2.【答案】C
　【解析】65 岁以上老年人的股骨头下型骨折,由于股骨头的血循环已严重破坏,所以股骨头坏死发生率很高。
　【考点】老年人股骨颈骨折常见的并发症。☆☆
　【难度】中

3.【答案】C
　【解析】该患者为老年男性,股骨颈头下型骨折,股骨头血循环严重破坏,股骨头坏死率很高,再加上患者的全身情况不允许长期卧床,多采用人工关节置换术治疗。
　【考点】股骨颈骨折的治疗。☆☆
　【难度】中

4.【答案】C
　【解析】患儿外伤后疼痛,首先想到骨折可能性大,X 线是考虑骨折的首选检查;CT 及 MRI 可以发现微小骨折及周围软组织情况,且更有优势,但不是首选检查;骨扫描检查多为骨肿瘤检查的方法之一。
　【考点】外伤后首选影像学检查。
☆☆
　【难度】易

5.【答案】D
　【解析】患者桡骨远端见骨折线影,故可排除 A、B 选项;Monteggia 骨折的定义是尺骨上 1/3 骨折合并桡骨小头脱位;Galeazzi 骨折的定义为桡骨下段(几乎均于中下 1/3)骨折合并下尺桡关节脱位。Colles 骨折的受伤机制是摔倒时掌侧保护性触地所致,且较典型表现为"银叉"样畸形改变,断端向背侧移位。
　【考点】各种骨折的定义、特征及临床表现。☆☆
　【难度】易

A. 肱骨外科颈骨折

B. 肱骨髁上骨折

C. Monteggia 骨折

D. Colles 骨折

E. Galeazzi 骨折

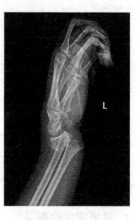

左腕关节侧位 X 线片

6.【答案】D

　【解析】Colles 骨折指桡骨的远端距离远端关节面 2.5cm 以内的骨折。

　【考点】Colles 骨折的含义。☆☆

　【难度】中

6. 上述骨折是指桡骨的远端距离远端关节面多少厘米以内的骨折

A. 1cm

B. 1.5cm

C. 2cm

D. 2.5cm

E. 3cm

7.【答案】ABC

　【解析】肱骨外科颈骨折常合并肱骨大结节撕脱骨折；蒙泰贾骨折为尺骨上 1/3 骨折合并桡骨小头脱位；余均为 Colles 骨折常可能合并的其他异常改变。

　【考点】Colles 骨折常可能合并的其他异常改变。☆☆

　【难度】中

7. 此种骨折常可能合并下列哪种征象

A. 常合并尺骨茎突骨折

B. 下尺桡关节分离

C. 若桡骨远端骨骺未闭合前，常发生桡骨远端骨骺分离

D. 合并肱骨大结节撕脱骨折

E. 合并桡骨小头脱位

(8~10 题共用题干)

某建筑工人，在建筑作业中不慎从高处坠落，现场见患者清醒，胸背部剧痛，轻度后凸畸形，双下肢感觉运动障碍，急送医院

8.【答案】D

　【解析】根据患者临床表现，考虑为脊柱骨折可能性很大，是严重损伤，搬运不得加重脊髓神经损伤，故 D 为正确方式。

　【考点】脊柱损伤伤员正确搬运方式。☆☆

　【难度】易

8. 正确的搬运方式是

A. 一人双上臂平托

B. 一人平稳背运

C. 一人抬头、一人抬脚

D. 将患者放置于平板上，两人抬

E. 以上均不对

9.【答案】D

　【解析】患者摔伤，临床表现提示脊柱骨折，X 线、CT 可明确诊断，MRI 可进一步明确有无脊髓神经损伤，超声检查也可用于骨折后椎旁血肿的诊断。患者意识清晰，也无明显神经精神症状，故暂无需做脑电图检查。

　【考点】脊柱及脊髓神经损伤检查的适应证。☆☆

　【难度】中

9. 以下不需要做的检查是

A. CT   B. X 线

C. MRI   D. 脑电图

E. 超声

10.【答案】D

　【解析】腰 1 椎体爆裂性骨折，局部骨性椎管变窄，脊髓受压，肿胀并异常信号，提示脊髓损伤水肿；爆裂性骨折为不稳定骨折；MRI 有时难以排除附件骨折。

　【考点】腰椎急性压缩性骨折及继发脊髓损伤 MRI 表现。☆☆

　【难度】易

10. 根据腰椎 MRI 平扫检查图像，下列说法错误的是

A. 腰 1 急性骨折   B. 腰 1 椎体爆裂性骨折

C. 脊髓损伤水肿   D. 为稳定骨折

E. 不能排除附件骨折

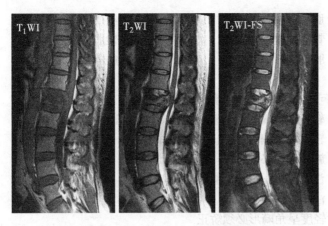

腰椎 MRI 平扫。T₂WI-FS 为脂肪抑制 T₂WI

【案例分析题】

案例一:患儿,男,6 岁,2h 前在床上玩耍时不慎跌至地面,右肘部着地,伤后患者即感右肘部疼痛伴局部畸形,疼痛性质较尖锐,随即来我院就诊。检查:患儿哭闹不止,右侧脉沉细弱,右肘部畸形,呈半伸直状态,前臂变短,鹰嘴部突出,局部明显肿胀、发红,皮下有广泛青紫瘀斑,肘前可见散在小水疱。右肘活动障碍,但右手指感觉、运动存在。

提问 1:该患者的诊断是
A. 尺骨鹰嘴骨折
B. 肱骨髁上骨折
C. 桡骨头半脱位
D. 双前臂骨折
E. 桡骨近端骨折
F. 可能合并肱动脉损伤

提问 2:该患儿右肘行 CT 检查,最严重的并发症是

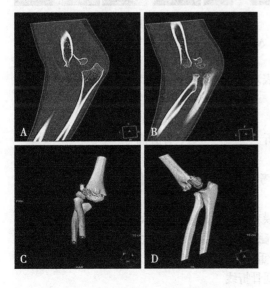

右肘关节 CT 图像
A、B 为二维重建图像,C、D 为三维重建图像

提问 1:【答案】BF
　　【解析】肱骨髁上骨折,以伸直型最多见,由于跌倒时手掌着地,肘部呈半伸直状态,肱骨下端被前臂推向后上方而造成骨折,远端骨折片向背侧移位。肱骨髁上骨折容易导致肱动脉损伤,且该患者存在右侧脉沉细弱现象,故答案为 B、F。
　　【考点】肱骨髁上骨折的临床表现及诊断依据。☆☆
　　【难度】易

提问 2:【答案】D
　　【解析】伸直型肱骨髁上骨折由于近折端向前下移位,极易压迫肱动脉或刺破肱动脉,加上损伤后的组织反应,局部肿胀严重,均会影响远端肢体血循环,导致前臂骨筋膜室综合征。如果早期未能诊断及正确的治疗,可导致缺血性肌挛缩,严重影响手的功能及肢体的发育。
　　【考点】肱骨髁上骨折的并发症。☆☆
　　【难度】中

A. 肱动脉损伤　　　　　　B. 桡神经损伤

C. 骨化性肌炎　　　　　　D. 缺血性肌挛缩

E. 肘内翻　　　　　　　　F. 畸形愈合

提问 3：【答案】CD

　　【解析】功能复位标准中，旋转移位、分离移位必须完全矫正，轻微向前或向后成角，与关节活动方向一致，日后可在骨痂改造期内自行矫正；上肢肱骨干稍有畸形对功能影响不大。缺血性肌挛缩是骨折最严重并发症之一，是骨筋膜室综合征处理不当的严重后果。

　　【考点】肱骨髁上骨折的复位标准及注意要点。☆

　　【难度】难

提问 4：【答案】ABCD

　　【解析】整复的手法不包括略内收肘部以及复位轻度呈角畸形。

　　【考点】常见的整复手法。☆

　　【难度】难

提问 3：若采取非手术治疗，应注意

A. 轻度的桡偏必须整复，甚至可矫枉过正

B. 轻度的尺偏可不矫正

C. 旋转移位必须矫正

D. 注意 Volkmann 缺血性肌挛缩

E. 注意预防肘外翻

F. 轻度呈角畸形必须矫正

提问 4：该患儿整复的手法包括

A. 屈肘手法　　　　　　B. 捺正手法

C. 端提手法　　　　　　D. 旋后位牵引

E. 略内收肘部　　　　　F. 复位轻度呈角畸形

案例二：患者，17 岁，战士，高强度训练半年，双小腿疼痛 2 周，无明确外伤史，患者诉运动后加重，休息后好转，无夜间痛表现，查体可摸到固定骨性包块。根据双膝关节 X 线片，请回答以下提问。

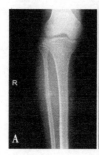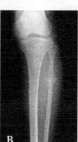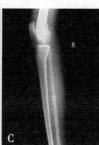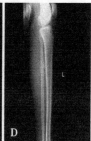

双膝关节正侧位 X 线片

A、B 为正位片，C、D 为侧位片

提问 1：【答案】C

　　【解析】长期、反复的外力作用于正常骨的某一部位，可逐渐发生慢性骨折，到临床诊断时常已经有骨痂形成，称为疲劳骨折。患者有高强度训练史，且双侧腓骨对称性异常改变，故考虑为疲劳骨折。

　　【考点】疲劳骨折的定义。☆☆

　　【难度】易

提问 2：【答案】ABCEF

　　【解析】疲劳骨折发病 1~2 周内 X 线检查可无发现。

　　【考点】疲劳骨折的定义。☆☆

　　【难度】中

提问 1：上述 X 线表现初步考虑双侧腓骨为

A. 青枝骨折　　　　　　B. 创伤性骨折

C. 疲劳骨折　　　　　　D. 病理性骨折

E. 功能不全性骨折　　　F. 骨肿瘤

提问 2：关于上述考虑的骨折类型的影像检查，下列叙述正确的是

A. 可有细小的骨膜新生骨形成，X 线显示可为阴性

B. CT 检查可见骨髓腔密度增高及局部软组织影

C. MRI 检查，较严重时可见到骨髓水肿

D. X 线一定能看到骨折线

E. X 线为阴性时,骨扫描可为阳性

F. 病史很重要

提问 3:上述骨折好发人群为哪些

A. 竞赛运动员   B. 有原发恶性肿瘤患者

C. 长途行军的士兵   D. 舞蹈演员

E. 幼龄儿童   F. 行动不便的老年人

第三节　骨与关节化脓性感染

【A1 型题】

1. 骨关节化脓性感染最常见途径为

   A. 邻近组织感染蔓延   B. 血行性播散

   C. 直接种植感染   D. 手术相关感染

   E. 淋巴播散

2. 急性血源性骨髓炎病理特点是

   A. 骨膜下脓肿形成

   B. 死骨及无效腔形成

   C. 骨质破坏、坏死为主

   D. 骨质破坏、死骨形成及反应性骨质增生同时存在

   E. 骨质增生

3. 儿童化脓性骨髓炎的脓肿不易进入关节腔的原因是

   A. 脓液容易局限和吸收

   B. 关节囊对关节腔具有保护作用

   C. 骺板起屏障作用

   D. 脓液容易经由软组织溃破

   E. 以上均不正确

4. 急性化脓性骨关节炎好发部位是

   A. 髋、膝关节   B. 腕关节

   C. 踝关节   D. 肘关节

   E. 指间关节

5. 化脓性关节炎最早出现的 X 线骨骼改变为

   A. 骨质坏死

   B. 骨质虫蚀状破坏

   C. 关节间隙狭窄

   D. 关节软骨破坏

   E. 骨质疏松

提问 3:【答案】ACD

【解析】竞赛运动员、长途行军的士兵、舞蹈演员均属于有大量运动的人群;疲劳骨折为长期、反复的外力作用于正常骨的某一部位,可逐渐发生慢性骨折,到临床诊断时常已经有骨痂形成。

【考点】疲劳骨折的定义。☆☆

【难度】易

1.【答案】B

【解析】骨关节化脓性感染的感染途径包括血行性播散、邻近组织感染蔓延、直接种植感染及手术相关感染,其中最常见的为血行性播散。

【考点】骨关节化脓性感染途径。☆☆

【难度】易

2.【答案】D

【解析】急性血源性骨髓炎病理特点是骨质破坏、死骨形成,后期反应性新生骨,成为骨性包壳。

【考点】急性血源性骨髓炎的发展变化。☆☆

【难度】易

3.【答案】C

【解析】儿童化脓性骨髓炎好发于长骨干骺端,因为干骺端滋养动脉为终末端,血流缓慢,经血液循环播散的细菌易于此处停留。细菌首先在骨干骺端松质内繁殖,引起局部的急性炎症反应,而后白细胞坏死释放溶蛋白酶破坏骨基质形成脓肿,脓肿可向骨干骺腔蔓延。由于小儿干骺板抵抗力较强,不易通过,所以脓液多流入骨髓腔,使骨髓腔受累,导致化脓性骨髓炎。

【考点】儿童化脓性骨髓炎好发部位及特点。☆☆

【难度】中

4.【答案】A

【解析】化脓性关节炎好发于儿童,常见于髋、肩、膝关节,也可多关节累及。

【考点】急性化脓性骨关节炎好发部位。☆☆

【难度】易

5.【答案】E

【解析】化脓性关节炎最早出现的X线表现:早期可见关节周围软组织阴影;骨骼改变的第一个征象为骨质疏松;接着因关节软骨破坏而出现关节间隙进行性狭窄;软骨下骨质破坏使骨面毛糙,并有虫蚀状骨质破坏;晚期出现关节间隙狭窄。

【考点】化脓性关节炎影像学特征及其发生先后顺序。☆☆

【难度】中

1.【答案】B
【解析】急性化脓性骨髓炎好发于青少年及儿童，主要累及四肢长骨的干骺端。一般急性起病，发热（多在39℃以上）、寒战，伴局部红、肿、热、痛。发病2周之内可无明显骨质X线异常征象，仅有周边软组织肿胀。
【考点】化脓性骨髓炎的发病年龄、临床表现及影像学改变。☆☆
【难度】易

2.【答案】E
【解析】病灶周围明显骨质硬化增生和大死骨形成是慢性化脓性骨髓炎典型影像学特征。由于感染反复迁延不愈，骨膜反应增生显著，骨内膜增生导致髓腔变窄、消失，骨外膜增生导致骨干增粗变形；局部骨质破坏被周围骨质增生修复形成病灶周围明显增生硬化表现。由于炎症和脓肿导致骨膜掀起，局部骨皮质缺血形成死骨位于病变内。局部软组织内可有窦道形成。
【考点】慢性化脓性骨髓炎影像学表现。☆☆
【难度】易

3.【答案】A
【解析】①患儿，11岁，急性起病，发病部位为左髋关节，伴局肿热痛，白细胞计数增高，综合X线表现，符合急性化脓性骨关节炎表现，X线为其早期影像学表现；②骨结核大多起自骨松质及红骨髓，因此好发于长骨干骺端及椎体等，可见于任何年龄，病情大多起病缓慢，病程迁延，可出现低热盗汗，很少出现高热、白细胞计数增高等，与本病不符；③病变区位于左髋关节，而不在干骺端，因此应诊断为急性化脓性骨关节炎，而不是急性化脓性骨髓炎；④风湿性关节炎及退行性改变与患者发病年龄不符合，且影像学表现不符。
【考点】急性化脓性骨关节炎的临床表现、影像学表现。☆☆
【难度】易

4.【答案】A
【解析】化脓关节炎的诊断最有价值的方法是髋关节穿刺抽出关节液进行检查，若发现脓性关节液即可确诊。
【考点】化脓性关节炎的诊断方法。☆☆
【难度】中

【A2 型题】

1. 患儿，5岁，寒战高热伴右侧小腿疼痛2d入院。查体：体温39℃，精神差，右侧胫骨近端有压痛，局部皮肤红肿。诊断性穿刺于骨膜下抽少许淡红色脓液。血常规：血白细胞20×10⁹/L，中性粒细胞百分比0.91。X线片见右侧胫骨近端周围软组织肿胀。本例最可能的诊断是
A. 右胫骨结核
B. 右胫骨化脓性骨髓炎
C. 右膝关节化脓性炎
D. 软组织化脓性感染
E. 右胫骨肿瘤

2. 患者，男，26岁，反复右小腿流脓5年，临床诊断慢性化脓性骨髓炎，X线及CT的典型影像学特征**不包括**
A. 骨质硬化增生
B. 死骨形成
C. 骨质破坏
D. 窦道形成
E. 软组织肿块

3. 患儿，男，11岁，突发左侧髋关节疼痛伴活动受限2d。查体：体温40℃，疼痛面容，左髋关节皮温高，肿胀、有压痛；血常规示白细胞29×10⁹/L。X线示左髋关节囊及周围软组织肿胀，关节间隙轻度增宽，承重面为主出现骨质疏松表现，无明显骨质破坏，干骺端未见异常。最合理的诊断应为
A. 左髋急性化脓性骨关节炎
B. 左髋结核
C. 左髋急性化脓性骨髓炎
D. 左髋关节风湿性关节炎
E. 左髋关节退行性改变

4. 患者，男，15岁，双髋部疼痛1个月余。查体：双髋肿胀，触痛显著；CT示双侧髋关节间隙变窄，股骨头软骨下骨质破坏，以承重面为明显，可见死骨形成，骨骺轻度分离，影像诊断化脓性关节炎可能性大；临床为进一步确诊，以下检查最有意义的是
A. 关节液检查
B. MRI 检查
C. 骨扫描
D. PET-CT
E. X线检查

5. 患者,男,69 岁,主诉:右肩部疼痛,右腋下红肿、疼痛、流脓 3 个月。根据 CT 平扫及 MRI 检查,诊断为

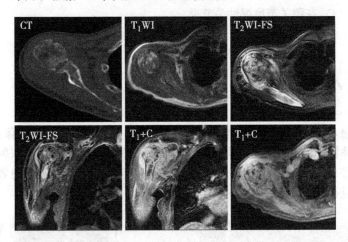

右肩 CT 平扫及 MRI 平扫、增强图像。T$_2$WI-FS 为 T$_2$WI 脂肪抑制,T$_1$+C 为 T$_1$WI 增强

A. 右肩关节退行性改变

B. 右肩关节化脓性骨髓炎及关节炎

C. 右肩关节风湿性关节炎

D. 右肩关节结核

E. 右肩关节骨巨细胞瘤

6. 患者,男,36 岁。患者于 2001 年驾驶三轮车时翻倒致胸 12、腰 1 骨折、双下肢截瘫,大小便失禁。2011 年左臀部出现压疮,并出现高热伴寒战,持续 50d,切口分泌物培养提示大肠埃希氏菌感染。患者进行了 MRI 平扫及增强检查。综上,应诊断为

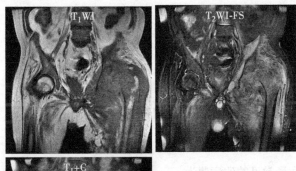

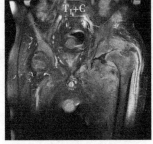

髋关节 MRI 平扫及增强图像。T$_2$WI-FS 为 T$_2$WI 脂肪抑制,T$_1$+C 为 T$_1$WI 增强

5.【答案】B

【解析】中老年男性患者,右肩红肿、疼痛并流脓,符合炎性改变;同时,CT 及 MRI 示右侧肱骨头及肱骨近段骨质及周围软组织异常,符合骨髓炎并周围软组织感染改变;综上考虑右肩关节化脓性骨髓炎。

【考点】化脓性骨髓炎影像表现。☆☆

【难度】易

6.【答案】B

【解析】患者青年男性,双下肢截瘫后左髋部压疮,并伴高热寒战,MRI 可见左髋关节所及髂骨、股骨及周围软组织大片状异常信号,增强扫描可见不均匀强化;切口分泌物培养提示大肠埃希菌感染。因此应诊断为急性化脓性骨髓炎合并骨关节炎。

【考点】化脓性骨髓炎及关节炎影像学表现。☆☆

【难度】中

A. 左髋关节退行性改变

B. 左髋关节化脓性骨髓炎及关节炎

C. 左髋关节风湿性关节炎

D. 左髋关节结核

E. 左髋关节骨巨细胞瘤

【A3/A4 型题】

(1~4 题共用题干)

患者,男,46 岁,高热伴右下肢剧痛、无法正常活动 3 周。查体:体温 40℃,心率 135 次 /min,精神不振,右侧股骨周围软组织肿胀、有明显压痛。白细胞 26×10⁹/L,红细胞沉降率 80mm/h。患者进行了 X 线及 MRI 平扫、增强检查。

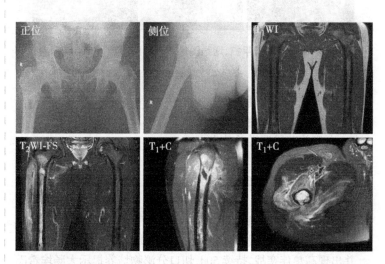

右髋关节 X 线及 MRI 平扫、增强图像。T₂WI-FS 为 T₂WI 脂肪抑制,T₁+C 为 T₁WI 增强

1. 最可能的诊断是
   A. 右髋关节结核
   B. 右髋关节风湿性关节炎
   C. 右髋关节化脓性关节炎
   D. 右股骨亚急性化脓性骨髓炎
   E. 右股骨恶性骨肿瘤

2. 该病最常见的致病菌为
   A. 大肠埃希氏菌
   B. 乙型溶血性链球菌
   C. 嗜血流感杆菌
   D. 溶血性金黄色葡萄球菌
   E. 结核杆菌

3. 为明确诊断,最有价值的检查是
   A. MRI 检查
   B. CT 检查

1.【答案】D

【解析】①关节结核起病缓慢,病程迁延,可出现低热盗汗,很少出现高热、白细胞计数增高等,与本病不符;②风湿性关节炎为慢性病程,反复发作,与本病不符;③中年男性患者,高热伴右下肢剧痛 3 周,右侧股骨周围软组织肿胀、有压痛,白细胞计数明显增高,X 线及 MRI 检查提示病变区位于右侧股骨,髓腔内大范围异常信号,骨皮质未见明显骨质破坏,MRI 增强扫描见明显强化,未累及髋关节,周围软组织大片状炎性反应,因此应诊断为亚急性化脓性骨髓炎,而不是化脓性关节炎;④亚急性化脓性骨髓炎起病 3 周 X 线可见骨髓腔内低密度,骨皮质无破坏;MRI 检查优于 X 线,可显示骨髓腔内大范围异常信号,通常 T₁WI 呈等、低信号,T₂WI 呈高信号,增强后可见明显强化,炎症累及软组织亦可见明显强化,与本题题干相符;⑤骨肿瘤早期往往临床症状相对较轻,很少出现高热、白细胞计数增高,且 X 线及 MRI 检查可见骨质破坏、软组织肿块等。

【考点】急性化脓性骨髓炎的诊断及鉴别。☆☆

【难度】中

2.【答案】D

【解析】溶血性金黄色葡萄球菌是化脓性骨髓炎最常见的致病菌,乙型溶血性链球菌占第二位,嗜血流感杆菌也可致病,其他细菌有大肠埃希氏菌,肺炎球菌、白色葡萄球菌等。

【考点】化脓性骨髓炎致病菌。☆☆

【难度】中

3.【答案】E

【解析】化脓性骨髓炎最有诊断意义的检查是局部分层穿刺,若抽出脓液即可确诊。

【考点】化脓性骨髓炎确诊检查方法。☆☆

【难度】易

C. X 线检查　　　　　　　D. 核素扫描

E. 局部分层穿刺

4. 最适宜的治疗方法是

A. 开窗减压　　　　　　　B. 病灶清除

C. 联合应用抗生素　　　　D. 钻孔引流

E. 截肢手术

（5~8 题共用题干）

患者,女,54 岁,因"右髋关节疼痛伴活动受限 1 个月余"于 2015-08-23 14:25 入院;患者于 2015 年 7 月底因持续高热(39.5℃)后出现右髋部疼痛,疼痛中重度,可耐受,继而出现右下肢活动受限,抬腿不能。2015-08-25 患者行右髋 MRI 平扫检查。实验室检查:白细胞 5.52×10^9/L,中性粒细胞百分比 71.8%,红细胞沉降率 104mm/h,C 反应蛋白 127mg/L,抗链球菌溶血素 784IU/ml。查体:右髋肿胀,右"4"字试验(+),右下肢股四头肌肌力 4 级(+)。既往史:高血压,冠心病,二尖瓣金属瓣膜置换术后 5 年。

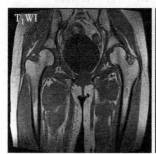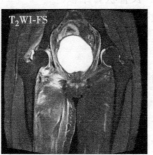

右髋关节 MRI 平扫。T$_2$WI-FS 为 T$_2$WI 脂肪抑制

5. 患者最可能的诊断是

A. 右髋关节结核

B. 风湿性关节炎

C. 右髋关节化脓性关节炎

D. 右髋关节急性化脓性骨髓炎

E. 右髋关节肿瘤

6. 最有效的确诊方法为

A. PET-CT 检查　　　　　B. MRI 检查

C. CT 检查　　　　　　　D. 关节腔抽取关节液

E. X 线检查

7. 该病变进展至中晚期,MRI 检查典型表现**不包括**

A. 关节积液

4.【答案】C

【解析】患者病程为 3 周,确诊为亚急性化脓性骨髓炎,应立即开始联合足量抗生素治疗,若 48~72h 不能控制局部症状,应行手术。钻孔引流、开窗减压为其手术方法。病灶清除术为慢性骨髓炎的手术方法,不适用于亚急性化脓性骨髓炎的治疗。

【考点】化脓性骨髓炎治疗方法。☆☆

【难度】难

5.【答案】C

【解析】中老年女性,病程较短,起病较急,右髋肿痛,并高热;MRI 提示右髋关节髋臼骨髓异常信号,股骨信号大致正常,关节囊内积液,周围软组织内大范围异常信号。符合化脓性关节炎表现。

【考点】化脓性关节炎表现。☆☆

【难度】易

6.【答案】D

【解析】化脓性关节炎的诊断最有价值的方法是髋关节穿刺抽出关节液进行检查,若发现脓性关节液即可确诊。

【考点】化脓性关节炎的诊断方法。☆☆

【难度】易

7.【答案】B

【解析】化脓性关节炎影像表现:早期可见关节周围软组织肿胀;骨骼改变的第一个征象为骨质疏松;接着因关节软骨破坏而出现关节间隙进行性狭窄;软骨下骨质破坏使骨面毛糙,并有虫蚀状骨质破坏;晚期出现关节间隙狭窄,骨性强直,周围软组织内可出现钙化。MRI 图像对滑膜炎及关节渗出液较为敏感。

【考点】化脓性关节炎影像表现。☆☆

【难度】中

8.【答案】D

【解析】化脓性关节炎如发生浅表大关节如膝关节,可足量有效抗生素加关节穿刺抽液并注入抗生素;髋关节位置较深,结合患者高血压、冠心病,二尖瓣金属瓣膜置换术后病史,不适宜切开引流并关节腔持续灌洗,足量有效抗生素加支持疗法较为合理。

【考点】灵活掌握化脓性关节炎治疗方法。☆☆

【难度】难

1.【答案】C

【解析】95%以上的骨关节结核继发于肺结核,结核菌通过呼吸道或消化道进入机体,经血行播散至全身各脏器部位分为长管状骨结核、短管状骨结核、扁骨结核、骨突结核、脊柱结核、关节结核等,以脊柱结核最为常见。

【考点】骨关节结核分类及好发部位。☆☆

【难度】易

2.【答案】C

【解析】约95%以上的骨关节结核继发于肺结核,结核菌通过呼吸道或消化道进入机体,经血行播散至全身各脏器包括骨关节。

【考点】骨关节结核主要感染途径。☆☆

【难度】易

3.【答案】E

【解析】关节结核的边缘性骨质破坏在承重关节的非承重面尤为典型。

【考点】关节结核与化脓性关节炎骨质破坏的鉴别要点。☆☆

【难度】中

4.【答案】B

【解析】结核性关节炎在X线平片的典型表现为三联征:关节周围骨质疏松、边缘性骨质侵蚀以及关节间隙变窄。边缘性骨质侵蚀在承重关节的非承重面尤为典型,表现为骨质边缘性侵蚀缺损。关节间隙变窄的发展快慢差异较大,但一般为迟发,而骨质增生反应通常不如化脓性关节炎明显。

【考点】关节结核的早期X线表现。☆☆

【难度】中

5.【答案】D

【解析】脊柱肿瘤一般先侵犯椎弓根,后累及椎体,椎间隙正常。脊柱结核通常累及相邻两个椎体,软骨终板破坏导致椎体上下缘终板的致密线模糊、中断、消失,进而椎间盘破坏,椎间隙变窄消失。因此,椎间隙是否正常是脊柱结核和脊柱肿瘤的鉴别要点。两者都可以出现椎体破坏及椎旁软组织影。

【考点】脊柱结核的X线表现及其与脊柱肿瘤的主要鉴别点。☆☆

【难度】易

B. 软组织肿块形成

C. 关节间隙变窄、软骨下骨质破坏

D. 病理性骨折

E. 骨性强直

8. 结合患者病情,最合理治疗方法是

　　A. 合理有效抗生素加石膏固定

　　B. 足量有效抗生素加关节穿刺抽液并注入抗生素

　　C. 足量有效抗生素加关节切开引流

　　D. 足量有效抗生素加支持疗法

　　E. 合理有效抗生素

第四节　骨关节结核

【A1 型题】

1. 骨关节结核最常见的好发部位是

　　A. 长管状骨结核　　　　　B. 短管状骨结核

　　C. 脊柱结核　　　　　　　D. 扁骨结核

　　E. 关节结核

2. 骨关节结核多继发于

　　A. 肾结核　　　　　　　　B. 肠结核

　　C. 肺结核　　　　　　　　D. 淋巴结结核

　　E. 颅脑结核

3. 下列为关节结核与化脓性关节炎所致骨质破坏的鉴别要点是

　　A. 筛孔状骨质破坏

　　B. 斑片状骨质破坏

　　C. 虫蚀样骨质破坏

　　D. 不规则溶骨性破坏

　　E. 承重关节面及非承重关节面的骨质破坏

4. 关节结核的早期 X 线表现为

　　A. 以骨质增生为主　　　　B. 以骨质破坏为主

　　C. 骨质增生与破坏共存　　D. 局限性骨质疏松

　　E. 关节间隙消失

5. X 线片上成人脊柱结核和脊柱肿瘤的主要鉴别点是

　　A. 有无椎体破坏　　　　　B. 椎体破坏的部位

　　C. 椎体破坏的程度　　　　D. 有无椎间隙狭窄

　　E. 有无椎旁软组织影

【A2 型题】

1. 患者,男,38 岁,右膝关节肿胀、疼痛,伴低热、盗汗、食欲缺乏 3 个月余。查体:消瘦、贫血面貌。红细胞沉降率:75mm/h。右膝关节梭形肿胀,浮髌试验阳性。X 线片示关节间隙变窄,周围骨质破坏。最可能的诊断是
   A. 风湿性关节炎
   B. 化脓性关节炎
   C. 滑膜结核
   D. 类风湿性关节炎
   E. 创伤性关节炎

2. 患者,女,25 岁,胸背部疼痛 2 个月余,劳累后加重;有消瘦、乏力、盗汗,检查胸 6、7 椎体有压痛及叩痛,为明确诊断,下列哪项检查不需要
   A. 血常规及红细胞沉降率
   B. 结核菌素试验
   C. 胸椎 CT
   D. 核素骨扫描
   E. 胸部 X 线

3. 患儿,男,13 岁,右髋疼痛 1 个月余,向膝部放射;其兄 2 年前曾患有肺结核。查体:消瘦,右髋关节内收畸形,外旋外展受限,髋关节 X 线片见关节间隙略窄;CT 示右髋关节囊及其周围软组织肿胀,关节边缘骨质破坏。应首先应考虑的诊断为
   A. 髋关节骨肿瘤
   B. 髋关节急性骨髓炎
   C. 髋关节结核
   D. 髋关节风湿性关节炎
   E. 髋关节急性化脓性关节炎

4. 患者,女,55 岁,CT 示胸 3、4 椎体骨质破坏、内见"沙粒样"死骨,并伴有椎旁软组织肿块,增强扫描呈环形强化。首先应诊断为
   A. 转移瘤
   B. 骨髓瘤
   C. 骨肉瘤
   D. 骨髓炎
   E. 骨结核

5. 患者,男,70 岁,肺癌术后 3 年,腰背部疼痛 2 个月,MRI 示腰 3 椎体下缘及腰 4 椎体上缘骨质呈稍长 T_1 稍长 T_2 信号改变,T_2WI 压脂像上述病变呈高信号改变,腰 3~4 椎间盘亦呈高信号,腰 3~5 左侧椎旁见梭形长 T_1、长 T_2 信号,最可能的

1.【答案】C
　【解析】患者出现结核中毒症状;右膝关节梭形肿胀,浮髌试验阳性提示膝关节腔积液、滑膜炎表现;X 线进一步提示膝关节边缘骨质破坏、关节间隙变窄为关节结核的典型表现,故应诊断为膝关节滑膜结核。
　【考点】关节结核的临床表现及 X 线表现。☆☆
　【难度】易

2.【答案】D
　【解析】患者出现结核中毒症状,胸 6、7 椎体有压痛及叩痛,应可疑胸椎结核,患结核后红细胞沉降率会加快;结核菌素试验更是必要检查之一;胸椎 CT 能够明确有无椎体破坏、死骨形成、脊柱后凸、椎间隙变窄及椎旁冷脓肿等脊柱结核的典型表现;胸部 X 线可检查患者是否患有肺结核;只有核素骨扫描对确诊结核帮助不大,故应选择核素骨扫描。
　【考点】胸椎结核的临床表现、影像学表现及相关检查项目。☆☆
　【难度】易

3.【答案】C
　【解析】患者有结核接触史,有消瘦及关节活动受限表现,X 线及 CT 检查所示为髋关节结核的较典型表现。
　【考点】髋关节结核的临床表现及影像学表现。☆☆
　【难度】易

4.【答案】E
　【解析】相邻的两个椎体骨质破坏、并见死骨形成、椎旁冷脓肿形成、环形强化,以上均为典型的脊柱结核的 CT 表现。
　【考点】脊柱结核的典型 CT 表现。☆☆
　【难度】中

5.【答案】C
　【解析】此题肺癌病史是很大的干扰项,容易很快联想到转移瘤而答错。MR 是相邻的两个椎体骨质信号改变、椎间盘受累、椎旁冷脓肿形成,以上均为典型的脊柱结核的 MRI 表现。
　【考点】脊柱结核的典型 MRI 表现。☆☆
　【难度】中

诊断为

A. 转移瘤
B. 血管瘤
C. 脊柱结核
D. 骨髓瘤
E. 椎间盘突出

6.【答案】B
【解析】患者低热 2 个月,为结核中毒症状。患者左腹股沟圆形肿物,可能为腰椎结核的冷脓肿沿"腰大肌→髂窝→腹股沟"发展而来。边缘型腰椎结核可有腰大肌阴影增宽,椎间隙狭窄。故本例应诊断为腰椎结核。类风湿性关节炎常累及手足等小关节,而不是脊柱。转移瘤可有骨质破坏,椎间隙狭窄,但不会出现腰椎 X 线片上腰大肌阴影增宽及腹股沟冷脓肿。骨巨细胞瘤常累及股骨下端和胫骨上端,而不是脊柱。
【考点】脊柱结核的典型 X 线表现。☆
腰椎结核的冷脓肿可沿"腰大肌→髂窝→腹股沟"流注。☆
【难度】易

7.【答案】C
【解析】拾物试验阳性为腰椎结核的典型临床表现。患者腰部叩击痛(+),腰椎椎间隙变窄,相邻椎体骨质破坏,腰大肌膨隆(提示冷脓肿形成),应诊断为腰椎结核。腰椎肿瘤 X 线常有骨质破坏,椎间隙一般正常。
【考点】脊柱结核的典型 X 线表现。☆☆
【难度】易

8.【答案】A
【解析】患者反复发热 3 个月,应想到结核中毒可能。患者颈 4、5 相邻两个椎体骨质破坏、椎间盘受累、椎旁冷脓肿形成。故应诊断为颈椎结核。
【考点】脊柱结核的典型 CT、MRI 表现。☆☆
【难度】易

6. 患者,男,43 岁,发热 2 个月,体温 38℃左右,发现左腹股沟可触及 5cm×5cm 的质软肿物,压痛,超声示其为低回声。腰椎正位片示腰大肌阴影增宽,腰 1、2 椎体边缘骨质破坏,椎间隙狭窄。首先应考虑的诊断是

A. 骨髓炎
B. 腰椎结核
C. 骨巨细胞瘤
D. 转移瘤
E. 类风湿性关节炎

7. 患儿,男,8 岁,腰部疼痛不适。查体:腰椎叩击痛(+),拾物试验(+),X 线片示腰 3~4 椎间隙狭窄,相邻椎体边缘模糊,腰大肌影膨隆,首先应考虑的诊断为

A. 腰椎肿瘤
B. 腰大肌蜂窝织炎
C. 腰椎结核
D. 化脓性脊椎炎
E. 肾周脓肿

8. 患者,女,53 岁,颈部疼痛伴双侧肩胛区、双上肢酸痛 3 个月余,反复发热。颈椎 CT 示颈 4、5 椎体骨质破坏并周围低密度影。颈椎 MRI 进一步检查示颈 4、5 椎体呈稍长 T_1、稍长 T_2 信号改变,颈 4~5 椎间盘 T_2WI 不均匀混杂高信号改变,邻近椎旁软组织增厚并长 T_2 信号改变。最可能的诊断是

A. 颈椎结核并冷脓肿形成
B. 颈椎骨髓瘤
C. 颈椎转移瘤
D. 颈椎化脓性炎症
E. 椎旁软组织感染

【A3/A4 型题】

(1~4 题共用题干)

30 岁男性,反复左膝关节肿胀、疼痛不适 1 年,自行外敷中成药无效,近右颈部出现肿块。查体左膝关节梭形肿胀、浮髌试验阳性;颈 5、6 椎体叩击痛。膝关节 CT 片显示左膝关节组成诸骨骨质疏松,关节边缘可见骨质侵蚀破坏,关节间隙明显狭窄,局部软组织轻度肿胀。

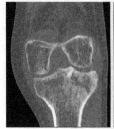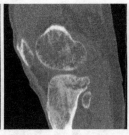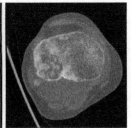

左膝关节 CT 图像

1. 膝关节病变最可能的诊断是
    A. 风湿性关节炎
    B. 化脓性关节炎
    C. 膝关节结核
    D. 类风湿性关节炎
    E. 创伤性关节炎

2. 若患者行颈椎 X 线检查示颈 5、6 椎体骨质破坏,进一步行 MRI 检查,以下哪项表现正确
    A. 颈 5、6 椎体 T_1WI 和 T_2WI 均为低信号
    B. 颈 5、6 椎体 T_1WI 呈低信号,T_2WI 呈高信号
    C. 颈 5、6 椎体 T_1WI 和 T_2WI 均为高信号
    D. 颈 5、6 椎体 T_1WI 呈高信号,T_2WI 呈低信号
    E. 颈 5、6 椎体 T_1WI 和压脂像均为低信号

3. 膝关节病变行 MRI 检查,以下表现**错误**的是
    A. 关节滑膜增厚呈 T_1WI 等信号,T_2WI 稍高信号,增强扫描明显强化
    B. 关节腔内积液 T_1WI 呈均匀低信号,T_2WI 呈均匀高信号
    C. 病变内的肉芽组织 T_1WI 呈均匀低信号,T_2WI 呈等、高混杂信号,增强后明显强化
    D. 关节软骨破坏可见中高信号带状软骨影不连续,碎裂或大部分消失,关节间隙不对称狭窄
    E. 干酪性坏死 T_1WI 和 T_2WI 均为低信号,增强后明显强化

4. 对确诊最有价值的检查是
    A. 活检
    B. MRI
    C. 超声
    D. CT
    E. 核素骨扫描

【案例分析题】

案例一:患者,男,21 岁,胸背部疼痛半年,加重伴活动受限 3 个月余,疼痛进行性加重,活动有所受限。查体:胸椎段可见轻度后凸,可扪及阶梯感,胸椎后突处棘突压痛及叩击痛(+),无明显放射痛;双侧霍夫曼征(-),双侧乳头平面以下无感觉异常。患者胸椎 X 线片如图所示:

1.【答案】C
【解析】结核性关节炎在 X 线平片的典型表现为三联征:关节周围骨质疏松、边缘性骨质侵蚀及关节间隙变窄。故应诊断为膝关节结核。
【考点】关节结核的典型 X 线表现。☆☆
【难度】中

2.【答案】B
【解析】脊柱结核破坏的椎体在 T_1WI 呈长 T_1 信号改变,为低信号;在 T_2WI 呈长 T_2 信号改变,为高信号;T_2WI 压脂像为高信号。
【考点】脊柱结核的 MRI 表现。☆☆
【难度】易

3.【答案】E
【解析】关节结核的 MRI 表现中,干酪性坏死信号呈等或稍长 T_1 信号,等或稍长 T_2 信号,增强扫描无强化。
【考点】关节结核的 MRI 表现。☆☆
【难度】易

4.【答案】A
【解析】为明确结核的诊断,最有价值的检查当然是穿刺+活组织检查,从而获得病理学诊断。
【考点】病理学检查为金标准,MRI、CT 不能做出病理性诊断。☆
【难度】易

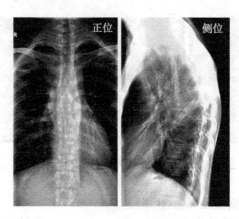

胸椎正侧位 X 线片

提问 1:【答案】B

【解析】患者 X 线片明确显示胸 6、7 相邻的两个椎体楔形变,并椎间隙变窄,正位片并可见椎体两侧软组织密度弧形突起影,为脊柱结核的较典型 X 线表现。故应该首先考虑胸椎结核。

【考点】脊柱结核的典型 X 线表现。☆☆

【难度】易

提问 2:【答案】BCD

【解析】骨关节结核 95% 以上继发于肺结核,所以肺部 CT 检查是必要的。胸椎 CT 较 X 线更清楚地显示较隐蔽和较小的骨质破坏、小脓肿及松质骨坏死形成的"沙砾样"小死骨,更能明确结核的位置、大小、累及的范围,更为清楚地显示流注脓肿,显示脓肿的钙化。胸椎 MRI 擅于发现早期结核性脊柱炎的炎性水肿,发现更早期骨质改变,显示椎体终板及椎间盘的破坏。

【考点】各种影像学检查的优势。☆

【难度】易

提问 3:【答案】ABDEF

【解析】上述均为该患者 CT、MRI 图像表现的正确描述,也是脊柱结核的典型表现。

【考点】脊柱结核的 CT、MRI 表现☆☆。

【难度】中

提问 1:患者最有可能的诊断是

A. 胸椎肿瘤　　　　　　　　　B. 胸椎结核

C. 胸椎化脓性脊椎炎　　　　　D. 胸椎骨髓瘤

E. 骨肉瘤　　　　　　　　　　F. 胸椎转移瘤

提问 2:该患者为明确诊断应该继续完善的影像学检查是

A. 颅脑 CT　　　　B. 肺部 CT　　　　C. 胸椎 CT

D. 胸椎 MRI　　　　E. 腹部超声　　　　F. 核素骨扫描

提问 3:根据患者的 CT、MRI 检查,以下影像学描述正确的是

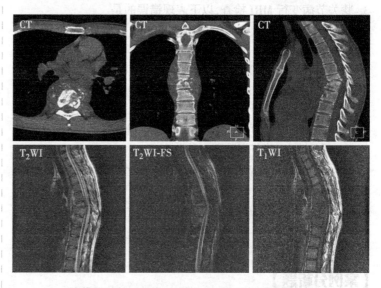

胸椎 CT、MRI 平扫。T$_2$WI-FS 为 T$_2$WI 脂肪抑制

A. 胸 6、7 椎体楔形变,胸 6~7 椎间隙变窄、消失

B. 胸 6、7、8 椎体骨质破坏,内见死骨形成

C. 受累胸椎椎体呈"皂泡"样膨胀性改变

D. 胸 5~8 椎旁软组织梭形肿胀,为冷脓肿形成,内并钙化

E. 脊柱后凸畸形,后方硬膜囊及胸髓受压

F. MRI 示胸 6、7、8 椎体呈稍长 T_1、稍长 T_2 信号改变,椎旁软组织 T_2WI 呈高信号

第五节　慢性炎症性关节病

【A1 型题】

1. 类风湿性关节炎病变最初发生在
   A. 关节内韧带　　　B. 关节软骨　　　C. 关节囊纤维层
   D. 关节滑囊　　　　E. 骨关节面

2. 对诊断类风湿性关节炎及对关节病变的分期和判断病情较有价值的检查是
   A. 红细胞沉降率测定　　　　B. 红细胞计数
   C. 类风湿因子　　　　　　　D. C 反应蛋白
   E. X 线检查

3. 类风湿性关节炎关节病变的特点为
   A. 大关节受累
   B. 多数不留关节畸形
   C. 主要累及小关节的对称性多关节炎
   D. 游走性疼痛
   E. 关节肿胀

4. 类风湿性关节炎的基本病理改变是
   A. 关节滑膜炎　　　B. 血管炎　　　C. 骨质增生
   D. 软骨增生　　　　E. 骨质破坏

5. 下列关于类风湿关节炎的诊断依据,不包括
   A. 对称性腕关节、掌指关节、近端指间关节疼痛肿胀 >6 周
   B. RF 阳性
   C. 类风湿结节
   D. X 线改变
   E. 抗核抗体阳性

6. 关于类风湿关节炎的影像学表现,正确的是
   A. 多发生在大关节
   B. 骨破坏呈穿凿样
   C. 常累及远端指间关节
   D. 常有死骨和窦道
   E. 关节邻近骨质出现骨质疏松

1. 【答案】D
   【解析】类风湿关节炎的基本病理改变是四肢周围滑膜小关节为主的对称性、多关节侵犯为特点的滑膜炎。
   【考点】类风湿关节炎的病理改变。
   ☆
   【难度】易

2. 【答案】E
   【解析】X 线检查是诊断类风湿性关节炎首选和基本的影像学技术,对中晚期的类风湿关节炎的诊断和鉴别诊断有帮助。
   【考点】类风湿关节炎的检查方法。
   ☆
   【难度】易

3. 【答案】C
   【解析】类风湿关节炎的病变特征是以侵犯周围滑膜小关节为主的多关节侵犯,对称性的慢性关节炎性病变,多累及四肢手足小关节,可累及全身各器官。
   【考点】风湿关节炎的病变特征。
   ☆☆
   【难度】易

4. 【答案】A
   【解析】类风湿关节炎的基本病理改变是四肢周围滑膜小关节为主的对称性、多关节侵犯为特点的滑膜炎、关节积液和肌腱韧带炎 / 末端病。
   【考点】风湿关节炎的病理特征。
   ☆
   【难度】易

5. 【答案】E
   【解析】X 线检查是诊断类风湿性关节炎首选和基本的影像学技术。实验室检查类风湿关节炎的特异性检查血清学类风湿因子(RF)及抗环瓜氨酸多肽(CCP)抗体阳性,反映炎性程度的 C 反应蛋白(CRP)升高。
   【考点】类风湿关节炎的诊断依据。
   ☆
   【难度】易

6. 【答案】E
   【解析】类风湿关节炎的病变特征是以侵犯周围滑膜小关节为主的多关节侵犯、对称性的慢性关节炎性病变,多累及四肢手足小关节。主要表现包括关节周围软组织肿胀,骨水肿,骨质破坏,晚期表现为肌肉萎缩,关节半脱位,关节畸形。
   【考点】类风湿关节炎的病变特点。
   ☆☆
   【难度】易

7.【答案】E

【解析】四肢骨关节的骨端出现小骨质缺损,是中晚期类风湿关节炎的MRI表现,常见于关节囊附着的关节边缘。

【考点】早期类风湿关节炎的MRI表现。☆☆

【难度】易

8.【答案】E

【解析】关节周围软组织肿胀和骨水肿,是早期类风湿关节炎的MRI表现,常见于四肢骨关节周围。

【考点】中晚期类风湿关节炎的影像表现。☆☆

【难度】易

9.【答案】E

【解析】关节面下的囊状透光区,提示骨质缺损、破坏,是中晚期类风湿关节炎的X线表现。

【考点】儿童和幼年型类风湿关节炎的早期X线表现。☆☆

【难度】中

10.【答案】C

【解析】强直性脊柱炎是慢性非特异炎症,好发于中轴骨骼和髋、膝等大关节,其中骶髂关节是常见的始发部位,逐渐向上行性发展。

【考点】强直性脊柱炎首发部位。☆☆

【难度】易

11.【答案】C

【解析】强直性脊柱炎中晚期X线表现为:骶髂关节面及关节面下骨质硬化、破坏、骨水肿、骨性强直;韧带、肌腱骨化,与脊椎长轴平行的椎旁薄层韧带骨赘形成"竹节椎"。手术治疗为腰椎截骨术。少数患者先由颈椎或几个脊柱段同时侵犯。

【考点】强直性脊柱炎中晚期X线表现。☆☆

【难度】易

12.【答案】C

【解析】除了C选项为痛风的临床症状外,其余均为强直性脊柱炎的临床表现。

【考点】强直性脊柱炎临床表现。☆☆

【难度】易

7. 早期类风湿关节炎的MRI表现**不包括**
   A. 四肢小关节囊和周围软组织增厚
   B. 关节积液
   C. 增强后增厚的滑膜强化
   D. 骨水肿
   E. 骨端局限骨质缺损

8. 中晚期类风湿关节炎的影像表现**不包括**
   A. 骨性关节面明显骨质破坏
   B. 普遍性骨质疏松
   C. 关节半脱位或脱位变形
   D. 纤维性/骨性强直
   E. 骨水肿

9. 儿童和幼年型类风湿关节炎的早期X线表现,哪项叙述**不正确**
   A. 多见膝、踝、颈椎等大关节发病
   B. 干骺端出现横带状透亮区
   C. 骨骺生长加速,干骺端早期融合
   D. 远侧指关节常被累及
   E. 可见关节面下的囊状透光区

10. 强直性脊柱炎最早侵犯的部位是
    A. 膝关节
    B. 髋关节
    C. 骶髂关节
    D. 腕关节
    E. 脊椎小关节

11. 强直性脊柱炎特征性X线片表现为
    A. 关节骨质破坏为主,并伴明显骨质疏松
    B. 关节半脱位
    C. 骶髂关节间隙模糊、消失,骨性融合
    D. 关节穿刺液中可见尿酸盐结晶
    E. 关节面硬化、骨赘形成

12. 强直性脊柱炎的临床表现**不包括**
    A. 男性青年多发
    B. 关节囊、肌腱或韧带附着点炎症
    C. 以第一趾关节突发剧烈疼痛为主要特征
    D. 可伴有动脉炎、虹膜睫状体炎等关节外表现
    E. 腰骶部隐痛,休息不缓解,活动后症状减轻

13. 强直性脊柱炎可出现
  A. 类风湿因子阳性
  B. 血清 HLA-B$_{27}$ 阳性
  C. 血清碱性磷酸酶升高
  D. 血清酸性磷酸酶升高
  E. 抗 DNP 抗体阳性

14. 强直性脊柱炎好发于
  A. 青少年   B. 中老年
  C. 老年   D. 儿童
  E. 以上都是

15. 在膝关节、踝关节、腕关节、掌指关节、跖趾关节中,小儿类风湿关节炎常侵犯的关节是
  A. 膝关节、掌指关节
  B. 踝关节、跖趾关节
  C. 腕关节、掌指关节
  D. 掌指关节、跖趾关节
  E. 膝关节、踝关节、腕关节

【A2 型题】

1. 患者,女,45 岁,手足小关节红肿热痛,白细胞升高,红细胞沉降率加快,结合双手 X 线图像,最可能诊断是

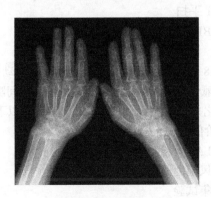

双手正位 X 线片

  A. 类风湿关节炎   B. 退行性骨关节病
  C. 痛风性关节炎   D. 关节结核
  E. 滑膜炎

2. 患者,男,30 岁,腰痛 3 年余,颈痛 2 个月余,近期出现颈部活动受限,无外伤史,体温正常。结合颈椎正侧位 X 线片,最可能的诊断为

13.【答案】B
【解析】人类白细胞抗原 B$_{27}$ 位点(HLA-B$_{27}$)与强直性脊柱炎的发病关系密切,强直性脊柱炎患者 HLA-B$_{27}$ 阳性率达 90% 以上,而正常人群阳性率为 6%~8%。
【考点】强直性脊柱炎的实验室检查特异性指标。☆☆
【难度】易

14.【答案】A
【解析】强直性脊柱炎好发于 45 岁以下的人群,尤其是青年男性。
【考点】强直性脊柱炎的好发人群。☆☆
【难度】易

15.【答案】D
【解析】小儿类风湿关节炎主要侵犯小关节,近端指间关节最常发病,其次为掌指、跖趾关节,大关节亦可累及。
【考点】小儿类风湿关节炎的特点。☆☆
【难度】中

1.【答案】A
【解析】类风湿关节炎的病变特征是以侵犯周围滑膜小关节为主的多关节侵犯、对称性的慢性关节炎性病变,多累及四肢手足小关节。痛风性关节炎是因尿酸盐在关节及关节周围软组织内以结晶形式沉积而引起炎症反应,形成肉芽组织,关节病变主要为软骨变性,滑膜增生和边缘骨侵蚀,软组织肿胀。
【考点】类风湿关节炎的鉴别诊断。☆☆
【难度】中

2.【答案】C
【解析】X 线片显示颈椎前后缘部分骨性融合,韧带骨化呈典型"竹节椎"改变,且患者为青年男性,故考虑为强直性脊柱炎。
【考点】强直性脊柱炎的临床症状及影像学表现。☆☆
【难度】易

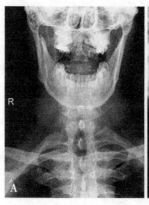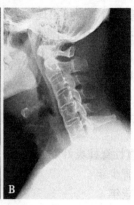

颈椎 X 线片
A. 正位;B. 侧位

A. 风湿性关节炎 B. 化脓性关节炎
C. 强直性脊柱炎 D. 退行性骨关节炎
E. 创伤性关节炎

3.【答案】B
【解析】患者为青年男性,临床为脊柱疼痛,且 HLA-B$_{27}$ 阳性,提示强直性脊柱炎,而强直性脊柱炎好发于骶髂关节。
【考点】强直性脊柱炎的影像检查。☆☆
【难度】易

3. 患者,男,22岁,反复下腰痛1个月余,双眼红4d。实验室检查:HLA-B$_{27}$ 阳性,CRP 5.35mg/L,红细胞沉降率 8mm/h。为进一步明确诊断,首选检查为
A. 骶髂关节 MRI
B. 骶髂关节 X 线片
C. 腰椎正侧位 X 线片
D. 腰椎 CT 平扫
E. 腰椎 MRI 平扫

4.【答案】A
【解析】患者为青年男性,临床症状及骶髂关节 X 线片提示强直性脊柱炎可能,而强直性脊柱炎的实验室特异性指标为 HLA-B$_{27}$。
【考点】强直性脊柱炎的实验室指标。☆☆
【难度】易

4. 患者,男,18岁,下背痛和晨起僵直1个月,活动后减轻,伴乏力,低热。骶髂关节 X 线片显示双侧骶髂关节间隙变窄、模糊,关节面硬化并见囊性变,为进一步明确诊断,以下哪种实验室检查最有价值
A. 血清 HLA-B$_{27}$ 检测
B. 血清类风湿因子检测
C. 血冷凝集试验
D. 血常规
E. 红细胞沉降率

5.【答案】E
【解析】患者为青年男性,腰椎 CT 显示呈"竹节椎",为强直性脊柱炎典型表现。
【考点】强直性脊柱炎的影像学表现。☆☆
【难度】易

5. 患者,男,22岁,下腰痛2年余,加重5周。疼痛以夜间明显,有痛醒现象。查体:双侧"4"字试验阳性,腰部活动受限。实验室检查:CRP 5.9mg/L,红细胞沉降率 45mm/h,HLA-B$_{27}$ 阳性。结合患者腰椎正侧位 X 线片,最有可能的诊断是
A. 腰椎间盘突出症 B. 腰肌劳损
C. 腰椎结核 D. 风湿性关节炎

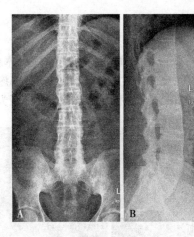

腰椎 X 线片
A. 正位；B. 侧位

E. 强直性脊柱炎

6. 患者，男，22 岁，腰背部疼痛、僵硬多年，近期疼痛加重，结合骶髂关节 MRI 图像，最可能的诊断为

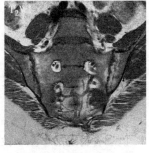

骶髂关节轴位 T₂WI 图像

   A. 骶椎结核
   B. 骶椎化脓性炎症
   C. 强直性脊柱炎
   D. 腰骶椎退行性变骨关节炎
   E. 骶髂关节风湿性关节炎

6.【答案】C
【解析】MRI 提示为双侧骶髂关节炎，结合患者为青年男性，所以考虑强直性脊柱炎可能性大。
【考点】强直性脊柱炎的 MRI 表现。☆☆
【难度】难

7. 患者，男，19 岁，双侧髋关节及骶髂部疼痛、僵硬、活动受限，活动后可稍缓解，长距离行走后疼痛不适感加重明显，病程约 9 个月余，近 1 个月加重，伴右侧膝关节、双侧踝关节疼痛，独立行走、弯腰困难。其父亲患有股骨头坏死。HLA-B₂₇ 96.9%，CRP 32.7mg/L，红细胞沉降率 27mm/h。为明确诊断，进一步需检查

   A. 骶髂关节 MRI 平扫　　　　B. 双髋关节 MRI 平扫
   C. 骶髂关节 X 线检查　　　　D. 双髋关节 X 线检查
   E. 腰椎正侧位 X 线检查

7.【答案】C
【解析】青年男性，中轴骨疼痛并活动受限，有晨僵，且 HLA-B₂₇ 阳性，提示强直性脊柱炎。题干中出现长距离行走疼痛加重，其父亲患有股骨头坏死，容易误诊为股骨头缺血坏死。
【考点】强直性脊柱炎的临床症状及特异性实验室指标、影像学检查。☆☆
【难度】易

8. 患者，男，21 岁，无明显诱因出现左腰骶部酸痛 1 个月余，伴有轻度活动受限，夜间疼痛明显，晨起及休息后加重，活动后可缓解。髋关节 X 线片未见异常，为明确诊断以下哪种实验室检查最有价值

   A. 血常规　　　　　　　　B. 红细胞沉降率
   C. 血冷凝集试验　　　　　D. 血清类风湿因子检测

8.【答案】E
【解析】青年男性，中轴骨疼痛并活动受限，有晨僵，活动后缓解，可疑强直性脊柱炎
【考点】强直性脊柱炎的临床症状及特异性实验室指标。☆☆
【难度】中

9.【答案】A

【解析】患者MRI图像显示,双侧骶髂关节间隙稍变窄,关节面欠光整,T_2WI关节面下见稍高信号,右侧明显,双侧股骨大粗隆肌腱附着处见稍高信号;提示骶髂关节及肌腱附着处炎性改变,且患者为年轻男性患者,结合临床症状符合强直性脊柱炎。

【考点】强直性脊柱炎的临床症状及影像学表现。☆☆

【难度】中

E. 血清 HLA-B$_{27}$ 检测

9. 患者,男,24岁,腰骶部酸痛伴晨僵1个月余,休息后加重,活动后可缓解,夜间疼痛加重,近期出现双侧臀部疼痛。结合髋关节、骶髂关节MRI检查图像,最有可能的诊断为

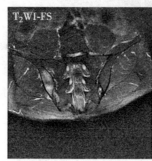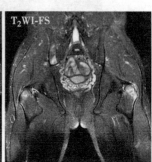

髋关节、骶髂关节 MRI。T$_2$WI-FS 为 T$_2$WI 脂肪抑制

A. 强直性脊柱炎
B. 骶髂关节化脓性炎症
C. 类风湿性关节炎
D. 骶髂关节结核
E. 银屑病关节炎

【A3/A4 型题】

(1~3题共用题干)
患者女,56岁,双手、腕关节肿胀疼痛多年,以天气变化时为明显,近1个月加重。

1.【答案】B

【解析】X线检查是诊断类风湿性关节炎首选和基本的影像学技术,是国际上通用的1987年美国风湿病学会的类风湿关节炎(RA)分类标准中的诊断检查技术。

【考点】类风湿性关节炎诊断方法的选择。☆

【难度】易

1. 该患者首选的影像学检查手段是
A. 超声
B. X线
C. CT
D. MRI
E. 核素骨扫描

2. 该患者正确的摄影体位是
A. 双手正位
B. 单侧腕关节正位
C. 双侧腕关节正位
D. 单手正位,包括腕关节
E. 双手正位,包括腕关节

2.【答案】E

【解析】类风湿关节炎好发于四肢周围滑膜小关节,尤其多见于双手的近端关节,包括双侧腕关节、桡尺下关节,第2~5指的掌指关节和近侧指间关节。

【考点】类风湿性关节炎X线摄影体位的选择。☆

【难度】易

3.【答案】D

【解析】此题主要考查类风湿关节炎的X线表现,病变不同时期所有的表现都要掌握。

【考点】类风湿关节炎的X线表现。☆☆

【难度】易

3. 患者X线检查如图,下列类风湿关节炎的X线表现叙述中哪项**不正确**
A. 关节肿胀
B. 骨质疏松
C. 关节间隙变窄
D. 皮下组织钙化
E. 纤维性骨性强直

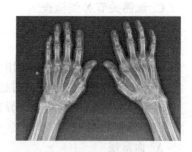

双手(腕)正位 X 线片

(4~5题共用题干)

患者,男,52岁,双手晨僵2年,近日加重。

4. 结合图像,最可能诊断是

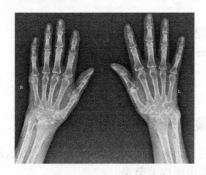

双手(腕)正位X线片

    A. 痛风   B. 强直性脊柱炎   C. 类风湿关节炎

    D. 退行性关节炎   E. 未见异常

4.【答案】C
【解析】类风湿关节炎的诊断要点:①双手对称性多关节病变,累及双腕关节、2~5指掌指关节和近端指间关节;②受累关节间隙变窄、模糊;③双侧腕关节多个腕骨关节面破坏。
【考点】类风湿关节炎的基本X线表现。☆☆
【难度】易

5. 类风湿关节炎的X线表现**不包括**

    A. 骨质疏松

    B. 多关节、对称性关节间隙狭窄消失

    C. 近端指间关节破坏

    D. 合并脱位畸形

    E. 关节边缘骨赘形成

5.【答案】E
【解析】见本例第4题。
【考点】类风湿关节炎的X线表现。☆☆
【难度】中

(6~9题共用题干)

患者,男,24岁,近一年来反复腰骶部疼痛伴晨僵,活动受限。近2个月加重。

6. 影像学检查宜首选何种检查

    A. 骶髂关节MRI增强扫描

    B. 腰椎MRI平扫

    C. 骶髂关节X线片

    D. 腰椎CT平扫

    E. 腰椎正侧位X线片

6.【答案】C
【解析】强直性脊柱炎骨质改变以骶髂关节病变较具特征性,表现为双侧骶髂关节炎,X线检查可作为首先筛查检查方法。
【考点】强直性脊柱炎的X线表现。☆☆
【难度】易

7. X线检查如图所示,则最可能的诊断为

    A. 双侧股骨头缺血性坏死

    B. 骨关节结核

    C. 类风湿性关节炎

    D. 强直性脊柱炎

    E. 腰椎间盘突出症

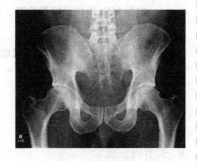

骶髂关节正位X线片

7.【答案】D
【解析】强直性脊柱炎骨质改变以骶髂关节病变较具特征性,表现为双侧骶髂关节炎。
【考点】强直性脊柱炎的X线表现。☆☆
【难度】易

8.【答案】A

【解析】HLA-B$_{27}$ 阳性对于提示强直性脊柱炎有较高特异性。

【考点】强直性脊柱炎血清学检查。☆☆

【难度】易

9.【答案】E

【解析】强直性脊柱炎常见于中青年男性，发病隐袭，进展缓慢，早期为下背痛和晨起僵硬，活动后减轻。开始时疼痛为间歇性，随着病情发展关节疼痛减轻，脊柱由下而上部分或全部强直，出血驼背畸形。绝大多数首先侵犯骶髂关节，X 线表现为双侧骶髂关节面模糊或呈锯齿状，关节面硬化，晚期关节发生骨性强直。HLA-B$_{27}$ 与强直性脊柱炎的发病有显著相关性，90%~95% 的患者具有 HLA-B$_{27}$，正常人群阳性率仅为 5%。

【考点】强直性脊柱炎的临床症状及影像学表现。☆☆

【难度】中

提问 1:【答案】ABCEF

【解析】类风湿关节炎的病变特征是以侵犯周围滑膜小关节为主的多关节侵犯、对称性的慢性关节炎性病变，多累及四肢手足小关节。主要表现包括关节周围软组织肿胀，骨水肿，骨质破坏，晚期表现为肌肉萎缩，关节半脱位，关节畸形。

【考点】类风湿关节炎的病变特点。☆☆

【难度】易

提问 2:【答案】ABCDEF

【解析】早期类风湿关节炎主要是 MRI 表现，主要为四肢周围滑膜小关节为主的对称性、多关节侵犯为特点的滑膜炎、关节积液和肌腱韧带炎/末端病的病变。中晚期类风湿关节炎 X 线和 CT 平片可显示骨质破坏。主要表现包括关节周围软组织肿胀、骨水肿、骨质破坏，晚期表现为肌肉萎缩、关节半脱位、关节畸形。

【考点】类风湿关节炎的 MRI 特点。☆☆

【难度】中

8. 为进一步明确诊断，以下哪种实验室检查最有价值
   A. 血清 HLA-B$_{27}$ 检测
   B. 红细胞沉降率
   C. 血冷凝集试验
   D. 血常规
   E. 血清类风湿因子检测

9. 此病较少累及的部位是
   A. 骶髂关节
   B. 髋关节
   C. 膝关节
   D. 脊柱
   E. 手

【案例分析题】

案例一:患者男,40 岁,近 3 个月反复双腕部肿胀、疼痛和活动障碍,临床考虑类风湿性关节炎。

提问 1:关于类风湿性关节炎的描述,以下哪项正确
A. 好发于四肢小关节,多发对称
B. 关节周围软组织梭形肿胀
C. 关节软骨破坏,间隙变窄
D. 骨性关节面增生、硬化
E. 晚期肌肉萎缩,关节半脱位
F. 关节畸形

提问 2:患者右腕 MRI 平扫及增强扫描如图所示,关于类风湿关节炎的 MRI 表现,以下哪项正确

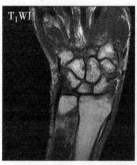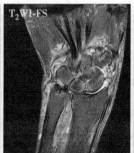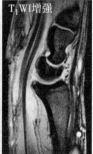

右腕 MRI 平扫及增强检查。T$_2$WI-FS 为 T$_2$WI 脂肪抑制

A. 四肢小关节囊和周围软组织增厚
B. 关节积液
C. 增强后增厚的滑膜强化
D. 骨水肿
E. 骨性关节面骨质破坏
F. 关节脱位变形

案例二:患者,男,28 岁,间断腰痛 6 年,加重 3 个月。无明显诱因出现左腰骶部酸痛,伴有轻度活动受限,夜间疼痛明显,晨起及休息后加重,活动后可缓解,无下肢放射性疼痛,无下肢感觉障碍。脊柱四肢无畸形,脊柱前屈、侧弯受限,枕壁试验阳性,腰椎压痛明显。四肢无畸形,双侧"4"字试验阳性。患者腰椎 X 线检查如图所示。

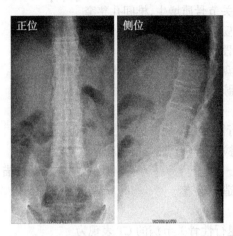

腰椎正、侧位 X 线片

提问 1:患者最有可能的诊断是

A. 腰椎退行性变　　　　　B. 腰椎结核

C. 腰椎化脓性脊椎炎　　　D. 强直性脊柱炎

E. 类风湿性关节炎　　　　F. 骨化性肌炎

提问 2:该患者如要明确诊断,哪项实验室检查最有价值

A. 血冷凝集试验

B. 红细胞沉降率

C. 血清 HLA-B$_{27}$ 检测

D. 血常规

E. 血清类风湿因子检测

F. 脑脊液检查

提问 3:如患者近期疼痛加重,若要判断是否存在活动性炎症,以下哪项影像检查较为敏感

A. 骶髂关节 MRI 平扫

B. 同位素骨扫描

C. 骶髂关节 MR 扩散加权成像(DWI)及增强扫描

D. 骶髂关节 CT 平扫

E. 骶髂关节 X 线片

F. 腰椎正侧位 X 线片

提问 1:【答案】D

【解析】患者 X 线片显示腰椎诸椎体间骨间桥形成,椎体周围韧带骨化,呈"竹节椎"样改变,诸小关节及骶髂关节间隙模糊,为强直性脊柱炎的典型 X 线表现。

【考点】强直性脊柱炎的临床症状及 X 线表现。☆☆

【难度】易

提问 2:【答案】C

【解析】HLA-B$_{27}$ 与强直性脊柱炎的发病有显著相关性。

【考点】强直性脊柱炎的特异性血清学指标。☆☆

【难度】易

提问 3:【答案】C

【解析】MR 扩散加权成像及增强扫描对早期或活动期强直性脊柱炎病灶敏感,DWI 为高信号,MRI 增强扫描出现强化。

【考点】强直性脊柱炎的 DWI 及 MRI 检查作用。☆☆

【难度】易

1.【答案】C

【解析】此题主要考查颈椎退行性骨关节病的影像学表现,椎动脉型颈椎病可因横突孔狭窄导致椎动脉受压。通常不伴骨质破坏。

【考点】颈椎退行性骨关节病的影像学表现。☆

【难度】易

2.【答案】A

【解析】此题主要考查退行性骨关节病的影像检查程序。对于关节疼痛、活动障碍、拟诊为退行性骨关节病的患者,常规X线检查为首选的影像学检查,对于常规X线检查阳性者,可行CT及MRI检查进一步观察骨质、软骨及周围软组织改变。放射性核素扫描及血管造影检查对退行性骨关节病的诊断价值有限。

【考点】退行性骨关节病的影像检查程序。☆☆

【难度】易

3.【答案】E

【解析】膝关节是退行性骨关节病常见受累部位,此题主要考查膝关节退行性骨关节病的CT表现,包括关节间隙不对称狭窄、关节面骨质增生硬化、关节边缘骨刺及骨桥形成、关节面下假囊肿、关节游离体及关节积液。

【考点】膝关节退行性骨关节病的CT表现。☆☆

【难度】易

4.【答案】B

【解析】此题主要考查椎间盘膨出的CT表现,椎间盘膨出表现为椎间盘向四周隆起,纤维环未破裂。

【考点】腰椎退行性疾病的CT表现。☆☆

【难度】易

5.【答案】D

【考点】关节软骨损伤和退变的MRI分级。☆

【难度】难

6.【答案】C

【解析】此题主要考查退行性骨关节病的影像学特点。膝关节退行性骨关节病关节间隙狭窄常不对称。双侧关节对称发病、MRI明显滑膜血管翳常见于类风湿性关节炎。

【考点】退行性骨关节病的影像学特点及鉴别诊断。☆☆

【难度】中

第六节 退行性骨关节病

【A1 型题】

1. 颈椎退行性骨关节病的影像学表现**不包括**
   A. 钩椎关节骨质增生,椎间孔狭窄
   B. 后纵韧带骨化
   C. 椎体骨质破坏
   D. 椎间盘突出,MRI T_2WI 信号减低
   E. 椎动脉受压

2. 诊断退行性骨关节病首选的影像学检查是
   A. X线检查　　　　　　　　B. CT
   C. MRI　　　　　　　　　　D. 放射性核素扫描
   E. 血管造影检查

3. 膝关节退行性骨关节病的CT表现为
   A. 关节间隙不对称狭窄　　B. 关节面骨质增生硬化
   C. 关节边缘骨刺形成　　　D. 关节面下假性囊肿形成
   E. 以上都对

4. 椎间盘膨出的CT表现是
   A. 椎间盘向两侧突出,纤维环破裂
   B. 椎间盘向四周隆起,纤维环未破裂
   C. 椎间盘向两侧突出,纤维环未破裂
   D. 椎间盘向四周隆起,纤维环破裂
   E. 髓核突破纤维环进入椎管

5. MRI软骨损伤和退变Ⅲ级是指
   A. 关节软骨内局部异常低信号,软骨表面光整,软骨层次清楚
   B. 关节软骨内出现低信号,软骨表面不光整,软骨层次不清楚
   C. 关节软骨内出现低信号,软骨表面不光整,软骨层次清楚
   D. 关节软骨缺损,软骨下骨质暴露
   E. 关节软骨信号及形态正常

6. 下列关于退行性骨关节病叙述正确的是
   A. 膝关节是好发部位,常见关节间隙对称性狭窄
   B. 双侧关节对称发病
   C. 脊柱退行性骨关节病常见骨质疏松与骨质增生并存

D. MRI 可见明显滑膜血管翳形成

E. 以上均不对

【A2 型题】

1. 患者,男,64 岁,上肢麻木、无力 1 个月余,医师诊断为颈椎病,下列哪项**不是**颈椎病的常见影像学表现
   A. 椎体缘骨质增生　　　　　B. 椎间隙狭窄
   C. 椎前软组织肿胀　　　　　D. 钩椎关节增生
   E. 椎间孔变窄

2. 患者,女,55 岁,腰痛伴右腿疼 3 个月余,医师诊断为腰椎间盘突出,下列哪项**不是**腰椎间盘突出的间接征象
   A. 硬膜囊受压
   B. 神经根受压
   C. 硬膜外脂肪受压消失
   D. "局限性"软组织影
   E. 侧隐窝狭窄

3. 患者 X 线侧位片提示 L_4~L_5 顺列差,L_4 椎体前移,首先应进行哪个体位的检查
   A. 正位　　　　　　　　　　B. 侧位
   C. 前后伸屈位　　　　　　　D. 左右侧屈位
   E. 双斜位

4. 患者,男,52 岁,右膝关节肿痛 6 年伴走路不稳 1 年余。欲观察软骨退变情况,行 MRI 检查,以下哪项为软骨退变的常见影像学表现
   A. 软骨表面不光滑　　　　　B. 软骨变薄或缺损
   C. 软骨信号减低　　　　　　D. 软骨层次欠清晰
   E. 以上都是

5. 患者,女,55 岁,腰痛伴右腿疼 3 个月余,医师诊断为腰椎间盘突出。腰椎间盘突出最常见的部位为
   A. L_1~L_2　　　　　　　　B. L_2~L_3
   C. L_5~S_1　　　　　　　　D. L_4~L_5
   E. L_4~L_5 及 L_5~S_1

6. 患者,男,62 岁,双上肢麻木 5 年余。CT 检查提示颈椎椎体后缘可见条带状骨化影,最可能的诊断为
   A. 前纵韧带肥厚、骨化　　　B. 黄韧带肥厚、骨化
   C. 后纵韧带肥厚、骨化　　　D. 棘间韧带肥厚、骨化
   E. 项韧带肥厚、骨化

1. 【答案】C
   【解析】此题主要考查颈椎病的影像学特点,包括椎体缘和钩椎关节的骨质增生、间盘退变造成的椎间隙狭窄以及骨质增生、间盘变或者小关节退变等原因造成的椎间孔变窄等,而椎前软组织肿胀不是颈椎病的影像学表现。
   【考点】颈椎病的影像学表现。☆☆
   【难度】中

2. 【答案】D
   【解析】此题主要考查腰椎间盘突出的直接和间接影像学表现。腰椎间盘突出的直接影像学表现为间盘突出于椎体缘之外,髓核可游离。硬膜囊、神经根局限性受压、硬膜外脂肪消失是间盘突出的间接影像学表现。
   【考点】腰椎间盘突出的影像学表现。☆☆
   【难度】易

3. 【答案】E
   【解析】此题主要考查腰椎体滑脱的影像学检查方法,在腰椎双斜位片上可以看到椎弓峡部不连。
   【考点】腰椎椎弓峡部裂的影像学检查方法。☆☆
   【难度】易

4. 【答案】E
   【解析】此题主要考查膝关节软骨退变的 MRI 表现,表现为软骨信号及形态的改变,信号减低、形态不规则、层析欠清晰,软骨变薄或缺失。
   【考点】膝关节软骨退变的影像学表现。☆☆
   【难度】中

5. 【答案】E
   【考点】腰椎间盘突出的常见部位。☆☆
   【难度】易

6. 【答案】C
   【解析】此题主要考查颈椎退行性骨关节病的影像学特点。椎体后缘条带状骨化即后纵韧带骨化是颈椎退行性骨关节病的常见表现,压迫硬膜囊及颈髓,导致椎管狭窄。
   【考点】颈椎退行性骨关节病的影像学特点。☆☆
   【难度】易

7.【答案】A

【解析】此题主要考查退行性骨关节病的影像学特点。膝关节退行性骨关节病关节间隙狭窄常不对称。

【考点】退行性骨关节病的影像学特点及鉴别诊断。☆☆

【难度】中

7. 患者,女,75 岁,双膝疼痛 6 年余,近 1 个月加重。医师诊断为退行性骨关节病,下列关于退行性骨关节病叙述错误的是

A. 常见关节间隙对称性狭窄

B. 关节面骨质增生硬化

C. 关节腔内游离体

D. 可出现关节腔积液

E. MRI 显示关节软骨磨损、变薄

【A3/A4 型题】

(1~3 题共用题干)

患者,男,44 岁,上肢麻木、无力 2 个月余,近来活动受限。

1.【答案】C

【解析】此题主要考查退行性骨关节病影像学检查方法的选择。常用的初筛手段为 X 线,CT 主要用于观察骨质特征,MRI 对于软组织的显示较为清晰。

【考点】退行性骨关节病影像学检查方法的选择。☆☆

【难度】易

1. 首选的影像学检查方法为

A. CT   B. MRI   C. X 线

D. 增强 CT   E. 超声

2.【答案】A

【考点】颈椎退行性骨关节病影像学表现。☆☆

【难度】易

2. 该患者 X 线表现为颈椎体缘及钩椎关节骨质增生硬化,部分关节间隙变窄及椎间孔狭窄,初步诊断为

A. 颈椎退行性骨关节病   B. 颈椎结核

C. 类风湿   D. 化脓性脊柱炎

E. 强直性脊柱炎

3.【答案】C

【解析】此题主要考查退行性骨关节病 MRI 表现。椎前软组织肿胀不是颈椎退行性骨关节病的影像学表现。

【考点】颈椎退行性骨关节病影像学表现。☆☆

【难度】中

3. 为进一步评估患者的情况进行了 MRI 检查,以下哪一种情况不可能出现在患者的 MRI 检查图像中

A. 椎间盘突出

B. 椎体缘骨质增生

C. 椎前软组织肿胀

D. 颈髓内见小片状 T_2WI 高信号

E. 后纵韧带骨化

(4~7 题共用题干)

患者,女,74 岁,近 5 年来无明显诱因出现右腿部疼痛,2d 前爬楼梯后加重。查体右膝关节伸直活动受限,髌骨摩擦感(−),浮髌试验(−),前抽屉试验(+),麦氏试验(−)。

4.【答案】B

【考点】膝关节退行性骨关节病影像学表现。☆☆

【难度】易

4. 临床医师首先为该患者进行了双膝关节 X 线检查,不可能出现的影像学表现为

A. 胫骨髁间嵴增生变尖

B. 关节面下虫蚀状骨质破坏

C. 髌上囊密度增高

D. 关节内游离体

E. 关节面缘骨赘形成

5. 如果该患者的 X 线主要表现为上述选项中的表现,该患者最可能的诊断为
   A. 右膝关节退行性骨关节病　　B. 化脓性关节炎
   C. 关节结核　　　　　　　　　D. 右膝前交叉韧带断裂
   E. 内侧半月板撕裂

6. 为了进一步评估患者的病情,行 CT 检查,发现关节囊内多发结节状高密度影,除了退行性骨关节病,还有可能出现在以下哪种情况
   A. 滑膜骨软骨瘤病　　　　　　B. 关节结核
   C. 类风湿性关节炎　　　　　　D. 化脓性关节炎
   E. 银屑病性关节炎

7. 患者同时进行了 MRI 检查,以下哪种情况**不可能**出现在患者的检查图像中
   A. 关节内结节状低信号影
   B. 髁间嵴增生
   C. 关节软骨变薄,在非承重面更明显
   D. 关节面下骨质囊变
   E. 关节腔积液

(8~10 题共用题干)

患者,男,64 岁,以腰痛伴左下肢疼痛 2 个月余就诊,放射至整个左下肢背侧,伴肢体麻木感,活动时加重。查体发现患者活动明显受限,腰椎间隙压痛及椎旁叩击痛,左下肢有按压痛,直腿抬高试验阳性,四肢肌力及肌张力正常,腱反射正常,病理反射未引出。

8. 临床医师怀疑该患者为腰椎间盘突出,除此之外还应该**除外**以下哪种疾病
   A. 神经鞘瘤　　　　B. 脊膜瘤　　　　C. 黄韧带肥厚
   D. 下肢静脉血栓　　E. 以上均可能

9. 该患者 CT 表现为 $L_{4\sim5}$ 水平间盘脱出,压迫硬膜囊及神经根,以下哪种表现为椎间盘突出的直接征象
   A. 硬膜囊前缘受压　　　　　　B. 髓核游离
   C. 神经根肿胀　　　　　　　　D. 硬膜囊外脂肪间隙消失
   E. 神经根受压

10. 为进一步评估患者的情况进行了 MRI 检查,以下哪一种情况**不可能**出现在患者的 MRI 检查图像中
   A. 间盘后方纤维环撕裂　　B. 椎体缘骨质增生

5.【答案】A
　【考点】膝关节退行性骨关节病影像学表现。☆☆
　【难度】易

6.【答案】A
　【解析】CT 检查中,关节囊内多发结节状高密度影还可见于滑膜骨软骨瘤病,滑膜骨软骨瘤病可表现为关节内多发高密度钙化或骨化游离体,边界清晰,大小从数毫米至数厘米不等。
　【考点】膝关节退行性骨关节病的鉴别诊断。☆☆
　【难度】难

7.【答案】C
　【解析】此题主要考查膝关节退行性骨关节病 MRI 表现。膝关节退行性骨关节病的软骨改变主要位于承重面。
　【考点】膝关节退行性骨关节病影像学表现。☆☆
　【难度】中

8.【答案】E
　【解析】此题主要考查腰椎退行性骨关节病的临床表现,上述疾病的临床表现均可能与椎间盘突出相混淆。
　【考点】腰椎退行性骨关节病的临床表现。☆
　【难度】中

9.【答案】B
　【解析】此题主要考查腰椎间盘突出的影像学表现。髓核游离为其直接表现,其他选项为间接征象。
　【考点】腰退行性骨关节病影像学表现。☆☆
　【难度】易

10.【答案】D
　【解析】此题主要考查腰椎退行性骨关节病 MRI 表现。突出间盘压迫硬膜囊,硬膜外脂肪间隙应该变窄。
　【考点】腰椎退行性骨关节病影像学表现。☆☆
　【难度】中

C. 侧隐窝狭窄   D. 硬膜外脂肪间隙增宽

E. 神经根受压

【案例分析题】

案例一:患者,男,51岁,因"右膝关节胀痛不适10年伴走路不稳2年余"入院。查体:右膝关节伸直活动受限,活动范围约伸10°至屈110°。右膝关节髌骨摩擦感(−),右膝浮髌试验(−)。

提问1:应选择何种影像学检查方法

A. X线检查   B. CT检查

C. MRI检查   D. 核素骨扫描

E. 超声检查   F. 血管造影检查

提问2:关节退行性骨关节病的X线征象包括

A. 关节间隙狭窄   B. 软骨下骨质囊变

C. 骨性关节面硬化   D. 关节强直

E. 关节面边缘骨赘形成   F. 关节软骨变薄

提问3:关节退行性骨关节病的MRI征象包括

A. 关节软骨缺损   B. 软骨下骨囊变

C. 关节软骨变薄   D. 关节积液

E. 软骨下骨髓水肿   F. 关节内游离体

案例二:患者,男,44岁,因"上肢麻木无力3d"入院。查体:颈椎神经根压痛(+),以C5-6为著,肩背部肌肉僵硬。双上肢肌力正常,腱反射正常。

提问1:应选择何种影像学检查方法

A. X线检查   B. CT检查

C. MRI检查   D. 核素骨扫描

E. 超声检查   F. PET-CT

提问2:颈椎退行性骨关节病的X线征象包括

A. 椎间隙狭窄   B. 椎体后缘骨赘形成

C. 椎小关节肥大   D. 椎前软组织肿胀

E. 椎间盘突出   F. 椎体顺列差

提问3:颈椎退行性骨关节病的CT征象包括

A. 颈椎曲度、顺列差   B. 椎间隙狭窄

C. 椎体后缘骨赘形成   D. 椎间盘突出

E. 椎管狭窄   F. 脊髓变性

第七节　脊柱常见疾病——椎管狭窄

【A1型题】

1. 目前最广泛用于椎管狭窄诊断的影像技术是
   A. X线检查
   B. CT
   C. MRI
   D. 放射性核素扫描
   E. 脊髓造影

2. 椎管狭窄的影像学表现是
   A. 发育性椎弓短小
   B. 椎体骨质增生,压迫硬膜囊
   C. 黄韧带增厚
   D. 椎体骨折,骨折块向后压迫硬膜囊
   E. 以上均有可能

3. 退行性变继发椎管狭窄的影像表现不包括
   A. 椎体及附件骨质增生,压迫硬膜囊
   B. 椎间盘向后突出
   C. 黄韧带增厚
   D. 脊髓增粗、内部见长 T_1、长 T_2 信号
   E. 椎弓短小

4. 黄韧带增厚的诊断标准是
   A. 厚度 >6mm
   B. 厚度 >5.5mm
   C. 厚度 >5mm
   D. 厚度 >4.5mm
   E. 厚度 >4mm

【A2型题】

1. 患者,男,38岁,上肢麻木、无力2年。颈椎CT示椎管矢状径9mm,硬膜外脂肪消失,脊髓变扁,颈椎间盘未见膨出及突出,最有可能的诊断是
   A. 颈椎退变
   B. 后天性椎管狭窄
   C. 先天性椎管狭窄
   D. 混合性椎管狭窄
   E. 脊髓畸形

2. 患者,男,65岁,间歇性跛行6个月余,加重1个月。胸椎CT示 T_{10}~T_{11} 节段黄韧带肥厚钙化,硬膜囊及脊髓受压,CT示同水平椎管矢状径9mm,其上下层面矢状径11mm,最有可能的诊断是
   A. 胸椎发育畸形
   B. 后天性椎管狭窄

1.【答案】B
　【解析】此题主要考查椎管狭窄的常用影像方法。CT检查能直观地反映椎管狭窄程度及引起椎管狭窄的原因,是目前最广泛应用的检查椎管狭窄的影像学技术,MRI检查是对CT检查的重要补充。
　【考点】椎管狭窄的常用影像方法。☆☆
　【难度】中

2.【答案】E
　【解析】此题主要考查椎管狭窄的影像学表现,椎管狭窄包括先天性、退变性、外伤性椎管狭窄。
　【考点】椎管狭窄的影像学表现。☆
　【难度】易

3.【答案】E
　【解析】此题主要考查不同类型椎管狭窄的影像表现,椎弓短小是发育性椎管狭窄的影像学特点。
　【考点】椎管狭窄的影像表现。☆☆
　【难度】易

4.【答案】C
　【考点】黄韧带增厚的诊断标准。☆☆
　【难度】易

1.【答案】C
　【考点】先天性椎管狭窄的特点。☆
　【难度】易

2.【答案】B
　【考点】常见椎管狭窄原因的鉴别。☆
　【难度】易

C. 先天性椎管狭窄 D. 混合性椎管狭窄

E. 发育性椎管狭窄

3.【答案】E

【考点】常见椎管狭窄的原因。☆

【难度】易

3. 患者,女,50岁,颈肩痛半年,颈椎 MRI 显示颈椎管狭窄。导致椎管狭窄的原因**不包括**以下哪项

A. 椎弓短小 B. 椎间盘突出

C. 椎体滑脱 D. 后纵韧带钙化

E. 脊髓水肿

4.【答案】B

【解析】间盘真空变性仅局限于椎间盘内,不会导致椎管径线的变化。其他选项病变均可导致椎管变窄。

【考点】常见椎管狭窄的原因。☆

【难度】中

4. 患者,女,55岁,颈肩痛半年,颈椎 MRI 显示颈椎退行性改变。在以下脊柱退行性变征象中**不会引起**椎管狭窄的是

A. 黄韧带肥厚 B. 椎间盘真空变性

C. 后纵韧带骨化 D. 椎体骨赘形成

E. 椎间盘突出

5.【答案】C

【解析】临床症状定位于胸椎水平,胸椎管狭窄与题干症状相符。

【考点】胸椎管狭窄影像学表现及临床体征。☆

【难度】中

5. 患者,男,60岁,胸背疼痛,胸部僵硬,下肢麻木、无力,下列哪项影像征象与临床症状相符

A. 颈椎骨质增生、颈椎间盘突出

B. 左膝关节退变

C. 胸椎黄韧带钙化,椎管狭窄

D. 腰椎间盘变性、轻度膨出

E. 骶管囊肿

【A3/A4 型题】

(1~3 题共用题干)

患者,女,55岁,颈部疼痛不适 3 年,近 3 个月双上肢麻木无力,握力差。

1.【答案】D

【解析】患者为慢性病程,脊髓梗死多为急性起病,颈椎退行性骨关节病、椎管狭窄、脊髓多发性硬化及寰枕畸形均可产生类似症状。

【考点】颈椎管狭窄原因及临床体征。☆

【难度】中

1. 该患者可能的诊断**不考虑**以下哪项

A. 颈椎退行性骨关节病

B. 颈椎管狭窄

C. 脊髓多发性硬化

D. 脊髓梗死

E. 寰枕畸形

2.【答案】C

【解析】CT 和 MRI 能准确测量椎管狭窄,X 线由于结构重叠无法准确评估椎管狭窄情况,CT 和 MRI 优于X 线。

【考点】颈椎管狭窄检查方法选择。☆

【难度】中

2. 以下对该患者影像检查方法的描述**不正确**的是

A. 鉴别颈椎病与多发性硬化首选 MRI 检查

B. CT 和 MR 均可观察椎管狭窄情况

C. X 线检查可以准确评价椎管狭窄程度

D. X 线、CT 和 MRI 检查均可观察颈椎后纵韧带骨化情况

E. MRI 检查可以同时观察颈椎及脊髓病变

3. 下列影像学征象哪项**不支持**颈椎退变、椎管狭窄的诊断
  A. X 线示颈椎曲度反弓,颈椎前、后缘及椎小关节骨质增生
  B. CT 示 $C_4 \sim C_6$ 间盘突出
  C. MRI 示颈椎前后径 9mm
  D. X 线过屈位 C_4 椎体轻度前移
  E. MRI 示脊髓后索异常信号

(4~5 题共用题干)
患者,男,66 岁,腰痛数年伴左下肢疼痛麻木 1 周。

4. 患者应首先选择以下哪项影像检查
  A. 颈椎 X 线片   B. 胸椎 CT
  C. 腰椎 MRI   D. 核素骨扫描
  E. 左膝关节 CT

5. 该患者以下哪项影像征象**不支持**腰椎管狭窄
  A. 腰椎间隙变窄   B. 椎小关节骨质增生硬化
  C. 许莫氏结节   D. 椎间盘突出
  E. 腰椎前滑脱

(6~7 题共用题干)
患者,男,28 岁,车祸伤 3h,双上肢及下肢感觉运动障碍。

6. 以下哪项是导致该患者椎管狭窄的主要原因
  A. C_4 椎体轻度压缩骨折 B. C_4 椎体前滑脱
  C. 颈髓挫裂伤   D. 颈椎前缘骨质增生
  E. 棘间韧带损伤

7. 以下哪项是导致该患者临床症状的主要原因
  A. C_4 椎体轻度压缩骨折 B. C_4 椎体前滑脱
  C. 颈髓挫裂伤   D. 颈椎前缘骨质增生
  E. 棘间韧带损伤

【案例分析题】

案例一:男,50 岁,以"走路不稳 3 年,加重半年"就诊,有轻微踩棉花感。查体:脊柱生理弯曲存在,颈椎活动正常,牵拉试验阴性,四肢肌张力正常,肌力正常。双上肢及左下肢感觉减退,Hoffmann 征阴性。

提问 1:应首先考虑以下哪些影像学检查
A. 颈椎 MRI 检查   B. 颈椎 CT 检查
C. 双手及腕关节 X 线检查 D. 左膝关节 MRI 检查

3.【答案】E
 【解析】椎间盘突出或脱出压迫脊髓的前方,一般不会导致脊髓后索病变。
 【考点】颈椎管狭窄影像学表现。☆
 【难度】中

4.【答案】C
 【解析】从临床表现上看,左下肢疼痛麻木可能为腰椎间盘所引起,所以首先选择腰椎相关影像学检查。
 【考点】腰椎管狭窄检查方法选择。☆
 【难度】易

5.【答案】C
 【解析】许莫氏结节仅累及椎体终板,不会导致椎管前后径变窄。
 【考点】腰椎管狭窄影像学表现。☆
 【难度】易

6.【答案】B
 【解析】此题主要考查外伤所致椎管狭窄特点。
 【考点】颈椎管狭窄原因。☆
 【难度】易

7.【答案】C
 【解析】颈椎管狭窄一般导致双上肢及下肢无力、麻木及踩棉花感,症状逐渐进展。该患者双上肢及下肢感觉运动障碍主要由于颈髓损伤导致。
 【考点】颈椎管狭窄临床表现。☆
 【难度】中

提问 1:【答案】AB
 【解析】患者双上肢及左下肢感觉减退,病变可能在颈椎层面。
 【考点】颈椎管狭窄检查方法选择。☆
 【难度】易

提问 2：【答案】ABC

【解析】颈椎后纵韧带骨化，X 线上表现为椎体后缘平行于椎体走形的条形高密度影，致椎管狭窄。

【考点】颈椎退行性骨关节病、椎管狭窄的 X 线表现。☆

【难度】中

提问 3：【答案】ABCD

【解析】本例 $C_4 \sim C_5$ 水平间盘突出，脊髓异常信号位于 $C_5 \sim C_6$ 水平，有可能为突出的间盘压迫脊髓引起下方层面脊髓缺血水肿。A、B、C 选项均可引起脊髓内相似影像学改变。E 选项脊髓空洞症为中央管积水明显扩张，常累及多个节段。F 项亚急性联合变性范围较长，累及后索。

【考点】颈椎管狭窄脊髓的 MRI 表现。☆

【难度】难

1.【答案】D

【解析】此题主要考查代谢内分泌骨病的系列 X 线平片检查，包括头颅正侧位、下颌骨斜位或全景片、胸部正位、骨盆正位、腰椎正侧位、一侧肢体正位和双手正位片。

【考点】代谢内分泌骨病的 X 线平片检查。☆

【难度】中

2.【答案】A

【解析】骨代谢疾病首选的影像学检查是 X 线检查。

【考点】骨代谢疾病的影像特点。☆

【难度】易

3.【答案】B

【解析】全身骨痛患者首选 X 线平片检查，其对骨骼的大体形态和骨密度有很好的评价效果。

【考点】全身骨痛的影像学检查方法。☆☆

【难度】易

4.【答案】C

【解析】局灶型骨吸收、棕色瘤为其特异的影像学表现；普遍性骨质疏松和轻微外力后发生骨折可见于多种代谢性骨病；肾结石可出现于甲状旁腺功能亢进，但不是其特异表现。

【考点】甲状旁腺功能亢进的影像学表现。☆

【难度】中

E. 左踝关节 X 线检查　　　　F. 核素骨扫描

提问 2：该患者颈椎 X 线片提示椎体骨质增生、部分椎体后缘条形高密度，应考虑以下哪些诊断

A. 颈椎退行性骨关节病　　　B. 后纵韧带骨化

C. 颈椎管狭窄　　　　　　　D. 强直性脊柱炎

E. 颈椎类风湿性关节炎　　　F. DISH 病

提问 3：该患者颈椎 MRI 示 $C_4 \sim C_5$ 间盘突出，$C_5 \sim C_6$ 水平脊髓内 T_2WI 上小条片状高信号，以下哪些疾病需要鉴别

A. 脊髓炎性脱髓鞘　　　　　B. 脊髓星形细胞瘤

C. 无骨折脱位型脊髓损伤　　D. 脊髓水肿

E. 脊髓空洞症　　　　　　　F. 亚急性联合变性

第八节　骨代谢性疾病

【A1 型题】

1. 代谢内分泌骨病的系列 X 线平片检查**不包括**
   A. 头颅正侧位　　　　　　　B. 胸部正位
   C. 骨盆正位　　　　　　　　D. 双足正位片
   E. 双手正位片

2. 以下关于骨代谢性疾病叙述中**错误**的是
   A. 影像学诊断首选 CT 检查
   B. 可引起持续性全身骨痛
   C. X 线可见普遍性骨质密度减低
   D. CT 检查可见病理性骨折
   E. 实验室检查多有内分泌激素异常

3. 全身骨痛首选的影像学方法是
   A. CT 检查　　　　　　　　　B. X 线检查
   C. MRI 检查　　　　　　　　 D. PET-CT
   E. 核素骨扫描

4. 甲状旁腺功能亢进的特异性影像学表现是
   A. 普遍性骨质疏松
   B. 轻微外力后发生骨折
   C. 局灶性骨质吸收、棕色瘤形成
   D. 普遍性骨质增生硬化
   E. 肾结石

5. 甲状旁腺功能亢进棕色瘤的 X 线表现是
　　A. 边界模糊无硬化的局限性骨质吸收
　　B. 边界清楚无硬化的局限性骨质吸收
　　C. 边界清楚有硬化的局限性骨质吸收
　　D. 边界清楚有硬化的局限性骨质破坏
　　E. 边界清楚无硬化的局限性骨质破坏

5.【答案】B
　【解析】甲状旁腺功能亢进棕色瘤的 X 线表现为边界清楚无硬化的局限性骨质吸收。
　【考点】甲状旁腺功能亢进棕色瘤的影像学表现。☆
　【难度】难

6. 下列哪项**不是**甲状旁腺功能亢进的影像学表现
　　A. 普遍性骨质疏松　　　　B. 掌指骨骨膜下骨质吸收
　　C. 棕色瘤　　　　　　　　D. 骨折后形成大量骨痂
　　E. 软组织钙化

6.【答案】D
　【解析】甲状旁腺功能亢进者骨折愈合过程中骨痂形成不良，骨折多延迟愈合或不愈合。
　【考点】甲状旁腺功能亢进的影像学表现。☆
　【难度】中

7. 肾上腺皮质功能亢进继发性骨质疏松的影像学表现是
　　A. 全身程度不一的普遍性骨质疏松，局限性骨质吸收，骨折周围无骨痂形成
　　B. 全身程度不一的普遍性骨质疏松，骨折周围形成大量骨痂
　　C. 全身程度不一的普遍性骨质疏松，局限性骨质吸收，骨折周围形成大量骨痂
　　D. 全身程度一致的普遍性骨质疏松，骨折周围形成大量骨痂
　　E. 以上均不是

7.【答案】B
　【解析】局限性骨质吸收是甲状旁腺功能亢进继发骨质疏松的影像学表现。
　【考点】肾上腺皮质功能亢进继发骨质疏松的影像学表现。☆
　【难度】中

8. 肾上腺皮质功能亢进引起的骨质疏松症中可能观察到的影像表现是
　　A. 肾上腺增粗
　　B. 全身普遍性骨质疏松
　　C. 多发肋骨骨折，周围有明显骨痂
　　D. 垂体瘤
　　E. 以上均是

8.【答案】E
　【考点】肾上腺皮质功能亢进继发骨质疏松的影像学表现。☆
　【难度】易

9. 骨质疏松是指
　　A. 骨组织含量增加　　　　B. 骨组织含量减少
　　C. 单位体积内骨组织含量减少　　D. 骨组织的有机成分减少
　　E. 骨组织的无机成分减少

9.【答案】C
　【解析】骨质疏松是指单位体积内骨组织含量减少，即骨的有机成分和无机成分都减少，但骨内有机成分和钙盐的比例仍正常。
　【考点】骨质疏松基本概念。☆
　【难度】易

10. 绝经后骨质疏松的主要原因是
　　A. 雌激素缺乏　　　　　　B. 雄激素缺乏
　　C. 甲状腺素缺乏　　　　　D. 肾上腺素缺乏
　　E. 生长激素缺乏

10.【答案】A
　【解析】原发性骨质疏松的 Ⅰ 型绝经后骨质疏松，女性由于雌激素缺乏造成骨质疏松，在绝经后妇女特别多见。
　【考点】全身性骨质疏松的主要病因。☆
　【难度】易

11. 老年性骨质疏松的主要原因是
　　A. 性激素水平下降　　　　B. 服用药物
　　C. 甲状腺素缺乏　　　　　D. 肾上腺素缺乏

11.【答案】A
　【解析】老年性骨质疏松与全身性代谢低下和性激素水平下降有关。男性性功能减退所致睾酮水平下降可引起骨质疏松，去势治疗后或性腺功能障碍均可提早出现普遍性骨质疏松。
　【考点】全身性骨质疏松的分类及主要病因。☆
　【难度】易

E. 生长激素缺乏

【A2 型题】

1. 患者,女,70 岁,腰背痛 1 个月余,无明显外伤史,首选的影像学检查方法是
   A. X 线检查　　　　B. CT 检查　　　　C. MRI 检查
   D. 核素骨扫描　　　E. 超声检查

2. 患者,男,32 岁,全身骨痛、衰弱,多发性骨折 2 个月。X 线表现为与年龄不相符的全身性普遍性明显骨质疏松,伴局限性骨膜下骨质吸收,血清钙增高,血清磷下降,最可能的诊断为
   A. 肾性骨病　　　　　　　　B. 肾上腺皮质功能亢进
   C. 甲状旁腺功能减退　　　　D. 甲状旁腺功能亢进
   E. 肾上腺皮质功能减退

3. 患者,男,40 岁,双下肢反复疼痛、乏力 4 年余,加重伴行走困难 6 个月。X 线片显示双侧胫腓骨明显普遍性骨质疏松,骨皮质及骨髓腔内可见椭圆形边界清楚无硬化的局限性骨吸收,即"棕色瘤"改变,最可能的诊断为
   A. 肾性骨病　　　　　　　　B. 肾上腺皮质功能亢进
   C. 甲状旁腺功能减退　　　　D. 甲状旁腺功能亢进
   E. 肾上腺皮质功能减退

4. 患者,女,28 岁,垂体瘤病史。临床体检显示患者体态发胖,呈"水牛背"改变,X 线表现为普遍性明显骨质疏松,没有局限骨质吸收改变。肋骨骨折端有明显骨痂生长愈合。最可能的诊断为
   A. 肾性骨病
   B. 肾上腺皮质功能亢进合并多发性骨折
   C. 甲状旁腺功能减退
   D. 甲状旁腺功能亢进
   E. 肾上腺皮质功能减退

5. 患者,女,36 岁,腰背部疼痛。CT 显示双侧肾上腺增粗,临床体检显示患者体态发胖,呈"满月脸"改变,腰椎最可能的 X 线表现为
   A. 骨质密度弥漫性增高　　　B. 骨质密度弥漫性减低
   C. 腰椎曲度异常　　　　　　D. 椎间隙狭窄
   E. 真性滑椎

6. 患者,女,18 岁,全身骨痛、衰弱,腰背部疼痛 2 年余,不愿意行走,无明显的外伤史。实验室检查:血清钙升高,血清磷下降,

影像表现为全身性普遍性骨质疏松。最可能的诊断为

    A. 代谢性骨病   B. 退行性骨病

    C. 骨肿瘤   D. 慢性感染性骨病

    E. 免疫性疾病

7. 患者,女,70岁,腰背痛1个月余,无明显外伤史。腰椎X线检查显示骨质密度弥漫性减低,最可能的诊断为

    A. 肾上腺功能亢进性骨质疏松   B. 退行性骨关节病

    C. 骨肿瘤   D. 老年性骨质疏松症

    E. 免疫性疾病

8. 患者,男,40岁,胸背部疼痛20天余,无明显外伤史。既往有垂体瘤手术史,胸片显示胸廓诸骨明显普遍性骨质疏松,双侧多根肋骨棉团状骨密度增高影,最可能的诊断为

    A. 肾上腺皮质功能亢进性骨质疏松

    B. 甲状旁腺功能亢进性骨质疏松

    C. 骨髓增生性疾病

    D. 老年性骨质疏松症

    E. 先天性疾病

第九节 骨 肿 瘤

【A1型题】

1. 下列病变类型,**不属于**原发性骨肿瘤的是

    A. 骨基本组织发生的肿瘤

    B. 骨附属组织发生的肿瘤

    C. 特殊组织来源的肿瘤

    D. 骨良性病变的恶变

    E. 组织来源未定的肿瘤

2. 下列骨肿瘤性病变,**不属于**好发于青年期的是

    A. 骨肉瘤   B. 软骨肉瘤

    C. 成软骨细胞瘤   D. 骨瘤

    E. 骨软骨瘤

3. 下列影像学征象,属于良性骨肿瘤的特点的是

    A. 可出现不同程度的骨膜增生,并可观察到Codman三角

    B. 生长迅速,易侵及邻近组织

    C. 局部骨质呈膨胀性改变

    D. 病变内可见肿瘤骨或钙化

    E. 与正常骨质边界模糊

7.【答案】D

【解析】老年患者骨质密度弥漫性减低的最常见原因是老年性骨质疏松症。

【考点】全身普遍性骨质疏松的常见病因。☆

【难度】易

8.【答案】A

【解析】见第4题。

【考点】肾上腺皮质功能亢进的临床及影像表现。☆

【难度】中

1.【答案】D

【解析】原发性骨肿瘤包括骨基本组织(骨、软骨和纤维组织)发生的肿瘤、骨附属组织发生的肿瘤(血管、神经、脂肪和骨髓)、特殊组织来源的肿瘤、组织来源未定的肿瘤。骨良性病变的恶变属于继发性骨肿瘤。

【考点】原发性骨肿瘤的定义。☆☆

【难度】易

2.【答案】B

【解析】骨肉瘤、骨瘤、骨软骨瘤和成软骨细胞瘤都好发于青年期,而软骨肉瘤多见于40岁以上。

【考点】常见骨肿瘤性病变的年龄分布。☆

【难度】易

3.【答案】C

【解析】良性骨肿瘤通常生长缓慢,不侵及邻近组织,但可引起压迫移位,无转移;呈膨胀性改变,边界清晰、锐利,骨皮质变薄、完整;一般无骨膜增生,病理骨折后可有少量骨膜增生,骨膜新生骨无破坏;无瘤骨形成;多无软组织肿块形成,如有肿块则边缘多清楚。

【考点】良恶性骨肿瘤的鉴别。☆☆

【难度】难

4.【答案】B
【解析】骨瘤是一种良性成骨性肿瘤,好发于颅骨、面骨下颌骨,可分为致密型和疏松型,致密性病变呈象牙质样密度,疏松型内可见骨小梁,与骨皮质紧密相连,在 MRI 上,T₁WI、T₂WI 均呈低信号或无信号。病变的骨皮质和骨小梁与骨干主体相延续是骨软骨瘤的典型表现。
【考点】骨瘤的疾病及影像学特点。☆☆
【难度】中

5.【答案】A
【解析】骨软骨瘤好发于 10~30 岁,好发于干骺端,特别是股骨下端和胫骨上端,通常背向关节面生长,下方为与骨干皮质、小梁相连的骨性赘生物,上方覆盖软骨帽,可恶变呈软骨肉瘤。
【考点】骨软骨瘤的临床及影像学特点。☆☆
【难度】易

6.【答案】C
【解析】骨巨细胞瘤是局部侵袭性肿瘤,多为良性,好发于骨骺板闭合的长骨骨端,呈膨胀性、多房性、偏心性骨质破坏,边界清楚,无硬化边,病变区域内可见纤细骨嵴,但无钙化、骨化。
【考点】骨巨细胞瘤的临床及影像学特点。☆☆
【难度】中

7.【答案】E
【解析】原发骨肉瘤好发于 11~30 岁,是常见的恶性骨肿瘤,恶性度高,进展快,早期容易发生肺转移。疼痛、局部肿胀、运动障碍为三大主要症状。骨质破坏区及软组织肿块内的瘤骨是诊断骨肉瘤最主要的征象,可表现为云絮状、斑块状、针状,提示不同程度分化的瘤骨。骨膜增生和 Codman 三角是骨肉瘤常见且重要的征象,但也可见于其他骨肿瘤或非肿瘤性病变。
【考点】骨肉瘤的临床及影像学特点。☆☆
【难度】难

8.【答案】B
【解析】成骨型转移瘤大多是前列腺癌,少数为乳腺癌、鼻咽癌、肺癌等。溶骨型转移瘤常见于鼻咽癌、乳腺癌、肺癌等。
【考点】恶性肿瘤骨转移的疾病特点。☆☆
【难度】易

9.【答案】D
【解析】术后随访一般通过 X 线平片检查进行,如怀疑残留或复发可进一步行 CT 或 MRI 检查。观察细微的骨破坏、死骨、微小钙化、骨化、骨膜增生、破坏区周围骨质增生、软组织脓肿等,如骨盆或脊柱等骨骼解剖较复杂的部位,如骨盆或脊柱的肿瘤时,CT 更具有优势。MRI 对未出现骨质破坏的骨髓病变、显示脊柱病变及椎管内病灶、显示肿瘤在髓腔内的侵袭范围,寻找跳跃性子灶时,MRI 检查更有优势。
【考点】术后随访的影像学方法选择及各影像学方法的优劣势。☆
【难度】易

4. 下列描述,**不属于**骨瘤的特点的是
A. 成骨性良性肿瘤
B. 病变的骨皮质和骨小梁与骨干主体相延续
C. 病变可呈象牙质样高密度,也可能观察到骨小梁结构
D. 在 MRI 上,T₁WI、T₂WI 均呈低信号或无信号,与骨皮质类似
E. 好发于颅骨、面骨、下颌骨

5. 下列描述,**不符合**骨软骨瘤的是
A. 通常朝向关节面方向生长
B. 好发于干骺端
C. 可恶变成软骨肉瘤
D. 下方为骨性赘生物,上方为软骨帽
E. 中年患者多见

6. 下列描述,符合骨巨细胞瘤的是
A. 是一种侵袭性的肿瘤,多为恶性
B. 好发于未闭合的骨骺板旁
C. 膨胀性、多房性、偏心性骨质破坏
D. 周围可见明显硬化边
E. 病变区域内可见钙化、骨化

7. 下列描述,符合骨肉瘤的是
A. 骨膜增生及 Codman 三角是其重要且独有的征象
B. 属于恶性骨肿瘤,容易发生肝转移
C. 发病隐匿,无明显疼痛、肿胀、运动障碍
D. 原发性骨肉瘤好发于中老年
E. 骨破坏区及软组织肿块内可见云絮状、斑块状、针状瘤骨

8. 下列哪种疾病主要表现为发生骨转移时主要表现为成骨型骨转移
A. 乳腺癌　　　　　　　B. 前列腺癌
C. 鼻咽癌　　　　　　　D. 支气管肺癌
E. 宫颈癌

9. X 线平片检查可用于下列哪种情况
A. 可清晰显示细微的骨破坏、死骨、微小钙化及骨化
B. 寻找是否存在跳跃性子灶
C. 观察脊柱等复杂区域的病变
D. 术后常规随访
E. 肿瘤在髓腔内的侵袭范围

10. 下列应考虑使用 MRI 检查的是
    A. 欲观察病变内是否存在微小钙化
    B. 欲观察病变区域的骨结构变化
    C. 术后随访时怀疑复发
    D. 从未进行过任何影像学检查
    E. 怀疑病变为骨瘤时

11. 下列关于术后随诊的描述,**不正确**的是
    A. 良性骨肿瘤术后不需要随访
    B. 术后随访主要用于评估手术效果及判断预后
    C. 一般采用 X 线平片检查
    D. 怀疑残留或复发时,进一步行 CT 或 MRI 检查
    E. 一般在术后 3 个月、半年、1 年进行复查

12. 下列描述,**不符合**骨样骨瘤的是
    A. 瘤巢小于 1.5cm
    B. 间歇性疼痛,服用水杨酸类药物无明显改善
    C. 肿瘤通常位于骨皮质,也可位于骨膜下及松质骨内
    D. 瘤巢内可见钙化或骨化
    E. 瘤巢周围有明显骨质硬化及骨膜反应

13. 下列描述,**不符合**骨母细胞瘤的是
    A. 类圆形膨胀性骨质破坏伴内部钙化、骨化
    B. 疼痛不适,无明显夜间疼痛,服用水杨酸类药物无效
    C. 好发于脊柱附件及长管状骨
    D. 肿瘤大小在 2~10cm 不等
    E. 均为良性病变,无侵袭性

14. 下列描述,符合软骨母细胞瘤的是
    A. 好发于长骨骨干
    B. 发病迅速,有明显疼痛、肿胀、活动受限
    C. 可伴发动脉瘤样骨囊肿
    D. 病变为偏心性,周围无明显硬化边
    E. 骨质破坏区可出现钙化,且不形成软组织肿块

15. 下列描述,符合软骨肉瘤的是
    A. 软骨肉瘤是最常见的原发恶性骨肿瘤
    B. 病变可位于髓腔中心,亦可位于骨表面
    C. 病变区域内呈水样密度,密度均匀,无明显钙化、骨化
    D. 中央型软骨肉瘤多为继发性
    E. 病变边界清晰,可见硬化边

10.【答案】C
【解析】术后随访时怀疑复查应考虑使用 CT 或 MRI 进行进一步检查。相较于 MRI,CT 在观察微小钙化及骨结构变化时更具有优势。多数骨和软组织病变的 MRI 检查应在 X 线平片或 CT 的基础上进行。骨瘤通常经 X 线及 CT 即可确诊。
【考点】术后随访的影像学方法选择及各影像学方法的优劣势。☆
【难度】易

11.【答案】A
【解析】骨肿瘤术后的影像学随访是必不可少的步骤,良性病变也有进一步恶变的可能,也需要随访。
【考点】术后随诊的目的及方法。☆
【难度】易

12.【答案】B
【解析】骨样骨瘤的症状为间歇性疼痛,夜间为著,服用水杨酸类药物可缓解疼痛。服用水杨酸类药物无明显缓解是骨母细胞瘤的特点。
【考点】骨样骨瘤的临床及影像学特点。☆
【难度】易

13.【答案】E
【解析】骨母细胞瘤绝大多数为良性,但有少数为恶性或骨样骨瘤恶变而来。
【考点】骨母细胞瘤的临床及影像学特点。☆
【难度】易

14.【答案】C
【解析】软骨母细胞瘤是一种良性骨肿瘤,通常发生于长骨骨骺区,发病缓慢,症状轻微,约 20%~25% 可并发动脉瘤样骨囊肿,病变呈偏心性,轻度膨胀性,圆形或不规则形局限性骨质破坏区,可见钙化,边界清晰,有硬化边,可形成软组织肿块。
【考点】软骨母细胞瘤的临床及影像学特点。☆
【难度】中

15.【答案】B
【解析】软骨肉瘤是常见的原发恶性骨肿瘤,发病率次于骨肉瘤,可发生于髓腔中心,称中心型,亦可发生于骨表面,称周围型。中心型多为原发性,少数为内生型软骨瘤恶变;周围型多为骨软骨瘤恶变。病变呈溶骨性骨质破坏,边界不清,无硬化边,破坏区内可见多发数量不等、分布不均、疏密不一的钙化影,典型者呈环形和弧形。
【考点】软骨肉瘤的临床及影像学特点。☆
【难度】中

16.【答案】A

【解析】目前认为尤因(Ewing)肉瘤起源于神经外胚层,好发于5~15岁,临床表现为疼痛、肿块、发热、白细胞增多等。早期可发生骨骼、肺、其他脏器转移。影像学表现无明显特征,呈片状、筛孔样、虫蚀样骨质破坏,边界不清,常见斑片状骨质增生硬化。病变早期即可穿透骨皮质形成广泛的软组织肿块,与骨质破坏区不成比例。

【考点】Ewing肉瘤的临床及影像学特点。☆

【难度】中

1.【答案】B

【解析】单纯外伤所致脊椎骨折不会出现软组织肿块,当椎体压缩周围见软组织肿块,需注意病理性骨折可能,老年人特别要注意转移瘤可能。

【考点】脊椎压缩骨折的影像表现及病因鉴别。☆☆

【难度】中

2.【答案】D

【考点】骨软骨瘤的临床表现。☆

【难度】易

3.【答案】B

【考点】骨瘤的临床表现。☆

【难度】易

4.【答案】C

【考点】骨肉瘤的临床表现及影像表现。☆☆

【难度】易

5.【答案】A

【解析】骨巨细胞瘤好发于20~40岁,干骺愈合的骨端,多呈膨胀性偏心性骨破坏,骨壳较薄,内可见纤维骨嵴。

【考点】骨巨细胞瘤的影像表现。☆☆

【难度】易

16. 下列描述,**不符合** Ewing 肉瘤的是
    A. 病变中后期可突破骨皮质形成软组织肿块
    B. 病变早期可出现骨骼、肺、其他脏器转移
    C. 既有溶骨性骨质破坏,也有骨质增生硬化
    D. 临床表现为疼痛、肿块、发热、白细胞增多
    E. 目前认为并不起源于骨组织,而是起源于神经外胚层

【**A2型题**】

1. 患者,男,74 岁,2d 前抬重物时腰背部扭伤,疼痛逐渐加重,X线片示第 12 胸椎、第 1 腰椎椎体变扁,CT 检查示椎体骨质不完整,周围有骨片与软组织密度影。此病例最需要鉴别的脊椎骨折原因是
   A. 单纯外伤和椎体先天畸形
   B. 单纯外伤和椎体转移瘤
   C. 单纯外伤和椎体结核
   D. 椎体先天畸形和椎体结核
   E. 椎体结核和椎体转移瘤

2. 患者,男,17 岁,无意中发现左小腿近端质硬突起,无疼痛,膝关节无活动受限,最可能的诊断是
   A. 骨囊肿　　　　　B. 骨巨细胞瘤　　　　C. 骨样骨瘤
   D. 骨软骨瘤　　　　E. Ewing 肉瘤

3. 患者,女,28 岁,无意中扪及头顶右侧质硬肿物,无疼痛,不活动,边界清楚,表面皮肤无异常,最可能的诊断考虑
   A. 骨软骨瘤　　　　B. 骨瘤　　　　　　　C. 骨岛
   D. 脂肪瘤　　　　　E. 骨样骨瘤

4. 患者,男,21 岁,右腿疼痛 1 个月余,查体右股骨下端内侧局部隆起,皮肤浅静脉怒张,压痛明显。X线平片示右股骨下端溶骨性骨质破坏,可见 Codman 三角。诊断为
   A. 软骨肉瘤　　　　B. Ewing 肉瘤　　　　C. 骨肉瘤
   D. 骨巨细胞瘤　　　E. 转移瘤

5. 患者,女,40 岁,股骨下端间歇性隐痛,膝关节活动轻微受限。查体:股骨下端偏外侧局限性隆起,压痛。X线:股骨外侧髁膨胀性皂泡样骨质破坏,偏心性生长。最可能的诊断为
   A. 骨巨细胞瘤　　　　　　　　B. 动脉瘤样骨囊肿
   C. 骨囊肿　　　　　　　　　　D. 溶骨型骨肉瘤
   E. 骨母细胞瘤

6. 患者,女,30 岁,右髋关节间歇性疼痛 3 个月,夜间为重,口服水杨酸钠类药物可缓解。CT 示右股骨颈局部骨皮质梭形增厚硬化,增厚的骨皮质中心隐约可见小圆形低密度灶,骨髓腔未闭合,无外伤史。最可能的诊断为
   A. 骨软骨瘤　　　　　　　　B. 骨样骨瘤
   C. 骨囊肿　　　　　　　　　D. 骨瘤
   E. 骨肉瘤

6.【答案】B
【解析】骨样骨瘤局部疼痛、以夜间为重,服用水杨酸钠类药物可缓解,其余良性骨肿瘤较少引起疼痛。
【考点】骨样骨瘤的临床表现及影像特点。☆
【难度】中

7. 患者,女,56 岁,乳腺癌术后 9 个月出现背痛,X 线平片发现 T_{12}、L_3 椎体及椎弓根骨质破坏,L_3 椎体压缩骨折。首先考虑为
   A. 多发性骨髓瘤　　　　　　B. 骨质疏松
   C. 退行性骨关节病　　　　　D. 骨转移瘤
   E. 淋巴瘤

7.【答案】D
【解析】多发椎体及椎弓根骨质破坏,结合乳腺癌病史,首先考虑骨转移瘤。
【考点】骨转移瘤的表现。☆☆
【难度】易

8. 患者,男,76 岁,全身多处骨疼痛,影像检查发现脊柱、骨盆多处团片状骨质硬化,边缘模糊,骨皮质完整,应首先考虑
   A. 多发骨纤维异常增生症　　B. 多发骨岛
   C. 畸形性骨炎　　　　　　　D. 前列腺癌多发骨转移
   E. 甲状旁腺功能亢进

8.【答案】D
【解析】成骨性转移瘤大多数是前列腺癌,少数为乳腺癌、鼻咽癌、肺癌等。
【考点】成骨性转移瘤的病因鉴别。☆☆
【难度】中

9. 患者,男,35 岁,右膝关节疼痛、肿胀半年,曾在外院行 X 线检查,见右胫骨近端偏心膨胀性骨质破坏,内见皂泡样改变。近 1 个月来肿胀、疼痛明显加重,右膝关节活动受限,复查 X 线示胫骨上端病变增大,皂泡样改变消失,出现筛孔样骨质破坏,局部骨皮质中断,周围见骨膜反应及软组织肿块。该患者最可能诊断是
   A. 骨肉瘤　　　　　　　　　B. 软骨肉瘤
   C. 骨巨细胞瘤恶变　　　　　D. 骨纤维肉瘤
   E. 骨软骨瘤恶变

9.【答案】C
【解析】恶性骨巨细胞瘤可表现为增大迅速,疼痛剧烈,压痛明显,关节活动受限。骨巨细胞瘤出现以下征象提示恶性:虫蚀状、筛孔样骨质破坏,骨膜增生较显著,软组织肿块较大,肿瘤突然生长迅速。
【考点】骨巨细胞瘤及恶性骨巨细胞瘤表现。☆☆
【难度】难

10. 患者,男,17 岁,右股骨远端外侧长蒂状骨软骨瘤,1 周前跌倒后出现局部疼痛、肿胀,伴膝关节轻微活动受限。最可能原因是
    A. 骨软骨瘤恶变　　　　　B. 骨软骨瘤周围出现滑膜炎
    C. 局部软组织挫伤　　　　D. 骨软骨瘤基底部折断
    E. 骨软骨瘤外层软骨帽损伤

10.【答案】D
【考点】骨软骨瘤并发症。☆
【难度】易

11. 患者,女,16 岁,左小腿上段肿胀疼痛半年,近 1 个月来肿胀明显,夜间痛明显。查体:左胫骨近段显著肿胀,明显压痛,浅静脉怒张,可扪及一 7cm×8cm 质硬肿块,位置固定,边界不清。X 线片示左胫骨上段呈虫蚀性骨质破坏,骨膜反应明显,呈日光放射样。最可能的诊断是

11.【答案】A
【考点】骨肉瘤影像表现。☆☆
【难度】易

A. 左胫骨骨肉瘤

B. 左胫骨软骨肉瘤

C. 左胫骨骨巨细胞瘤恶变

D. 左胫骨软骨瘤恶变

E. 左胫骨慢性骨髓炎

12.【答案】C

【解析】当发现椎体压缩,椎体骨质破坏,邻近椎间隙正常,需注意发生肿瘤的可能性。老年人特别要注意转移瘤可能。

【考点】骨转移瘤的影像表现。

☆☆

【难度】中

12. 患者,男,68岁,腰疼4个月。查体:L₂、L₃叩击痛,平片示L₂椎体压缩变扁,密度减低,其上下椎间隙正常,L₄左侧椎弓根显示模糊。最可能的诊断是

A. L₂骨肉瘤　　　　　B. 腰椎退行性骨关节病

C. 腰椎转移瘤　　　　　D. L₂、L₃脊椎结核

E. 腰椎间盘突出

13.【答案】C

【考点】骨肿瘤常用检查方法的选择。☆

【难度】易

13. 患者,男,15岁,左股骨干骺端溶骨性骨质破坏,骨膜增生,可见Codman三角,骨质破坏周围有软组织肿块。在手术前需确定恶性肿瘤范围,应采取哪种检查方法

A. X线平片　　　B. CT　　　C. MRI

D. 超声　　　E. DSA

14.【答案】D

【解析】根据骨破坏和肿瘤骨的多少,骨肉瘤可分为:硬化型,骨内及软组织内有大量肿瘤新生骨,骨破坏不显著;溶骨型,骨质破坏为主,可见少量瘤骨及骨膜增生;混合型,即硬化型与溶骨型的X线征象并存。

【考点】骨肉瘤的分型。☆☆

【难度】中

14. 患者,男,16岁,右胫骨干骺端大片骨质破坏,边界不清,内见斑片状高密度影,周围见日光照射样骨膜反应及软组织肿块,软组织肿块内见针状、斑片状密度增高影。首先考虑为

A. 溶骨型骨肉瘤　　　B. 恶性骨巨细胞瘤

C. Ewing肉瘤　　　　D. 混合型骨肉瘤

E. 化脓性骨髓炎

15.【答案】C

【解析】MRI检出肿瘤比X线平片和CT敏感。

【考点】骨肿瘤常用检查方法的选择。☆

【难度】易

15. 患者,男,65岁,左上肺癌术后8个月,"双下肢感觉障碍,肌力减退,大小便失禁5d"入院。最有价值的影像学检查是

A. X线平片　　　B. CT　　　C. MRI

D. 核素骨扫描　　　E. 超声

16.【答案】D

【解析】患者腰椎骨转移瘤后出现疼痛加重及运动功能障碍,需考虑肿瘤复发,首选MRI检查观察神经受累情况。

【考点】术后随访的影像学方法选择。☆

【难度】易

16. 患者,男,66岁,腰椎转移瘤术后半年,疼痛加重伴双下肢肌力下降1周,复查首选检查方法为

A. CT　　　B. X线　　　C. 核素骨扫描

D. MRI　　　E. 超声

17.【答案】B

【解析】核素骨扫描对骨转移瘤的诊断具有高灵敏度。

【考点】全身骨转移瘤评价的检查方法选择。☆

【难度】易

17. 患者,女,42岁,左股骨上端疼痛半月,查体:左股骨上端肿胀、压痛,左髋关节活动受限。X线片:左股骨颈溶骨性骨破坏。2年前行乳腺癌根治术。拟检查其他部位的骨骼是否并存的病灶,最重要的检查项目是

A. CT　　　B. 核素骨扫描　　　C. X线

D. 骨髓穿刺　　　E. MRI

18. 患者,男,18岁,骨软骨瘤术后1年,局部无不适,常规复查,应选择检查方法是
    A. X线　　　　　B. CT　　　　　C. MRI
    D. 核素骨扫描　　E. 超声

19. 患儿,女,14岁,右小腿酸痛2个月,进行性加重近1周,疼痛难忍,夜间尤其明显,伴发热38℃。体格检查:右胫骨中段膨隆,压痛,局部皮温增高。X线片显示胫骨中段骨质破坏,骨膜呈葱皮样改变。诊断为Ewing肉瘤,主要应与以下哪一种病变相鉴别
    A. 骨结核　　　　　　B. 骨肉瘤
    C. 骨囊肿　　　　　　D. 骨纤维肉瘤
    E. 骨纤维异常增殖症

19.【答案】B
【解析】Ewing肉瘤好于5~20岁,好发于长骨骨干,早期主要为虫蚀样溶骨性骨质破坏,随着溶骨区范围扩大可融合成斑片状,产生多量骨膜反应,典型者呈葱皮样骨膜反应。主要需与化脓性骨髓炎、骨肉瘤、骨嗜酸性肉芽肿、骨淋巴瘤鉴别。
【考点】Ewing肉瘤的鉴别诊断。☆
【难度】难

20. 患者,男,30岁,右下肢疼痛,夜间为重,服用水杨酸类缓解。医师诊断为骨样骨瘤,下列哪项**不是**骨样骨瘤的常见影像学表现
    A. 多位于骨皮质　　　B. 可见瘤巢
    C. 可见骨嵴　　　　　D. 骨质硬化
    E. 部分可见骨膜反应

20.【答案】C
【解析】此题主要考查骨样骨瘤的影像学特点,骨嵴一般不见于骨样骨瘤。
【考点】骨样骨瘤的影像学表现。☆☆
【难度】中

21. 患者,女,20岁,胸背部疼痛不适,CT检查发现病变位于T_4附件区,膨胀性骨质破坏,边界清晰,直径约4cm,其内可见斑点状钙化,周围可见反应性硬化,最可能诊断为
    A. 骨样骨瘤　　　　　B. 骨巨细胞瘤
    C. 骨髓瘤　　　　　　D. 骨母细胞瘤
    E. 血管瘤

21.【答案】D
【考点】骨母细胞瘤的影像学表现。☆☆
【难度】易

22. 患者,男,63岁,腰部疼痛、活动受限1周,临床大夫开具了CT检查,提示软骨肉瘤可能,以下各项关于软骨肉瘤的描述**错误**的是
    A. 溶骨性骨质破坏,边界不清
    B. 骨破坏区和软组织肿块内可见环形或弧形钙化影
    C. 偶可见骨膜反应和Codman三角
    D. 周围可见软组织肿块
    E. 中心型软骨肉瘤多数为内生性软骨瘤恶变而来

22.【答案】E
【解析】A、B、C、D选项均为软骨肉瘤的影像学表现,中心型骨肉瘤多以原发性居多,内生性软骨瘤恶变而来的较少见。
【考点】软骨肉瘤的影像学表现及病理特点。☆☆
【难度】难

23. 患者,男,18岁,右膝关节疼痛3个月余,行膝关节正侧位X线检查后发现右股骨骨骺区偏心性、膨胀性、不规则局限性骨质破坏,其内可见钙化,病变边界清晰,周围有硬化边。最可能的诊断为
    A. 软骨母细胞瘤　　　　B. 软骨肉瘤

23.【答案】A
【考点】软骨母细胞瘤的影像学表现。☆☆
【难度】中

C. 骨肉瘤　　　　　　　　　D. Ewing 肉瘤

E. 淋巴瘤

24.【答案】E

　【考点】Ewing 肉瘤的影像学表现。☆☆

　【难度】中

24. 患者，女，15 岁，腰痛伴发热，局部可触及肿块，临床医师怀疑为 Ewing 肉瘤，以下关于 Ewing 肉瘤的描述正确的是
    A. 病变呈片状、筛孔状或虫蚀状骨质破坏，边界不清
    B. 骨膜反应呈连续或不连续葱皮样，骨表现可见细小放射状骨针
    C. 病变早期形成广泛软组织肿块
    D. 破坏区内可见瘤骨
    E. 以上均正确

25.【答案】C

　【考点】骨囊肿的影像学特点。☆☆

　【难度】易

25. 患儿，男，12 岁，右股干骺端可见卵圆形低密度影，膨胀性生长，皮质变薄，有硬化边。囊内容物呈水样密度。最可能的诊断为
    A. 骨巨细胞瘤　　　　　　　B. 软骨母细胞瘤
    C. 骨囊肿　　　　　　　　　D. 骨样骨瘤
    E. 骨母细胞瘤

【A3/A4 型题】

(1~3 题共用题干)

患儿，男，14 岁，右上肢疼痛 1 个月余，局部软组织肿胀，皮温升高。

1.【答案】C

　【解析】骨肿瘤影像学检查，常用的初筛手段为 X 线，CT 主要用于观察骨质特征，MR 对于软组织的显示较为清晰。

　【考点】骨肿瘤影像学检查方法的选择。☆☆

　【难度】易

1. 该首选的影像学检查方法为
   A. CT　　　　　　B. MRI　　　　　　C. X 线
   D. ECT　　　　　E. B 超

2.【答案】A

　【考点】Ewing 肉瘤的影像学表现。☆☆

　【难度】中

2. 该患者 X 线表现为右肱骨干轻度膨胀性骨质破坏，边界不清，周围见层状骨膜反应，周围软组织肿胀，密度增高，初步诊断为
   A. Ewing 肉瘤　　　B. 血管肉瘤　　　C. 骨肉瘤
   D. 软骨肉瘤　　　　E. 淋巴瘤

3.【答案】C

　【解析】此题主要考查 Ewing 肉瘤的 MRI 表现。Ewing 肉瘤多呈卵圆形或分叶状向外扩展，软组织肿块较大，与骨质破坏不成比例。

　【考点】Ewing 肉瘤的影像学表现。☆☆

　【难度】难

3. 为进一步评估患者的情况进行了 MRI 检查，以下哪一种情况**不可能**出现在患者的 MRI 检查图像中
   A. 肿瘤呈不均匀长 T_1、长 T_2 信号
   B. 骨膜新生骨呈等 T_1、短 T_2 信号
   C. 一般不伴有软组织肿块
   D. 瘤内可见多发性细薄的低信号间隔
   E. 部分病例可见骨内跳跃式转移

(4~6题共用题干)

患儿,男,17岁,1个月前无明显诱因出现股骨远端疼痛,肿胀,局部皮温正常。实验室检查:血常规未见明显异常;影像学检查X线片提示股骨远端、偏心膨胀性溶骨性骨质破坏,CT示骨质破坏边界清楚,周围未见明显硬化边,未见明显软组织肿块。

4. 该患者就诊时首选的检查方法是
   A. X线   B. X线+CT   C. MRI平扫加增强
   D. CT   E. CT平扫加增强

5. 本例为青少年患者,在此年龄段最好发的骨肿瘤是
   A. 骨巨细胞瘤   B. 骨肉瘤   C. 骨软骨瘤
   D. 骨髓瘤   E. 转移瘤

6. 结合本例肿瘤的发生部位,影像特点并结合患者年龄诊断为
   A. 骨巨细胞瘤   B. 骨肉瘤   C. 骨软骨瘤
   D. 软骨肉瘤   E. 转移瘤

(7~9题共用题干)

患者,男,56岁。间断呼吸困难1个月,无神经功能损害的症状。CT检查示T_6椎体膨胀性、溶骨性骨破坏,肿物突破椎体右缘骨皮质在右侧椎旁形成巨大软组织肿块,其密度不均匀;相邻椎间隙正常;MRI显示病变在T_1WI呈低信号,T_2WI呈中等信号,增强扫描明显强化。

7. 结合患者的年龄及发病部位,最可能的诊断是
   A. 骨巨细胞瘤   B. 骨肉瘤   C. 骨软骨瘤
   D. 软骨肉瘤   E. 神经源性肿瘤

8. 结合本例诊断,哪项**不是**其对应MRI的特征表现
   A. T_1WI低信号
   B. T_2WI等或混杂信号
   C. 肿瘤内部多发液平面可见
   D. 内部坏死常见
   E. 增强扫描均匀强化多见

9. 本例与转移瘤鉴别点包括
   A. 骨巨细胞瘤发病年龄以老年患者为主
   B. 骨巨细胞瘤单发多见,转移瘤多发跳跃
   C. 骨扫描对二者有诊断意义
   D. 骨巨细胞瘤好发于附件
   E. 转移瘤多始于椎体

4.【答案】B
【解析】X线+CT检查可以帮助明确病变范围、骨破坏类型。
【考点】影像学方法选择。☆☆
【难度】易

5.【答案】B
【解析】骨肉瘤是青少年最好发的恶性肿瘤。
【考点】骨肿瘤的好发人群。☆☆
【难度】易

6.【答案】A
【解析】骨巨细胞瘤是长骨骨端好发肿瘤,好发于青壮年,呈膨胀性、多房性、偏心性骨质破坏,边界清楚,无硬化边。
【考点】骨肿瘤好发部位及影像特点、诊断。☆☆
【难度】中

7.【答案】A
【解析】骨巨细胞瘤在脊柱呈膨胀性、多房性、偏心性骨质破坏,边界清楚,无硬化边,与发生于四肢的表现类似,发生于脊柱的部分可表现为椎旁巨大软组织肿块。因病变以骨质破坏为主症状,故不考虑神经源性肿瘤。
【考点】发生于脊柱骨巨细胞瘤的临床及影像学特点。☆☆
【难度】中

8.【答案】E
【解析】骨巨细胞瘤在T_1WI低信号,T_2WI等或混杂信号,增强扫描不均匀强化多见,主要由于肿瘤内部囊变坏死。
【考点】骨巨细胞瘤的MRI信号及增强特点。☆
【难度】中

9.【答案】B
【解析】骨巨细胞瘤以20~40岁者多见,主要发生于椎体、单发多见,与转移瘤不同。
【考点】骨巨细胞瘤与转移瘤的鉴别特点。☆
【难度】难

10.【答案】E

【解析】骨肉瘤好发肿瘤是长骨干骺端，表现为溶骨性骨破坏，瘤骨对诊断有重要提示作用，周围可见软组织肿块。

【考点】骨肉瘤好发部位。☆☆

【难度】易

11.【答案】B

【解析】溶骨性骨质破坏、骨膜反应、软组织肿块是诊断骨肉瘤最主要的征象，结合患者的年龄及发病部位符合骨肉瘤诊断。

【考点】骨肉瘤临床及影像诊断。☆☆

【难度】易

12.【答案】B

【解析】X线可发现成骨性骨肉瘤瘤骨，对骨破坏不明显的可采用CT检查，既可以发现骨破坏范围，也可以发现软组织肿块，推荐二者联合。

【考点】骨肉瘤的影像学检查方法。☆☆

【难度】易

13.【答案】B

【解析】转移瘤和骨髓瘤是中老年患者最常见恶性肿瘤，其中前者较后者更常见。

【考点】转移瘤和骨髓瘤人群分布特点。☆

【难度】易

14.【答案】A

【解析】骨转移瘤和骨髓瘤好发于中老年人，病灶均可多发；转移瘤患者往往有原发肿瘤史，本例X线平片显示右肺可疑病变，CT和MRI显示多发溶骨破坏，综合考虑首先考虑转移瘤。

【考点】转移瘤的影像学诊断。☆☆

【难度】易

15.【答案】E

【解析】转移瘤和骨髓瘤均是中老年患者常见恶性肿瘤，转移瘤往往有原发肿瘤病史；二者均可弥漫分布或连续、跳跃分布，骨髓穿刺骨髓瘤可发现异常骨髓象；骨扫描可提供鉴别线索，而不能确诊。

【考点】转移瘤和骨髓瘤的鉴别诊断。☆

【难度】难

（10~12题共用题干）

21岁男性，1个月前患者爬山摔伤后出现股骨远端疼痛，休息后不缓解，最近1周疼痛加重，患者自发病以来神志清楚。影像学检查：X线及CT检查显示股骨远端可见骨破坏，内见絮片状成骨，可见骨膜反应；MRI显示股骨病变T_1WI呈低信号，T_2WI呈稍高信号，局部见软组织肿块。

10. 本例对诊断有提示作用的影像学特点是
    A. 病变发病部位为长骨干骺端　　　　B. 溶骨性骨破坏
    C. 骨膜反应　　　　　　　　　　　　D. 软组织肿块
    E. 瘤骨

11. 本例最可能的诊断是
    A. 骨巨细胞瘤　　　　B. 骨肉瘤　　　　C. 骨软骨瘤
    D. 软骨肉瘤　　　　　E. 转移瘤

12. 骨肉瘤首选的检查方法为
    A. X线　　　　　　　　　　　　　　B. X线+CT
    C. MRI平扫加增强　　　　　　　　　D. CT
    E. CT平扫加增强

（13~15题共用题干）

患者，女，65岁，5d前无明显诱因的出现双下肢运动感觉丧失，无明显外伤史，既往无手术及肿瘤病史。X线检查显示颈胸椎未见明显异常，胸片显示右肺可疑病变；CT检查显示颈椎多灶性、溶骨性骨破坏；MRI显示T_1WI骨髓弥漫、多发低信号，T_2WI弥漫多发高信号，伴椎旁软组织肿块。

13. 结合患者年龄，最需考虑的诊断为
    A. 血管瘤和转移瘤　　　　　　　　B. 转移瘤和骨髓瘤
    C. 骨髓瘤和淋巴瘤　　　　　　　　D. 淋巴瘤和血管瘤
    E. 转移瘤和骨肉瘤

14. 结合本例影像特点及临床资料，考虑的诊断是
    A. 转移瘤　　　　　　　　　　　　B. 骨髓瘤
    C. 骨巨细胞瘤　　　　　　　　　　D. Ewing肉瘤
    E. 软骨肉瘤

15. 本例疾病的鉴别特征**不包括**
    A. 原发肿瘤病史　　　　　　　　　B. 多发弥漫病变
    C. 连续或跳跃分布　　　　　　　　D. 骨髓象异常
    E. 骨扫描骨髓瘤往往摄取减低，而转移瘤浓聚，可确诊

（16~18 题共用题干）

患者,男,45 岁,无明显诱因出现颈肩部疼痛;既往吸烟 20 年,每天 2 支。矢状位 T_1WI 显示 C_{2-3}、T_{2-3} 颈胸椎多个椎体信号减低,C_2 椎体可见骨破坏;T_2WI 脂肪抑制序列显示病变信号增高;增强扫描显示 C_{2-3}、T_{2-3} 椎体呈中等程度强化,C_{2-3} 硬膜外及 C_{4-6} 附件可见异常强化。患者的 MRI 图像如图所示。

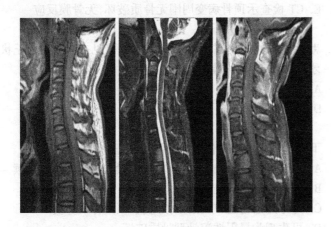

16. 结合患者的年龄及影像表现,考虑的诊断为
　　A. 转移瘤　　　　　　　　B. 淋巴瘤
　　C. 朗格汉斯细胞增生症　　D. 骨髓瘤
　　E. 骨感染

17. 此患者首先应怀疑的原发肿瘤为
　　A. 前列腺癌　　　　　　　B. 结肠癌
　　C. 肺癌　　　　　　　　　D. 甲状腺癌
　　E. 肾癌

18. 接下来最应进行的检查是
　　A. 胸部 X 线　　　B. 胸部 CT　　　C. 腹部超声
　　D. PET-CT　　　　E. 腹部 MRI

（19~22 题共用题干）

患者,男,30 岁,以"发现头部肿物 8 年"来诊。患者 8 年前无意中扪及右侧头部局限性隆起,无疼痛,未在意,近来自觉肿物较前增大。查体右侧顶部可扪及质硬肿物,无压痛,不活动,边界清楚,皮温正常。

19. 患者应进行的影像学检查是
　　A. 头颅 CT 平扫＋增强　　B. 头颅 CT 平扫
　　C. 头颅 MRI　　　　　　　D. 超声检查
　　E. 骨扫描

16.【答案】A
　【解析】转移瘤主要沿动脉血供转移,表现为多发溶骨性破坏,MRI 可早期发现病变,表现为多发异常信号。
　【考点】转移瘤的影像学表现。
☆☆
　【难度】易

17.【答案】C
　【解析】中年男性,有吸烟病史,首先要考虑是否为肺癌转移。
　【考点】不同类型原发肿瘤转移特点。☆☆
　【难度】易

18.【答案】D
　【解析】中年男性,有吸烟病史,考虑肺癌转移,一方面需要评估原发瘤的部位及分布,另一方面需评估转移瘤的分布,可选择 PET-CT,对评估转移瘤有重要意义。
　【考点】转移瘤的影像学评价。
☆☆
　【难度】易

19.【答案】B
　【解析】本例患者头部肿物来源于骨可能性大,首选头颅 CT 平扫检查。
　【考点】骨肿瘤影像学检查方法的选择。☆☆
　【难度】易

20.【答案】C

【解析】该患者慢性病程,触及肿物边界清楚,局部皮温正常,提示为良性骨肿瘤,边缘模糊不清的软组织肿块是恶性骨肿瘤的常见表现。

【考点】良恶性骨肿瘤的鉴别。☆☆

【难度】中

21.【答案】D

【解析】致密型骨瘤表现为突出于骨表面、半球状或分叶状、边缘光滑的象牙质样密度,基底与颅骨外板或骨皮质相连。

【考点】骨瘤的影像学表现。☆☆

【难度】易

22.【答案】C

【解析】该患者顶骨病变考虑为骨瘤,骨瘤可分为致密型和疏松型,好发于颅面骨及鼻窦。其他选项为骨软骨瘤、骨岛的影像学特点。

【考点】骨瘤的影像学表现及鉴别诊断。☆☆

【难度】中

23.【答案】D

【解析】术后随访常规使用X线平片、CT或MRI检查。

【考点】术后随访的影像学方法选择。☆

【难度】易

24.【答案】B

【解析】MRI对显示骨髓病变、椎管内外软组织肿块较为敏感。

【考点】术后随访的影像学方法选择。☆

【难度】易

25.【答案】C

【解析】骨肿瘤术后,如术区出现软组织肿块首先应排除肿瘤复发,骨巨细胞瘤可发生恶变,如肿块内出现肿瘤骨,则应考虑成骨肉瘤的诊断。

【考点】肿瘤复发的影像学特点。☆

【难度】中

20. 最不可能出现在该患者的影像学检查中的是
A. CT检查示突出于顶骨表面、边缘光滑的高密度影
B. MRI示 T_1WI 及 T_2WI 边缘光滑的低信号影
C. MRI检查示顶骨旁边缘模糊不清的软组织肿块,内部信号不均匀
D. 骨扫描示顶骨病变处未见明显异常浓聚
E. CT检查示顶骨病变周围无骨质破坏,无骨膜反应

21. 患者CT检查提示右侧顶骨颅骨外板可见一向外隆起丘状象牙质样高密度影,最可能的诊断是
A. 骨软骨瘤　　　　B. 骨样骨瘤　　　　C. 转移瘤
D. 骨瘤　　　　E. 骨岛

22. 下列有关该患者顶骨病变的叙述中正确的是
A. 多背向关节生长,骨皮质和骨小梁与骨干主体相延续
B. MRI检查中病变可见软骨帽
C. 可分为致密型和疏松型,好发于颅面骨及鼻窦
D. 可表现为局限性溶骨型骨质破坏
E. CT检查可见骨内致密骨性结构,并可见骨小梁与周围正常小梁相连

(23~25题共用题干)

患者,女,36岁,以"L4骨巨细胞瘤术后半年,双下肢运动、感觉缺失1周"为主诉入院。患者半年前于外院行L4骨巨细胞瘤手术治疗,1周前无明显诱因出现双下肢无力、感觉缺失。否认家族遗传病史,否认药物过敏史。骨科查体:腹壁反射减弱,腹股沟平面以下皮肤感觉减退,双下肢肌力2级。

23. 该患者适用的影像学检查不包括
A. 腰椎X线平片　　　　B. 腰椎CT
C. 腰椎MR　　　　D. 核素骨显像
E. 腰椎MR增强

24. 排除肿瘤复发,观察有无软组织肿块,最佳的影像学检查方法是
A. 脊髓造影　　　　B. 腰椎MR　　　　C. 腰椎CT
D. 脊髓水成像　　　　E. 核素骨显像

25. 如术区出现软组织肿块,并肿瘤骨形成应考虑
A. 肿瘤复发　　　　B. 骨软骨瘤
C. 肿瘤复发肉瘤变　　　　D. 骨化性肌炎
E. 异位钙化

（26~28 题共用题干）

患者,男,51 岁,主诉左肾癌术后 2 年,胸椎转移瘤术后 1 年,胸痛 2 个月。2 年前外院确诊"左肾透明细胞癌",行左肾切除术,手术顺利。1 年前外院 CT 发现 T3 转移,行胸椎转移瘤切除术,并行术后放疗。2 个月前患者感胸背疼痛。病程中无发热、寒战、咳嗽、咳痰、吞咽困难。本次患病以来,患者精神、饮食、睡眠可,大小便正常,体重无明显变化。否认家族遗传病史,否认药物过敏史。查体:双下肢肌力 4 级,病理征阴性。

26. 该患者适用的常规影像学检查**不包括**
    A. 胸椎 X 线平片　　　　B. 胸椎 CT
    C. 脊髓造影　　　　　　D. 胸椎 MRI
    E. 胸椎 MRI 增强

27. 下列检查不适用于排除肿瘤复发的方法是
    A. 胸椎 CT 增强　　　　B. 胸椎 MRI 增强
    C. 胸椎 CT　　　　　　D. 胸椎 MRI
    E. 胸椎 X 线平片

28. 如术区硬膜囊周围出现囊样液性均匀长 T_1、长 T_2 信号影,诊断应考虑
    A. 肿瘤复发　　　　　　B. 椎间盘突出
    C. 椎管内血肿　　　　　D. 脑脊液漏
    E. 椎管内脓肿

26.【答案】C
　【解析】术后随访常规使用 X 线平片、CT 或 MRI 检查。
　【考点】术后随访的影像学方法选择。☆
　【难度】易

27.【答案】E
　【解析】术后怀疑肿瘤复发应考虑 CT 或 MRI 检查,CT 对显示骨质破坏敏感,MRI 对显示骨髓病变、软组织肿块较为敏感。
　【考点】术后随访的影像学方法选择。☆
　【难度】易

28.【答案】D
　【解析】脊柱肿瘤较大时,手术治疗可能损伤硬膜造成脑脊液漏,表现为硬膜囊周围的长 T_1、长 T_2 均匀液性信号影,可长期存在。
　【考点】术后并发症的影像表现。☆
　【难度】易

【案例分析题】

案例一:患者,女性,32 岁,以"左膝间断疼痛 2 年,加重 1 周"为主诉入院。患者 2 年前无明显诱因出现左膝关节疼痛,间歇性发作。1 周前患者再次感左膝关节疼痛,较前加重,为持续性钝痛。无活动障碍,无夜间痛,无发热。否认外伤史,否认家族遗传病史,否认药物过敏史。骨科查体:左股骨下端可扪及一 3cm×3cm 肿块,质硬,不活动,无压痛,表面皮肤无红肿,表浅静脉无怒张,左膝活动良好,足背动脉搏动良好。实验室检查未见明显异常。患者的 X 线及 MRI 图像如图所示。

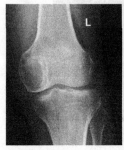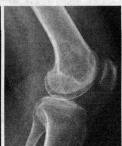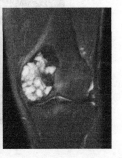

提问1:【答案】AB

　　【解析】骨巨细胞瘤好发于骨骺板闭合的长骨骨端,呈膨胀性、多房性、偏心性骨质破坏,边界清楚,无硬化边,病变区域内可见纤细骨嵴,但无钙化、骨化。

　　【考点】骨巨细胞瘤的临床及影像学特点。☆☆

　　【难度】易

提问2:【答案】E

　　【解析】见本例提问1。

　　【考点】骨巨细胞瘤的临床及影像学特点。☆☆

　　【难度】易

提问1:本例患者股骨病变影像学特点包括

A. 肿瘤呈膨胀性偏心性骨质破坏

B. 病变呈分房皂泡状改变

C. 病变边界清楚,边缘硬化明显

D. 破坏区内见骨化、钙化影

E. 周围软组织肿块形成

F. 可见骨膜反应

提问2:影像诊断考虑为

A. 骨肉瘤

B. 骨囊肿

C. 软骨母细胞瘤

D. 动脉瘤样骨囊肿

E. 骨巨细胞瘤

F. 骨母细胞瘤

案例二:患者,男,16岁,以"左膝间断疼痛2个月,加重1周"为主诉入院。患者2个月前无明显诱因出现左膝关节疼痛,活动后加重。1周前疼痛加重。患者自发病以来,神志清楚,精神良好,饮食睡眠良好,大小便未见明显异常。平素身体健康,否认外伤史,否认家族遗传病史,否认药物过敏史。骨科查体:左胫骨近端内侧肿胀,压痛明显,可扪及一3cm×4cm肿块,表面皮肤无红肿,表浅静脉无怒张,左膝活动良好,足背动脉搏动良好。实验室检查:白细胞计数5.32×10⁹/L,血红蛋白11g/L,碱性磷酸酶267IU/L。患者的影像检查如图所示。

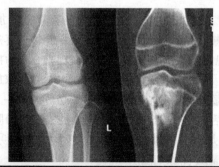

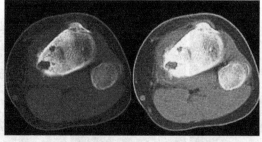

提问 1:本例患者股骨病变影像学特点包括

A. 胫骨干骺端偏心性骨质破坏

B. 破坏区及软组织肿块内可见肿瘤骨

C. 病变边界清楚,边缘硬化

D. 周围软组织肿块形成

E. 可见骨膜反应

F. 软组织肿块内液 - 液平面

提问 2:影像诊断考虑为

A. Ewing 肉瘤　　　　B. 骨巨细胞瘤

C. 骨肉瘤　　　　　　D. 转移瘤

E. 淋巴瘤　　　　　　F. 动脉瘤样骨囊肿

提问 3:该病诊断征象包括

A. 偏心性骨质破坏

B. 病变边界清楚,边缘硬化

C. 破坏区、软组织肿块内出现肿瘤骨

D. 软组织肿块形成

E. 骨膜反应

F. 软组织肿块内液 - 液平面

案例三:患者,女,67 岁,以"双下肢运动、感觉缺失,大小便失禁 1 周"为主诉入院。患者于 1 周前无明显诱因出现双下肢运动、感觉缺失,大小便失禁。患者自发病以来食欲缺乏、睡眠差。否认手术史,否认家族遗传病史,否认药物过敏史。骨科查体:脊柱及四肢无畸形,腹壁反射减弱,剑突平面以下皮肤感觉减退,双下肢肌力 0 级。实验室检查:癌胚抗原(CEA)819.56g/L,CA125 465.88g/L。患者的影像检查如图所示。

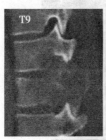
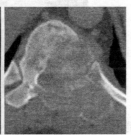
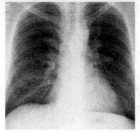

提问 1:【答案】ABDE

【解析】原发骨肉瘤好发于 11~30 岁,是常见的恶性骨肿瘤,恶性度高,进展快,骨质破坏区及软组织肿块内的瘤骨是诊断骨肉瘤最主要的征象,可表现为云絮状、斑块状、针状,提示不同程度分化的瘤骨。骨膜增生和 Codman 三角是骨肉瘤常见且重要的征象,但也可见于其他骨肿瘤或非肿瘤性病变。

【考点】骨肉瘤的临床及影像学特点。☆☆

【难度】中

提问 2:【答案】C

【解析】见本例提问 1。

【考点】骨肉瘤的临床及影像学特点。☆☆

【难度】中

提问 3:【答案】CDE

【解析】见本例提问 1。

【考点】骨肉瘤的临床及影像学特点。☆☆

【难度】难

提问1:【答案】ABD

【解析】骨转移瘤好发于中老年人,病灶可多发,患者有原发肿瘤史或原发肿瘤,可分为溶骨型、成骨型、混合型,以溶骨型多见。

【考点】骨转移的疾病特点。

☆☆

【难度】中

提问2:【答案】BEF

【解析】骨转移瘤好发于中老年人,病灶可多发,患者有原发肿瘤史或原发肿瘤,如果转移瘤为首发,应检查肺部、乳腺/前列腺、消化道、腹部实性脏器有无肿瘤。核素骨显像对于骨转移瘤的敏感性较高。

【考点】骨转移的疾病特点。

☆☆

【难度】易

提问3:【答案】D

【解析】骨转移瘤好发于中老年人,以溶骨型多见,本例结合胸片发现,应首先考虑肺癌骨转移的诊断。

【考点】骨转移的疾病特点。

☆☆

【难度】易

提问1:本例患者胸椎病变影像学特点包括

A. T_{11} 椎体附件溶骨性骨质破坏

B. 病变累及 T_{10} 椎体附件及左侧肋骨

C. 破坏区可见肿瘤骨

D. 椎旁软组织肿块形成

E. 可见骨膜反应

F. 椎间隙狭窄

提问2:该患者胸片发现右肺下野结节,建议影像学检查包括

A. 脊髓造影   B. 胸部 CT

C. 头颅 MRI   D. 腹部 CT

E. 核素骨显像   F. PET-CT

提问3:影像诊断考虑为

A. 骨髓瘤   B. 骨巨细胞瘤

C. 骨肉瘤   D. 转移瘤

E. 淋巴瘤   F. 脊柱结核

案例四:患者,男,21岁,主诉左膝外伤后疼痛4周,左大腿下段肿胀,左膝无活动障碍。骨科查体:左股骨下段外侧可扪及一2cm×3cm肿块,质硬,不活动,压痛,表面皮肤无红肿,左膝活动良好,足背动脉搏动良好。实验室检查未见明显异常。患者的影像检查如图所示。

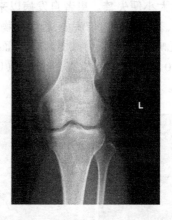

提问1:【答案】AC

【解析】骨软骨瘤好发于10~30岁,好发于干骺端,特别是股骨下端和胫骨上端,通常背向关节面生长,与母骨骨皮质、小梁相连的骨性赘生物。

【考点】骨软骨瘤的临床及影像学特点。☆☆

【难度】易

提问1:本例患者股骨病变影像学特点包括

A. 病变背向关节面生长

B. 病变发生于骨骺

C. 病变基底部骨质不连

D. 可见骨膜反应

E. 周围软组织肿块形成

F. 骨皮质破坏、中断

提问2:影像诊断考虑为

A. 骨旁骨肉瘤   B. 骨软骨瘤

C. 骨软骨瘤骨折   D. 骨化性肌炎

E. 异位钙化   F. 骨膜骨肉瘤

案例五:患者,男,56岁,主诉C2骨髓瘤术后1年,双下肢运动无力2周。患者1年前于外院行C2骨髓瘤手术治疗,2周前无明显诱因出现双下肢运动无力。患者自发病以来饮食睡眠差。否认家族遗传病史,否认药物过敏史。骨科查体:双下肢肌力2级,病理征阳性。

提问1:颈椎CT平扫示C2椎旁见软组织肿块影,诊断应考虑

A. 硬膜外血肿   B. 骨肉瘤

C. 转移瘤   D. 肿瘤复发

E. 脑脊液漏   F. 椎旁脓肿

提问2:可以建议的进一步的影像学检查包括

A. 颈椎X线平片   B. 颈椎CT增强

C. 脊髓造影   D. 颈椎MR增强

E. 核素骨显像   F. 颈部血管造影

案例六:患者,男,45岁。症状:胸背部疼痛10月余,加重4个月,麻木1个月。体征:胸背部略有压痛,左侧肋弓下感觉减退,右侧脐下感觉减退,双膝反射减弱。患者的影像检查如图所示。

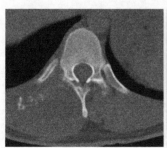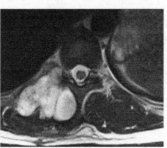

提问1:该患者影像表现为膨胀性溶骨性骨质破坏,边界不清,伴软组织肿块形成,初步诊断为软骨肉瘤,对诊断较有帮助的线索为

A. 骨质破坏区内环形钙化影

B. 发生于附件区

C. 软组织肿块较大

D. 骨皮质连续性中断

E. 骨质破坏区内半环形钙化影

F. 肿瘤 T_2WI 信号较高

提问2:【答案】C

【解析】见本例提问1。

【考点】骨软骨瘤的临床及影像学特点。☆☆

【难度】易

提问1:【答案】D

【解析】骨肿瘤术后,如术区出现软组织肿块首先应排除肿瘤复发。

【考点】肿瘤复发的影像学特点。☆

【难度】易

提问2:【答案】BD

【解析】CT增强、MRI增强扫描可以帮助明确肿瘤复发以及病变范围,肿瘤复发软组织肿块通常会有强化表现,区别于周围组织。

【考点】术后随访的影像学方法选择。☆

【难度】易

提问1:【答案】ACEF

【解析】骨质破坏区内环形及半环形钙化影提示软骨来源,结合软组织肿块较大,提示恶性可能性大,综合考虑,将软骨肉瘤的诊断放于第一位。

【考点】软骨肉瘤的影像学表现。☆☆

【难度】中

提问2:【答案】ABCDF

【解析】骨质破坏区内环形及半环形钙化影提示软骨来源,由于CT具有良好的密度分辨力,显示钙化的细节由于平片及MRI,有助于定性诊断。软骨肉瘤多见于附件区。

【考点】软骨肉瘤的影像学表现。☆☆

【难度】中

提问2:该患者的影像学及临床表现描述正确的是

A. 肿瘤因含透明软骨于 T_2WI 呈均匀的高信号

B. 钙化和骨化均呈低信号

C. 环形钙化影确定其为软骨来源

D. CT 有助于定性诊断

E. 一般发生于椎体

F. 一般发生于附件区

第四章　呼吸系统

【A1 型题】

1. 下列关于胸部的 X 线解剖描述中**错误**的是
   - A. 两肺野各可分为上中下三部分
   - B. 肺动脉与支气管伴随走行
   - C. 肺纹理主要由肺静脉形成,肺动脉、支气管和淋巴管参与阴影形成
   - D. 右肺有 10 个肺段,左肺有 8 个肺段
   - E. 80% 病例右肺门比左肺门长

2. 上呼吸道与气管的解剖分界是
   - A. 口咽部
   - B. 环状软骨
   - C. 主支气管
   - D. 喉咽部
   - E. 甲状软骨

3. 正常成人右下肺动脉主干直径一般**不超过**
   - A. 5mm
   - B. 10mm
   - C. 15mm
   - D. 20mm
   - E. 25mm

4. 正常肋软骨钙化最早开始于
   - A. 第 1 肋骨
   - B. 第 2 肋骨
   - C. 第 3 肋骨
   - D. 第 11 肋骨
   - E. 第 12 肋骨

5. 营养肺和支气管的支气管动脉多来自
   - A. 内乳动脉
   - B. 肺动脉
   - C. 颈总动脉
   - D. 胸主动脉
   - E. 锁骨下动脉

6. 胸部正位片中,哪个部位的病变**不易**被观察到
   - A. 两侧肺门
   - B. 胸膜
   - C. 纵隔病变
   - D. 两侧肋膈角
   - E. 两侧肺野

1.【答案】C
【解析】肺纹理由肺动脉、肺静脉组成,支气管、淋巴管及少量间质组织也参与其形成。
【考点】胸部基本解剖。☆☆
【难度】易

2.【答案】B
【解析】环状软管是区分上呼吸道与气管的分界。
【考点】胸部基本解剖。☆☆
【难度】易

3.【答案】C
【解析】正常人右下肺动脉干宽度不超过 15mm。
【考点】肺门基本解剖。☆☆
【难度】易

4.【答案】A
【解析】正常成人于 25~30 岁第 1 肋骨开始钙化,以后自下部肋软骨依次向上钙化,第 2 肋软骨最后钙化。
【考点】胸部基本解剖。☆☆
【难度】易

5.【答案】D
【解析】支气管动脉 2~4 支,多数起自与胸主动脉。
【考点】胸部基本解剖。☆☆
【难度】易

6.【答案】C
【解析】在胸部正位 X 线片上纵隔病变最难观察。
【考点】胸部基本影像解剖。☆☆
【难度】易

7.【答案】E

【解析】婴幼儿胸腺在 X 线胸片上形态多样，其大小、形态会随年龄与健康状况而变化，典型 X 线表现在 3 岁前为前上纵隔明显的软组织团块影，但不会压迫气管和血管使其移位。

【考点】婴幼儿胸部 X 线片的特殊影像表现。☆☆

【难度】中

8.【答案】E

【解析】解剖上右主支气管管径相对较大，向下走行较陡直，异物易进入。

【考点】支气管的基本解剖知识。☆☆

【难度】易

9.【答案】D

【解析】支气管扩张主要分为柱状支气管扩张、囊状支气管扩张和静脉曲张型支气管扩张。早期轻度支气管扩张在平片上可以无异常发现，因此胸部平片正常时不可完全排除此病。

【考点】支气管扩张的不同影像学表现。☆☆

【难度】中

10.【答案】C

【解析】放射性肺炎病变范围与投照野范围不一定完全一致。

【考点】放射性肺炎的影像表现。☆

【难度】中

11.【答案】B

【解析】过敏性肺炎的典型特点是散在性和游走性。

【考点】过敏性肺炎的典型表现。☆☆

【难度】易

12.【答案】A

【解析】区分肺内结节和肿块的界限是 3cm，<3cm 为结节，>3cm 为肿块。

【考点】胸部基本病变的定义。☆☆

【难度】易

13.【答案】A

【解析】畸胎瘤多见于前、上纵隔。

【考点】纵隔肿瘤的好发部位。☆

【难度】易

7. 新生儿胸片影像哪一项**不正确**

    A. 心尖不明显

    B. 心胸比比成人大

    C. 外带无肺纹理

    D. 左膈比右膈高

    E. "帆征"提示胸腺瘤

8. 支气管异物常发生于

    A. 左上叶   B. 左下叶   C. 左舌叶

    D. 右上叶   E. 右下叶

9. 支气管扩张的 X 线影像表现，下列哪项**不正确**

    A. 不规则柱状致密影

    B. 囊状或蜂窝状影

    C. 薄层 CT 对诊断更有帮助

    D. 胸片正常则可排除此病

    E. 局部肺纹理增多、紊乱

10. 关于放射性肺炎，**不正确**的是

    A. 急性期为大片状边缘模糊影

    B. 慢性期为网状及纤维条索状阴影

    C. 病灶范围始终与投照范围一致

    D. 病灶可跨肺叶分布

    E. 其表现取决于放射线照射的部位、范围、剂量

11. 过敏性肺炎的 X 线特征是

    A. 急性期为大片状边缘模糊影

    B. 病灶具有散在性和游走性

    C. 病灶范围可以相互重叠

    D. 病灶可不按肺段分布

    E. 呈结节状和粟粒状

12. 结节是指直径小于多少的肺内类圆形病灶

    A. 3cm   B. 5cm   C. 6cm

    D. 2cm   E. 1cm

13. 畸胎类肿瘤的好发部位是

    A. 前纵隔中下部，心脏与升主动脉交界处

    B. 前纵隔中部紧贴心底

    C. 前纵隔下部心膈角区

    D. 中纵隔上部气管旁

    E. 中纵隔肺门区

14. 在组织学上周围型错构瘤主要由什么成分组成
   A. 骨组织
   B. 软骨组织
   C. 脂肪组织
   D. 平滑肌组织
   E. 纤维结缔组织

15. 中肺野是指上肺野以下至
   A. 第 4 肋骨下缘的水平线以上
   B. 第 4 肋骨前端下缘水平线
   C. 第 4 肋骨下缘的最低点水平线
   D. 第 4 肋骨前端下缘的最低点
   E. 第 4 肋骨前端下缘的最低点水平线

16. 前纵隔最常见的肿瘤是
   A. 胸腺瘤   B. 畸胎瘤
   C. 胸内甲状腺肿   D. 淋巴管瘤
   E. 支气管囊肿

17. 多发性肺囊肿的 X 线表现中,哪项**错误**
   A. 多见于一侧肺
   B. 多为含气囊肿,大小不等
   C. 囊壁薄而边缘锐利
   D. 通常伴有胸膜增厚
   E. 肺体积增大

18. 支气管断裂伤最常见的征象是
   A. 双肺含气不足,合并渗出性病变
   B. 张力性气胸合并纵隔和皮下气肿
   C. 肺气肿,纵隔增宽
   D. 肺不张,纵隔移位
   E. 纵隔移位合并双肺含气不足

19. X 线诊断肺隔离症的最有价值的方法是
   A. 支气管造影   B. 主动脉造影
   C. 体层摄影   D. 胸部平片
   E. 肺动脉造影

20. 肺下积液所致的"膈升高"圆顶最高点位于
   A. 偏外 1/3   B. 偏外 2/3
   C. 偏内 1/3   D. 偏内 2/3
   E. 偏外 1/2

14.【答案】B
   【解析】组织学上周围型错构瘤主要由软骨组织构成,其内混有纤维结缔组织、平滑肌组织和脂肪等。
   【考点】肺错构瘤组织学构成。☆
   【难度】中

15.【答案】E
   【解析】肺的上中下野分界是第 2、4 肋骨前端下缘水平。
   【考点】肺野的分区。☆☆
   【难度】易

16.【答案】A
   【解析】前纵隔最常见肿瘤为胸腺瘤。
   【考点】纵隔肿瘤的好发部位。☆☆
   【难度】易

17.【答案】E
   【解析】多发性肺囊肿常伴有胸膜增厚,肺体积减小。
   【考点】肺囊肿的影像学表现。☆
   【难度】中

18.【答案】B
   【解析】气胸、纵隔气肿或皮下气肿等为常见且重要的间接征象。
   【考点】支气管断裂伤的影像学表现。☆☆
   【难度】中

19.【答案】B
   【解析】隔离肺组织供血动脉多来自降主动脉(肺叶内型)或腹主动脉(肺叶外型),主动脉造影可对肺隔离症确诊。
   【考点】肺隔离症的类型和影像学检查方法。☆☆
   【难度】中

20.【答案】A
   【解析】肺下积液所致的"膈升高",圆顶最高点位于外 1/3 处。
   【考点】肺下积液的影像学表现。☆☆
   【难度】易

21. 【答案】B
    【考点】厚壁空洞的 X 线表现。
    ☆☆
    【难度】易

22. 【答案】E
    【解析】隔离肺组织供血动脉多来自降主动脉(肺叶内型)或腹主动脉(肺叶外型),主动脉造影可显示来自体循环的供血动脉和引流静脉,可确诊该疾病。
    【考点】肺隔离症的分型和影像学表现。☆☆
    【难度】中

23. 【答案】E
    【解析】神经纤维瘤属于后纵隔肿瘤,不会因呼吸运动而发生形态变化。
    【考点】胸部不同部位疾病与呼吸运动的关系。☆
    【难度】中

24. 【答案】C
    【解析】先天性膈疝中食管裂孔疝发病率最高。
    【考点】先天性膈疝。☆☆
    【难度】易

25. 【答案】A
    【解析】胸部外伤时骨折以第3~10肋骨多见。
    【考点】肋骨骨折的常见部位。☆
    【难度】易

26. 【答案】D
    【解析】一侧主支气管内异物引起不完全阻塞时,两侧胸腔压力失去平衡,呼气时患侧胸腔内压升高,纵隔向健侧移位,吸气时纵隔恢复原位,称为纵隔摆动。
    【考点】支气管异物时纵隔移动与呼吸的关系。☆
    【难度】中

27. 【答案】E
    【解析】纵隔神经源性肿瘤的好发部位是后纵隔脊柱旁沟区。
    【考点】纵隔神经源性肿瘤的好发部位。☆☆
    【难度】易

28. 【答案】A
    【解析】支气管囊肿属于先天发育异常,其内多无钙化。
    【考点】纵隔常见疾病的影像学表现。☆☆
    【难度】易

21. 厚壁空洞的洞壁厚度往往超过
    A. 2mm   B. 3mm   C. 10mm
    D. 6mm   E. 8mm

22. 肺叶内型肺隔离症的 X 线表现中,哪项对确诊该病价值最大
    A. 下叶后基底圆形或椭圆形致密阴影
    B. 密度均匀,边缘清楚,其下缘多与膈相连
    C. 病灶的大小可随病变的演变而改变
    D. 病变反复感染后周围的支气管可发生障碍病变
    E. 主动脉造影可显示来自体循环的供血动脉和引流静脉

23. 下列胸部疾病不随深呼吸而变形的应是
    A. 先天性肺囊肿   B. 囊性畸胎瘤
    C. 肺包虫囊肿病   D. 心包囊肿
    E. 神经纤维瘤

24. 先天性膈疝在以下各项中,哪种最常见
    A. 主动脉裂孔疝   B. 腔静脉裂孔疝
    C. 食管裂孔疝   D. Bochdalek 孔疝
    E. Morgagni 孔疝

25. 胸壁外伤较少发生肋骨骨折的部位是
    A. 第 1~2 肋骨   B. 第 3~10 肋骨
    C. 第 10~12 肋骨   D. 第 8~10 肋骨
    E. 第 3~5 肋骨

26. 右侧支气管异物致呼气性活瓣阻塞时,纵隔摆动的方向是
    A. 吸气时纵隔向左移动
    B. 呼气时纵隔向右移动
    C. 吸气时纵隔向右移动,呼气时不动
    D. 呼气时向左移动,吸气时向右移动
    E. 呼气与吸气时均不见摆动

27. 纵隔神经源性肿瘤的好发部位是
    A. 前上纵隔   B. 前下纵隔
    C. 中纵隔上部   D. 中纵隔下部
    E. 后纵隔脊柱旁沟区

28. 纵隔肿瘤中无钙化者为下述哪项
    A. 支气管囊肿   B. 胸内甲状腺
    C. 神经源性肿瘤   D. 畸胎类肿瘤
    E. 胸腺瘤

29. 支气管完全性断裂的 X 线特征为
    A. 轨道征　　　　　　B. 水上浮莲征
    C. 胸膜凹陷征　　　　D. 肺脏坠落征
    E. 空气半月征

30. 除哪项外,均为肋骨骨折的继发征象
    A. 骨折线　　　　　　B. 气胸
    C. 液气胸　　　　　　D. 皮下气肿
    E. 纵隔气肿

31. 一侧肺不发育的 CT 表现中,哪项错误
    A. 患侧胸腔内无含气肺组织及支气管影像
    B. 心脏纵隔移向患侧
    C. 健侧肺代偿性气肿向患侧膨凸
    D. 纵隔前联合线明显向患侧移位
    E. 增强检查见患侧肺动脉细小

32. 透视发现右前上纵隔有一椭圆形块影,其中有斑点状致密影,可随吞咽动作向上移动,首先应考虑
    A. 胸内甲状腺肿　　　B. 胸腺瘤
    C. 畸胎瘤　　　　　　D. 支气管囊肿
    E. 恶性淋巴瘤

33. 下列几种纵隔肿瘤的组织来源中哪项不正确
    A. 神经源性肿瘤 - 起源于神经组织
    B. 支气管囊肿 - 起源于胚胎期气管芽突
    C. 恶性淋巴瘤 - 起源于淋巴组织
    D. 胸内甲状腺 - 起源于异位甲状腺或颈部甲状腺
    E. 胸腺瘤 - 起源于残留胚胎组织

34. 最易引起纵隔移位的是
    A. 渗出性胸膜炎　　　B. 胸膜间皮瘤
    C. 巨大肺肿瘤　　　　D. 白血病肺内改变
    E. 转移性胸膜肿瘤

35. 下述属生殖细胞类肿瘤的是
    A. 神经源性肿瘤　　　B. 脂肪瘤
    C. 间皮囊肿　　　　　D. 畸胎瘤
    E. 淋巴瘤

36. 膈肌麻痹时,膈肌位置的改变是下列哪一种
    A. 两侧横膈升高　　　B. 两侧横膈降低

29.【答案】D
【解析】支气管完全断裂常见 X 线征象为"肺脏坠落征"。
【考点】支气管断裂的 X 线征象。☆
【难度】易

30.【答案】A
【解析】骨折线为直接征象,气胸、液气胸、皮下气肿、纵隔气肿均为骨折的继发征象。
【考点】骨折的典型 X 线表现。☆☆
【难度】易

31.【答案】E
【解析】一侧肺不发育时,患侧肺动脉主干发育不良或缺如。
【考点】肺不发育的 CT 表现。☆
【难度】中

32.【答案】A
【解析】胸内甲状腺肿通常位于气管的前方或侧方,大部与颈部甲状腺相连,多数病灶可随吞咽上下移动。
【考点】胸内甲状腺肿的影像学表现。☆
【难度】易

33.【答案】E
【解析】胸腺瘤起源于未退化的胸腺组织。
【考点】胸腺瘤的组织来源。☆☆
【难度】易

34.【答案】E
【解析】转移性胸膜肿瘤多伴有恶性胸腔积液,最易引起纵隔移位。
【考点】引发纵隔移位的常见疾病。☆☆
【难度】中

35.【答案】D
【解析】畸胎瘤属于良性生殖细胞肿瘤。
【考点】畸胎瘤的组织起源。☆☆
【难度】易

36.【答案】C
【解析】膈肌麻痹主要表现为受损伤膈神经一侧的膈升高和矛盾运动。

C. 单侧横膈升高   D. 单侧横膈降低

E. 膈局限性隆凸

37. 膈肌的矛盾运动以何体位观察最佳

    A. 站立位   B. 侧卧位

    C. 仰卧位   D. 俯卧位

    E. 半坐位

38. 大叶性肺炎多见于

    A. 青壮年   B. 老年人

    C. 婴幼儿   D. 青少年

    E. 以上都不是

39. 肺炎病程中超过多久未全部吸收被称为慢性肺炎

    A. 1 周   B. 2 周   C. 3 周

    D. 4 周   E. 5 周

40. 肺部急性炎症主要表现是

    A. 增生   B. 空洞

    C. 渗出   D. 纤维化

    E. 钙化

41. 肺部慢性炎症的主要表现是

    A. 增生   B. 空洞

    C. 渗出   D. 纤维化

    E. 钙化

42. 肺癌容易发生霍纳综合征的是

    A. 肺上沟癌   B. 纵隔型肺癌

    C. 周围型肺癌   D. 瘢痕癌

    E. 肺泡癌

43. 中心型肺癌的早期间接征象是

    A. 黏液嵌塞征   B. 局限性肺气肿

    C. 段或叶肺不张   D. 阻塞性肺炎

    E. 肺门阴影增浓

44. 肺脓肿急性化脓性炎症阶段 X 线片的表现为

    A. 小片状阴影   B. 大片状阴影

    C. 空洞   D. 胸腔积液

    E. 粟粒状阴影

【考点】膈肌麻痹的影像学表现。☆

【难度】中

37.【答案】C

【解析】观察膈肌的运动,可仰卧位透视,嘱其急促吸气较易显示。

【考点】膈肌麻痹的影像学表现。☆

【难度】中

38.【答案】A

【考点】大叶性肺炎的临床发病特点。☆☆

【难度】易

39.【答案】D

【解析】慢性肺炎是指4周时仍未完全吸收的炎症。

【考点】肺炎的基本病程。☆☆

【难度】易

40.【答案】C

【考点】肺炎的不同病理表现。☆☆

【难度】易

41.【答案】A

【考点】肺炎的不同病理表现。☆☆

【难度】易

42.【答案】A

【解析】肺上沟癌导致交感神经受压时易出现霍纳综合征。

【考点】肺上沟癌的典型临床表现。☆☆

【难度】易

43.【答案】B

【解析】早期癌灶局限于支气管内,阻塞性肺气肿为最早间接征象。基本原理是:癌灶局限在支气管内导致管腔狭窄,产生活瓣效应,形成局限性肺气肿。

【考点】中心型肺癌的早期影像学表现。☆☆

【难度】中

44.【答案】B

【解析】急性肺脓肿性肺炎时病灶呈浓密的片状致密影,占一个或多个肺段,病灶内可见厚壁空洞。

【考点】肺脓肿急性期的影像学表现。☆☆

【难度】易

45. 肺脓肿的最常见感染途径为
    A. 吸入性　　　　　　　B. 血源性
    C. 直接蔓延　　　　　　D. 感染性
    E. 以上均是

46. 血源性肺脓肿多发生在肺的哪个部位多见
    A. 肺尖多见　　　　　　B. 肺野外周较多
    C. 肺门周围多见　　　　D. 膈上多见
    E. 左心缘多见

47. 肺脓肿的 CT 表现不包括
    A. 按肺叶分布
    B. 早期可为较大的片状高密度影
    C. 可见"空气支气管征"
    D. 可有空洞,其内可见气 - 液或液 - 液平面
    E. 增强扫描空洞壁可见明显强化

48. 过敏性肺炎的 X 线特征是
    A. 密度较低的雾状影
    B. 病灶可以相互重叠
    C. 病变不按肺段分布
    D. 病灶具有散在性和游走性
    E. 呈结节状和粟粒样分布

49. 常见的良性结节钙化类型不包括
    A. 中心致密钙化灶
    B. 同心圆状钙化
    C. 点状、偏心、无定形钙化
    D. 爆米花样钙化
    E. 中心弥漫性钙化

50. 可出现爆米花样钙化的疾病是
    A. 结核球　　　　B. 错构瘤　　　　C. 矽肺
    D. 肺癌　　　　　E. 间皮瘤

51. 常在胸片上不能见到"空气支气管征"的是
    A. 肺腺癌　　　　　　　B. 大叶性肺炎
    C. 阻塞性肺炎　　　　　D. 肺泡性肺水肿
    E. 肺出血

52. 浸润性肺结核最多见于
    A. 上叶尖后段和下叶背段

45.【答案】A
【解析】吸入性、血源性、直接蔓延均可导致肺脓肿,其中以吸入性最为多见。
【考点】肺脓肿的感染途径。☆☆
【难度】易

46.【答案】B
【解析】血源性肺脓肿是通过静脉吸收入右心细菌性心内膜炎,栓子脱落形成肺脓肿,常以两肺外周部多发生病变。
【考点】血源性肺脓肿的发病部位。☆☆
【难度】易

47.【答案】A
【解析】肺脓肿可跨叶分布,占一个或多个肺叶,大叶性肺炎常按叶分布。
【考点】肺脓肿的CT表现及其鉴别诊断点。☆☆
【难度】易

48.【答案】D
【考点】过敏性肺炎的分布特点。☆☆
【难度】易

49.【答案】C
【解析】点状、偏心、无定形钙化可见于恶性病变。
【考点】常见的良性钙化类型。☆☆
【难度】易

50.【答案】B
【解析】错构瘤的典型表现,病灶内有爆米花样钙化。
【考点】错构瘤的典型表现。☆☆
【难度】易

51.【答案】C
【解析】此题主要考查"空气支气管征",常见于肺实变与含气支气管相衬托,其内可见透亮的支气管影。
【考点】"空气支气管征"的常见疾病。☆☆
【难度】易

52.【答案】B
【解析】浸润为主型肺结核多表现为斑片状或云絮状影,边缘模糊,好发于上叶尖后段和下叶背段,其中以上叶尖后段为最多见。
【考点】浸润性肺结核的好发部位。☆☆
【难度】中

B. 上叶尖后段

C. 下叶背段

D. 上叶尖段

E. 上叶后段

53.【答案】A

【解析】肺结核时渗出、增殖性病变可同时存在,其中增殖性病变常引起肺内纤维灶与胸膜纤维牵拉。

【考点】肺结核的常见影像学表现。☆☆

【难度】中

54.【答案】A

【解析】神经源性肿瘤尤其是神经鞘瘤易发生囊变、坏死。

【考点】神经源性肿瘤的典型表现。☆☆

【难度】易

55.【答案】B

【解析】肺转移瘤以血行转移为多见,表现为单发或多发结节、肿块影,以两侧中下肺野多见;成骨肉瘤的肺转移瘤可有钙化。

【考点】肺转移瘤的转移途径及影像学表现。☆☆

【难度】中

56.【答案】A

【解析】干酪样肺炎多表现为在一个肺段或肺叶实变呈致密影,在大片状高密度阴影中,通常可见较为透亮的液化区或小空洞,在病灶邻近肺组织、同侧肺组织或对侧肺组织内可见小播散灶。

【考点】干酪性肺结核的典型影像学表现。☆☆

【难度】易

57.【答案】B

【解析】2017年颁布的中华人民共和国卫生行业标准——《肺结核的分类》中,活动性结核病分类为:Ⅰ型,原发性肺结核;Ⅱ型,血行播散性肺结核;Ⅲ型,继发性肺结核;Ⅳ型,气管支气管结核;Ⅴ型,结核性胸膜炎。"三均匀"是急性血行播散性肺结核的典型表现,属于Ⅱ型。

【考点】结核病的分类。☆☆

【难度】易

58.【答案】C

【解析】囊肿破裂后内外囊完全分离,内囊陷落于气-液平面上,致气-液平面凹凸不平,称为"水上浮莲征",为包虫囊肿破裂的典型影像学征象。

【考点】肺包虫病的典型X线表现。☆

【难度】中

53. 下列疾病最易引起胸膜改变的是
   A. 肺结核　　　　　　　　B. 大叶性肺炎
   C. 支原体肺炎　　　　　　D. 急性血吸虫肺炎
   E. 间质性肺炎

54. 纵隔神经源性肿瘤的 MRI 特点**不包括**
   A. 肿瘤不发生囊变、坏死
   B. MRI 上肿瘤呈团块状、界清
   C. 多发生于后纵隔,脊柱旁
   D. MRI 可显示肿瘤经椎间孔进入椎管,压迫脊髓
   E. T_1WI 为低信号,T_2WI 为高信号

55. 下列关于肺转移瘤的说法,**错误**的是
   A. 肺转移瘤以血行转移最为多见
   B. 多表现为大小不等、边缘清楚的结节及肿块影,以两侧中上肺野多见
   C. 淋巴道转移表现为网格状及多发小结节影
   D. 少数肺转移瘤可为单发,部分可见空洞影
   E. 肺转移瘤可存在钙化

56. 干酪样肺炎的典型 CT 表现为
   A. 大叶性实变,见多发小空洞,多有播散
   B. 大叶性实变,无空洞
   C. 大叶性实变,无播散
   D. 大叶性实变,肺体积缩小
   E. 大叶性实变,合并胸腔积液

57. 在胸部 X 线平片上表现为大小、密度、分布"三均匀"的弥漫性粟粒性结节的是
   A. Ⅰ型　　　　　　　　　B. Ⅱ型
   C. Ⅲ型　　　　　　　　　D. Ⅳ型
   E. Ⅴ型

58. 肺包虫囊肿病囊肿破裂较典型的 X 线征象为
   A. 空气支气管征　　　　　B. 浸润阴影
   C. 水上浮莲征　　　　　　D. 空气半月征
   E. 囊状阴影

59. 肺吸虫病引起的肺出血及组织破坏所致的 X 线特点主要为
    A. 结节状阴影
    B. 浸润阴影
    C. 单房及多房性囊状阴影
    D. 硬结和钙化阴影
    E. 肺纹理增多、紊乱

60. 肺部寄生虫感染的常见病原体**除外**
    A. 肺吸虫　　　　　　B. 棘球蚴
    C. 绦虫　　　　　　　D. 血吸虫
    E. 溶组织阿米巴

61. 关于肺包虫病,下列描述哪项**不正确**
    A. 下叶多见肺吸虫
    B. 空气新月征
    C. 常为单发病变,密度均匀
    D. 水上浮莲征
    E. 钙化多见

62. 肺吸虫在肺内穿行形成的隧道或囊肿的 X 线表现主要为
    A. 浸润阴影
    B. 硬结和钙化阴影
    C. 结节状阴影
    D. 单房及多房性囊状阴影
    E. 肺纹理增多、紊乱

63. 耶氏肺孢子菌肺炎的特点有
    A. 常为单侧性
    B. 白细胞增多显著
    C. 常见 HIV/AIDS 患者或免疫力低下的高危患者
    D. 常伴有胸腔积液
    E. 抗生素无效

64. 肺的局限性纤维化的常见原因为
    A. 胶原病　　　　　　B. 硬皮病
    C. 慢性肺炎　　　　　D. 类风湿病
    E. 尘肺

65. X 线胸片上,肺内网状、蜂窝状阴影**不常见**于
    A. 间质性肺炎
    B. 尘肺

59.【答案】B
【解析】肺吸虫病主要 X 线表现之一为肺内浸润阴影,是破坏出血的表现,呈片状或圆形、椭圆形、密度较淡,边缘模糊,大小为 1~3cm,多发生在中下肺野。
【考点】肺吸虫病的 X 线表现。☆
【难度】中

60.【答案】C
【解析】绦虫为肠道寄生虫。
【主要】肺部常见寄生虫感染的类型。☆
【难度】中

61.【答案】E
【解析】肺包虫病一般无钙化,肺吸虫病变愈合可表现为环形、结节及点片状钙化影。
【考点】肺包虫病的鉴别诊断。☆☆
【难度】中

62.【答案】D
【解析】浸润阴影为肺吸虫引起的肺出血及组织破坏所致,单房及多房囊状阴影为肺吸虫在肺内穿行形成的隧道或囊肿,结节影为肉芽肿组织及纤维增生,硬结及钙化影为病变愈合的表现。肺纹理增多、紊乱是一般征象,无特征性。
【考点】肺吸虫在肺内穿行形成的隧道或囊肿的 X 线特点。☆
【难度】中

63.【答案】C
【解析】耶氏肺孢子菌肺炎表现为弥漫性肺炎,多为双侧性。本病最常见于胸腺发育不全者,也见于艾滋病患者,是低丙球蛋白血症患者的重要致死原因。一般少有胸腔积液,白细胞正常或稍有上升,复方磺胺甲噁唑(即复方新诺明)治疗有效。
【考点】耶氏肺孢子菌肺炎的发病特点。☆
【难度】中

64.【答案】C
【解析】肺组织反复发生慢性炎症,随着炎性 - 免疫反应的进展,最终导致不可逆的肺部纤维化形成。
【考点】引起局限性肺纤维化的常见原因。☆☆
【难度】中

65.【答案】C
【解析】间质性肺炎、尘肺、含铁血黄素沉着症、肺间质纤维化晚期均表

现为肺内网状、蜂窝状阴影改变,而急性粟粒性肺结核主要特征为"三均匀"的肺内结节。

【考点】肺间质性改变的病因。
☆☆

【难度】中

66.【答案】D
【解析】特发性肺间质纤维化 CT 征象主要征象是网格影,典型征象是蜂窝状影。

【考点】特发性肺间质纤维化的 CT 表现。☆☆

【难度】中

67.【答案】D
【解析】肺间质性病变影像上常表现为线状、网格状、条索状影,以及粟粒样小结节影。

【考点】肺间质性病变的 X 线表现。☆☆

【难度】中

68.【答案】E
【解析】结节病可累及淋巴结、肺、胸膜、皮肤、眼、脾、肝、腮腺及扁桃体等器官,极少累及骨骼。

【考点】结节病较常累及的部位。☆

【难度】易

69.【答案】B
【解析】结节病最常见的肺部病变为两肺弥漫性网状结节影,大小不一,多为 1~3mm 大小,轮廓清楚。其次为较大结节病变,直径为 1.0~1.5cm。

【考点】结节病时肺部常见改变。
☆☆

【难度】中

70.【答案】D
【解析】结节病可伴有肝脾大、皮肤结节、关节疼痛、腮腺肿大、外周淋巴结肿大及眼部病变,杵状指与结节病无关。

【考点】结节病可出现的临床症状。☆☆

【难度】中

71.【答案】C
【解析】结节病纵隔淋巴结肿大多出现于肺部病变之前。

【考点】结节病的临床发病特点。
☆☆

【难度】易

72.【答案】E
【解析】肉芽肿性多血管炎(韦格氏肉芽肿)肺部病变可单发或多发,球

C. 急性粟粒性肺结核
D. 间质纤维化
E. 含铁血黄素沉着症

66. 特发性肺间质纤维化的 CT 征象典型表现是哪项
A. 肿块影
B. 磨玻璃样影及实变影
C. 胸膜下弧线状影
D. 蜂窝状影
E. 小结节影

67. 肺间质性病变的 X 线表现是
A. 肺实变
B. 片状或腺泡结节阴影
C. 蜂窝状透光改变
D. 表现为线状、网状、条索状及粟粒状阴影
E. 肺不张

68. 结节病较少累及的部位为
A. 肺   B. 淋巴结
C. 胸膜   D. 皮肤
E. 骨骼

69. 结节病侵犯肺时,最常见的表现为
A. 圆形病变   B. 弥漫性网状结节影
C. 节段性浸润   D. 小叶性浸润
E. 单纯粟粒状

70. 结节病常见的临床症状**不包含**
A. 肝脾大   B. 皮肤结节
C. 腮腺肿大   D. 杵状指
E. 外周淋巴结肿大

71. 关于肺结节病临床特点,下列说法**错误**的是
A. 多见于 20~40 岁
B. 肺部影像学改变明显而临床症状轻微
C. 肺部病变多出现于纵隔淋巴结肿大之前
D. Kvein 试验阳性
E. 可伴有关节疼痛

72. 肉芽肿性多血管炎的典型 CT 影像特征为
A. 病灶呈多变性、多样性

B. 病灶为单发或多发

C. 肺梗死

D. 空洞形成

E. 以上都是

73. 肉芽肿性多血管炎的 CT 征象中,哪项说法**不妥**

　　A. 部分结节或球形病灶周围可见针刺状突起

　　B. CT 对结节病灶、粟粒状病灶显示不满意

　　C. 邻近胸膜面可见放射状条索影

　　D. 增强检查多可见 1 支供养血管进入结节病灶

　　E. 约半数患者的结节或球形病灶可见空洞

74. 肉芽肿性多血管炎的影像学特点哪项**不正确**

　　A. 两肺多发结节状或球形影,分布于中、下肺野

　　B. 病灶可增大或相互融合,球形病灶易出现空洞

　　C. 病灶在 1~2 周内缩小消失或又有新病灶出现

　　D. 多为大量胸腔积液,且先有肺内病变

　　E. CT 增强检查可见供养血管进入结节内

75. 晕征对哪种肺真菌病的诊断价值最大

　　A. 肺曲菌病　　　　　　　B. 肺念珠菌病

　　C. 肺放线菌病　　　　　　D. 肺隐球菌病

　　E. 肺奴卡菌病

76. 真菌球多见于哪种肺真菌病

　　A. 肺奴卡菌病　　　　　　B. 肺念珠菌病

　　C. 肺曲菌病　　　　　　　D. 肺放线菌病

　　E. 肺隐球菌病

77. 肺部真菌病的发生与下述哪种因素**无明显相关性**

　　A. 机体抵抗力降低

　　B. 年龄和性别

　　C. 抗生素的大量应用

　　D. 长期应用激素

　　E. 口腔卫生不佳

78. 肺隐球菌病的 X 线表现**不包含**

　　A. 病灶可单发或多发

　　B. 病灶呈斑片状、圆形或结节炎性浸润

　　C. 病灶的边缘比较清楚

　　D. 晚期病侧病变可有播散

　　E. 肺门和纵隔淋巴结常增大

形病灶最多见,其次为结节病灶,少数为粟粒状病灶,约半数患者的结节或球形病灶内可见空洞。肺部血管炎引起的肺出血及肺梗死表现为节段性浸润,病灶可在 1~2 周内缩小消失或出现新病灶,呈现多变性特点。

【考点】肉芽肿性多血管炎的典型 CT 影像特征。☆☆

【难度】中

73.【答案】B

【解析】胸部 CT 可清晰显示肺内结节病灶、粟粒状病灶,是肉芽肿性多血管炎肺部病变的首选检查手段。

【考点】肉芽肿性多血管炎的常见 CT 征象。☆☆

【难度】中

74.【答案】D

【解析】肉芽肿性多血管炎多为少量胸腔积液,早期主要累及上呼吸道,首发于肺内者少见。

【考点】肉芽肿性多血管炎的影像学表现及临床发病特点。☆

【难度】中

75.【答案】A

【解析】侵袭性曲霉菌感染的早期,部分患者肺部出现结节或肿块实变影,其周围可出现“晕征”,即在结节或肿块状病灶周围可见环绕的磨玻璃样密度影,其密度介于结节(肿块)与正常肺组织间,形似晕轮,为周围出血所致。

【考点】肺曲霉菌病的典型 X 线表现。☆☆

【难度】中

76.【答案】C

【解析】肺曲菌病以曲菌球最具特征,表现为位于肺部空洞或空腔内的圆形或类圆形致密影,大小多为 3~4cm,密度较均匀,边缘较光整。曲菌球可有钙化,呈斑点状或边缘钙化。

【考点】肺真菌病的常见致病菌。☆☆

【难度】易

77.【答案】B

【解析】肺真菌病(又称肺霉菌病)是因人体抵抗力低下而真菌侵入所引起的肺部疾患,其发生与机体抵抗力降低、口腔卫生不佳、抗生素的大量应用、长期应用激素等原因都相关,但与患者年龄和性别无明显相关性。

【考点】肺真菌病的发病原因。☆☆

【难度】易

78.【答案】E

【解析】肺隐球菌病肺门和纵隔淋巴结一般不肿大。

【考点】肺隐球菌病的典型 X 线表现。☆

【难度】易

79.【答案】D

【解析】肺曲菌病的特征表现为肺部空洞或空腔的圆形或类圆形致密影，在曲菌球与空洞壁之间可见新月形低密度空隙，称为空气新月征。

【考点】肺曲霉菌的典型影像学表现。☆☆

【难度】中

80.【答案】C

【解析】肺曲霉菌病空洞内出现曲霉菌菌丝球时可见此征象。其他选项无空气新月征的特点。

【考点】肺曲霉菌的典型影像学表现。☆☆

【难度】易

81.【答案】C

【解析】"晕征"是肺侵袭性曲霉菌感染早期较特征的表现，表现为环绕结节或肿块周围的磨玻璃样密度，其组织学基础为真菌易侵犯肺小血管引起肺出血，向周围肺组织渗入。

【考点】侵袭性曲菌病感染时"晕征"的病理基础。☆

【难度】中

82.【答案】A

【解析】继发性因为机体已产生特异性免疫力，结核菌不再在淋巴结内引起广泛干酪样病灶，故肺门淋巴结一般不大。

【考点】继发性肺结核与原发性肺结核的鉴别要点。☆☆

【难度】易

83.【答案】C

【解析】纵隔淋巴结肿大为肺结核病的常见X线表现。

【考点】纵隔淋巴结肿大的常见病因。☆☆

【难度】中

84.【答案】D

【解析】结核球是一种干酪性病变被纤维组织所包围而成的球形病灶，也可因空洞的引流支气管阻塞，其内为干酪物质所充填而成。好发于上叶尖后段和下叶背段，多为单发，轮廓多较光滑，密度高且均匀，邻近可见散在增殖性或纤维性病灶，称为卫星病灶，增强时无明显强化。

【考点】结核球典型的影像学表现。☆☆

【难度】中

85.【答案】E

【解析】粟粒性肺结核的特点是"三均匀"，即两肺分布均匀、大小均匀和密度均匀的粟粒样小结节病灶，直径1~2mm。

【考点】急性粟粒性肺结核典型CT表现。☆☆

【难度】易

79. 肺曲菌病可出现
   A. 支气管"轨道征"
   B. 空气支气管征
   C. 印戒征
   D. 空气新月征
   E. 原发复合征

80. 空气新月征见于
   A. 农民肺
   B. 肺脓肿
   C. 肺曲霉菌病
   D. 肺泡蛋白沉积症
   E. 类风湿肺病

81. 侵袭性曲菌病感染早期，CT扫描在肺部结节周边可见较低密度区域环绕，称作"晕征"，其病理基础为
   A. 肺不张
   B. 肺水肿
   C. 肺出血
   D. 肺气肿
   E. 阻塞性肺炎

82. 继发性肺结核与原发性肺结核的主要**不同点**是
   A. 一般无肺门淋巴结肿大
   B. 病灶位于上叶尖后段及下叶背段
   C. 肺内病灶钙化较少见
   D. 病灶形态多样，可溶解形成空洞
   E. 胸腔积液

83. 纵隔淋巴结肿大常见于下列哪种疾病
   A. 病毒性肺炎
   B. 大叶性肺炎
   C. 肺结核病
   D. 支原体肺炎
   E. 过敏性肺炎

84. 结核球的影像学表现
   A. 肺内孤立结节，无分叶，边缘有毛刺，发病前有发热史
   B. 肺内孤立结节，内有爆米花样钙化
   C. 肺内孤立结节，有分叶和毛刺，远端有胸膜凹陷征
   D. 右上叶后段结节，边缘光整，周围有卫星灶，增强扫描结节无强化
   E. 左下叶后基底段肿块，CT增强扫描示胸主动脉分支进入肿块

85. 下列表现哪项是粟粒性肺结核的特征
   A. 肺尖不受累
   B. 肺门淋巴结常增大
   C. 胸腔积液
   D. 间隔线
   E. 结节直径1~2mm

86. 结核球与周围型肺癌鉴别诊断的关键在于前者
    A. 边缘较光整
    B. 干酪样厚壁空洞
    C. 病灶内呈斑点状钙化
    D. 卫星病灶及纤维条索影(引流支气管影)
    E. 直径一般不超过 3cm

87. 哪项属于肺外结核
    A. 胸内淋巴结结核　　　B. 原发综合征
    C. 肾结核　　　　　　　D. 结核球
    E. 干酪型肺炎

88. 结核球的 CT 征象中,哪项错误
    A. 呈圆形、类圆形阴影,病灶中心有时可见较低密度影
    B. 多数病灶密度不均,周边或中央常可见钙化
    C. 病灶边缘清楚,少数可见毛刺征
    D. 增强检查病灶明显强化
    E. 常可见周围的卫星病灶

89. 下述哪项不符合胸膜结核瘤的影像特点
    A. 肿块密度均匀一致
    B. 可为扁平丘状、半圆形或不规则形态
    C. 多数为 2~5cm
    D. 多位于外侧胸壁、前胸壁或后胸壁
    E. 多有同侧胸膜炎病史

90. 下列疾病不易形成肺空洞的为
    A. 转移性鳞状细胞癌
    B. 原发性肺结核
    C. 类风湿结节
    D. 肉芽肿性多血管炎
    E. 继发性肺结核

91. 周围型肺癌空洞的 X 线特征是
    A. 壁厚而不规则,偏心性,内壁凹凸不平
    B. 壁薄,无液平面
    C. 厚壁空洞,有浅小液平面,附近有斑点状播散灶
    D. 壁薄,边缘光整,大小形态不变
    E. 壁薄,其中有大液平面,边缘清晰完整

92. 继发性肺结核与原发性肺结核的主要不同点是
    A. 病灶位于上叶尖后段及下叶背段

86.【答案】D
　　【解析】结核球病灶邻近的肺野可见散在的增殖性或纤维性病灶,称为卫星病灶。
　　【考点】结核球与周围型肺癌的鉴别要点。☆☆
　　【难度】易

87.【答案】C
　　【解析】肺外结核按部位及脏器命名,如骨结核、肾结核、肠结核及结核性脑膜炎。
　　【考点】肺结核的分类。☆☆
　　【难度】易

88.【答案】D
　　【解析】结核球 CT 增强扫描无明显强化。
　　【考点】结核球的典型影像学表现。☆☆
　　【难度】易

89.【答案】A
　　【解析】胸膜结核瘤可有钙化。
　　【考点】胸膜结核瘤的典型表现。☆☆
　　【难度】中

90.【答案】B
　　【解析】肺转移性或原发性鳞癌都易发生空洞;类风湿结节可出现空洞;肉芽肿性多血管炎肺部受累的球形病灶内可有单房或多房的空洞。空洞易发生于继发性肺结核,原发性肺结核一般不形成空洞。大叶性肺炎一般也不会形成空洞。
　　【考点】肺部空洞病变的鉴别诊断谱。☆☆
　　【难度】中

91.【答案】A
　　【解析】周围型肺癌 X 线影像学特点为壁厚而不规则,偏心性,内壁凹凸不平。
　　【考点】周围型肺癌典型 CT 特征。☆☆
　　【难度】中

92.【答案】B
　　【解析】继发性肺结核主要分为浸润型肺结核、干酪性肺结核和慢性纤维空洞型肺结核;原发性肺结核是小

儿肺结核的主要类型,包括原发综合征和支气管淋巴结核,主要引起肺淋巴结肿大,此为二者不同之处,故选B。
【考点】肺结核分类及影像学特点。☆☆
【难度】中

93.【答案】D
【解析】肺结核病中以原发性肺结核为例,表现之一就是纵隔肺门淋巴结肿大,而其他几种常引起肺内渗出实变等,淋巴结肿大不常见。
【考点】肺结核的影像学特点。☆☆
【难度】易

94.【答案】D
【解析】肺癌多数起源于较大的支气管鳞状上皮,约占50%。其他类型中,腺癌发生率次于鳞癌。
【考点】肺癌的组织学分型。☆☆
【难度】易

95.【答案】B
【考点】肺癌CT的典型征象。☆☆
【难度】难

96.【答案】B
【解析】肺门淋巴结钙化常见于结核。
【考点】肺癌X线影像学特点。☆☆
【难度】中

97.【答案】A
【考点】周围型肺癌的影像学特征。☆☆
【难度】中

98.【答案】E
【考点】肺部空洞影像学特征。☆☆
【难度】易

99.【答案】D
【解析】肺错构瘤X线影像学最典型表现是爆米花样钙化。
【考点】肺错构瘤X线影像学特征。☆☆
【难度】易

B. 一般无肺门淋巴结肿大
C. 肺内病灶钙化较少见
D. 病灶形态多样,可溶解形成空洞
E. 胸腔积液

93. 纵隔淋巴结肿大常见于下列哪种疾病
A. 病毒性肺炎　　B. 大叶性肺炎
C. 支原体肺炎　　D. 肺结核病
E. 过敏性肺炎

94. 肺癌最常见的类型为
A. 腺癌　　B. 小细胞癌
C. 腺鳞癌　　D. 鳞癌
E. 类癌

95. 肿块合并肺不张时,增强扫描是为了
A. 明确肿块血供来源
B. 显示肿块大小和边界
C. 观察纵隔淋巴结肿大
D. 了解支气管侵润程度
E. 更清楚显示肺不张边缘

96. 下列哪项不符合肺癌的X线表现
A. 空洞形成　　B. 肺门淋巴结钙化
C. 阻塞性肺炎　　D. 阻塞性肺气肿
E. 支气管闭塞

97. 下列征象中,哪一项对周围型肺癌的诊断价值最大
A. 分叶和毛刺　　B. 空洞
C. 钙化　　D. 肺门或纵隔淋巴结肿大
E. 无卫星病灶

98. 对空洞的良、恶性鉴别无明显意义的是
A. 洞壁厚薄　　B. 洞壁形态
C. 有无液平　　D. 空洞部位
E. 以上都不对

99. 肺错构瘤的特征性X线表现是
A. 孤立圆形阴影　　B. 肿块边缘清楚
C. 肿块边缘可分叶　　D. 肿块内见爆米花样钙化
E. 肿块内可形成空洞

100. 关于肺错构瘤的 CT 表现,下述说法**错误**的是
    A. 肿块呈圆形,常位于胸膜下
    B. 肿块边缘可见浅分叶
    C. 肿块内可测到脂肪密度
    D. 局部血管可被挤压推移
    E. CT 显示病变内钙化不如平片

101. 气管肿瘤中常可出现钙化者系
    A. 骨软骨瘤   B. 乳头状腺瘤
    C. 纤维瘤   D. 血管瘤
    E. 腺瘤

102. 下列哪种肿瘤往往于肺部发生转移之后才被诊断出来,并在 X 线上表现为多发性、无钙化、边缘整齐的圆形病灶
    A. 前列腺癌   B. 恶性甲状腺肿
    C. 绒毛膜上皮癌   D. 成骨肉瘤
    E. 乳癌

103. 肺部最常见的良性肿瘤是
    A. 错构瘤   B. 支气管腺瘤
    C. 平滑肌瘤   D. 纤维瘤
    E. 脂肪瘤

104. 下列哪种类型的肺癌易形成空洞
    A. 小细胞癌   B. 大细胞癌
    C. 腺癌   D. 类癌
    E. 鳞状上皮癌

105. 常于早期即发生淋巴转移的肺癌是
    A. 鳞状上皮癌   B. 腺癌
    C. 小细胞癌   D. 大细胞癌
    E. 类癌

106. 下列几种球形病灶的钙化特征中哪项是**不正确**的
    A. 结核球:斑点状或环层状钙化
    B. 肺炎性假瘤:粗斑点钙化
    C. 肉芽肿:成层形钙化
    D. 错构瘤:爆米花样钙化
    E. 硅肺:蛋壳样钙化

107. 肺癌的 CT 增强扫描特征中,哪项**错误**
    A. CT 增强扫描用于进展期肺癌的鉴别诊断

100.【答案】E
    【解析】肺错构瘤多位于肺周边部,影像学表现为类圆形的边缘光滑锐利的结节,少数见浅分叶,无毛刺征,多为软组织密度,20%~30% 可见钙化,典型者呈"爆米花"样。
    【考点】肺错构瘤 X 线影像学特征。☆☆
    【难度】易

101.【答案】A
    【考点】肺内少见肿瘤的影像学特征。☆☆
    【难度】易

102.【答案】C
    【考点】肺转移瘤的影像学表现特征。☆☆
    【难度】中

103.【答案】A
    【解析】肺部最常见的良性肿瘤是错构瘤,其他类型均少见。
    【考点】肺内良性肿瘤的分类。☆☆
    【难度】中

104.【答案】E
    【考点】肺癌影像学特征。☆☆
    【难度】中

105.【答案】C
    【考点】肺癌转移途径。☆☆
    【难度】中

106.【答案】E
    【解析】硅肺主要引起肺部纤维化改变及胸膜钙化斑形成,表现为条形或斑片形。
    【考点】肺部病变钙化的影像学特点。☆☆
    【难度】中

107.【答案】A
    【考点】肺癌增强 CT 检查影像学特征。☆☆
    【难度】中

B. 肺癌增强扫描的 CT 值比平扫增加 20~80HU 以上

C. 在 CT 强化的形态上肺癌多表现为完全强化

D. 在动态 CT 增强扫描中肺癌的时间 - 密度曲线呈逐渐上升的形态

E. CT 增强扫描用于早期肺癌的鉴别诊断

108. 【答案】C
【考点】周围型肺癌的影像学特征。☆☆
【难度】中

108. 周围型肺癌短细毛刺的形成与下列哪项关系**不大**
A. 癌性浸润   B. 癌性淋巴管炎
C. 阻塞性肺气肿   D. 支气管扩张
E. 阻塞性肺炎

109. 【答案】A
【解析】病灶较小时胸片可无异常所见。肿瘤进展可见肺门不规则高密度肿块，为瘤体直接征象。
【考点】中央型肺癌的 X 线影像学特征。☆☆
【难度】中

109. 进展期中央型肺癌肿瘤瘤体的 X 线征象为
A. 肺门肿块阴影   B. 支气管腔内结节
C. 支气管管腔狭窄   D. 阻塞性支气管扩张
E. 支气管管腔增厚

110. 【答案】D
【解析】肺癌最常见的转移为淋巴转移，常见部位是肺门和纵隔淋巴结。
【考点】肺癌转移途径。☆
【难度】中

110. 肺癌最常见的转移途径是
A. 血行转移   B. 直接蔓延
C. 支气管播散   D. 淋巴转移
E. 以上都不是

111. 【答案】D
【考点】肺内少见恶性肿瘤分类。☆
【难度】中

111. 艾滋病患者常并发的恶性肿瘤为
A. 平滑肌肉瘤   B. 横纹肌肉瘤
C. 血管外皮细胞瘤   D. 卡波齐肉瘤
E. 横纹肌肉瘤

112. 【答案】C
【考点】肺内钙化的影像学特征。☆☆
【难度】中

112. 恶性肿瘤的钙化特点为
A. 钙化比较分散
B. 钙化的密度比较一致
C. 钙化一般表现为点状、偏心性、无定形
D. 钙化的边界清楚
E. 钙化形态比较规则

113. 【答案】A
【解析】癌灶局限于支气管内或仅有支气管壁轻度增厚时，阻塞性肺气肿可为最早的间接征象。
【考点】中心型肺癌的间接征象影像学特征。☆☆
【难度】中

113. 中心型肺癌较早期的间接征象为
A. 阻塞性肺气肿   B. 阻塞性肺不张
C. 阻塞性肺炎   D. 肺脓肿
E. 支气管扩张

114. 【答案】D
【解析】右肺上叶发生不张时，肺叶体积缩小，并向上移位，水平裂随之上移，呈凹面向下，与肺门肿块相连，形成反置或横置的 S 状。
【考点】中央型肺癌的 X 线影像学特征。☆☆
【难度】中

114. 中央型肺癌的横 "S" 征的形成，主要与下述哪项有关
A. 右下叶肺不张   B. 右中叶肺不张
C. 右叶间胸膜肥厚   D. 右上叶肺不张
E. 右叶间积液

115. 周围型肺癌累及较大的支气管,以哪种类型的癌多见
    A. 腺癌　　　　　B. 小细胞癌　　　　C. 不典型类癌
    D. 鳞腺癌　　　　E. 鳞状上皮癌

116. 胸膜凹陷征形成的病理基础是
    A. 肿瘤内纤维化、收缩
    B. 瘤内含气、扩张的细支气管
    C. 肿瘤内残存正常含气肺组织
    D. 肿瘤钙化或包埋原有钙化灶所致
    E. 癌细胞浸润及间质反应

117. 肺癌空泡征形成的病理基础是
    A. 肿瘤内纤维化、收缩
    B. 瘤内含气、扩张的细支气管
    C. 肿瘤内残存正常含气肺组织
    D. 肿瘤钙化或包埋原有钙化灶所致
    E. 癌细胞浸润及间质反应

118. 肺癌钙化形成的病理基础是
    A. 肿瘤内纤维化、收缩
    B. 瘤内含气、扩张的细支气管
    C. 肿瘤内残存正常含气肺组织
    D. 肿瘤钙化或包埋原有钙化灶所致
    E. 癌细胞浸润及间质反应

119. 肺癌细支气管充气征形成的病理基础是
    A. 肿瘤内纤维化、收缩
    B. 瘤内含气、扩张的细支气管
    C. 肿瘤内残存正常含气肺组织
    D. 肿瘤钙化或包埋原有钙化灶所致
    E. 癌细胞浸润及间质反应

120. 肺癌细短毛刺形成的病理基础是
    A. 肿瘤内纤维化、收缩
    B. 瘤内含气、扩张的细支气管
    C. 肿瘤内残存正常含气肺组织
    D. 肿瘤钙化或包埋原有钙化灶所致
    E. 癌细胞浸润及间质反应

121. 正常气管隆突的分叉角度为
    A. 45°~75°　　　　B. 40°~60°　　　　C. 40°~90°
    D. 60°~85°　　　　E. 60°~90°

115.【答案】E
【解析】此题主要考查对周围型肺癌的病理基础及组织发生的掌握。
【考点】周围型肺癌的病理基础及组织发生。☆
【难度】中

116.【答案】A
【解析】胸膜凹陷征常见于原发性肺癌,肿瘤内部纤维瘢痕收缩,将脏层胸膜向病灶牵拉,在脏、壁层胸膜间形成空隙,通常为三角形或喇叭口状,尖端指向病灶,其内为生理性液体充填。
【考点】周围型肺癌影像学特征及病理基础。☆☆
【难度】中

117.【答案】C
【解析】周围型肺癌空洞壁厚度不均匀,内壁凹凸不平,形态不规则,有时可见壁结节,壁外缘可见分叶及毛刺,洞内一般无液平面,空洞可逐渐增大。
【考点】周围型肺癌影像学特征及病理基础。☆☆
【难度】中

118.【答案】D
【考点】肺癌影像学特征及病理基础。☆☆
【难度】中

119.【答案】B
【考点】肺癌影像学特征及病理基础。☆☆
【难度】中

120.【答案】E
【考点】肺癌影像学特征及病理基础。☆☆
【难度】中

121.【答案】D
【考点】胸部基本解剖。☆☆
【难度】易

122.【答案】A
【解析】肺门是由肺动脉、肺静脉、支气管及淋巴组织构成，其中最主要的是肺动脉和肺静脉。
【考点】胸部基本解剖。☆☆
【难度】易

123.【答案】C
【解析】右肺分3叶共10段，左肺分2叶共8段。
【考点】胸部基本解剖。☆☆
【难度】易

124.【答案】B
【解析】胸膜不易在MRI上显示，但胸骨后区、左右各两层胸膜所形成的前纵隔联合线在轴位及冠状位上呈较高信号的线样影。
【考点】胸部基本解剖。☆☆
【难度】易

125.【答案】B
【解析】胸部高分辨CT（HRCT）可良好地显示肺间质纤维化。
【考点】胸部常用检查技术的应用。☆
【难度】易

126.【答案】E
【解析】一侧肺不张时患侧呈均匀一致密度增高影，胸廓塌陷，肋间隙变窄，纵隔向患侧移位，横膈升高，健侧肺呈代偿性肺气肿。
【考点】胸部基本病变肺不张的X线表现。☆☆
【难度】易

127.【答案】E
【解析】CT增强扫描后三维重建可多角度良好显示动静脉瘘的情况。
【考点】常见检查技术的临床应用。☆
【难度】易

128.【答案】E
【考点】常见检查技术的临床应用。☆
【难度】易

129.【答案】B
【解析】MRI主要特点为多方位成像，更有助于疾病的显示与诊断，其中轴位为最基本扫描层面。
【考点】常见检查技术的临床应用。☆
【难度】易

122. 构成肺门的主要结构是
   A. 肺动脉和肺静脉　　　　　B. 肺动脉
   C. 淋巴组织　　　　　　　　D. 支气管
   E. 以上都不是

123. 正常人右肺一般有几个肺段组成
   A. 8　　　　　　B. 9　　　　　　C. 10
   D. 11　　　　　E. 7

124. 正常情况下胸部MRI**不能**显示的结构是
   A. 胸腺　　　　　　　　　　B. 胸膜
   C. 气管　　　　　　　　　　D. 食管
   E. 血管

125. 对肺间质性纤维化显示最好的扫描技术是
   A. 螺旋CT　　　　　　　　　B. HRCT
   C. MRI　　　　　　　　　　 D. X线
   E. CT三维重建

126. 可造成纵隔向患侧移位的是
   A. 一侧气胸　　　　　　　　B. 胸腔积液
   C. 肺内肿瘤　　　　　　　　D. 肺内急性炎症
   E. 一侧肺不张

127. 显示肺动静脉瘘输入动脉和引流静脉的最佳影像学技术为
   A. X线
   B. CT平扫
   C. CT轴位增强扫描
   D. 彩超
   E. CT增强扫描后三维重建

128. 对纵隔肿瘤诊断最有价值的方法是
   A. 胸部X线片　　　　　　　B. MRI
   C. 血管造影　　　　　　　　D. 彩超
   E. CT

129. 胸部MRI最基本的扫描平面是
   A. 矢状位　　　　　　　　　B. 轴位
   C. 冠状位　　　　　　　　　D. 斜冠状位
   E. 斜矢状位

130. 后纵隔最常见的肿瘤是
    A. 畸胎瘤　　　　　　B. 胸腺瘤
    C. 淋巴瘤　　　　　　D. 神经源性肿瘤
    E. 甲状腺瘤

130.【答案】D
　　【考点】纵隔疾病的发病情况。
☆☆
　　【难度】易

131. 心包积液最常见的病因是
    A. 化脓性感染　　　　B. 结核性感染
    C. 风湿性感染　　　　D. 病毒性感染
    E. 转移瘤侵犯

131.【答案】B
　　【解析】多种原因都可引起心包积液,其中最常见的为结核性心包炎。
　　【考点】心包积液的病因。☆
　　【难度】易

132. 哪种纵隔肿瘤最容易发生胸膜转移
    A. 淋巴瘤　　　　　　B. 恶性畸胎瘤
    C. 生殖细胞瘤　　　　D. 侵袭性胸腺瘤
    E. 神经源性肿瘤

132.【答案】D
　　【考点】胸膜转移的常见病因。
☆☆
　　【难度】中

133. 纵隔气肿发生的原因**不包括**
    A. 纵隔穿透伤　　　　B. 气管切开术
    C. 结核空洞　　　　　D. 肋骨骨折
    E. 肺炎

133.【答案】E
　　【解析】肺炎主要表现为肺部渗出,一般不会引起纵隔气肿。
　　【考点】纵隔气肿的常见病因。☆
　　【难度】易

134. 下面哪种肿瘤在 CT 动态增强后最容易表现为延迟性强化
    A. 淋巴瘤　　　　　　B. 恶性畸胎瘤
    C. 生殖细胞瘤　　　　D. 侵袭性胸腺瘤
    E. 神经源性肿瘤

134.【答案】E
　　【考点】不同肿瘤的 CT 强化特点。☆☆
　　【难度】易

135. 纵隔畸胎瘤的典型 CT 表现为
    A. 肿块内有脂肪、软组织和骨性密度
    B. 不含脂肪成分
    C. 一般显示均匀性增强
    D. 位于中后纵隔
    E. 可呈单纯囊性密度

135.【答案】A
　　【解析】畸胎瘤为纵隔内原始生殖细胞瘤,由来自两个或三个胚层的数种成熟或不成熟的体细胞组织构成。
　　【考点】畸胎瘤的组织来源。☆☆
　　【难度】易

136. 胸膜转移瘤最常见的原因是
    A. 肺癌　　　　　　　B. 乳腺癌
    C. 淋巴瘤　　　　　　D. 消化系统肿瘤
    E. 黑色素瘤

136.【答案】A
　　【解析】肺癌最易引起胸膜转移瘤,继而导致胸腔积液。
　　【考点】引起胸膜转移瘤的病因。☆
　　【难度】易

137. 气管支气管软化症的诊断标准
    A. 气管动态 CT 扫描中,呼气末的气管轴位面积较吸气时减少达 50% 以上
    B. 气管动态 CT 扫描中,呼气末的气管轴位面积较吸气时减少达 30% 以上

137.【答案】A
　　【考点】气管软化症的诊断标准。
☆☆
　　【难度】中

C. 气管动态 CT 扫描中,呼气末的气管轴位面积较吸气末时减少达 40% 以上

D. 气管动态 CT 扫描中,呼气末的气管轴位面积较吸气末时减少达 60% 以上

E. 气管动态 CT 扫描中,呼气末的气管轴位面积较吸气末时减少达 70% 以上

138.【答案】B
　【解析】发生在主支气管的肺癌为中央性肺癌,病理类型多为鳞状细胞癌。
　【考点】肺癌的常见组织学类型。
☆☆
　【难度】中

138. 主支气管发病率最高的肿瘤是
　　A. 腺样囊性癌　　　　　　B. 鳞癌
　　C. 转移瘤　　　　　　　　D. 类癌
　　E. 软骨瘤

139.【答案】E
　【解析】肺的基本解剖单位为肺小叶。
　【考点】胸部 HRCT 基本定义。
☆☆
　【难度】易

139. 肺的基本解剖单位是
　　A. 气管　　　　　　　　　B. 支气管
　　C. 肺叶　　　　　　　　　D. 肺段
　　E. 肺小叶

140.【答案】E
　【解析】恶性胸膜间皮瘤常表现为弥漫性胸膜肿块。
　【考点】恶性胸膜间皮瘤的影像学表现。☆☆
　【难度】易

140. 关于恶性胸膜间皮瘤,下列说法**错误**的是
　　A. 约 50% 患者胸腔积液为淡黄色
　　B. 胸膜结节可均匀强化
　　C. 胸廓可变形,纵隔可移位
　　D. 胸膜弥漫性、结节状增厚
　　E. 胸膜局限性肿块

141.【答案】E
　【解析】肺段样实变主要见于大叶性肺炎。
　【考点】肺泡微石症的主要影像学表现。☆☆
　【难度】中

141. 肺泡微石症的 CT 表现**不包括**
　　A. 小结节状钙化　　　　　B. 线状钙化
　　C. 肺大疱　　　　　　　　D. 网条状改变
　　E. 肺段样实变

142.【答案】B
　【解析】胸部 CT 扫描中叶间裂表现为无肺纹理区,水平裂大致位于中间叶支气管层面。
　【考点】胸部基本解剖。☆☆
　【难度】易

142. 在 CT 图像上,水平裂位于下述哪个层面
　　A. 主动脉弓层面
　　B. 中间段支气管或右肺动脉干层面
　　C. 左肺动脉干层面
　　D. 基底干层面
　　E. 心底层面

143.【答案】A
　【考点】支气管囊肿的发病部位。
☆☆
　【难度】中

143. 纵隔支气管囊肿的发病部位最常见于
　　A. 气管旁和隆突下
　　B. 肺门部
　　C. 食管旁
　　D. 肺内
　　E. 主肺动脉窗

144. 急性纵隔炎的最常见原因为
    A. 外伤
    B. 食管裂孔破裂
    C. 外科手术
    D. 邻近区域感染
    E. 以上都不对

145. 胸膜转移瘤描述**错误**的是
    A. 转移至胸膜的肿瘤最常见的是腺癌
    B. 侵袭性胸膜瘤非常容易转移至胸膜
    C. 其他伴发征象,例如纵隔淋巴结肿大、肺内结节及皮下
       肿块有助于胸膜转移瘤的诊断
    D. 胸膜转移瘤可以表现为胸膜结节或胸腔积液
    E. 转移性胸腔积液均表现为血性

146. 关于胸膜斑的说法**不正确**的是
    A. 是石棉肺良性相关性疾病的最常见的一种类型
    B. 一般仅累及壁层胸膜
    C. 90% 的胸膜斑有钙化
    D. 多累及脏层胸膜和叶间胸膜
    E. 胸膜斑的潜伏期通常为 20~30 年

147. 恶性肿瘤性疾病胸膜累及或转移的征象**不包括**
    A. 胸膜结节状增厚
    B. 增厚的胸膜超过 1cm
    C. 胸膜向心性增厚,并包绕肺组织
    D. 纵隔胸膜增厚
    E. 胸膜增厚,但胸膜外脂肪显示清楚

148. 内乳静脉通过的膈肌裂孔是
    A. 食管裂孔
    B. 主动脉裂孔
    C. Mogagni 孔
    D. 下腔静脉裂孔
    E. Bochdalek 孔

149. 膈疝最常见的是
    A. 食管裂孔疝
    B. Bockdelek 疝
    C. Morgagni 疝
    D. 主动脉裂孔疝
    E. 下腔静脉裂孔疝

150. 膈神经麻痹的常见病因**不包括**
    A. 肺癌侵犯
    B. 纵隔肿瘤侵犯
    C. 创伤
    D. 手术后损伤
    E. 肺炎累及

144.【答案】B
　【解析】急性纵隔炎多由细菌感染引起,主要由急性食管破裂或颈部感染向下蔓延所致。
　【考点】纵隔炎的常见病因。☆
　【难度】中

145.【答案】E
　【解析】转移性胸膜瘤主要表现为胸膜散在多发转移性结节,多伴有血性胸腔积液。
　【考点】胸膜转移瘤的主要影像学表现。☆☆
　【难度】易

146.【答案】C
　【解析】胸膜斑为宽度 2~3cm 光滑的条带状或斑块状阴影,可有钙化。
　【考点】石棉肺的主要影像学表现。☆☆
　【难度】中

147.【答案】E
　【解析】胸膜转移瘤时多伴有胸膜外脂肪模糊。
　【考点】胸膜转移瘤的主要影像学表现。☆☆
　【难度】易

148.【答案】C
　【考点】胸部基本解剖。☆☆
　【难度】中

149.【答案】A
　【考点】膈疝的发病部位。☆
　【难度】中

150.【答案】E
　【解析】肿瘤、创伤等都可引起膈神经麻痹,肺炎则不会。
　【考点】膈神经麻痹的常见原因。☆
　【难度】易

151.【答案】B

【考点】肋骨常见疾病。☆

【难度】易

152.【答案】E

【解析】CT 三维重建可直观显示肋骨骨折线。

【考点】不同影像技术的应用。☆

【难度】易

153.【答案】C

【解析】结节直径大小约 3mm。

【考点】硅肺的 X 线征象。☆☆

【难度】易

154.【答案】B

【解析】硅沉着症也称硅肺,是长期吸入含有游离二氧化硅粉尘所引起的肺部弥漫性纤维化,是尘肺中最多见且危害最大的一种。多见于采矿、玻璃、陶瓷、石英制粉等工作。

【考点】硅肺的定义。☆☆

【难度】易

155.【答案】D

【解析】肺门及纵隔淋巴结的蛋壳样钙化,是硅肺较为特征的 X 线征象。

【考点】硅肺的 X 线征象。☆☆

【难度】中

156.【答案】D

【解析】硅肺早期,肺纹理增多、增粗,延长到肺野外带,分支交叉呈网状纹理。

【考点】硅肺早期的 X 线征象。☆☆

【难度】中

157.【答案】E

【解析】石棉沉着症常易并发肺炎、肺不张、支气管扩张、胸膜和肺部恶性肿瘤,晚期可发生肺心病。

【考点】石棉沉着症的特征。☆☆

【难度】中

158.【答案】B

【解析】农民肺患者脱离粉尘后病变可以消退,或只留少许条索状纤

151. 肋骨最常见的良性肿瘤或肿瘤样变是

A. 血管瘤 B. 骨纤维异常增殖症

C. 神经源性肿瘤 D. 骨囊肿

E. 巨细胞瘤

152. 显示肋骨骨折最直观清楚的影像学检查技术是

A. MRI B. 胸片

C. 轴位 CT 扫描 D. 冠状位 CT 扫描

E. CT 三维重建技术

153. 关于硅肺结节的描述,哪项**不正确**

A. 排列成"玫瑰花"样

B. 早期即发生于整个肺野

C. 直径在 0.5~0.8cm

D. 随病变的发展矽结节逐渐增大增多靠拢重叠

E. 其形状不易与炭末沉着病区别

154. 尘肺中最多见且危害最大者为

A. 煤工尘肺 B. 硅沉着症

C. 滑石肺尘埃沉着症 D. 炭黑肺尘埃沉着症

E. 石墨肺尘埃沉着症

155. 典型的硅肺淋巴结钙化多表现为

A. 结节状 B. 斑片状

C. 爆米花样 D. 蛋壳样

E. 多发颗粒状

156. 硅肺早期的 X 线是下述哪一项

A. 空洞及细斑点影

B. 肺上部呈蜂窝样结构

C. 肺门压缩伴血管阴影增多

D. 肺部的网状条索影增多

E. 硅肺性肺胀

157. 石棉沉着症的哪一种并发症较少见

A. 节段性肺不张 B. 支气管肺炎

C. 支气管扩张 D. 肺部恶性肿瘤

E. 肺结核

158. 农民肺的 X 线表现中,哪项**错误**

A. 早期肉芽肿病变显示为肺内弥散的颗粒状或小结节状影

B. 患者脱离接触有害粉尘后肺部改变继续加重
C. 农民肺患者的肺门阴影一般不增大
D. 慢性期肺部主要表现为弥散性间质性纤维改变
E. 临床症状出现后相当长的时间才出现 X 线表现

159. X 线片诊断硅肺的肯定依据是
A. 结节阴影　　B. 团块阴影
C. 边缘性肺气肿　　D. 网状阴影
E. 肺门淋巴结蛋壳样钙化

159.【答案】A
【解析】吸入粉尘中的游离二氧化硅含量越高,肺内改变以结节为主。
【考点】硅肺的 X 线特征。☆☆
【难度】中

160. 硅酸盐肺中较常见者为
A. 铝肺尘埃沉着症　　B. 硅肺
C. 石棉沉着症　　D. 农民肺
E. 棉肺尘埃沉着症

160.【答案】C
【解析】硅酸盐是二氧化硅与镁、钙、钠、铁等结合的矿质化合物,以纤维形和非纤维形两种形态存在,前者包括石棉和滑石,硅酸盐肺中尤以石棉肺最为多见。
【考点】石棉沉着症的特征。☆
【难度】易

161. 胸膜粘连最常见的部位是
A. 肺尖部胸膜　　B. 心膈角处
C. 肋膈角处　　D. 纵隔胸膜
E. 以上都不是

161.【答案】C
【考点】对胸膜粘连好发部位的认识。☆☆
【难度】易

162. 胸膜病变中,哪种最常见
A. 胸膜的损伤　　B. 胸膜的炎症
C. 胸膜的肿瘤　　D. 硅肺引起的胸膜病变
E. 结缔组织病引起的胸膜病变

162.【答案】B
【考点】胸膜病变谱。☆
【难度】易

163. 下述哪种疾病**不会**出现胸膜钙化
A. 脓胸　　B. 出血机化
C. 硅肺　　D. 慢性肺炎
E. 结核性胸膜炎

163.【答案】B
【考点】胸膜病变影像学特点。☆☆
【难度】易

164. 局限性胸膜间皮瘤的 CT 征象中,哪项**错误**
A. 与胸膜可呈锐角或钝角相交
B. 胸膜呈较广泛的结节状或不规则状增厚
C. 多发生于肋胸膜,也可发生于胸膜的其他部位
D. 呈类圆形或分叶状的肿块,边缘光滑锐利
E. 肿瘤内偶可见钙化及出血坏死

164.【答案】B
【解析】弥漫性胸膜间皮瘤表现为胸膜较广泛的结节或不规则增厚。
【考点】局限性和弥漫性胸膜间皮瘤的影像学特点。☆☆
【难度】易

165. 中量游离性胸腔积液的渗液曲线的形成与下述哪项因素**无关**
A. 胸腔内液体的密度　　B. 液体的表面张力
C. 肺组织的弹性　　D. 液体的重力
E. 液体在胸腔内的虹吸作用

165.【答案】A
【解析】胸腔积液渗液曲线的形成与胸腔内的负压、液体的表面张力、肺组织的弹性、液体的重力以及液体在胸腔内的虹吸作用都有关。
【考点】胸腔积液的 X 线征象。☆☆
【难度】难

166.【答案】E

【解析】Kerley 线以 B 线最常见。

【考点】Kerley 线的影像学特征。

☆☆

【难度】中

167.【答案】B

【解析】心外性杂音是肺动静脉瘘特征性表现,此外还有活动后的呼吸困难、心悸、气短、发绀、杵状指、胸痛、红细胞增多症等,咯血是肺动静脉瘘破裂的常见症状。

【考点】肺动静脉畸形的临床特征。☆

【难度】中等

168.【答案】A

【解析】Kerley B 线是由于肺间质水肿引起小叶间隔增宽,在两肺下野外侧可形成水平线状影,常位于肋膈角区,为长 1~3cm、宽 1~2mm 的水平横线,一般垂直于侧肋胸膜,是肺小叶间隔内积液的表现,是慢性肺淤血的特征性表现。

【考点】Kerley B 线的 X 线征象。

☆☆

【难度】中

169.【答案】A

【解析】肺淤血早期会出现肺内血液再分布,此时上肺静脉扩张呈鹿角征。

【考点】肺淤血的 X 线征象。☆☆

【难度】中

170.【答案】B

【解析】肺静脉高压最早期会出现肺内血液再分布,此时上肺静脉扩张呈鹿角征。

【考点】肺静脉高压的 X 线征象。

☆☆

【难度】中

171.【答案】A

【解析】肺泡性肺水肿中央型表现为两肺中内带对称分布的大片状阴影,肺门区密度较高,形如蝶翼称为蝶翼征。

【考点】肺泡性肺水肿的 X 线征象。☆☆

【难度】易

172.【答案】D

【解析】X 线片常可见一支或数支粗大扭曲的血管影引向肺门,为输入血管。

【考点】肺动静脉瘘的 X 线特征。

☆☆

【难度】易

166. Kerley A、B、C 线的描述中,哪项**不正确**

  A. A 线位于肺野外围斜行引向肺门,呈水平走行的直线状或稍呈弧形影

  B. B 线位于两下肺野外带,短而直,与胸膜相连并与其垂直

  C. C 线位于两肺下野,呈网状,是 B 线的重叠阴影

  D. Kerley A、B、C 线,也称小叶间隔线,是小叶间隔中积液使得间隔增厚形成的影像

  E. Kerley 线以 A 线最常见

167. 肺动静脉瘘特征性临床表现为

  A. 咯血   B. 心外性杂音

  C. 呼吸困难   D. 颜面、血管扩张

  E. 红细胞增多症

168. Kerley B 线的范围为

  A. 长 2~3cm,宽 1mm

  B. 长 5~6cm,宽 0.5~1mm

  C. 长 1cm,宽 0.5mm

  D. 长 10cm,宽 1mm 以上

  E. 长 0.5~1cm,宽 0.5~1mm

169. 肺淤血的最早 X 线片表现为下述哪一种

  A. 上肺静脉扩张似鹿角状

  B. 肺血管纹理增多增粗

  C. 肺门阴影增大模糊

  D. 肺野透明度减低如薄纱遮盖

  E. 肺部间质纤维化

170. X 线胸片上,肺静脉高压最早出现的影像为

  A. 间质性肺水肿 B. 上肺静脉扩张

  C. 下肺静脉收缩 D. 上、下肺静脉均收缩

  E. 下肺静脉收缩

171. 哪种征象提示为肺泡性肺水肿

  A. 蝶翼状阴影 B. KerleyA 线或 B 线

  C. 肺门阴影增大模糊 D. 叶间胸膜肥厚

  E. 上肺静脉扩张

172. 肺动静脉瘘的 X 线表现中,以哪项诊断价值最大

  A. 单发或多发结节状影 B. 瘤囊搏动

  C. 大小可改变   D. 异常血管影

  E. 肋骨下缘压迹

173. 右肺中叶肺不张的 X 线表现**不包括**
    A. 位于右下肺野中内带
    B. 上界清楚,下界模糊
    C. 呈底位于右心缘的三角形密度增高影
    D. 前弓位显示更佳
    E. 侧位片尖端向胸壁,底在肺门的三角形影

174. 下列关于小叶肺不张描述**不正确**的是
    A. 为终末细支气管被阻塞所致
    B. 常见于支气管哮喘和支气管肺炎
    C. X 线片表现为多发斑片状密度增高影
    D. 易与肺炎的片状影区别
    E. 不易与肺炎的片状影区别

175. 关于肺部增殖性病变下列描述**错误**的是
    A. 多见于肺部慢性炎症
    B. 主要病理构成是成纤维细胞、血管内皮细胞和组织细胞增生
    C. 病变密度较高,边界欠清晰
    D. 病变形态可呈结节状、片状或肿块状
    E. 病变动态变化缓慢

176. 下列**不属于**空腔的是
    A. 肺大疱   B. 肺囊肿
    C. 肺气囊   D. 气胸
    E. 支气管囊肿

177. 下列疾病**不会**导致肺门增大的是
    A. 结节病   B. 肺动脉先天狭窄或闭塞
    C. 淋巴瘤   D. 肺动脉高压
    E. 肺结核

178. 下列关于肺内支气管与肺动脉的描述,**不正确**的是
    A. 肺动脉分支常伴行同名支气管
    B. 二者管径相近
    C. 肺外围一般不能显示支气管的断面
    D. 肺动脉多位于支气管后、内或下方
    E. 以上都对

179. 大叶性肺炎的蔓延途径为
    A. 肺泡壁   B. 肺泡孔   C. 肺动脉
    D. 肺静脉   E. 终末支气管

173. 【答案】E
    【解析】右肺中叶不张侧位片呈底在前胸壁,尖端指向肺门的三角形影。
    【考点】右肺中叶肺不张的 X 线表现。☆☆
    【难度】中

174. 【答案】D
    【解析】小叶肺不张 X 线表现为多发斑片状密度增高影,不易与肺炎的片状影区分。
    【考点】小叶肺不张的 X 线表现。☆☆
    【难度】中

175. 【答案】C
    【解析】慢性增殖性病变一般密度较高,边缘较清晰。
    【考点】肺部慢性增殖性病变的典型表现。☆☆
    【难度】易

176. 【答案】D
    【解析】空腔是指肺内生理性腔隙的病理性扩大,常见的有肺大疱、肺囊肿、肺气囊,支气管囊肿属于肺囊肿的一种,所以也属于空腔。气胸多为肺大疱破裂后并发症。
    【考点】肺部空腔的定义。☆☆
    【难度】易

177. 【答案】B
    【解析】肺动脉先天狭窄或闭塞会导致一侧肺门缩小。
    【考点】不同疾病对肺门影的改变。☆☆
    【难度】中

178. 【答案】D
    【解析】肺动脉多位于支气管前、外或上方,肺静脉位于支气管后、内或下方。
    【考点】肺内支气管与肺动脉的解剖。☆☆
    【难度】中

179. 【答案】B
    【解析】大叶性肺炎的炎性渗出主要在肺泡,炎性渗出液及细菌经细支气管及肺泡壁上的肺泡孔扩展到邻近肺泡。
    【考点】大叶性肺炎的病理改变。☆
    【难度】中

180.【答案】E
　　【解析】支气管肺炎的主要病变以小叶支气管为中心,经过终末支气管延及肺泡,在细支气管及肺泡内产生炎性渗出。
　　【考点】支气管肺炎的病理改变。☆
　　【难度】中

181.【答案】C
　　【解析】慢性支气管的炎性改变最初发生在较大支气管内,随病变发展自上而下逐渐累及细支气管。
　　【考点】慢性支气管炎的发病特点。☆
　　【难度】中

182.【答案】C
　　【解析】肺叶内型肺隔离症供血多来自降主动脉。
　　【考点】肺叶内型肺隔离症的发病特点。☆☆
　　【难度】中

183.【答案】C
　　【解析】肺叶内型肺隔离症供血多来自腹主动脉。
　　【考点】肺叶外型肺隔离症的发病特点。☆☆
　　【难度】中

184.【答案】E
　　【解析】支气管异物时单侧性肺气肿可高度提示支气管异物的存在;纵隔摆动是由于支气管异物导致双侧胸腔压力不均所致;异物存留时间较长时可致发生肺不张、肺感染。
　　【考点】支气管异物的X线表现。☆☆
　　【难度】易

185.【答案】B
　　【解析】支气管异物不全阻塞时最重要、最常见X线征象。无论是呼气性阻塞还是吸气性阻塞,呼气时纵隔均向患侧移位。
　　【考点】支气管异物的X线表现。☆☆
　　【难度】中

186.【答案】A
　　【解析】婴儿间质性肺炎最典型的影像表现是双肺内中带沿支气管分布的小斑片状密度增高影及小泡状透亮,即代偿性肺气肿表现,是其主要改变。
　　【考点】婴儿间质性肺炎的典型表现。☆☆
　　【难度】中

187.【答案】E
　　【解析】婴幼儿肺结核多表现为原发综合征,即肺门浸润灶和肺门肿大淋巴结。
　　【考点】婴幼儿肺结核的典型X线表现。☆☆
　　【难度】易

180. 支气管肺炎的蔓延途径为
　　A. 肺泡壁　　　　B. 肺泡孔　　　　C. 肺动脉
　　D. 肺静脉　　　　E. 终末支气管

181. 慢性支气管炎最早期多发生在
　　A. 肺泡　　　　　　　　　B. 细支气管
　　C. 较大支气管　　　　　　D. 肺泡壁
　　E. 肺泡孔

182. 关于肺叶内型肺隔离症下列错误的是
　　A. 与邻近正常肺组织为同一脏层胸膜
　　B. 与正常肺组织分界不清
　　C. 供血多来自腹主动脉
　　D. 多表现为大小不等囊样结构
　　E. 多位于下叶后基底段,左侧多见

183. 关于肺叶外型肺隔离症错误的是
　　A. 被独立脏层胸膜所包裹
　　B. 病变组织多为无功能的实性肺组织块
　　C. 供血多来自胸主动脉
　　D. 不易引起感染
　　E. 多位于肺下叶与横膈之间

184. 支气管异物的间接征象是
　　A. 肺气肿　　　　　　B. 纵隔摆动
　　C. 肺不张　　　　　　D. 肺部感染
　　E. 以上均是

185. 支气管异物最重要、最常见间接征象是
　　A. 肺气肿　　　　　　　　B. 纵隔摆动
　　C. 肺不张　　　　　　　　D. 肺部感染
　　E. 以上都是

186. 婴幼儿间质性肺炎最主要的改变是
　　A. 肺气肿　　　　　　　　B. 肺不张
　　C. 肺实变　　　　　　　　D. 间质纤维化
　　E. 支气管扩张

187. 婴幼儿肺结核最常见的X线表现是
　　A. 空洞　　　　　　　　　B. 结核球
　　C. 胸腔积液　　　　　　　D. 钙化灶
　　E. 肺内浸润和肺门肿大淋巴结

188. 下列最支持支气管扩张诊断的征象是
    A. 两肺下叶囊状或蜂窝状阴影
    B. 局限性肺纹理增多、增粗、紊乱
    C. 斑片状或大片状模糊影
    D. 气 - 液平面
    E. "双轨征"

189. 可造成纵隔向患侧移位的是
    A. 一侧性肺气肿   B. 气胸
    C. 胸腔积液   D. 较大肺内肿瘤
    E. 广泛性胸膜肥厚

190. 局限性阻塞性肺气肿最常见原因是
    A. 大叶性肺炎   B. 支气管扩张
    C. 慢性支气管肺炎   D. 支气管哮喘
    E. 支气管肺癌

191. 左肺下叶分四段,与右肺不同的是
    A. 前外基底段   B. 外后基底段
    C. 前内基底段   D. 外基底段
    E. 后基底段

192. 垂柳征最常见于
    A. 肺炎
    B. 慢性纤维空洞型肺结核
    C. 肺癌
    D. 肺脓肿
    E. 支气管扩张

193. 下列哪项不见于浸润型肺结核
    A. 球形阴影
    B. 絮状模糊影
    C. 垂柳样肺纹理改变
    D. 粟粒样、结节状病灶
    E. 片状阴影并空洞形成

194. 急性血行播散性肺结核主要特点是
    A. 渗出、增殖性病灶为主
    B. 增殖性病变病灶为主
    C. 纤维化病灶为主
    D. 空洞性病灶为主
    E. 混合性病灶

188.【答案】A
    【解析】囊状支气管扩张呈囊状或蜂窝状影,其他均可见于其他肺部疾病。
    【考点】支气管扩张的典型表现。☆☆
    【难度】易

189.【答案】E
    【解析】广泛性胸膜肥厚、粘连,可导致纵隔被牵拉向患侧移位。
    【考点】肺部疾病对纵隔的影响。☆☆
    【难度】易

190.【答案】E
    【解析】局限性阻塞性肺气肿最常见于支气管肺癌。
    【考点】肺气肿的常见原因。☆☆
    【难度】易

191.【答案】C
    【解析】左下肺与右下肺不同的是前内基底段合为一段。
    【考点】肺叶分段基本解剖。☆
    【难度】易

192.【答案】B
    【解析】慢性纤维空洞型肺结核由于广泛的纤维收缩,常使同侧肺门上提,肺纹理垂直向下呈垂柳状,可合并支气管扩张。
    【考点】慢性纤维空洞型肺结核的典型 X 线表现。☆☆
    【难度】易

193.【答案】C
    【解析】"垂柳征"主要见于慢性纤维空洞型肺结核。
    【考点】浸润型肺结核的主要 X 线表现。☆☆
    【难度】易

194.【答案】A
    【考点】肺结核的基本病变类型。☆☆
    【难度】中

195.【答案】B
【解析】空洞是指肺内组织发生坏死后经引流支气管排出坏死组织并吸入气体后所形成的。
【考点】空洞与空泡的区别。
☆☆
【难度】中

196.【答案】B
【考点】肺的基本解剖。☆☆
【难度】易

197.【答案】A
【解析】支气管动脉栓塞术首选栓塞剂是吸收性明胶海绵,为中效栓塞剂,可快速形成血栓。
【考点】支气管动脉栓塞术的相关知识。☆
【难度】中

198.【答案】C
【解析】纵隔旁肺内孤立结节细针穿刺活检首选引导方法为CT引导下穿刺。
【考点】肺部病变的穿刺方法。☆
【难度】易

199.【答案】E
【解析】肺癌栓塞常见并发症主要包括局部出血、血肿、血管栓塞和脊髓损伤。
【考点】肺栓塞术的基本并发症。
☆☆
【难度】易

200.【答案】C
【考点】肺癌支气管动脉灌注化疗的适应证。☆
【难度】易

201.【答案】C
【考点】肺栓塞溶栓治疗的适应证。☆
【难度】易

202.【答案】E
【解析】严重急性呼吸综合征(SARS)特征性影像学表现多迟于临床症状。
【考点】SARS的发病特点。☆
【难度】中

195. 有关空泡的描述,**错误**的是
　　A. 直径约 1 至数毫米
　　B. 病理基础是小空洞
　　C. 常见于腺癌
　　D. X 线胸片表现为低密度透亮区
　　E. 病理基础是残存的正常含气肺泡组织或小支气管

196. X 线胸片上,正常肺门影应位于
　　A. 第 1~3 前肋内带　　　B. 第 2~4 前肋内带
　　C. 第 4~6 前肋内带　　　D. 第 5~7 前肋内带
　　E. 第 7~9 前肋内带

197. 支气管动脉栓塞治疗大咯血首选栓塞剂是
　　A. 吸收性明胶海绵　　　B. PVA 颗粒
　　C. 自体血凝块　　　　　D. 无水乙醇
　　E. 弹簧圈

198. 纵隔旁肺内孤立结节细针穿刺活检,首选的引导方法是
　　A. 透视下引导　　B. 超声引导　　　C. CT
　　D. DSA　　　　　E. MRI

199. 肺癌栓塞并发症**不包括**
　　A. 局部出血　　　B. 血肿　　　　C. 血管栓塞
　　D. 脊髓损伤　　　E. 肺栓塞

200. 肺癌支气管动脉灌注化疗的适应证是
　　A. 严重肾功能损害　　　B. 碘过敏
　　C. 中晚期肺癌　　　　　D. 严重心功能不全
　　E. 严重肝功能损害

201. 肺栓塞溶栓治疗的禁忌证**不包括**
　　A. 严重心肝肾功能损害
　　B. 近期有外伤或手术病史
　　C. 患者拒绝手术
　　D. 中枢神经系统功能障碍
　　E. 有出血倾向患者

202. 下列关于 SARS 发病特点的,**不正确**的是
　　A. 早期病变多为局灶性,可单侧也可双侧
　　B. 进展期病灶常多变多发,各种形态的病变同时存在
　　C. 成人 SARS 的肺部病灶变化快,新旧病灶可交替出现
　　D. 部分患者可发展成肺间质纤维化

E. 临床表现与影像改变同步

203. 肺底积液在 X 线胸片上最典型的影像学表现是
A. 横膈抬高,最高点外移
B. 横膈抬高,最高点内移
C. 心影向患侧移位
D. 心影向健侧移位
E. 以上都不对

203.【答案】A
【解析】肺底积液最典型 X 线表现为横膈抬高,膈肌最高点外移。
【考点】肺底积液的典型 X 线表现。☆☆
【难度】易

204. 关于肺部挫伤下列**不正确**的是
A. 正位胸片正常就可排除肋骨骨折
B. 胸骨骨折常合并心脏大血管损伤
C. 肺挫裂伤时多伴有肋骨骨折
D. 气胸时不一定伴有肋骨骨折
E. 食管破裂多发生于食管下段

204.【答案】A
【解析】肋骨骨折不一定会发生肺的挫伤,因此 X 线胸片未见异常时不能排除肋骨骨折。
【考点】肺部损伤的表现。☆
【难度】易

205. X 线胸片提示一侧肺野均匀致密影时,可**排除**下列哪项
A. 液气胸　　　　　　B. 一侧胸腔大量积液
C. 一侧肺切除　　　　D. 一侧肺不张
E. 一侧肺实变

205.【答案】A
【解析】液气胸时可见无肺纹理透亮区。
【考点】不同疾病胸片的不同表现。☆☆
【难度】易

206. 常规胸片对下列哪种结构显示**最差**
A. 肋骨　　　B. 肋软骨　　　C. 锁骨
D. 胸骨　　　E. 胸椎

206.【答案】B
【解析】肋软骨在正常胸片上不显影。
【考点】胸片可见的胸部解剖结构。☆
【难度】易

207. 胸部 X 线片心膈角处见团状阴影,最常见的是
A. 结核球　　　B. 心包脂肪垫　　　C. 心包囊肿
D. 肺炎　　　E. 肺癌

207.【答案】B
【解析】心尖部心膈角旁团块影最常见的是心包脂肪垫。
【考点】X 线胸片正常表现。☆☆
【难度】易

208. 肺气肿时典型的 X 线表现**不包括**
A. 肺纹理稀疏　　　　　　B. 桶状胸,肋间隙增宽
C. 双侧膈肌抬高　　　　　D. 两侧肺野透过度增高
E. 心影呈滴状

208.【答案】C
【解析】肺气肿时双侧膈肌低平。
【考点】肺气肿的典型 X 线表现。☆☆
【难度】易

209. 正常人左肺一般包括几个段
A. 10 段　　　B. 9 段　　　C. 8 段
D. 7 段　　　E. 11 段

209.【答案】C
【解析】正常人左肺分两叶,共 8 段。
【考点】肺的分段。☆☆
【难度】易

210. 气管隆嵴是指
A. 分叉处上方　　　　　B. 分叉处下方
C. 分叉部上壁　　　　　D. 分叉部下壁
E. 分叉部右壁

210.【答案】D
【解析】气管隆嵴是指气管分叉部下壁。
【考点】肺部基本解剖。☆☆
【难度】易

1.【答案】D

【解析】肺结核多表现为低热，病灶内可有空洞，其内少见气-液平面，周围可见卫星灶。肺脓肿急性发病时表现为高热、寒战、咳嗽，可形成空洞，空洞内可见气-液平面；大叶性肺炎多按叶段分布，表现为片状高密度影，较少形成空洞，一般不伴有卫星灶；肺大疱多表现为泡状无肺纹理区，可见薄壁；肺支气管囊肿多是查体时偶发，合并感染时可有相应临床症状。

【考点】肺结核与肺脓肿的影像学表现及鉴别诊断。☆☆

【难度】中

2.【答案】D

【解析】支气管肺炎最典型的影像表现是双肺内中带沿支气管分布的小斑片影，合并阻塞时可见三角形肺不张致密影相邻的肺组织可有代偿性肺气肿表现。原发性肺结核多表现为原发综合征；支原体肺炎主要表现为间质性肺炎，多见于下叶，表现为肺纹理增粗及网状影，若肺泡内有渗出时可出现斑点状模糊影。

【考点】支气管肺炎的影像表现。☆

【难度】易

3.【答案】D

【解析】肺隐球菌是存在于土壤、牛乳、鸽粪、水果等的腐生菌，多以吸入途径感染，除形成肺部疾病外还侵犯脑组织和脑膜，多数患者肺部症状轻微，而颅内压增高症状明显。鸽粪还会引起过敏性肺炎，但过敏性肺炎一般不伴有神经系统症状。

【考点】肺隐球菌病的发病原因及影像学表现。☆

【难度】中

4.【答案】D

【解析】中年男性患者，右上肺肿块，余肺野未见异常密度影，结合其临床症状 咳嗽、咳痰、痰中带血，首先考虑肺癌。

【考点】肺癌与肺结核的鉴别诊断。☆☆

【难度】易

5.【答案】A

【解析】胸腔积液的典型X线表现为肋膈角消失，见外高内低弧形高密度影，积液量的区分上缘位于第4前肋以下为少量积液；第4到第2前肋之间为中等量积液，上缘位于第2前肋以上为大量胸腔积液。

【考点】胸腔积液的影像学表现及积液量的划分标准。☆

【难度】易

6.【答案】C

【解析】结合患者前列腺癌的病史与胸片多发大小不等类圆形结节，考虑最可能的诊断为肺转移瘤。

【考点】肺转移瘤的典型表现。☆☆

【难度】易

【A2 型题】

1. 患者，男，24岁，咳嗽、咳痰1个月余，近5日低热37.5~38℃，门诊抗炎治疗效果不佳，胸片提示：右上肺空洞，其内未见明显气-液平面，周边可见多发小斑片影，最可能的诊断是
   A. 肺脓肿　　　　B. 大叶性肺炎　　　C. 肺大疱
   D. 肺结核　　　　E. 肺支气管囊肿

2. 婴幼儿胸片见沿肺纹理走行的小三角形或斑点状密度增高影及小泡状透亮区，首先考虑哪项诊断
   A. 病毒性肺炎　　B. 原发性肺结核　　C. 支原体肺炎
   D. 支气管肺炎　　E. 大叶性肺炎

3. 患者，男，48岁，头疼5d，加重1d，有喷射性呕吐、轻咳，无明显发热，家中饲养肉鸽，CT提示双肺多发大小不等斑片影，未见纤维钙化灶，下列最可能的诊断为
   A. 过敏性肺炎　　B. 肺放线菌病　　　C. 肺吸虫病
   D. 肺隐球菌病　　E. 肺结核

4. 患者，男，50岁，20年前患有肺结核，近3个月来咳嗽、咳痰，痰中偶带血丝，无发热，右侧胸痛，X线检查示右上肺3cm×2.5cm肿块，边缘模糊，肿块内有钙化影，余肺野清晰，3次痰检癌细胞阴性，因首先考虑
   A. 肺结核　　　　B. 肺脓肿　　　　　C. 球形肺炎
   D. 肺癌　　　　　E. 炎性假瘤

5. 患者，男，38岁，咳嗽胸痛3d，最可能的诊断为
   A. 左侧少量胸腔积液伴左侧肺不张
   B. 左侧中等量胸腔积液
   C. 左侧胸膜增厚
   D. 左下肺炎
   E. 左下肺不张

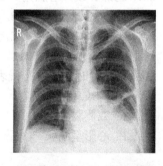

6. 患者，男，75岁，既往前列腺癌病史，近1周咳嗽，胸片见双肺弥漫分布小结节影，双肺中下肺野为著，最可能的诊断为
   A. 尘肺
   B. 粟粒性肺结核
   C. 前列腺癌肺转移

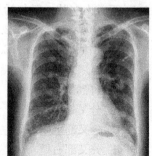

D. 结节病

E. 淋巴瘤

7. 患者,女,40岁,胸痛不适 2d,X 线胸片如图所示,应首先诊断为

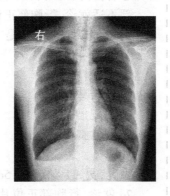

A. 胸片未见异常

B. 支气管肺炎

C. 肺结核

D. 液气胸

E. 少量胸腔积液

8. 患者,女,4岁,咳嗽、低热就诊,伴有食欲减退,体重减轻。实验室检查红细胞沉降率 50mm/h,结核菌素试验(+++),胸片提示右肺门增大、模糊,右上肺外带可见淡片影,边缘模糊,两者之间似见线样模糊影,最可能的诊断是

A. 支气管肺炎　　　　　B. 支原体肺炎

C. 腺病毒肺炎　　　　　D. 原发综合征

E. 大叶性肺炎

9. 患者,男,40岁,咳嗽、低热就诊,胸部 X 线片提示右侧锁骨上下区均可见不规则纤维空洞,周边可见广泛纤维索条,并可见新老不一病灶,右侧肺门牵拉、上提,右侧胸膜增厚、钙化,最可能的诊断是

A. 浸润型肺结核

B. 结核球

C. 干酪性肺结核

D. 慢性纤维空洞型肺结核

E. 干性胸膜炎

10. 患者,女,38岁,咳嗽 3d 就诊,胸部 X 线片提示左肺上叶团块状阴影,轮廓清楚,边缘光滑,肿块内见爆米花样钙化,未见明确空洞,应考虑诊断是

A. 结核球　　　　　　B. 周围型肺癌

C. 炎性假瘤　　　　　D. 肺囊肿

E. 错构瘤

11. 患儿,男,8岁,患者在急性传染病后,出现气喘、发绀、咳嗽、鼻翼扇动等症状。胸部 X 线片提示肺纹理增粗,呈网格状改变,内可见小结节影,并可见肺气肿,最可能的诊断是

A. 化脓性肺炎　　　　B. 间质性肺炎

C. 过敏性肺炎　　　　D. 大叶性肺炎

E. 小叶性肺炎

7.【答案】D

【解析】气胸典型 X 线表现为肺野无肺纹理区,其内侧缘可见压缩肺组织的边缘。此患者同时伴有肋膈角变钝并可见液气平面,故支持液气胸诊断。

【考点】液气胸的典型表现。☆☆

【难度】易

8.【答案】D

【解析】原发型肺结核最常见于儿童,结核菌经呼吸道吸入后,在肺实质内产生急性渗出性炎性改变,大小多为 0.5~2cm,这种局限性炎性实变称为原发病灶。原发病灶内的结核菌经淋巴管向局部淋巴结蔓延,引起结核性淋巴管炎和淋巴结炎,三者合称为原发综合征。X 线胸片上原发病灶、淋巴管炎与肿大肺门淋巴结连接在一起,形成"哑铃状"。

【考点】原发型肺结核的典型表现。☆☆

【难度】易

9.【答案】D

【解析】空洞为主型肺结核主要是以纤维厚壁空洞、广泛纤维性病变及支气管播散组成病灶的主体。主要影像表现是锁骨上下区不规则慢性纤维空洞,周围伴有广泛的纤维索条和散在的新老不一的病灶,由于广泛纤维收缩,常有同侧肺门的牵拉、上提,邻近病灶的胸膜多可见增厚、钙化。

【考点】慢性纤维空洞型肺结核的典型表现。☆☆

【难度】易

10.【答案】E

【解析】肺错构瘤的典型表现为肿块内见爆米花样钙化。

【考点】肺错构瘤的典型表现。☆

【难度】易

11.【答案】B

【解析】间质性肺炎病变分布较为广泛,多累及双侧肺野,以两侧肺门附近及两下肺野好发,典型 X 线表现是肺纹理增粗,网状及小结节影、肺气肿,肺门区偶见"袖口征"。

【考点】肺间质性肺炎的典型 X 线表现。☆

【难度】易

12.【答案】B

【解析】胸片表现为大小、密度、分布"三均匀"的弥漫性粟粒性结节,结合患者病史首先考虑粟粒性肺结核。

【考点】急性血源播散性肺结核的典型表现。☆☆

【难度】易

13.【答案】D

【解析】胸片提示右肺上叶实变,内可见空气支气管影,首先考虑大叶性肺炎。

【考点】大叶性肺炎的典型X线表现。☆☆

【难度】易

14.【答案】B

【解析】胸片提示右肺下叶背段类圆形肿块,呈分叶状,其内未见明确钙化,周边未见卫星灶,首先考虑周围型肺癌。

【考点】周围型肺癌的X线表现及其与结核球的主要鉴别诊断。☆☆

【难度】易

15.【答案】A

【解析】肺脓肿急性发病时表现为高热、寒战、咳嗽,胸片可形成空洞,空洞内见多发气-液平面,结合病史首先考虑肺脓肿。

【考点】急性肺脓肿的典型表现。☆☆

【难度】易

12. 患者,男,49岁,咳嗽、低热、胸部不适就诊,行胸部正位片检查,首先考虑的诊断是

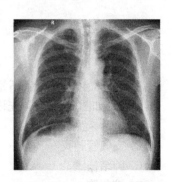

A. 硅肺

B. 粟粒性肺结核

C. 肺转移瘤

D. 淋巴瘤

E. 正常胸片

13. 患儿,男,11岁,咳嗽5d,发热2d就诊,行胸部正位片检查,最可能的诊断是

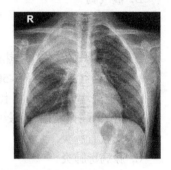

A. 化脓性肺炎

B. 间质性肺炎

C. 过敏性肺炎

D. 大叶性肺炎

E. 小叶性肺炎

14. 患者,男,68岁,因气喘,轻咳,咳白痰2个月就诊,无发烧,行胸部正侧位片检查如图所示,最可能的诊断是

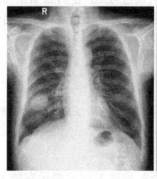 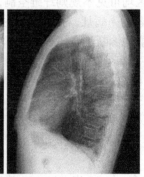

A. 结核球　　　　　　　　　B. 周围型肺癌

C. 球形肺炎　　　　　　　　D. 肺错构瘤

E. 神经源性肿瘤

15. 患者,男,70岁,咳嗽、胸痛、咳脓臭痰,高热3d就诊,胸部正位片检查如图所示,首先考虑的诊断是

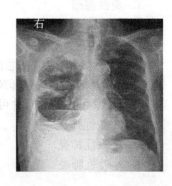

A. 肺脓肿

B. 大叶性肺炎

C. 肺大泡

D. 肺结核

E. 肺支气管囊肿

16. 肺外围有一圆形阴影,轮廓清楚,完整,直径 3cm,中央有爆米花状钙化,其余肺野清晰,无自觉症状,首先考虑哪项诊断
   A. 结核球　　　B. 错构瘤　　　C. 纤维瘤
   D. 血管瘤　　　E. 肺癌

17. CT 显示右上肺内 3cm 类圆形软组织密度结节,边缘浅分叶状,无毛刺,可见胸膜尾征,外侧可见钙化斑,病灶周围数个软组织密度小结节影,最可能的诊断是
   A. 周围型肺癌　　　B. 结核球
   C. 炎性假瘤　　　D. 球形肺不张
   E. 非典型性肺炎

18. 患者男,45 岁,咳嗽,咳痰,高热(39℃)1 周余,抗感染治疗无明显效果,伴肾脏功能异常,近日有咯血。CT 随访观察肺部多个类圆形病灶,部分病灶内可见空洞,在 1~2 周内部分病灶缩小,并有新的病灶出现。以下最应考虑的诊断是
   A. 支气管扩张并感染　　　B. 继发性肺结核
   C. 肺癌　　　D. 肺脓肿
   E. 肉芽肿性多血管炎

19. 某婴儿 10 个月,因发热、咳嗽、气喘 1 周来诊,查体嗜睡,皮肤有猩红热样皮疹,呼吸急促,鼻扇及三凹征(+),两肺散在中小水泡音。实验室检查:白细胞计数 $25 \times 10^9/L$,中性粒细胞百分比 0.85,X 线检查示两肺点片状阴影,右肺第 4 肋以下呈致密片状阴影,气管向左侧移位,考虑诊断为
   A. 肺炎双球菌肺炎　　　B. 金黄色葡萄球菌肺炎
   C. 腺病毒肺炎　　　D. 呼吸道合胞病毒性肺炎
   E. 肺炎支原体肺炎

20. 一例发热患者,咳嗽、胸痛、咳痰、痰有臭味,X 线平片见右下肺野叶片状致密阴影,其中有透光区存在,可能的诊断为
   A. 大叶性肺炎　　　B. 支气管肺炎
   C. 肺脓肿　　　D. 吸入性肺炎
   E. 机化性肺炎

21. 一新生儿患者,生后即发现呼吸困难,胸部 X 线检查患侧膈肌升高至第 3 肋间,其下方是胃泡影,膈肌呈现矛盾运动,心脏纵隔移向对侧,可能的诊断是
   A. 膈疝　　　B. 膈膨升　　　C. 胃扭转
   D. 肺不张　　　E. 肺下积液

16.【答案】B
【考点】肺部错构瘤影像学特点。☆

17.【答案】B
【解析】结核球 CT 影像学特点及鉴别诊断。
【考点】结核球影像学特点。☆
【难度】中

18.【答案】E
【解析】抗感染治疗无明显效果可排除 A、D 可能;病变的演变特点不符合 B、C。肉芽肿性多血管炎的病变改变为坏死性肉芽肿和坏死性血管炎,坏死性肉芽肿可发生于上、下呼吸道,坏死性血管炎好发于肺、肾、皮肤、心血管、消化道和神经系统。早期肺部病灶可在 1~2 周内缩小,消失或有新病灶的出现。
【考点】肉芽肿性多血管炎的影像学特点。☆
【难度】中

19.【答案】B
【解析】支气管肺炎多见于婴幼儿、老年人及极度衰弱患者。临床症状和体征包括高热、咳嗽、咳泡沫样黏痰或脓痰,并伴有呼吸困难、发绀及胸痛;胸部听诊有中、小水泡音。实验室检查白细胞计数增多。X 线表现为病灶沿支气管分布,呈斑点状或斑片状密度增高影,边缘较淡且模糊不清,病变可融合成片状或大片状。结合支气管肺炎的临床表现、体征、实验室检查及影像学表现,该病例患者应诊断为支气管肺炎,支气管肺炎常见的致病菌为链球菌、葡萄球菌等,结合患者皮肤有猩红热样皮疹,可得出致病菌为金黄色葡萄球菌。
【考点】支气管肺炎的临床表现、体征、实验室及影像学表现。☆
【难度】中

20.【答案】C
【解析】肺脓肿的临床表现包括高热、咳嗽、咳大量脓臭痰,急性炎症阶段,肺野可见较大片状致密影,实变中如有坏死,坏死物排除后形成空洞,在透视上表现为片状致密阴影中存在透光区。
【考点】肺脓肿的临床表现和影像学表现。☆☆
【难度】中

21.【答案】B
【解析】膈膨升系指膈因先天性发育不良,肌层变薄弱而上抬凸入胸腔。影像学表现包括膈位置升高,可达 3、4 前肋;膈活动减弱或消失,甚至出现矛盾运动;心脏受压移位。
【考点】膈膨升的影像学表现。☆☆
【难度】易

22.【答案】E
【解析】患儿生后出现进行性加重的呼吸困难，为新生儿肺透明膜病的典型临床表现。胸片"白肺"表现是最严重病变的典型表现，其内可见支气管充气征，马上用高压氧通入肺内，X线片可改善。
【考点】新生儿肺透明膜病。☆
【难度】中

23.【答案】E
【解析】首先病变定位位于后纵隔，最常见肿瘤为神经源性肿瘤，儿童最常见神经源性肿瘤为神经母细胞瘤。
【考点】神经源性肿瘤的临床发病。☆☆
【难度】中

1.【答案】E
【解析】同时发病于锁骨上下区的病灶是继发性肺结核浸润型的典型表现。
【考点】肺结核的典型X线表现。☆
【难度】易

2.【答案】B
【解析】痰抗酸杆菌检查阳性可确定肺结核的诊断。
【考点】肺结核的实验室检查。☆
【难度】易

3.【答案】C
【解析】见A1型题57题解析。
【考点】肺结核的分型。☆☆
【难度】易

22. 某患儿，新生儿阿普加(Apgar)评分8分。出生后出现呼吸困难，进行性加重，并出现皮肤青紫及吸气三凹征，行胸部正位片检查，下列诊断正确的是
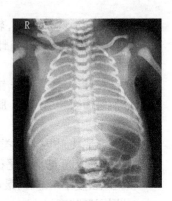
A. 吸入性肺炎
B. 一侧肺发育不全
C. 新生儿湿肺
D. 一侧肺不发育
E. 新生儿肺透明膜病

23. 患儿，男，8岁，后下纵隔内可见不规则软组织肿块，邻近椎间孔增大，最可能的诊断是
A. 畸胎瘤　　　　B. 神经纤维瘤
C. 神经鞘瘤　　　D. 转移瘤
E. 神经母细胞瘤

【A3/A4型题】

(1~3题共用题干)
患者，男，28岁，轻咳2个月，低热、盗汗。行胸部正位片检查如图所示。
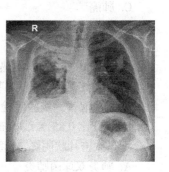

1. 本例患者最可能的诊断为
A. 过敏性肺炎
B. 嗜酸性肉芽肿
C. 支气管扩张
D. 肺隔离症
E. 肺结核

2. 下列哪项检查可确诊本病
A. 痰细菌培养　　　B. 痰抗酸杆菌检查
C. Kveim试验　　　D. 红细胞沉降率
E. 血常规

3. 此病属于下列哪种类型
A. Ⅰ型　　　B. Ⅱ型　　　C. Ⅲ型
D. Ⅳ型　　　E. Ⅴ型

(4~5题共用题干)
胃癌患者，胸痛1个月余，进行性加重，近期出现呼吸困难。CT平扫发现左侧胸膜多发散在结节影，并左侧胸腔大量积液，CT增

强扫描可见结节明显强化。

4. 最可能的诊断为
  A. 并发结核性胸膜炎　　　　B. 并发液气胸
  C. 并发肺转移瘤　　　　　　D. 并发胸膜转移瘤
  E. 弥漫性胸膜间皮瘤

5. 下列哪项检查可进一步鉴别胸膜转移瘤与弥漫性胸膜间皮瘤
  A. 胸膜 MRI 平扫　　　　　　B. 胸部 MRI 增强扫描
  C. 痰检　　　　　　　　　　D. 胸膜活检
  E. 支气管镜检查

(6~8 题共用题干)
患儿,男,11 岁,发热,最高 38.8 ℃,咳嗽、咳痰 3d,右上肺叩诊浊音,行胸部正位片检查如图所示。

6. 最有可能的诊断是
  A. 右上肺不张
  B. 右肺上叶大叶性肺炎
  C. 过敏性肺炎
  D. 右肺上叶占位
  E. 右上肺肺结核

7. 此患者处于发病什么时期
  A. 早期　　　　　　B. 晚期　　　　　　C. 实变期
  D. 渗出期　　　　　E. 消散期

8. 此病的主要致病因素为
  A. 霉菌　　　　　　B. 肺吸虫　　　　　C. 结核菌
  D. 肺炎链球菌　　　E. 葡萄球菌

(9~10 题共用题干)
患者,女,30 岁,受凉后发热、咳嗽、咳痰、胸痛 1 周,抗感染治疗后体温下降,出现低热、盗汗、乏力。查体:左下肺野叩诊浊音,呼吸音消失,血常规:白细胞计数 10×10^9/L,胸片提示左下肺大片状密度增高影,左侧膈肌被遮盖。

9. 此病例最可能的诊断为
  A. 大叶性肺炎　　　B. 肺脓肿　　　　　C. 胸腔积液
  D. 胸膜间皮瘤　　　E. 结核性胸膜炎

4.【答案】D
【解析】胸膜转移瘤与胸膜间皮瘤均可表现为胸膜多发散在结节与大量胸腔积液,CT 增强扫描可见结节强化,患者既往有胃癌病史,因此首先考虑为胸膜转移瘤。
【考点】引起胸膜病变的常见病因。☆
【难度】易

5.【答案】D
【解析】胸膜转移瘤多有恶性肿瘤病史,其影像学表现与弥漫性胸膜间皮瘤相似,胸腔积液细胞学检查及胸膜活检可对二者进行鉴别诊断。
【考点】胸膜转移瘤与弥漫性胸膜间皮瘤的鉴别诊断。☆☆
【难度】易

6.【答案】B
【解析】患者表现为右肺上叶实变,结合其急性发病史,最可能的诊断为大叶性肺炎。
【考点】大叶性肺炎的典型 X 线表现。☆☆
【难度】易

7.【答案】C
【解析】大叶性肺炎病理分期为:①充血期;②红色肝样变期;③灰色肝样变期;④消散期。根据其对应病理分期大叶性肺炎在影像学分为 3 期,即:①充血期多无明显异常 X 线征象;②实变期(包括红色肝样变与灰色肝样变两期),主要表现为大片状均匀致密影,其内可见透亮支气管影,即"空气支气管征",病变常按肺叶或肺段分布;③消散期表现为实变影密度逐渐降低,病变呈散在、大小不一和分布不规则的斑片影。本病例处于大叶性肺炎的实变期。
【考点】大叶性肺炎的病理分期和影像学表现。☆☆
【难度】中

8.【答案】D
【解析】大叶性肺炎的致病菌多为肺炎链球菌。
【考点】大叶性肺炎的致病菌。☆
【难度】易

9.【答案】E
【解析】结合患者症状首先考虑结核性胸膜炎可能。
【考点】结核性胸膜炎的临床及影像学特征。☆
【难度】中

10.【答案】A
　【考点】结核性胸膜炎的确诊方法。☆☆
　【难度】易

11.【答案】B
　【考点】肺部影像检查方法的选择。☆
　【难度】易

12.【答案】B
　【考点】结核球影像学特点。☆☆
　【难度】中

13.【答案】E
　【考点】结核球影像学鉴别要点。☆☆
　【难度】中

14.【答案】E
　【考点】肺部空洞病理基础、影像学特征。☆☆
　【难度】中

15.【答案】A
　【考点】癌性空洞CT影像学特征。☆☆
　【难度】易

10. 下列哪项辅助检查有助于确诊
　A. 胸腔积液穿刺　　　　B. B超
　C. 胸部CT检查　　　　D. 痰检
　E. 心电图

(11~13题共用题干)
患者,男,60岁,体检X线片发现右下肺结节1d,无咳嗽、咳痰,无咯血,无发热。查体双肺未闻及明显干湿啰音。

11. 该患者下一步应该首选何种影像学检查方法
　A. DR　　　　B. CT　　　　C. MR
　D. PET-CT　　E. 超声

12. CT显示右肺下叶背段2.8cm软组织密度结节,边缘无毛刺,可见胸膜尾征,外侧见钙化斑,病灶周围数个小结节影,最可能的诊断是
　A. 周围型肺癌　　　　B. 结核球
　C. 炎性假瘤　　　　　D. 球形肺不张
　E. 非典型性肺炎

13. 结核球与周围型肺癌鉴别诊断的关键在于前者
　A. 边缘较光整
　B. 干酪样厚壁空洞
　C. 病灶内呈斑点状钙化
　D. 直径一般不超过3cm
　E. 卫星病灶及纤维条索影(引流支气管影)

(14~16题共用题干)
患者,男,70岁,因反复咳嗽、痰中带血1个月就诊。CT片显示左肺下叶分叶状结节,直径约3.2cm,内见空洞形成。

14. 对空洞的良、恶性鉴别有明显意义的是
　A. 洞壁厚薄　　　　B. 洞壁形态
　C. 有无液平　　　　D. 空洞部位
　E. 以上都对

15. 周围型肺癌空洞的CT特征是
　A. 壁厚而不规则,偏心性,内壁凹凸不平
　B. 壁薄,无液平面
　C. 厚壁空洞,有浅小液平面,附近有斑点状播散灶
　D. 壁薄,周边光整,大小形态不变
　E. 壁薄,其中有大液平面,边缘清晰完整

16. 该患者需要与下列哪个疾病鉴别
　　A. 错构瘤　　　　　　　B. 结核球
　　C. 硬化性血管瘤　　　　D. 平滑肌瘤
　　E. 以上都是

16.【答案】E
　【考点】周围型肺癌鉴别诊断。☆
　【难度】易

(17~19 题共用题干)

患儿,女,6 岁,因咳嗽伴反复低热入院。体温最高 38℃,食欲差。实验室检查,红细胞沉降率 55mm/h。

17. 该患者下一步应该首选何种影像学检查方法
　　A. 透视　　　　　B. DR　　　　　C. CT
　　D. MRI　　　　　E. PET-CT

17.【答案】C
　【考点】肺部影像检查方法的选择。☆
　【难度】易

18. CT 检查示左肺上叶尖后段见局限性斑片状影,边界模糊;该病灶至左肺门见粗索条影;左肺门影增大,见软组织密度结节影。最可能的诊断是
　　A. 肺脓肿　　　　　　B. 小叶性肺炎
　　C. 原发性肺结核　　　D. 周围型肺癌
　　E. 结节病

18.【答案】C
　【考点】原发性肺结核影像学特征。☆☆
　【难度】中

19. 原发性肺结核在结核病分类中属于
　　A. Ⅰ型　　　　　B. Ⅱ型　　　　　C. Ⅲ型
　　D. Ⅳ型　　　　　E. Ⅴ型

19.【答案】A
　【考点】结核病分类法。☆☆
　【难度】易

(20~22 题共用题干)

患者,男,60 岁。以发热、咳嗽、乏力入院。近 2 周来低热,体温 37.8℃,咳嗽伴胸闷、头晕、恶心。查体,双肺可闻及湿啰音。患者发病 2d,行 X 线检查示:双肺纹理增多;2 周后行 CT 检查,示双肺内弥漫分布的粟粒状致密影。

20. 该患者最可能的诊断是
　　A. 弥漫性肺癌
　　B. 肺转移瘤
　　C. 急性血行播散性肺结核
　　D. 硅肺
　　E. 支气管肺炎

20.【答案】C
　【考点】急性血行播散性肺结核影像学特征。☆☆
　【难度】难

21. 下列哪项是急性粟粒性肺结核的特征
　　A. 肺尖不受累　　　　B. 结节直径 1~2mm
　　C. 胸腔积液　　　　　D. 间隔线
　　E. 肺门淋巴结常增大

21.【答案】B
　【考点】急性血行播散性肺结核影像学特征。☆☆
　【难度】难

22.【答案】D
【考点】双肺粟粒样病变影像学鉴别诊断。☆
【难度】难

22. 下列哪种疾病**不会**表现为两肺小结节及粟粒病变
　　A. 硅肺　　　　　　　　　B. 亚急性血行播散性肺结核
　　C. 肝癌肺转移　　　　　　D. 骨肉瘤转移
　　E. 弥漫性肺癌

(23~25 题共用题干)
患者,女,40 岁,以咳嗽、咳痰、胸痛入院。患者 2 周前出现胸痛、咳嗽、乏力、消瘦,低热,体温 38.0℃。实验室检查:血常规无明显异常发现,结核菌素试验强阳性。

23.【答案】B
【考点】肺部影像检查方法的选择。☆
【难度】易

23. 患者该患者下一步应该首选何种影像学检查方法
　　A. DR　　　　　　　B. CT　　　　　　　C. MRI
　　D. PET-CT　　　　　E. 超声

24.【答案】C
【考点】继发型肺结核影像学特征。☆☆
【难度】难

24. 患者 CT 示右肺上叶见斑片状高密度影,病灶内见类圆形空洞,洞壁厚约 2mm,厚度较均匀;病灶周围见多发斑点状、索条状影及点状钙化灶。最有可能的诊断是
　　A. 周围型肺癌
　　B. 肺部真菌感染
　　C. 继发型肺结核伴空洞形成
　　D. 炎性假瘤
　　E. 肺脓肿

25.【答案】C
【考点】结核性空洞 CT 影像学特征。☆
【难度】中

25. 结核性空洞的 CT 特征是
　　A. 壁厚而不规则,偏心性,内壁凹凸不平
　　B. 壁薄,内无液平面
　　C. 薄壁空洞,内壁光滑,周围有斑点状播散灶
　　D. 壁薄,周边光整,大小形态不变
　　E. 壁薄,其中有大的液平面,边缘清晰完整

(26~28 题共用题干)
患者,男,60 岁,以咳嗽、咳痰 1 个月入院,近 2 周加重,伴发热、食欲下降、消瘦乏力。实验室检查:血常规阴性,结核菌素试验(++)。门诊 X 线提示左侧胸膜条带状高密度,并见点状钙化灶。

26.【答案】B
【考点】肺部影像检查方法的选择。☆
【难度】易

26. 患者该患者下一步应该首选何种影像学检查方法
　　A. DR　　　　　　　B. CT　　　　　　　C. MR
　　D. PET-CT　　　　　E. 超声

27.【答案】A
【考点】继发型肺结核的影像学特征。☆☆
【难度】中

27. 患者 CT 检查提示左肺体积缩小,内见多发斑片状索条状密度增高影及钙化灶;纵隔左移,左侧胸膜增厚、粘连并钙化,左侧胸腔背侧见弧形低密度液体影。最有可能的诊断是

A. 左肺结核并毁损肺、左侧胸膜增厚并钙化

B. 左侧胸膜间皮瘤

C. 左肺间质纤维化并感染

D. 左肺癌性淋巴管炎

E. 左肺大叶性肺炎

28. 继发型肺结核在结核病分类中属于

A. Ⅰ型　　　　　B. Ⅱ型　　　　　C. Ⅲ型

D. Ⅳ型　　　　　E. Ⅴ型

28.【答案】C
【考点】结核病分类法。☆☆
【难度】中

(29~31 题共用题干)

患者,女,70岁,以咳嗽、少痰2个月来院就诊。查体:左肺下叶呼吸音粗,可闻及少量湿啰音。血常规正常。

29. 患者该患者下一步应该首选何种影像学检查方法

A. DR　　　　　B. CT　　　　　C. MRI

D. PET-CT　　　E. 超声

29.【答案】B
【考点】肺部影像检查方法的选择。☆
【难度】易

30. 患者CT检查示左肺下叶基底段支气管管腔内壁见结节影,局部管腔狭窄,结节边缘不光整,增强扫描中度强化。左肺下叶基底段见斑片状影,边界不清。最有可能的诊断是

A. 左肺下叶中央型错构瘤

B. 左肺下叶中央型肺癌并阻塞性肺炎

C. 左肺下叶炎性假瘤

D. 左肺下叶支气管内膜结核

E. 左肺下叶支气管炎症

30.【答案】B
【考点】中央型肺癌影像学特征。☆☆
【难度】中

31. 中央型肺癌较早期的间接征象为

A. 阻塞性肺气肿　　　　B. 阻塞性肺不张

C. 阻塞性肺炎　　　　　D. 肺脓肿

E. 支气管扩张

31.【答案】A
【考点】中心型肺癌的间接征象影像学特征。☆☆
【难度】中

(32~34 题共用题干)

患者,男,65岁,咳嗽,有胸痛,痰中带血丝1周。胸部后前位片示:右肺门影增大,右上肺大片状致密影,水平裂呈反"S"样改变。

32. 最可能的诊断是

A. 右上肺炎　　　　　B. 右上肺脓肿

C. 右上阻塞性肺炎　　D. 右上肺结核

E. 右侧中央型肺癌伴右上肺不张

32.【答案】E
【考点】中央型肺癌的影像学特征。☆☆
【难度】中

33.【答案】B
　　【考点】中央型肺癌的影像学特征。☆☆
　　【难度】中

34.【答案】C
　　【考点】肺部检查方法的选择。☆
　　【难度】易

提问1:【答案】D
　　【解析】患儿胸片显示双肺纹理增粗,沿支气管分布斑片状模糊影,首先考虑支气管炎。
　　【考点】支气管肺炎的X线表现。☆☆
　　【难度】易

提问2:【答案】ABCDE
　　【考点】支气管肺炎的临床及影像特征。☆☆
　　【难度】中

提问3:【答案】A
　　【解析】大叶性肺炎主要好发于青壮年。
　　【考点】儿童常见疾病的发生率。☆☆
　　【难度】易

33. 被阻塞的支气管是
A. 右主支气管
B. 右肺上叶支气管
C. 右肺上叶前段支气管
D. 右肺中叶支气管
E. 右肺上叶尖后段支气管

34. 进一步检查时,下列哪项检查对诊断最有意义
A. 血常规
B. 痰细胞培养
C. 纤维支气管镜
D. 痰抗酸杆菌检查
E. 红细胞沉降率

【案例分析题】

案例一:患儿,男,5岁,咳嗽5d,发热1d就诊。查体:两肺闻及湿啰音。胸部X线片如图所示。

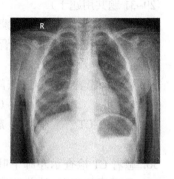

提问1:最可能的诊断是
A. 大叶性肺炎
B. 血行播散型肺结核
C. 过敏性肺炎
D. 支气管肺炎
E. 原发综合征
F. 以上都不是

提问2:下列哪项是该种疾病的诊断要点
A. 好发于两肺中下肺野的内、中带
B. 小片状实变影周围可合并阻塞性肺气肿或小叶肺不张
C. 细菌、病毒及真菌均可引起该病
D. 病灶主要沿支气管分布
E. 多见于婴幼儿及年老体弱者
F. 以上都不是

提问3:以下哪种病不是好发于儿童
A. 大叶性肺炎
B. 支原体肺炎
C. 过敏性肺炎
D. 支气管肺炎
E. 原发综合征
F. 视网膜母细胞瘤

案例二:患者,男,40岁。咳嗽半个月,咳黄、白痰,伴胸痛,无发热。X线平片如图所示。

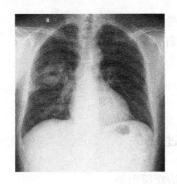

提问 1:该患者最有可能的诊断是

A. 肺脓肿   B. 肺癌   C. 炎性假瘤

D. 肺结核   E. 肺转移瘤   F. 肺不张

提问 2:诊断该病最可靠的 X 线征象为

A. 厚壁空洞   B. 卫星病灶

C. 发生于右肺下叶   D. 空洞壁不规则

E. 空洞内可见气液平面   F. 病灶呈类圆形

提问 3:该病例空洞壁的组成成分是什么

A. 肉芽组织   B. 血管组织

C. 纤维组织   D. 脂肪组织

E. 肉芽组织 + 纤维组织   F. 肉芽组织 + 血管组织

案例三:患者,男,53 岁,咳嗽十余天,口服头孢,无发热,无胸闷憋气。胸部 CT 如图所示。

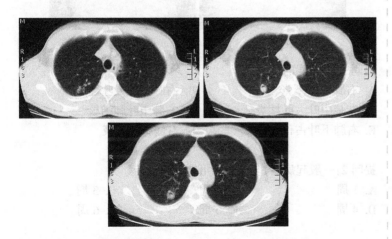

提问 1:最有可能的诊断是

A. 肺脓肿   B. 肺癌   C. 炎性假瘤

D. 肺结核   E. 肺转移瘤   F. 肺炎

提问 1:【答案】A

【考点】成人常见疾病的发生率。☆☆

【难度】易

提问 2:【答案】E

【解析】胸部 X 线片提示右肺下叶厚壁空洞,其内可见气 - 液平面,最可能的诊断是肺脓肿。脓肿液化坏死形成气 - 液平面是最可靠的诊断征象。

【考点】肺脓肿的典型 X 线表现。☆☆

【难度】中

提问 3:【答案】A

【解析】急性肺脓肿若治疗不及时,可迁延不愈,洞壁有大量肉芽组织和纤维组织增生,形成慢性肺脓肿。

【考点】肺脓肿壁的组织学构成。☆☆

【难度】中

提问 1:【答案】D

【解析】发生于右肺上叶后段结节,其内可见空洞,周围可见卫星灶,首先考虑肺结核。

【考点】肺结核的典型 CT 表现。☆☆

【难度】中

提问2:【答案】AE

　　【解析】患者有低热病史,抗炎治疗效果不佳,胸部CT提示右肺上叶后段见形态不规则实变影,其内可见小空洞,周围可见卫星灶,首先考虑肺结核。

　　【考点】肺结核的CT表现。

☆☆

　　【难度】易

提问3:【答案】E

　　【考点】肺结核的治疗原则。

☆☆

　　【难度】易

提问2:下列哪些CT征象支持该诊断

A. 病变发生于右肺上叶后段

B. 分叶征

C. 发生于右肺

D. 毛刺征

E. 卫星灶

F. 病灶直径超过5mm

提问3:该病的治疗原则是

A. 早期、联合、足量、间断、全程

B. 早期、单用、足量、持续、全程

C. 早期、联合、适量、持续、全程

D. 早期、联合、足量、规律、全程

E. 早期、联合、适量、规律、全程

F. 早期、联合、大量、规律、全程

案例四:男性,56岁,发热,咳嗽,咳痰4d,查体 体温39.5℃。X线胸片如图所示。

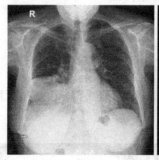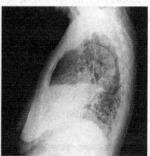

提问1:【答案】C

　　【解析】结合急性发作的病史及肺叶实变的影像学表现,根据解剖定位,选C。

　　【考点】胸片对病变的定位。

☆☆

　　【难度】易

提问2:【答案】D

　　【解析】急性大叶性肺炎在病程4周时应完全吸收。仍未完全吸收,称为慢性炎症。

　　【考点】大叶性肺炎的发病特点。☆☆

　　【难度】易

提问3:【答案】E

　　【解析】患者抵抗力低下的情况,则应考虑干酪样肺炎的可能。

　　【考点】大叶性肺炎和干酪性肺炎的鉴别诊断。☆☆

　　【难度】易。

提问1:最可能的诊断为

A. 右肺下叶不张

B. 右肺下叶大叶性炎症

C. 右肺中叶大叶性炎症

D. 右肺中叶肺结核

E. 右肺下叶占位性病变

F. 右侧胸腔积液

提问2:一般起病后,多长时间可能完全好转

A. 1周　　　　　B. 2周　　　　　C. 3周

D. 4周　　　　　E. 5周　　　　　F. 6周

提问3:如果患者有糖尿病史多年,且经抗炎治疗无效,则需重点鉴别的疾病为

A. 肺脓肿　　　　　B. 肺不张

C. 肺癌　　　　　D. 肺水肿

E. 干酪样肺炎　　　　　F. 肉芽肿性多血管炎

案例五:患者,男,28岁,例行体检,平时体健,无临床症状,X线胸片如图所示。

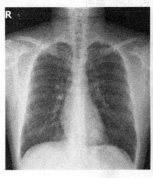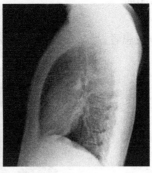

提问 1:最可能的诊断是

A. 肺脓肿　　　　　　　　B. 多房性肺囊肿

C. 肺隔离症　　　　　　　D. 周围型肺癌

E. 阻塞性肺炎　　　　　　F. 正常 X 线胸片

提问 2:本病的 MRI 可见到的表现为

A. 边界清楚的三角形或肺叶状影

B. 囊性区 T_1WI 上呈低信号, T_2WI 上呈高信号

C. 实性区 T_1WI 上呈中等信号, T_2WI 上呈高信号

D. 多轴位可显示病灶供血动脉的起源处

E. 多轴位可显示病灶内的血管结构及静脉引流情况

F. 以上均不对

案例六:患者,男,30岁,单位体检胸片,无不适症状,X线胸片如图所示。

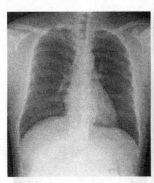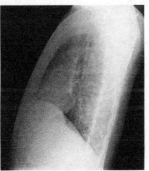

提问 1:最可能的诊断是

A. 胸腺瘤　　　　　B. 迷走甲状腺肿　　　C. 淋巴瘤

D. 神经源性肿瘤　　E. 畸胎瘤　　　　　　F. 食管囊肿

提问 2:在纵隔肿瘤中,比较常见者有

提问 1:【答案】C

【解析】左下肺心影后方可见椭圆形致密阴影,边缘光滑清晰,为异常血管从主动脉发出盘曲形成。应考虑肺隔离症的可能。

【考点】肺隔离症的 X 线表现。☆☆

【难度】中

提问 2:【答案】ABCDE

【解析】肺隔离症在 MRI 上呈边界清楚的三角形或肺叶状影,MRI 可显示病变异常供血动脉来源部分可见其引流静脉。

【考点】肺隔离症的 MRI 表现。☆☆

【难度】中

提问 1:【答案】D

【解析】病灶位于后纵隔,多见于神经源性肿瘤。胸腹裂孔的解剖位置位于横膈后部,这种先天性裂孔疝常见于左侧;疝入胸腔部分常可见液气平面,常伴有纵隔移位、患侧肺发育不全或膨胀不全。

【考点】神经源性肿瘤的影像特征。☆☆

【难度】中

提问 2:【答案】ACDE

【考点】纵隔常见病变的类型。

【难度】易

A. 胸腺瘤   B. 迷走甲状腺肿
C. 淋巴瘤   D. 神经源性肿瘤
E. 畸胎瘤   F. 心包囊肿

案例七:患者,男,67岁,常规体检,X线胸片如图所示。

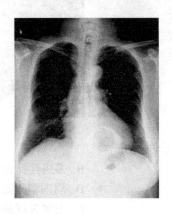

提问1:【答案】E
　　【解析】心影后脊柱旁低密度区,首先应考虑食管裂孔疝。
　　【考点】食管裂孔疝的影像征特。☆☆
　　【难度】中

提问2:【答案】ABD
　　【考点】主要考查常规检查方法的应用。☆☆
　　【难度】易

提问1:最可能的诊断是
A. 肺脓肿   B. 肺癌
C. 淋巴瘤   D. 神经源性肿瘤
E. 食管裂孔疝   F. 畸胎瘤

提问2:本病例进一步该行哪项检查确诊
A. X线摄影侧位   B. CT
C. MRI   D. 上消化道钡餐造影
E. PET   F. 腹部超声

案例八:患者,男,45岁,寒战、高热2周,白细胞增高。X线胸片如图所示。

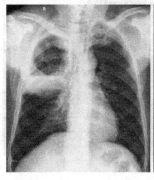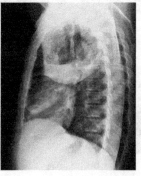

提问1:【答案】A
　　【解析】右肺可见一空洞,内可见液气平面,内壁光滑,外壁较规则,周围未见卫星灶,结合临床首先考虑肺脓肿。
　　【考点】肺脓肿的X线表现。☆☆
　　【难度】中

提问1:应首先考虑
A. 肺脓肿   B. 多房性肺囊肿
C. 肺隔离症   D. 周围型肺癌
E. 阻塞性肺炎   F. 叶间积液

提问2:如图所示,正侧位显示的病变,应定位在

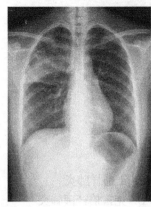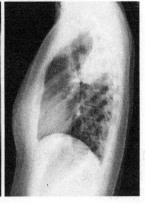

A. 右上肺尖段　　　　　　B. 右上肺后段
C. 右上肺前段　　　　　　D. 右下肺背段
E. 右上肺背段

案例九:患者,男,78岁,糖尿病17年,低热、右侧胸痛伴咳嗽2个月余,常规抗炎治疗,症状改善不明显,痰培养结核菌(−),胸部CT平扫如图所示。

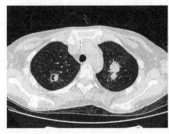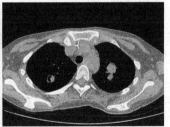

提问1:最有可能的诊断为
A. 肺脓肿　　　　　　　　B. 结核空洞
C. 肺曲菌病　　　　　　　D. 肺棘球蚴病
E. 大叶性肺炎　　　　　　F. 周围型肺癌伴空洞形成

提问2:为进一步确诊,需首选以下何种检查
A. 痰检　　　　　　　　　B. 红细胞沉降率
C. 胸骨CT增强扫描　　　　D. 胸部MRI扫描
E. 肺核素灌注扫描　　　　F. 支气管镜检

案例十:患者,男,46岁。因反复干咳、咯血2个月、发热1周来院门诊。查体:体温39℃,消瘦,右上肺语颤增强、叩诊呈实音、呼吸音减弱。白细胞计数 $7.8 \times 10^9/L$,胸部正位片如图所示。

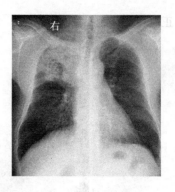

提问 1:最有可能的诊断是

A. 肺炎球菌肺炎　　　　　　　B. 干酪样肺炎

C. 支原体肺炎　　　　　　　　D. 克雷伯杆菌肺炎

E. 支气管扩张　　　　　　　　F. 肺脓肿

提问 2:该病的特点包括

A. 多见于机体抵抗力极差的患者

B. 可表现为大叶性实变

C. 其内可见空气支气管征,不会出现无壁空洞

D. 可表现为肺段样实变

E. 可见"树芽征"

F. 可有空洞形成

提问 3:为明确诊断应选择下列哪项检查

A. 血培养　　　　　　　　　　B. 痰找结核菌

C. 诊断性胸腔穿刺　　　　　　D. 心电图

E. 红细胞沉降率　　　　　　　F. 胸部 CT 扫描

案例十一:患者,男,70 岁,以"咳嗽、少痰 3 个月"来院就诊。患者 3 个月前无明显诱因出现咳嗽伴少量黏白痰,痰中带血丝,无发热,未予治疗。查体:右肺上叶呼吸音粗,可闻及少量湿啰音。实验室检查:血常规阴性;肿瘤标记物无明显升高。CT 检查示右肺门增大,右肺上叶不张;纵隔见多发肿大淋巴结。

提问 1:阻塞性肺不张常见疾病有

A. 支气管异物　　　　　　　　B. 支气管肺癌

C. 炎性肉芽肿　　　　　　　　D. 支气管内膜结核

E. 血块及痰栓　　　　　　　　F. 大叶性肺炎

提问 2:进展期中央型肺癌的瘤体 CT 征象可以有

A. 肺门肿块　　　　　　　　　B. 支气管狭窄

C. 气管梗阻　　　　　　　　　D. 支气管壁增厚

提问 1:【答案】B

【解析】干酪样肺炎多有结核中毒症状,起病较慢,X 线病变多位于右上叶,亦可累及右肺中叶,呈云絮状、密度不均,应首先考虑肺结核。

【考点】干酪样肺炎的 X 线表现。☆☆

【难度】易

提问 2:【答案】ABDEF

【解析】干酪样肺炎多有结核中毒症状,起病较慢,X 线病变多位于右上叶,亦可累及右肺中叶,呈云絮状、密度不均,可出现空洞。

【考点】干酪样肺炎的临床发病及影像学表现。☆☆

【难度】易

提问 3:【答案】B

【解析】干酪样肺炎多有结核中毒症状,起病较慢,X 线病变多位于右上叶,亦可累及右肺中叶,呈云絮状、密度不均,可出现空洞,红细胞沉降率多明显增快,结核菌素实验可呈阳性或强阳性,痰中易找到结核菌,必要时可多次痰涂片找结核菌,抗结核治疗有效;故对病程长、有明显结核中毒症状、红细胞沉降率明显增快、病灶位于右肺中上叶、抗炎治疗无效者,均应想到肺结核的可能。

【考点】干酪样肺炎的诊断方法。☆☆

【难度】易

提问 1:【答案】ABCDE

【解析】此题主要考查对肺不张影像学特征及病理基础的掌握。即引起支气管腔阻塞的病变均可能会导致阻塞性肺不张。

【考点】肺不张影像学特征及病理基础。☆☆

【难度】中

提问 2:【答案】ABCDE

【解析】中央型肺癌的 CT 征象:

直接征象:支气管腔内结节,管壁增厚,管腔狭窄,肺门肿块。

间接征象:肿瘤所致肺气肿、肺不张、阻塞性肺炎等。

【考点】中央型肺癌影像学特征。☆☆

【难度】中

E. 支气管管腔内结节　　　　F. 胸膜牵拉

提问3:中央型肺癌胸内淋巴结转移多见于哪组淋巴结
A. 气管分叉下　　　　　　　B. 主动脉弓旁
C. 上腔静脉后　　　　　　　D. 主肺动脉窗
E. 气管旁及双肺门　　　　　F. 锁骨上窝

提问4:结节病纵隔、肺门淋巴结的变化中正确的是
A. 双侧肺门对称性淋巴结肿大且状如土豆为典型表现
B. 通常肺门淋巴结肿大的程度比其他部位更加显著
C. 淋巴结肿大只有纵隔淋巴结而无肺门淋巴结肿大者
D. 肿大淋巴结一般在6~12个月期间可自行消退恢复正常
E. 肿大淋巴结可在肺部出现病变过程中,开始缩小或消退
F. 肿大淋巴结一般不融合

案例十二:患者,女,50岁,以咳嗽、咳痰、胸痛入院,患者3周前出现胸痛、咳嗽、乏力、消瘦,低热,体温38.2℃。实验室检查:血常规阴性,结核菌素试验强阳性。CT检查示右肺上叶见斑片状高密度影,病灶内见空洞,洞壁厚约2mm,厚度较均匀;病灶周围见多发斑点状、索条状影及点状钙化灶。

提问1:对空洞的良、恶性鉴别有明显意义的是
A. 洞壁厚薄　　　　　　　　B. 洞壁形态
C. 有无液平　　　　　　　　D. 空洞部位
E. 空洞周围肺野情况　　　　F. 空洞的大小

提问2:周围型肺癌空洞的CT特征是
A. 壁厚而不规则,偏心性
B. 内壁凹凸不平
C. 厚壁空洞,有浅小液平面,附近有斑点状播散灶
D. 壁薄,周边光整,大小形态不变
E. 壁薄,其中有大液平面,边缘清晰完整
F. 壁不规则,有壁结节

提问3:继发性肺结核空洞为主型的CT征象为
A. 肺段或肺叶高密度阴影,内可见单个或多个空洞
B. 病变同侧和对侧肺野内散在新旧不一的支气管播散病灶
C. 空洞病灶周围有较多的条索状致密影,并常见钙化
D. 肺纹理粗乱扭曲,可见支气管扩张征象
E. 常伴较明显的胸膜肥厚及相应部位的胸廓塌陷
F. 表现为虫蚀样空洞

提问3:【答案】ABCDE
　　【解析】此题主要考查对中央型肺癌转移途径的掌握。
　　【考点】中央型肺癌转移途径。☆
　　【难度】中

提问4:【答案】ABDEF
　　【解析】结节病的主要表现特点为双侧肺门淋巴结对称性肿大,通常较大,少有融合,增强扫描多为弥漫性强化。患者多数可自行缓解,后期可累及肺组织。
　　【考点】纵隔淋巴结肿大鉴别诊断。☆☆
　　【难度】中

提问1:【答案】ABCDE
　　【解析】此题主要考查对肺部空洞病理基础、影像学表现特征的掌握。单发空洞的鉴别诊断是根据病变的大小、洞壁的厚度、空洞内外缘的表现、洞内及周围的异常形态等。
　　【考点】肺部空洞影像学特征。☆☆
　　【难度】中

提问2:【答案】ABF
　　【解析】此题主要考查对癌性空洞CT影像学特征的掌握。一般癌性空洞多为厚壁或偏心性,内壁不光滑可见壁结节。
　　【考点】癌性空洞CT影像学特征。☆☆
　　【难度】中

提问3:【答案】ABCDEF
　　【解析】厚壁空洞常见于肺癌、肺结核的纤维干酪空洞、干酪厚壁空洞和纤维厚壁空洞以及急性及慢性肺脓肿。薄壁空洞见于肺结核的浸润干酪灶空洞和纤维薄壁空洞。空洞壁薄厚不均见于肺癌和肺结核,明显的厚薄不均使空洞为偏心性或特殊形态。肺癌空洞的壁一般在肺门侧较厚,空洞多偏于外侧。结核球在引流支气管开口处的干酪病变最先软化,因此空洞腔开始多位于病变肺门侧,即与引流支气管相连处,呈小圆形。
　　【考点】结核性空洞CT影像学特征。☆☆
　　【难度】中

提问 4:【答案】ABCDE
　　【考点】肺部空洞 CT 影像学特征及鉴别诊断。☆☆
　　【难度】中

提问 1:【答案】ABCDE
　　【解析】周围型肺癌一般表现为肺内结节或肿块,可有毛刺、分叶、胸膜牵拉等征象;结核球周围可见卫星灶。
　　【考点】肺内结节 CT 影像学特点及鉴别诊断。☆☆
　　【难度】中

提问 2:【答案】ABCDEF
　　【考点】结核球影像学鉴别要点。☆☆
　　【难度】中

提问 3:【答案】ABCDE
　　【解析】见 A1 型题 52 题解析。
　　【考点】结核病分类法。☆☆
　　【难度】易

提问 4:下述哪些疾病可出现空洞

A. 肺结核　　　　　　　　B. 肺脓肿

C. 肺癌　　　　　　　　　D. 真菌病

E. 肉芽肿性多血管炎　　　F. 大叶性肺炎

案例十三:患者,女,50 岁,体检 X 线片发现右下肺结节 1d,无咳嗽、咳痰,无咯血,无发热。查体:双肺未闻及明显干湿啰音。CT 显示右肺下叶背段 2.8cm 软组织密度结节,边缘无毛刺,可见胸膜尾征,外侧见钙化斑,病灶周围数个小结节影。

提问 1:下述哪个疾病可以表现为肺内结节

A. 周围型肺癌　　　　　　B. 结核球

C. 炎性假瘤　　　　　　　D. 球形肺不张

E. 肺转移瘤　　　　　　　F. 肉芽性多血管炎

提问 2:结核球与周围型肺癌鉴别诊断要点有

A. 边缘较光整

B. 干酪样厚壁空洞

C. 病灶内斑点状钙化

D. 直径一般不超过 3cm

E. 卫星病灶及纤维条索影(引流支气管影)

F. 胸膜凹陷征少见

提问 3:下述结核病分类中正确的是

A. Ⅰ型原发型肺结核　　　　B. Ⅱ型血行播散型肺结核

C. Ⅲ型继发型肺结核　　　　D. Ⅳ型结核性胸膜炎

E. Ⅴ型其他肺外结核　　　　F. Ⅵ型慢性血行播散型结核

第五章 循环系统

第一节 先天性心脏病

【A1 型题】

1. 先天性心脏病诊断中 X 线平片的作用**不包括**
   - A. 是最基本的检查方法
   - B. 可观察心脏整体大小
   - C. 可观察肺血改变
   - D. 可显示合并的肺内病变
   - E. 可直视心内结构

2. 先天性心脏病诊断中超声心动图检查的优势**不包括**
   - A. 时间分辨率高
   - B. 空间分辨率高
   - C. 心内结构显示好
   - D. 可同时测量心功能
   - E. 可估测肺动脉压力

3. 先天性心脏病诊断中 CT 检查的优势**不包括**
   - A. 时间分辨率高
   - B. 空间分辨率高
   - C. 可任意层面重建图像
   - D. 可显示心内、心外畸形的直接和间接征象
   - E. 评价血流动力学有优势

4. 先天性心脏病诊断中 MRI 检查的优势**不包括**
   - A. 无辐射
   - B. 无创伤
   - C. 可同时测量心功能及血流动力学
   - D. 可准确显示解剖结构
   - E. 空间分辨率优于 CT

5. MRI 能在同一个层面上显示左、右心房和左、右心室四个心腔的位置是
   - A. 轴位

1.【答案】E
　【考点】先天性心脏病(以下简称"先心病")影像学检查方法的选择。☆
　【难度】易

2.【答案】B
　【考点】先心病影像学检查方法的选择。☆
　【难度】易

3.【答案】E
　【考点】先心病影像学检查方法的选择。☆
　【难度】易

4.【答案】E
　【考点】先心病影像学检查方法的选择。☆
　【难度】易

5.【答案】D
　【考点】先心病影像学检查方法的选择。☆
　【难度】易

B. 冠状位

C. 垂直于室间隔的心脏短轴位

D. 垂直于室间隔的心脏长轴位

E. 平行于室间隔的心脏长轴位

6.【答案】E
　【考点】先心病影像学检查方法的选择。☆
　【难度】易

6. 诊断先天性心脏病的金标准是

A. X 线平片　　　　　　　　B. 超声心动图

C. CT 检查　　　　　　　　　D. MRI 检查

E. 心导管检查

7.【答案】B
　【考点】先心病的分型。☆
　【难度】易

7. 最常见的先天性心脏病是

A. 房间隔缺损　　　　　　　B. 室间隔缺损

C. 动脉导管未闭　　　　　　D. 法洛四联症

E. 主动脉缩窄

8.【答案】B
　【考点】各种影像检查方法在诊断先心病中的特点。☆
　【难度】易

8. 房间隔缺损的首选影像学检查方法是

A. X 线平片　　　　　　　　B. 超声心动图

C. CT 检查　　　　　　　　　D. MRI 检查

E. 心导管检查

9.【答案】C
　【考点】先心病的血流动力学。☆☆
　【难度】中

9. 继发性房间隔缺损的血流动力学改变中,哪项**不正确**

A. 右心房血流量增加　　　　B. 右心室血流量增加

C. 左心房血流量减少　　　　D. 肺动脉血流量增加

E. 左心室血流量减少

10.【答案】C
　【考点】各种影像检查方法在诊断先心病中的特点。☆
　【难度】易

10. 房间隔缺损主要 X 线征象是

A. 主动脉结缩小或正常　　　B. 肺门舞蹈征

C. 右心房增大　　　　　　　D. 左心房增大

E. 肺动脉段突出

11.【答案】B
　【考点】房间隔缺损类型。☆
　【难度】易

11. 房间隔缺损最常见的类型是

A. 原发孔型缺损　　　　　　B. 继发孔型缺损

C. 上腔静脉型缺损　　　　　D. 下腔静脉型缺损

E. 冠状静脉窦型缺损

12.【答案】E
　【考点】房间隔缺损的影像学表现。☆☆
　【难度】中

12. 房间隔缺损的 CT 表现**不正确**的是

A. 能显示房间隔连续性中断

B. 右心房增大

C. 右心室增大

D. 左心房缩小

E. 肺动脉缩小

13. 室间隔缺损的首选影像学检查方法是
    A. X 线平片　　　B. 超声心动图　　　C. CT 检查
    D. MRI 检查　　　E. 心导管检查

13.【答案】B
【考点】各种影像检查方法诊断先心病中的优势。☆
【难度】易

14. 室间隔缺损的 CT 表现**不正确**的是
    A. 能直接显示室间隔缺损的部位、大小
    B. 左心房增大
    C. 左心室缩小
    D. 右心室增大
    E. 肺动脉增粗

14.【答案】C
【考点】室间隔缺损的血流动力学改变及相应影像学表现。☆☆
【难度】中

15. 同时出现双室增大的疾病是
    A. 二尖瓣狭窄　　　　　　B. 二尖瓣关闭不全
    C. 室间隔缺损　　　　　　D. 主动脉瓣狭窄
    E. 心包炎

15.【答案】C
【考点】各种先心病的血流动力学改变及相应影像学表现。☆☆
【难度】中

16. 动脉导管未闭根据形态,可分为以下几型
    A. 管状型　　　B. 漏斗型　　　C. 窗型
    D. 动脉瘤型　　E. 以上都是

16.【答案】E
【考点】动脉导管未闭的类型。☆
【难度】易

17. 动脉导管未闭的首选检查方法是
    A. X 线检查　　　　B. CT 检查　　　　C. MRI 检查
    D. 超声检查　　　　E. 心导管检查

17.【答案】D
【考点】先心病影像学检查方法的选择。☆
【难度】易

18. 动脉导管未闭出现右心室肥厚者提示
    A. 肺静脉高压　　　　　　B. 肺水肿
    C. 肺动脉高压　　　　　　D. 肺栓塞
    E. 心力衰竭

18.【答案】C
【考点】动脉导管未闭的血流动力学改变。☆☆
【难度】中

19. 下述关于动脉导管未闭描述**不正确**的是
    A. 管状型:导管的主动脉端和肺动脉端粗细大致相同,呈管状
    B. 漏斗型:导管自肺动脉端向主动脉端逐渐变细,呈漏斗状
    C. 窗型:导管较粗,通常直径超过 10mm
    D. 动脉瘤型:导管膨大似动脉瘤样
    E. 当肺动脉压超过主动脉压时,可出现右向左分流,临床出现差异性发绀

19.【答案】B
【考点】动脉导管未闭的血流动力学改变及影像学表现。☆☆
【难度】中

20. 法洛四联症的组成中**不包括**
    A. 室间隔缺损　　　　　　B. 主动脉骑跨
    C. 肺动脉狭窄　　　　　　D. 房间隔缺损
    E. 右心室肥厚

20.【答案】D
【考点】法洛四联症的构成。☆
【难度】易

21.【答案】C

【解析】法洛四联症需与右室双出口合并肺动脉狭窄鉴别,鉴别点是后者主动脉骑跨大于75%。

【考点】法洛四联症的病理及影像学表现。☆☆

【难度】中

21. 关于法洛四联症 CT 征象的叙述中,**不正确**的是

A. 肺动脉狭窄:狭窄位于右心室流出道、肺动脉瓣或肺动脉主干

B. 室间隔缺损:位于主动脉瓣下

C. 主动脉骑跨:位于室间隔之上,骑跨程度大于 75%

D. 右心室游离壁及漏斗部增厚、肌小梁粗大

E. 主动脉侧支血管增粗:胸降主动脉发出的肋间动脉及支气管动脉增粗

22.【答案】D

【考点】肺静脉异位引流的血流动力学改变及影像学表现。☆☆

【难度】中

22. 肺静脉异位引流的征象**不包括**

A. 肺血增多

B. 右心房、右心室增大

C. 肺动脉段突出

D. 左心室增大

E. 心上型可表现为特征性的"雪人征",即"8"字形心

23.【答案】E

【考点】主动脉缩窄的血流动力学改变及影像学表现。☆☆

【难度】中

23. 主动脉缩窄的描述**不正确**的是

A. 绝大多数发生于主动脉弓峡部

B. 可合并动脉导管未闭

C. CT 和 MRI 是诊断主动脉缩窄的最常用方法,可直径显示缩窄部位、范围

D. 如果缩窄位于动脉导管近心端,患者常有"分界性发绀"(上肢没有发绀,下肢有发绀)

E. 如果缩窄位于动脉导管远心端,患者常有"分界性发绀"(上肢没有发绀,下肢有发绀)

24.【答案】B

【考点】主动脉缩窄的血流动力学改变及影像学表现。☆☆

【难度】中

24. 先天性主动脉缩窄可合并

A. 室间隔膜部狭窄　　　　B. 动脉导管未闭

C. 房间隔 - 孔型缺损　　　D. 肺动脉狭窄

E. 右位主动脉弓

【A3/A4 型题】

(1~3 题共用题干)

患儿,女,12 岁,发现心脏杂音 6 个月。听诊胸骨左缘第 2 肋间闻及 2/6 级收缩期吹风样杂音。

1.【答案】B

【考点】各种先心病的典型临床表现、怎样选择合适的影像学检查方法及各种先心病的影像学表现。☆☆

【难度】中

1. 最可能的诊断是

A. 室间隔缺损　　B. 房间隔缺损　　C. 动脉导管未闭

D. 肺动脉高压　　E. 肺动脉瓣狭窄　　F. 主动脉缩窄

2.【答案】C

【考点】各种先心病的典型临床表现、怎样选择合适的影像学检查方法及各种先心病的影像学表现。☆

【难度】易

2. 首选影像检查方法是

A. CT 检查　　　B. MRI 检查　　　C. 超声检查

D. X 线平片　　　E. 心导管检查　　F. 以上都不是

3. CT 检查**不能**发现的征象是

 A. 房间隔连续性中断   B. 右心房增大

 C. 右心室增大   D. 左心房缩小

 E. 左心室增大   F. 肺动脉增宽

3.【答案】E

 【解析】房间隔缺损 CT 增强扫描的直接征象是房间隔连续性中断。间接征象有:右心房及右心室增大,左心室缩小,肺动脉增宽。

 【考点】房间隔缺损。☆

 【难度】易

(4~6 题共用题干)

患儿,女,1 岁 8 个月,咳嗽、喘息 1 周,加重伴气促 1d。听诊于胸骨左缘第 3~4 肋间闻及 3/6 级收缩期杂音。

4. 最可能的诊断是

 A. 房间隔缺损   B. 室间隔缺损

 C. 动脉导管未闭   D. 法洛四联症

 E. 肺动脉瓣狭窄   F. 主动脉缩窄

4.【答案】B

 【考点】各种先心病的典型临床表现、怎样选择合适的影像学检查方法及各种先心病的影像学表现。☆☆

 【难度】中

5. 首选影像检查方法是

 A. CT 检查   B. MRI 检查

 C. 超声检查   D. X 线平片

 E. 心导管检查   F. 以上都不是

5.【答案】C

 【考点】各种先心病的典型临床表现、怎样选择合适的影像学检查方法及各种先心病的影像学表现。☆☆

 【难度】易

6. 该疾病的 CT 表现**不正确**的是

 A. 能直接显示病变的部位、大小

 B. 左心房增大

 C. 左心室缩小

 D. 右心室增大

 E. 右心室壁增厚

 F. 肺动脉增粗

6.【答案】C

 【考点】各种先心病的典型临床表现、怎样选择合适的影像学检查方法及各种先心病的影像学表现。☆☆

 【难度】中

(7~8 题共用题干)

患儿,女,3 个月,气促半月,哭闹时轻微发绀 1 周。听诊胸骨左缘第 2~3 肋间闻及 2/6 级连续性机械样杂音。

7. 可能的诊断是

 A. 室间隔缺损   B. 房间隔缺损

 C. 动脉导管未闭   D. 主动脉缩窄

 E. 肺动脉瓣狭窄   F. 法洛四联症

7.【答案】C

 【解析】各种先心病的典型临床表现、怎样选择合适的影像学检查方法及各种先心病的影像学表现。

 【考点】动脉导管未闭。☆☆

 【难度】中

8. 首选影像检查方法是

 A. CT 检查   B. MRI 检查

 C. 超声检查   D. X 线平片

 E. 心导管检查   F. 以上都不是

8.【答案】C

 【解析】各种先心病的典型临床表现、怎样选择合适的影像学检查方法及各种先心病的影像学表现。

 【考点】动脉导管未闭。☆☆

 【难度】易

第二节 心脏瓣膜病

【A1 型题】

1. 心脏瓣膜病最常受累的瓣膜是
   A. 二尖瓣　　　　　B. 主动脉瓣　　　　　C. 三尖瓣
   D. 肺动脉瓣　　　　E. 联合瓣膜

2. 在我国,心脏瓣膜病的主要发病原因是
   A. 先天性畸形　　　　　　B. 退行性改变
   C. 风湿性心脏病　　　　　D. 缺血性坏死
   E. 黏液样变性

3. 在风湿性的心脏瓣膜损害中,以哪项最多见
   A. 二尖瓣　　　　　B. 主动脉瓣　　　　　C. 三尖瓣
   D. 肺动脉瓣　　　　E. 联合瓣膜

4. 关于风湿性心脏瓣膜病,叙述**不正确**的是
   A. 多发生于 20~40 岁青中年
   B. 女性多见
   C. 可以只单纯二尖瓣狭窄
   D. 可以二尖瓣狭窄伴有二尖瓣关闭不全
   E. 主动脉瓣常同时受累,可以有单纯的主动脉瓣狭窄

5. 心脏瓣膜病 CT 检查的优势**不包括**
   A. 显示瓣膜钙化敏感
   B. 对心肌厚度及心腔大血管径线测量准确
   C. 冠状动脉成像可判断合并冠状动脉病变,为瓣膜置换术提供参考信息
   D. 同时可观察心腔有无血栓
   E. 可清晰显示瓣膜运动

6. 二尖瓣狭窄的特征性表现是下述哪一种
   A. 左心房增大　　　　　　B. 右心室增大
   C. 二尖瓣钙化　　　　　　D. 肺内含铁血黄素沉着
   E. 左心室缩小

7. 风湿性心脏病二尖瓣狭窄的 CT 征象**不包括**
   A. 左心房增大　　　　　　B. 右心室增大
   C. 左心室增大　　　　　　D. 二尖瓣增厚、钙化
   E. 舒张期二尖瓣开放受限

1.【答案】A
　【解析】心脏瓣膜病可累及二尖瓣、三尖瓣、主动脉瓣、肺动脉瓣等,但最常受累的是二尖瓣。
　【考点】心脏瓣膜病的种类。☆
　【难度】易

2.【答案】C
　【解析】心脏瓣膜病的病因有多种,在我国,心瓣膜病的最主要原因是风湿性心脏病。
　【考点】心脏瓣膜病的病因。☆
　【难度】易

3.【答案】A
　【解析】见 1 题。
　【考点】心脏瓣膜病的种类及病因。☆
　【难度】易

4.【答案】E
　【解析】风湿性心脏病几乎无单纯的风湿性主动脉瓣狭窄。
　【考点】心脏瓣膜病的种类及病因。☆
　【难度】中

5.【答案】E
　【考点】心脏瓣膜病的 CT 检查。☆
　【难度】易

6.【答案】A
　【考点】二尖瓣狭窄的典型表现。☆
　【难度】易

7.【答案】C
　【解析】考查二尖瓣狭窄的血流动力学改变,左心房扩大→肺静脉高压→肺动脉高压→右心室扩张,没有二尖瓣反流或关闭不全的情况下,左心室不增大。
　【考点】二尖瓣狭窄的血流动力学及 CT 表现。☆
　【难度】易

8. 风湿性心脏病二尖瓣狭窄与二尖瓣关闭不全的鉴别点在于
   A. 肺瘀血　　　　　　　B. 肺循环高压
   C. 肺动脉段膨隆　　　　D. 左心房增大明显
   E. 左心室增大

9. 二尖瓣关闭不全进行 CT 和 MRI 检查的目的**不包括**
   A. 明确二尖瓣关闭不全的诊断
   B. 排除冠状动脉病变
   C. 观察左心房内有无血栓
   D. 排除心肌病等其他导致二尖瓣关闭不全的情况
   E. 观察二尖瓣及瓣环的具体形态和结构特征,明确定位

10. 关于主动脉瓣狭窄的描述**不正确**的是
    A. 正常主动脉瓣口面积约 3~4cm^2
    B. 主动脉瓣重度狭窄是指瓣口面积小于 1.5cm^2
    C. 常合并有狭窄后升主动脉扩张
    D. 主动脉瓣狭窄的 CT 直接征象是主动脉瓣增厚、钙化、收缩期开放受限
    E. MRI 电影可显示收缩期主动脉瓣口喷射的低信号血流束

11. 主动脉瓣关闭不全行 CT 检查的目的**不包括**
    A. 外科换瓣术前排除冠状动脉病变
    B. 明确主动脉根部和升主动脉扩张情况,有无合并夹层、溃疡等
    C. 观察主动脉瓣及瓣环钙化、径线、与冠状动脉的关系
    D. 其他疾病导致主动脉瓣关闭不全的鉴别诊断
    E. 诊断主动脉瓣关闭不全本身

【A3/A4 型题】

(1~3 题共用题干)

患者,女,67 岁,因"反复劳力性心悸、气促 30 余年"主诉入院。30 年前开始反复出现活动后心悸、气促,无胸闷、头晕、头痛,无双下肢水肿,无咳嗽、咳粉红色泡沫痰,无夜间阵发性呼吸困难。听诊,心尖区闻及 3/6 级舒张期中晚期隆隆样杂音。

1. 最可能的诊断是
   A. 二尖瓣狭窄
   B. 二尖瓣关闭不全
   C. 主动脉瓣狭窄
   D. 主动脉瓣关闭不全
   E. 二尖瓣狭窄合并二尖瓣关闭不全
   F. 主动脉瓣狭窄合并主动脉瓣关闭不全

8.【答案】E
【解析】二尖瓣狭窄,进入左心室血流减少,左心室不增大。二尖瓣关闭不全,进入左心室血流量增多,左心室增大。
【考点】二尖瓣狭窄和二尖瓣关闭不全血流动力学。☆☆
【难度】中

9.【答案】A
【考点】二尖瓣关闭不全的影像学表现。☆
【难度】易

10.【答案】B
【解析】主动脉瓣狭窄按病因分为风湿性、先天性发育异常和退行性。正常主动脉瓣口面积为 3~4cm^2,瓣口面积 >1.5cm^2 为轻度狭窄,1.0~1.5cm^2 为中度狭窄,<1.0cm^2 为重度狭窄。
【考点】主动脉瓣狭窄的诊断。☆☆
【难度】中

11.【答案】E
【考点】主动脉瓣关闭不全的诊断。☆☆
【难度】中

1.【答案】A
【考点】二尖瓣狭窄的诊断。☆☆
【难度】中

2.【答案】A

【考点】二尖瓣狭窄的最常见病因。☆

【难度】易

3.【答案】C

【解析】熟悉常见心脏瓣膜病的血流动力学、临床及影像学表现。二尖瓣狭窄,流入左心室血流量减少,左心室不增大。

【考点】二尖瓣狭窄的诊断。☆☆

【难度】中

4.【答案】E

【解析】本题需熟悉常见心脏瓣膜病的血流动力学、临床及影像学表现。二尖瓣狭窄,于二尖瓣区闻及舒张期隆隆样杂音,二尖瓣关闭不全,于二尖瓣区闻及收缩期吹风样杂音;二尖瓣区同时闻及舒张期和收缩期杂音,提示二尖瓣狭窄合并关闭不全。

【考点】二尖瓣狭窄和二尖瓣关闭不全的临床表现。☆☆

【难度】中

5.【答案】A

【考点】二尖瓣狭窄和关闭不全的最常见病因。☆

【难度】易

6.【答案】C

【解析】熟悉心脏瓣膜病的常用影像学检查方法及其选择。MRI可显示钙化受限。

【考点】二尖瓣狭窄和关闭不全的影像学表现。☆☆

【难度】易

2. 最常见的病因是

  A. 风湿性心脏病   B. 先天畸形   C. 退行性病变

  D. 黏液样变性   E. 缺血性坏死   F. 肿瘤

3. 影像学表现**不正确**的是

  A. 二尖瓣增厚、钙化

  B. 左心房、右心室增大为主

  C. 左心房、左心室增大为主

  D. 左心房内可合并血栓

  E. 肺瘀血

  F. 肺动脉高压

(4~6题共用题干)

患者,男,46岁,因"反复咳嗽、咳痰带血2年"入院。查体:心前区无隆起,未及震颤。听诊,二尖瓣区闻及3/6级隆隆样舒张期杂音及全收缩期吹风样杂音,向左腋下传导。

4. 最可能的诊断是

  A. 二尖瓣狭窄

  B. 二尖瓣关闭不全

  C. 主动脉瓣狭窄

  D. 主动脉瓣关闭不全

  E. 二尖瓣狭窄合并二尖瓣关闭不全

  F. 主动脉瓣狭窄合并主动脉瓣关闭不全

5. 最常见的病因是

  A. 风湿性心脏病   B. 先天畸形   C. 退行性病变

  D. 黏液样变性   E. 缺血性坏死   F. 肿瘤

6. 影像学表现**不正确**的是

  A. CT平扫可显示二尖瓣增厚、钙化

  B. 左心房、左心室、右心室均增大

  C. MRI可显示二尖瓣增厚、钙化、运动受限及血流通过瓣膜情况

  D. 左心房内可合并血栓

  E. 肺瘀血

  F. 肺动脉高压

(7~9题共用题干)

患者,女,60岁,因"活动后心累、气促3年"入院。听诊,主动脉瓣区闻及5/6级收缩期喷射性杂音。超声心动图提示主动脉瓣口面积$0.9cm^2$。

7. 最可能的诊断是
   A. 二尖瓣狭窄
   B. 二尖瓣关闭不全
   C. 主动脉瓣重度狭窄
   D. 主动脉瓣关闭不全
   E. 二尖瓣狭窄合并二尖瓣关闭不全
   F. 主动脉瓣狭窄合并主动脉瓣关闭不全

8. 最常见的病因是
   A. 风湿性心脏病　　B. 先天畸形　　C. 退行性病变
   D. 黏液样变性　　E. 缺血性坏死　　F. 肿瘤

9. 关于其影像学表现的叙述，**不正确**的是
   A. 心脏大小和形态可无明显改变
   B. 左心室增大
   C. 常合并狭窄后升主动脉扩张
   D. MRI可显示血流通过瓣膜情况，同时排除梗阻性肥厚型心肌病
   E. CT检查的主要目的是外科换瓣前排除冠状动脉病变

第三节　心包疾病

【A1 型题】

1. 心包积液最常见的原因是
   A. 恶性肿瘤　　B. 心包炎　　C. 心源性疾病
   D. 内分泌疾病　　E. 代谢性疾病

2. 诊断心包积液首选的影像学的方法是
   A. X线检查　　B. 超声检查　　C. CT检查
   D. MRI检查　　E. 心导管检查

3. 缩窄性心包炎的影像学表现**不正确**的是
   A. 直接征象是心包增厚、钙化
   B. 心房扩大
   C. 肺淤血
   D. CT是发现心包增厚、钙化的最佳方法
   E. MRI是发现心包增厚、钙化的最佳方法

4. 缩窄性心包炎与限制性心肌病最重要的鉴别点为
   A. 右心房扩大　　B. 肺淤血
   C. 心输出量减低　　D. 腔静脉压增高
   E. 心包增厚、钙化

7.【答案】C
【考点】主动脉瓣狭窄的诊断。☆☆
【难度】中

8.【答案】A
【考点】二尖瓣狭窄的最常见病因。☆
【难度】易

9.【答案】A
【解析】主动脉瓣轻度狭窄时，心脏大小和形态无明显异常。此患者主动脉瓣口面积0.9cm²，为重度狭窄，左心室增大。
【考点】主动脉瓣狭窄的诊断标准。☆☆
【难度】中

1.【答案】A
【解析】心包积液的原因有恶性肿瘤、心包炎等，但最常见的原因是恶性肿瘤。
【考点】心包积液的原因。☆
【难度】易

2.【答案】B
【解析】心包积液的首选检查方法是超声。
【考点】心包积液的影像学检查。☆
【难度】易

3.【答案】E
【解析】缩窄性心包炎的直接征象是心包增厚、钙化，MRI对钙化显示不佳。
【考点】心包疾病的影像学表现各种影像学检查方法的选择。☆
【难度】易

4.【答案】E
【解析】缩窄性心包炎的病因是心包增厚、钙化，限制性心肌病的病因是心内膜和内膜下心肌纤维化。
【考点】缩窄性心包炎的病因。☆
【难度】易

【A3/A4 型题】

（1~2 题共用题干）

患者，女，58 岁，因"反复活动后气促，加重半年"入院。患者 2 年前无明显诱因出现重体力劳动后气促，休息后可自行缓解，近半年来症状加重，出现夜间阵发性呼吸困难，双下肢水肿，时有腹胀。查体：无心前区隆起，心尖搏动局限，位于左侧锁骨中线第 5 肋间，无心包摩擦音。奇脉、心浊音界不大。

1. 最可能的诊断是
   A. 心包积液　　　　　　　B. 缩窄性心包炎
   C. 二尖瓣狭窄　　　　　　D. 二尖瓣关闭不全
   E. 室间隔缺损　　　　　　F. 房间隔缺损

2. 最佳影像学检查方法是
   A. X 线检查　　　　　　　B. CT 检查
   C. MRI 检查　　　　　　　D. 超声检查
   E. 心导管检查　　　　　　F. 以上都可以

第四节　冠状动脉疾病

【A1 型题】

1. 目前诊断冠状动脉粥样硬化性心脏病最常用的非侵袭性影像学检查方法是
   A. X 线平片　　　B. 超声检查　　　C. CT 检查
   D. MRI 检查　　　E. 心导管检查

2. 诊断冠心病的金标准是
   A. X 线平片　　　B. 超声检查　　　C. CT 检查
   D. MRI 检查　　　E. 心导管检查

3. 冠状动脉重度狭窄的诊断标准是
   A. >50%　　　　　B. 70%~99%　　　C. 75%~99%
   D. ≥90%　　　　　E. ≥99%

4. 心肌梗死最常见的并发症是
   A. 心肌肥厚　　　　　　　B. 室间隔穿孔
   C. 乳头肌断裂　　　　　　D. 室壁瘤形成
   E. 心包填塞

5. **不属于冠心病重要并发症的是**
   A. 左心功能不全　　　　　B. 心脏增大
   C. 室壁瘤　　　　　　　　D. 室间隔穿孔
   E. 乳头肌断裂

6. WHO 冠心病分型中,临床最常见的是
   A. 隐匿型　　　B. 心绞痛型　　　C. 心肌梗死型
   D. 心力衰竭型　　　E. 猝死型

【A3/A4 型题】

(1~3 题共用题干)

患者,男,36 岁,因"胸痛 20 余天"入院,20d 前剧烈运动后突发胸痛,位于胸骨下段,约拳头大小范围,呈绞榨样疼痛、持续不缓解,无向他处放射。有糖尿病史。体检,胸片两肺未见异常。胃镜未见异常。腹软,无压痛及反跳痛。听诊:心率75次/min,律齐,心音正常。ECG 示左心室前壁缺血。

1. 最可能的诊断是
   A. 肺动脉栓塞　　B. 冠心病　　　C. 胆囊炎
   D. 主动脉夹层　　E. 胰腺炎　　　F. 胸膜炎

2. 该病筛查的最佳影像学检查方法是
   A. X 线平片　　　　　　B. 超声检查
   C. CT 冠状动脉成像　　　D. MRI 检查
   E. 心导管检查　　　　　F. 以上都可以

3. 诊断该疾病的金标准是
   A. X 线平片　　　B. 超声检查　　　C. CT 检查
   D. MRI 检查　　　E. 心导管检查　　F. 以上都不是

第五节　大血管疾病

【A1 型题】

1. 主动脉病变的首选影像学检查方法是
   A. X 线平片　　　B. CT 检查　　　C. MRI 检查
   D. 超声检查　　　E. DSA

2. 诊断主动脉疾病的金标准是
   A. X 线平片　　　B. CT 检查　　　C. MRI 检查
   D. 超声检查　　　E. DSA

5.【答案】B
【考点】冠心病的常见并发症。☆
【难度】易

6.【答案】B
【考点】冠心病的分型。☆
【难度】易

1.【答案】B
【解析】胸前区绞榨样疼痛为冠心病的特征。
【考点】冠心病的临床表现。☆☆
【难度】中

2.【答案】C
【解析】CT 冠状动脉成像是冠心病的最佳影像学检查方法。
【考点】CT 冠状动脉成像。☆
【难度】易

3.【答案】E
【解析】心导管检查虽然为有创检查,但是心血管系统疾病诊断的金标准。
【考点】冠心病的诊断。☆
【难度】易

1.【答案】B
【解析】CT 空间及时间分辨率高,后处理方便,可直接显示主动脉病变的范围、主动脉腔的大小及腔内改变、主动脉壁厚度、分支受累情况等,可准确诊断及鉴别诊断不同主动脉疾病并进行分型、分类,可准确测量各种参数。是主动脉疾病诊断、随访的首选检查方法。
【考点】主动脉病变的影像学检查方法及其选择。☆
【难度】易

2.【答案】E
【解析】数字减影血管造影(DSA)可显示主动脉病变的范围、大小、分支受累情况,同时鉴别不同类型主动脉疾病,并可介入治疗。
【考点】主动脉疾病的诊断。☆
【难度】易

3.【答案】B

【解析】CT增强血管成像能直接显示主动脉夹层游离内膜及真假腔,是主动脉夹层的首选检查方法。

【考点】主动脉夹层的影像学检查方法及选择。☆

【难度】易

4.【答案】D

【解析】CT增强血管成像能直接显示主动脉夹层游离内膜及真假腔,是主动脉夹层的首选检查方法。

【考点】主动脉夹层的影像学检查方法及选择。☆

【难度】易

5.【答案】E

【解析】主动脉壁内血肿也被称为无内膜破口的主动脉夹层或不典型主动脉夹层,其发病机制是主动脉中层内滋养血管破裂出血形成主动脉壁间血肿。

【考点】主动脉夹层与主动脉壁内血肿的鉴别。☆☆

【难度】中

6.【答案】D

【解析】主动脉夹层指多种病因导致主动脉内膜出现破口,血液经内膜破口进入主动脉中层,造成主动脉内膜与中层分离的一种病理状态。CTA是确诊夹层的首选检查方法,可明确定位破口的位置和数量,显示移位的内膜片,并可追踪内膜撕裂延伸的范围和程度,内膜片将主动脉管腔分为真腔和假腔,形成"双腔主动脉",真腔一般较小,与未受累的正常主动脉管腔相连续。假腔一般较大,包绕真腔,不与正常主动脉管腔相连续。

【考点】主动脉夹层的CT表现。☆☆

【难度】中

7.【答案】B

【解析】主动脉夹层真腔一般较小,与未受累的正常主动脉管腔相连续。假腔一般较大,包绕真腔,不与正常主动脉管腔相连续。

【考点】主动脉夹层的CT表现。☆☆

【难度】中

8.【答案】A

【解析】主动脉夹层真腔与正常主动脉相连续,增强扫描真腔与主动脉同步强化,呈"快进快出"强化方式,早期呈高密度,晚期呈低密度;假腔仅通过内膜破口与正常主动脉相通,对比剂充盈缓慢,增强扫描呈"慢进慢出"强化方式,早期呈低密度,晚期呈高密度。

【考点】主动脉夹层的CT表现。☆☆

【难度】中

---

3. 主动脉夹层的首选影像学检查方法是
   A. X线平片　　　　　　　B. CT检查
   C. MRI检查　　　　　　　D. 超声检查
   E. DSA

4. 主动脉夹层CT的特征性征象是
   A. 主动脉内膜的钙化内移
   B. 主动脉壁异常扩张
   C. 主动脉各段管径不成比例
   D. 两个不同增强密度的主动脉腔被内膜分隔
   E. 主动脉周围血肿形成

5. 主动脉夹层与主动脉壁内血肿最主要的鉴别点是
   A. 主动脉壁内血肿很少发生在肾动脉水平以下的主动脉
   B. 钙化的内膜向主动脉腔内移位仅见于主动脉夹层
   C. 主动脉壁内血肿仅累及升主动脉
   D. 主动脉壁内血肿仅累及降主动脉
   E. 主动脉壁内血肿无内膜破口

6. CTA诊断主动脉夹层的描述不正确的是
   A. CTA是确诊主动脉夹层的首选检查方法
   B. CTA能明确内膜破口的位置和数量
   C. CTA能显示向内移位的内膜片
   D. CTA能鉴别真腔和假腔,真腔一般较大,与未受累的正常主动脉管腔相连续
   E. CTA能鉴别真腔和假腔,假腔一般较大,包绕真腔,不与正常主动脉管腔相连续

7. 主动脉夹层真腔和假腔的形态特征,描述正确的是
   A. 真腔一般较大,与受累的正常主动脉管腔相连续
   B. 真腔一般较小,与受累的正常主动脉管腔相连续
   C. 假腔一般较小,不与正常主动脉管腔相连续
   D. 假腔一般较小,与正常主动脉管腔相连续
   E. 假腔一般较大,与正常主动脉管腔相连续

8. CTA能鉴别主动脉夹层真腔和假腔,关于其描述中正确的是
   A. 增强早期真腔高密度,假腔低密度
   B. 增强早期真腔低密度,假腔高密度
   C. 增强晚期真腔高密度,假腔高密度
   D. 增强晚期真腔高密度,假腔低密度
   E. 增强晚期真腔低密度,假腔低密度

【A3/A4 型题】

(1~3 题共用题干)

患者,男,20 岁,无明显诱因突发胸背部撕裂样剧痛入院,伴大汗淋漓、烦躁不安。查体:急性面容,心率 80 次/min,律齐。听诊主动脉瓣膜区闻及 3/6 级吹风样舒张期杂音;腹软,无压痛及反跳痛;双下肢足背动脉可触及,周围血管征阴性。心电图未见异常。

1. 最可能的诊断是
   A. 心绞痛型冠心病
   B. 急性胰腺炎
   C. 肺动脉栓塞
   D. Stanford A 型主动脉夹层
   E. Stanford B 型主动脉夹层
   F. 气胸

2. 该疾病的首选影像学检查方法是
   A. X 线平片　　　　B. CT 检查
   C. MRI 检查　　　　D. 超声检查
   E. DSA　　　　　　F. 以上都可以

3. 该疾病 CTA 特征性的影像学表现是
   A. 主动脉内膜的钙化内移
   B. 肺动脉主干或分支充盈缺损
   C. 主动脉扩张
   D. 两个不同增强密度的主动脉腔被内膜分隔
   E. 主动脉周围血肿形成
   F. 冠状动脉狭窄

(4~5 题共用题干)

患者,女,80 岁,高血压病史。无明显诱因发现下腹部包块 1 年入院,无疼痛、发热。1 年来腹部肿物增大,无腹痛、腹胀,无心悸乏力。查体:中下腹部中线处触及搏动性肿块、无压痛,听诊可闻及收缩期杂音。

4. 最可能的诊断是
   A. 主动脉夹层　　　B. 腹膜后肿瘤
   C. 主动脉瘤　　　　D. 卵巢肿瘤
   E. 腹壁疝　　　　　F. 以上都不是

1.【答案】D
【解析】心绞痛型冠心病的胸痛部位位于胸骨下段,肺动脉栓塞的主要临床表现是气促。胰腺炎的临床表现是腹部及腹背部疼痛。胸背部撕裂样疼痛是主动脉夹层的典型临床表现,Stanford A 型主动脉夹层破口位于升主动脉,主动脉瓣区能闻及杂音,Stanford B 型主动脉夹层位于左锁骨下动脉开口以远,一般主动脉瓣区不能闻及杂音。
【考点】主动脉夹层的临床表现。☆☆
【难度】中

2.【答案】B
【解析】CT 血管造影(CTA)是确诊主动脉夹层的首选检查方法,可明确夹层累及的范围和程度并进行分型。
【考点】主动脉夹层的影像学检查方法及选择。☆
【难度】易

3.【答案】D
【解析】内膜片是诊断主动脉夹层的直接征象。内膜片将主动脉管腔分为真腔和假腔,真腔与正常主动脉相连续,增强扫描真腔与主动脉同步强化,早期呈高密度,晚期呈低密度;假腔仅通过内膜破口与正常主动脉相通,对比剂充盈缓慢,早期呈低密度,晚期呈高密度。
【考点】主动脉夹层的 CT 表现。☆☆
【难度】中

4.【答案】C
【解析】主动脉瘤指各种原因导致的主动脉管腔扩张大于正常主动脉的 1.5 倍以上。最常见的原因是动脉粥样硬化,按发生部位可分为升主动脉瘤、胸降主动脉瘤、腹主动脉瘤。临床上表现为中线处进行性增大的搏动性肿块和血管杂音。主动脉夹层临床症状为胸背部撕裂样疼痛。腹膜后肿瘤、卵巢肿瘤无搏动性。
【考点】主动脉瘤的临床表现。☆☆
【难度】中

5.【答案】E

【解析】MRI 的优势是不需要注射对比剂,即可显示主动脉瘤的形态、大小、类型、范围、附壁血栓、瘤体与主动脉及其分支的关系。

【考点】主动脉瘤的影像学表现、影像学检查方法。☆☆

【难度】中

5. 关于主动脉瘤的描述中**不正确**的是

A. 主动脉增宽,超过正常径线的 50%,即可诊断为动脉瘤

B. 真性主动脉瘤多呈囊状、梭形,与主动脉腔相连续

C. 假性动脉瘤常有与主动脉成角的"瘤颈",为外穿的破口

D. CTA 是目前诊断主动脉瘤的主要影像学方法

E. MRI 诊断主动脉瘤时必须注射对比剂

F. DSA 是诊断的金标准

第六章 消化系统

【A1 型题】

1. 左肝与右肝的分界是
   A. 肝左静脉与下腔静脉连线
   B. 肝中静脉与下腔静脉连线
   C. 肝右静脉与下腔静脉连线
   D. 门静脉右支所在的轴位
   E. 门静脉左支矢状部所在的轴位

1.【答案】B
【考点】消化系统影像解剖。☆
【难度】易

2. 右肝前后叶的分界是
   A. 肝左静脉与下腔静脉连线
   B. 肝中静脉与下腔静脉连线
   C. 肝右静脉与下腔静脉连线
   D. 门静脉右支所在的轴位
   E. 门静脉左支矢状部所在的轴位

2.【答案】C
【考点】消化系统影像解剖。☆
【难度】易

3. 肝 6 段与 7 段的分界是
   A. 肝左静脉与下腔静脉连线
   B. 肝中静脉与下腔静脉连线
   C. 肝右静脉与下腔静脉连线
   D. 门静脉右支所在的轴位
   E. 门静脉左支矢状部所在的轴位

3.【答案】D
【考点】消化系统影像解剖。☆
【难度】易

4. 肝胰脾正常影像表现的描述,正确的是
   A. CT 平扫肝实质密度低于脾脏
   B. T_1WI 上肝实质信号低于脾脏
   C. T_2WI 上肝实质信号高于脾脏
   D. CT 增强动脉期肝实质强化程度高于胰腺
   E. 增强动脉期,门静脉内应有明确的对比剂进入

4.【答案】E
【考点】消化系统影像解剖。☆
【难度】中

5. 健康人 T_1WI 上信号强度最高的是
   A. 胰腺实质　　　　B. 脾实质　　　　　C. 肝实质

5.【答案】A
【考点】消化系统影像解剖。☆
【难度】中

D. 门静脉　　　　　　E. 胆总管

6. CT增强动脉期脾实质呈花斑状强化的主要机制是
   A. 脾实质存在快循环和慢循环
   B. 红髓高强化,白髓低强化
   C. 脾小梁与周围组织强化不一致
   D. 脾实质与间质强化不一致
   E. 红髓与白髓分布不均匀

7. 腹部CT增强动脉期,健康人门静脉所见的对比剂主要来自
   A. 肠系膜上静脉回流　　　　B. 肠系膜下静脉回流
   C. 脾静脉回流　　　　　　　D. 肝静脉回流
   E. 肾静脉回流

8. 腹部CT增强动脉期,健康人下腔静脉所见的对比剂主要来自
   A. 髂总静脉回流　　　　　　B. 腹壁下静脉回流
   C. 奇静脉回流　　　　　　　D. 肝静脉回流
   E. 肾静脉回流

9. 胃十二指肠上动脉最常发自
   A. 腹主动脉　　　　B. 脾动脉　　　　C. 肝总动脉
   D. 肝固有动脉　　　E. 肠系膜上动脉

10. 胃左动脉最常发自
    A. 腹主动脉　　　　B. 腹腔动脉　　　　C. 肝总动脉
    D. 脾动脉　　　　　E. 肠系膜上动脉

11. 乙状结肠的血供主要来自
    A. 肠系膜下动脉　　　　　　B. 肠系膜上动脉
    C. 腹腔动脉　　　　　　　　D. 腹壁下动脉
    E. 髂内动脉

12. 胃窦大弯侧的血供主要来自
    A. 胃左动脉　　　　　　　　B. 胃右动脉
    C. 胃网膜左动脉　　　　　　D. 胃网膜右动脉
    E. 肠系膜上动脉

13. 静脉血流直接汇入下腔静脉的器官是
    A. 胃　　　　　　B. 小肠　　　　　　C. 结肠
    D. 脾脏　　　　　E. 肝脏

14. CT图像上,正常小肠管径不超过

A. 1.5cm   B. 2.5cm   C. 3.5cm

D. 4.5cm   E. 5cm

15. CT 图像上,正常结肠管径不超过

A. 3cm   B. 4cm   C. 5cm

D. 6cm   E. 7cm

16. 健康人直接能在 CT 图像上显示的肝脏韧带是

A. 冠状韧带   B. 镰状韧带   C. 静脉韧带

D. 圆韧带   E. 三角韧带

17. 下列器官中属于腹膜外位器官的是

A. 肝脏   B. 脾脏   C. 胰腺

D. 胃   E. 小肠

18. 胰腺颈部的解剖标志是

A. 肠系膜上动脉   B. 肠系膜上静脉

C. 脾动脉   D. 脾静脉

E. 胰十二指肠上动脉

19. 常作为胰腺体部与尾部交界的解剖标志是

A. 左肾上极   B. 脾门

C. 贲门管   D. 脾静脉

E. 左肾上腺结合部

20. 主要在胰腺体部上方走行的血管是

A. 脾动脉   B. 脾静脉

C. 胃左动脉   D. 胃左静脉

E. 胰背动脉

21. 在各种液化坏死中,水分子扩散受限最明显的是

A. 肿瘤液化坏死   B. 梗死后液化坏死

C. 化脓感染液化坏死   D. 血肿液化

E. 创伤后液化坏死

22. 关于凝固性坏死的描述,正确的是

A. 常见于脑组织

B. 多数肿瘤常发生凝固性坏死

C. 感染性病变常发生凝固性坏死

D. 坏死组织含水量常无明显增多,甚至减少

E. CT 增强扫描常有明显强化

15.【答案】C

【考点】消化系统影像解剖。☆

【难度】易

16.【答案】D

【考点】消化系统影像解剖。☆

【难度】易

17.【答案】C

【考点】消化系统影像解剖。☆

【难度】易

18.【答案】B

【考点】消化系统影像解剖。☆

【难度】中

19.【答案】E

【考点】消化系统影像解剖。☆

【难度】易

20.【答案】C

【考点】消化系统影像解剖。☆

【难度】易

21.【答案】C

【解析】液化坏死是临床很常见的基本病变,多数情况下坏死液扩散受限程度是减轻的,因此在高 b 值 DWI 上通常呈现等低或稍高信号,而在 ADC 图上呈现较明显高信号。而脓液黏稠度高且富含细胞成分(脓细胞),因此扩散受限程度通常明显增大,因此在 DWI 上呈现明显高信号,而在 ADC 图上呈现低信号。

【考点】基本病变的影像学特点。☆

【难度】中

22.【答案】D

【解析】脑组织富含脂类成分,发生病变后通常发生液化坏死。肿瘤可发生液化坏死或/和凝固性坏死,但以液化坏死多见。感染性病变发生的坏死也多为液化坏死。坏死组织增强扫描通常无强化。与液化坏死相比,凝固性坏死由于蛋白质凝固,坏死组织中的含水量通常无明显增多,甚至减少。

【考点】基本病变的影像学特点。☆

【难度】难

23.【答案】E

【考点】基本病变的影像学特点。

☆

【难度】中

24.【答案】E

【考点】基本病变的影像学特点。

☆

【难度】中

25.【答案】D

【解析】脂肪变性是由于细胞(非脂肪细胞)由于代谢异常,在胞浆中出现过多的甘油三酯沉积,细胞中含脂量不同程度增多。CT上组织密度可有不同程度减低,但不够敏感且局部特异性;在DWI及T₂WI表现多样,缺乏规律;增强扫描常有不同程度强化;由于组织中同时含有水与脂,最具特征的是与同相位图像相比,反相位图像上组织信号衰减。

【考点】基本病变的影像学特点。

☆

【难度】中

26.【答案】A

【考点】基本病变的影像学特点。

☆

27.【答案】C

【解析】组织发生液化坏死主要是组织本身的细胞或浸润过来的中性粒细胞的溶酶体酶作用所致,前者叫组织自溶,后者叫组织异溶。在人体组织中,富含脂类成分的脑组织病变几乎都发生液化坏死。坏死液含水量极其丰富,因此在CT上几乎都呈现低密度,在T₂WI上都呈现高信号,由于无血供而不强化。多数坏死液中的水分子扩散受限不明显;但脓液中的水分子扩散受限明显加重,在DWI上一般表现为高信号,而在ADC图上表现为低信号。

【考点】基本病变的影像学特点。

☆

【难度】中

28.【答案】A

【解析】凝固性坏死是临床常见的组织坏死形式,原因是坏死后组织中组织的溶酶体酶失活,蛋白质凝固,而含水量无明显增多甚至减少,因此在T₂WI上多呈现低信号,也可呈等信号或稍高信号;T₁WI上信号改变不明显;扩散受限程度通常较轻;CT常呈现普通软组织密度;CT或MRI增强扫描通常无强化。

【考点】基本病变的影像学特点。

☆

【难度】中

29.【答案】E

【考点】基本病变的影像学特点。

☆

【难度】中

23. 干酪样坏死最常发生于

A. 恶性肿瘤　　　B. 良性肿瘤　　　C. 真菌感染

D. 病毒感染　　　E. 结核病

24. 关于纤维化组织影像表现的描述,正确的是

A. CT上多呈现低密度

B. T₁WI上多呈现高信号

C. T₂WI上多呈现低信号

D. DWI上多呈现高信号

E. 增强扫描时多呈延迟强化

25. 组织发生脂肪变性的特异性影像表现是

A. CT上呈现低密度

B. T₂WI上呈现高信号

C. DWI上呈现低信号

D. 与同相位图像相比,反相位图像上信号衰减

E. 增强扫描无强化

26. 最容易发生液化坏死的组织是

A. 脑组织　　　B. 肺组织　　　C. 肝组织

D. 肾组织　　　E. 脾组织

27. 关于液化坏死的描述,**错误**的是

A. 由溶酶体酶作用所致

B. 人体组织中,脑组织最容易发生液化坏死

C. 液化坏死都表现为DWI低信号及ADC图高信号

D. 液化坏死在CT上呈低密度,T₂WI上呈明显高信号

E. 增强扫描,液化坏死无强化

28. 凝固性坏死的典型影像学表现的描述,**错误**的是

A. T₂WI常呈现明显高信号

B. T₁WI常呈现等信号

C. 扩散受限常无明显加重

D. CT常呈现普通软组织密度

E. 增强扫描常无明确强化

29. 典型的干酪样坏死组织的影像学表现为

A. T₁WI低信号

B. T₂WI低信号

C. FLAIR高信号

D. CT平扫高密度

E. 增强扫描轻度至中度强化

30. 下列肝脏病变中,常规 CT、MRI 可直接显示的纤维化病变**不包括**
    A. 肝细胞癌包膜
    B. 局灶性结节性增生(FNH)瘢痕
    C. 纤维板层肝癌瘢痕
    D. 海绵状血管瘤瘢痕
    E. 肝纤维化

31. 下列组织中,CT 值最低的是
    A. 脂肪组织
    B. 液态脂肪
    C. 其他组织发生脂肪变性
    D. 纤维组织
    E. 平滑肌

32. 下列病变中,常含有液态脂肪的是
    A. 血管平滑肌脂肪瘤   B. 肝细胞癌
    C. 肝细胞腺瘤   D. 脂肪瘤
    E. 皮样囊肿

33. 下列病变中,最容易发生脂肪变性的是
    A. 肝细胞癌   B. 肝细胞腺瘤
    C. 肾细胞癌   D. 血管平滑肌脂肪瘤
    E. 肾上腺皮质腺瘤

34. 检出组织发生脂肪变性最敏感的影像技术是
    A. 超声波
    B. CT
    C. PET-CT
    D. MRI T_1WI 同反相位成像技术
    E. MRI T_2WI 脂肪抑制技术

35. 下列病变中,最容易检出脂肪组织的是
    A. 肾细胞癌   B. 肾上腺皮质腺瘤
    C. 血管平滑肌脂肪瘤   D. 肝细胞腺瘤
    E. 肝细胞癌

36. 肝脏肿瘤的包膜,通常表现为
    A. T_2WI 高信号   B. T_1WI 低信号
    C. CT 平扫低密度   D. 动脉期强化
    E. 延迟期强化

30.【答案】E
【解析】肝脏肿瘤的包膜、局灶病变的瘢痕组织在 CT 或 MRI 上都可能得到直接显示。但肝纤维化是由于纤维组织在肝组织中弥漫散在分布,因此常规 CT、MRI 通常难以直接显示,而依靠 ADC 值测量或 MRE 等特殊技术可以间接反应病变的存在及其严重程度。
【考点】基本病变的影像学特点。
☆
【难度】中

31.【答案】B
【解析】脂肪组织密度低于一般软组织如脂肪变性的组织、纤维组织、平滑肌等。脂肪组织中也并非是纯甘油三酯,而液态脂肪(主要见于皮样囊肿)为纯甘油三脂,通常 CT 值比脂肪组织(如皮下脂肪或网膜脂肪)低 20~50HU。
【考点】基本病变的影像学特点。
☆
【难度】中

32.【答案】E
【考点】基本病变的影像学特点。
☆
【难度】易

33.【答案】E
【解析】血管平滑肌脂肪瘤中所含的是脂肪组织。肝细胞癌、肝细胞腺瘤、肾细胞癌及肾上腺皮质腺瘤都是容易发生脂肪变性的常见肿瘤,其中肾上腺皮质腺瘤发生脂肪变性的概率最高,一般为 70%~80%。
【考点】基本病变的影像学特点。
☆
【难度】中

34.【答案】D
【考点】基本病变的影像学特点。
☆
【难度】易

35.【答案】C
【考点】基本病变的影像学特点。
☆
【难度】易

36.【答案】E
【考点】基本病变的影像学特点。
☆
【难度】易

37.【答案】E

【考点】基本病变的影像学特点。

☆

【难度】易

38.【答案】B

【解析】普通肝细胞癌、肝细胞腺瘤及转移瘤相对少见有中央瘢痕。FNH与纤维板层肝癌常可见瘢痕，但前者的瘢痕在T_2WI上呈现高信号，且延迟强化通常出现在注射对比剂5min以内；后者的瘢痕在T_2WI上常呈现低信号，且延迟强化常出现在注射对比剂5min以后。

【考点】基本病变的影像学特点。

☆

【难度】中

39.【答案】A

【解析】较大的海绵状血管瘤中在影像学上常可见纤维组织，主要分两种情况，一种是病灶少量纤细的纤维间隔，常表现为T_2WI低信号，而在MRI其他序列上及CT上难以发现。另一种为形成较集中的中央瘢痕，这种瘢痕通常极富含水分，因此与血管瘤瘤体相比，在CT平扫上呈现低密度，在T_1WI上呈低信号，T_2WI上呈高信号；由于缺乏血管，增强扫描一般无强化。

【考点】基本病变的影像学特点。

☆

【难度】中

40.【答案】E

【解析】肝脏肿瘤的包膜通常是较为致密的纤维组织，血管密度低，而水分含量较低。因此在DWI平扫各序列上通常与周围肝组织难以区分，而在增强扫描时表现为延迟强化。

【考点】基本病变的影像学特点。

☆

【难度】中

41.【答案】A

【解析】肝脏肿瘤的包膜富含纤维组织，因此影像学上主要表现为延迟强化。而肝孤立性坏死结节的包膜中除了富含纤维组织外，还常含有肉芽组织，因此已出现动脉期高强化。

【考点】基本病变的影像学特点。

☆

【难度】难

42.【答案】B

【解析】尽管临床上目前仍常选择立位腹部平片观察有无膈下游离气体，但如果腹腔气体量很少或由于腹膜粘连气体无法顺利到达膈下间隙时，腹部立位平片则难以显示腹腔气体。而CT密度分辨力高且减少了重叠，因此对腹腔游离气体的检出更敏感。MRI、超声及PET对腹腔游离气体的检出都不太敏感。

【考点】消化系统基本影像征象。

☆

【难度】易

37. 显示肝脏肿瘤的包膜最好的影像技术是
    A. T_2WI
    B. T_1WI
    C. CT 平扫
    D. DWI
    E. CT 或 MRI 增强延迟扫描

38. 下列肝脏肿块中，瘢痕在T_2WI上常呈现低信号的是
    A. 局灶性结节性增生（FNH）
    B. 纤维板层肝癌
    C. 转移瘤
    D. 肝细胞癌
    E. 肝细胞腺瘤

39. 肝海绵状血管瘤瘢痕影像学表现的描述，正确的是
    A. T_2WI 上信号常高于血管瘤瘤体
    B. T_1WI 上信号与血管瘤瘤体相似
    C. CT 平扫密度常高于血管瘤瘤体
    D. 动脉期常呈现高强化
    E. 常呈现延迟期高强化

40. 肝肿瘤包膜组织学及影像学表现的描述，正确的是
    A. 富含水分，T_2WI 呈现高信号
    B. 细胞密度高，DWI 呈现高信号
    C. 富含血管，动脉期高强化
    D. 血管通透性高，增强扫描呈现廓清表现
    E. 富含纤维组织，呈现延迟强化

41. 与肝肿瘤包膜相比，肝孤立性坏死结节周围的包膜的**不同处**在于
    A. 含有肉芽组织，动脉期出现高强化
    B. 富含纤维组织，出现延迟强化
    C. 富含水分，T_2WI 呈明显高信号
    D. 富含细胞，DWI 呈高信号
    E. 富含蛋白，T_1WI 呈高信号

42. 显示腹腔游离气体最好的影像学方法是
    A. X 线立位腹部平片
    B. CT
    C. MRI
    D. 超声
    E. PET

43. 下列疾病中,膈下可见到游离气体的是
    A. 肾癌　　　　　　B. 腹腔感染　　　C. 胃癌
    D. 肝硬化　　　　　E. 消化道溃疡穿孔

43.【答案】E
　【考点】消化系统基本影像征象。
☆☆
　【难度】中

44. 与 CT 相比,MRI 显示腹部脏器基本病变的优势**不包括**
    A. 钙化　　　　　　B. 出血　　　　　C. 纤维瘢痕
    D. 肿块包膜　　　　E. 脂肪变性

44.【答案】A
　【考点】消化系统基本病变。☆☆
　【难度】中

45. 脾大最常见的病因是
    A. 门静脉高压　　　B. 白血病　　　　C. 淋巴瘤
    D. 肉瘤　　　　　　E. 脾外伤

45.【答案】A
　【考点】脾脏病变的病因。☆
　【难度】易

46. 脾大的 CT 诊断标准是
    A. 厚度 >6cm,前后 >5 个肋单元
    B. 厚度 >4cm,前后 >5 个肋单元
    C. 厚度 >4cm,前后 >6 个肋单元
    D. 厚度 >6cm,前后 >6 个肋单元
    E. 厚度 >4cm,前后 >4 个肋单元

46.【答案】B
　【解析】脾大的 CT 标准为厚度超过 4cm,外缘大于 5 个肋单元。
　【考点】脾脏病变的诊断标准。☆☆
　【难度】易

47. 下列有关副脾的描述,**错误**的是
    A. 最常见于脾门附近,单发或多发
    B. 一般小于 4cm
    C. 圆形或卵圆形,密度均匀
    D. 增强扫描无强化
    E. CT 值与脾脏完全相同

47.【答案】D
　【解析】副脾无论超声回声、CT 密度、MRI 各序列信号强度、增强程度及强化模式都与正常脾脏一致。
　【考点】副脾的影像表现。☆☆
　【难度】易

48. 下列关于脾梗死在 CT 上的形态描述,正确的是
    A. 常为圆形或椭圆形,位于脾实质中心
    B. 常为圆形或椭圆形,紧贴脾包膜
    C. 常为三角形或楔形,尖端指向包膜
    D. 常为三角形或楔形,尖端指向脾门
    E. 常为不规则形,随机分布

48.【答案】D
　【考点】脾梗死的 CT 特征。☆☆
　【难度】中

49. 脾梗死的 CT 表现**不包括**
    A. 尖端朝向脾门的楔形高密度
    B. 尖端朝向脾门的楔形低密度
    C. 脾脏轮廓收缩变形
    D. 增强扫描无强化
    E. 可以为多发病灶

49.【答案】A
　【解析】脾梗死的早期 CT 表现为脾内三角形低密度灶,基底位于外缘,尖端指向脾门,病灶边缘模糊,增强后病灶无强化。
　【考点】脾梗死的影像表现。☆☆
　【难度】中

50. 下列关于脾梗死 MRI 表现的描述,**错误**的是
    A. 急性和亚急性梗死在 T_1WI 上呈高信号,在 T_2WI 上呈低

50.【答案】A
　【解析】急性和亚急性梗死在 T_1WI 上呈低信号影,在 T_2WI 上呈高信号影。
　【考点】脾梗死的 MRI 表现。☆☆
　【难度】中

信号影

B. 病灶边界清晰,呈楔形或三角形,尖端指向脾门

C. 慢性期梗死在 T_1WI 及 T_2WI 上均呈低信号

D. 梗死后期可能会囊变

E. 增强扫描无强化

51.【答案】C

【解析】脾脏最常见的良性肿瘤是脾血管瘤,其次为淋巴管瘤、错构瘤、血管内皮细胞瘤等。

【考点】脾脏良性肿瘤的类型。☆

【难度】中

51. 脾脏最常见的良性肿瘤是

A. 脾错构瘤　　　　B. 脾淋巴管瘤　　　　C. 脾血管瘤

D. 脾脂肪瘤　　　　E. 脾血管内皮瘤

52.【答案】A

【解析】脾脏血管瘤 CT 上为等或稍低密度灶。

【考点】脾血管瘤的 CT 特征。☆☆

【难度】中

52. 下列关于脾血管瘤 CT 表现的描述,**错误**的是

A. 均匀的等或高密度肿块

B. 可有大小不等的囊变区

C. 可有斑点状或环状钙化

D. 增强扫描肿块常明显强化,延迟期呈等或稍高密度

E. 可以为单发病灶,也可以是多发病灶

53.【答案】E

【解析】脾脏血管瘤可单发或多发,但多不伴有脾大。

【考点】脾血管瘤的 MRI 特征。☆☆

【难度】中

53. 下列关于脾血管瘤 MRI 表现的描述,**错误**的是

A. 多为类圆形,边界清晰

B. 在 T_1WI 上呈低信号,在 T_2WI 上呈明显高信号影

C. 增强扫描动脉期呈明显结节状强化,延迟期呈等或稍高信号

D. 增强扫描动脉期边缘呈小结节状强化,静脉期及延迟期强化逐渐向中心扩大

E. 可单发或多发,多伴有脾大

54.【答案】C

【解析】脾脏恶性肿瘤,淋巴瘤最多见,其次是血管内皮细胞肉瘤、纤维组织肉瘤、转移瘤等。

【考点】脾脏肿瘤的分类。☆

【难度】中

54. 下列脾脏原发性恶性肿瘤中,最常见的是

A. 脾血管肉瘤　　　　　　B. 脾原发性纤维肉瘤

C. 脾原发性恶性淋巴瘤　　D. 脾原发性腺癌

E. 脾原发性鳞癌

55.【答案】A

【解析】淋巴瘤是脾脏最常见的恶性肿瘤,但多为系统淋巴瘤累及脾脏。脾脏最常见原发肿瘤应该是血管瘤。

【考点】脾脏淋巴瘤的分类。☆☆

【难度】中

55. 下列关于脾淋巴瘤的叙述,**不正确**的是

A. 是最常见的脾原发肿瘤

B. 病理上分为弥漫型、粟粒型、结节型及肿块型

C. CT 上有特征性改变

D. 增强检查有助于发现病灶

E. 合并腹膜后淋巴结肿大可有助于诊断

56.【答案】B

【解析】弥漫型和粟粒型脾淋巴瘤 CT 常难显示结节,多仅表现为脾大。

【考点】脾脏淋巴瘤病理分型和影像表现。☆☆

【难度】中

56. 下列关于脾淋巴瘤的叙述,正确的是

A. 分为原发性和全身淋巴瘤脾脏浸润,大部分为前者

B. 弥漫型及粟粒型 CT 难显示结节,常仅表现为脾脏肿大

C. 结节型和肿块型增强扫描动脉期常有明显强化

D. 脾脏原发性淋巴瘤多伴有脾门及腹膜后淋巴结肿大

E. 是脾脏少见的恶性肿瘤,无特征性影像表现

57. 下列关于脾淋巴瘤 MRI 表现的描述,**错误**的是

A. 典型者呈地图样,也可呈类圆形

B. 不会仅表现为弥漫性脾大

C. 表现为脾脏内单发或多发大小不等肿块

D. T_1WI 上为低信号,T_2WI 上为稍高信号,DWI 上为明显高信号

E. 增强扫描轻度均匀或不均匀强化,各期强化均低于脾脏实质强化程度

58. 下列关于脾脏病变的描述,**错误**的是

A. 脾脏血管肉瘤增强扫描表现可类似血管瘤

B. 脾脏转移瘤多呈不均匀强化,强化程度低于脾实质

C. 脾脏血管瘤的典型强化特征与肝血管类似

D. 脾脓肿增强后脓肿壁明显强化,中央坏死区无改变

E. 脾梗死后增强病灶可有强化,且轮廓较平扫时清楚

59. 下列关于脾外伤 CT 检查及表现的描述,**错误**的是

A. 伤后即刻做 CT 平扫检查阴性,可除外脾破裂

B. 脾内血肿的密度随时间而变化

C. 应增强扫描以发现包膜下血肿

D. 脾撕裂伤时可见脾边缘裂纹

E. 脾破裂出血多储积于左侧结肠旁沟

60. 关于脾脏转移瘤的影像表现,正确的是

A. 脾脏是恶性肿瘤转移主要的目标器官之一

B. 常为恶性肿瘤晚期全身转移的一部分

C. CT 平扫多呈现高密度或高低混杂密度

D. MRI 多表现为 T_1WI 高信号、T_2WI 低信号

E. 不可以出现囊变、坏死

61. 单纯从技术角度考虑,急腹症应首选的影像学检查是

A. 腹部平片　　　　B. B 型超声　　　　C. CT

D. MRI　　　　E. 消化道钡餐

62. 立位腹部平片诊断消化道穿孔的依据是

A. 腹腔内有阶梯状液平

B. 结肠内有液体影

C. 胃泡内气体影小

D. 膈肌抬高

57.【答案】B

【解析】临床上多数脾淋巴瘤在 MRI 上仅表现为脾大,但不能显示结节或肿块。

【考点】脾淋巴瘤的 MRI 特征。☆☆

【难度】中

58.【答案】E

【解析】脾梗死后增强病灶无强化表现,但轮廓较平扫时清楚。

【考点】脾梗死的影像特征。☆☆

【难度】中

59.【答案】A

【解析】CT 增强扫描是脾外伤的首选检查,平扫可漏诊脾破裂;而且尚有迟发性脾破裂的情况发生。

【考点】脾外伤的 CT 特征。☆☆

【难度】易

60.【答案】B

【解析】脾脏转移瘤不常见,恶性肿瘤晚期全身转移的一部分。

【考点】脾脏转移瘤临床特点及影像表现。☆☆

【难度】中

61.【答案】C

【解析】由于应用习惯、检查费用、设备配置等综合因素的影响下,目前不少医院仍把腹部 X 线平片作为急腹症的影像学首选。但腹部 X 线平片密度分辨力较低,且结构重叠,不利于腹腔内部结构的显示。CT 密度分辨力明显高于平片,且大幅度减少重叠,因此单从技术角度看,急腹症应首选 CT 进行检查,这也必将是以后的趋势。

【考点】急腹症的影像诊断方法。☆☆

【难度】易

62.【答案】E

【解析】消化道穿孔后,胃肠道气体进入腹膜腔,产生气腹。立位检查时,气体游离到膈下,表现为膈下新月形游离积气影。

【考点】急腹症的影像特征。☆☆

【难度】易

63.【答案】B

【解析】绞窄性肠梗阻多在闭袢性肠梗阻的基础上发生;完全性闭袢性肠梗阻时,闭袢肠管内充满液体,在周围充气肠曲的衬托下,在腹平片上表现为略呈圆形、轮廓较清的软组织密度肿块影,类似肿瘤,称为"假肿瘤征"。

【考点】急腹症的X线征象。☆☆

【难度】易

64.【答案】D

【解析】常见急腹症包括消化道穿孔和肠梗阻。膈下游离气体为消化道穿孔在立位腹平片的典型表现;"气-液平面"为肠梗阻的立位腹平片表现;空、回肠换位症为小肠扭转的表现;肠壁间距增宽为腹腔积液的表现;而肝顶部或胃底部与膈肌之间显示结肠袋影为间位结肠的表现。

【考点】急腹症的X线征象。☆☆

【难度】中

65.【答案】B

【解析】肠梗阻可以引起肠腔扩张积气、积液,伴多发气液平面,梗阻下游肠管内气体少(梗阻不完全或早期)或消失(梗阻完全或晚期);而腹腔内游离气体为消化道穿孔的表现,而非肠梗阻的表现。

【考点】急腹症的X线征象。☆☆

【难度】易

66.【答案】E

【解析】从技术角度考虑,对于急腹症的诊断,CT相对X线平片来说有绝对优势。但腹部CT检查的X线剂量通常高于腹部平片。

【考点】急腹症的影像诊断方法。☆☆

【难度】易

67.【答案】B

【考点】急腹症的CT特征。☆☆

【难度】易

68.【答案】E

【解析】绞窄性小肠梗阻多在扭转(A)、内疝(B)、套叠(C)及粘连(D)的基础上形成闭袢,然后肠壁缺血引起绞窄性肠梗阻。肠管肿瘤可以引起肠梗阻,但以单纯机械性肠梗阻多见。

【考点】急腹症的发病原因。☆

【难度】易

69.【答案】B

【解析】多种消化道疾病可以引起消化道穿孔,但最常见原因为消化道溃疡。

【考点】急腹症的发病原因。☆

【难度】易

E. 膈下见到新月形游离的气体透光影

63. 下列X征象中能提示绞窄性肠梗阻的是
A. 腹部气液平　　B. 假肿瘤征　　C. 足球征
D. 肠管双壁征　　E. 脾曲截断征

64. 下列急腹症的X线平片影像,**错误**的是
A. 消化管内气-液平面
B. 膈下游离气体
C. 肠壁间距增宽
D. 肝顶部或胃底部与膈肌之间显示结肠袋影
E. 空、回肠换位症

65. 关于肠梗阻的X线表现,哪项描述是**错误**的
A. 肠腔扩张积气
B. 腹腔内游离气体
C. 肠腔内积液
D. 肠腔内可见多个液平面
E. 梗阻下游肠管内气体少或消失

66. 在急腹症诊断中腹部CT优于X线平片的下列描述,**不正确**的是
A. 能发现腹腔少量游离气体
B. 能早期发现腹腔积液并能大致了解其性质
C. 能早期发现实质性脏器大小及空腔脏器管腔大小改变
D. 直接显示腹腔内肿块结构,有无钙化、坏死液化等
E. 患者接受的X线剂量较低

67. 下列脾包膜下血肿的CT表现中,**不正确**的是
A. 呈新月形或半月形病变,位于脾边缘部
B. 呈圆形或椭圆形病变,位于脾内
C. 相邻脾实质受压变平或呈内凹状
D. 急性期血肿的CT值略高或相近于脾的密度
E. 对比增强扫描脾实质强化而血肿不强化

68. 绞窄性小肠梗阻的常见原因中,**不包括**
A. 扭转　　　B. 内疝　　　C. 套叠
D. 粘连　　　E. 肠管肿瘤

69. 消化道穿孔最常见病因为
A. 消化道肿瘤　　B. 消化道溃疡　　C. 消化道结核
D. 消化道寄生虫　　E. 消化道憩室

70. 下列关于绞窄性肠梗阻影像学表现的描述,**错误**的是
    A. 肠腔扩张积气,肠壁增厚、黏膜皱襞增粗
    B. 腹腔内游离气体是提示该病的特异性表现
    C. 肠内积液、液面较高
    D. X 平片显示假肿瘤征、咖啡豆征或空 - 回肠转换征
    E. CT 显示肠壁增厚,肠壁密度增高,肠系膜增粗、模糊、聚集呈缆绳征

70. 【答案】B
【解析】腹腔内游离气体通常为消化道穿孔在立位腹平片上的表现,而非绞窄性肠梗阻的特异性表现。
【考点】绞窄性肠梗阻的 X 线及 CT 表现。☆☆
【难度】中

71. 以下正常食管 X 线解剖的说法**不正确**的是
    A. 青年人有三个生理压迹
    B. 通常始于第 6 颈椎
    C. 食管黏膜皱襞与胃黏膜皱襞相似
    D. 分为颈段、胸段和腹段
    E. 通常止于约第 10~11 胸椎水平

71. 【答案】C
【解析】正常食管黏膜皱襞表现为 3~5 条纵行、相互平行、连续的条状影,与胃黏膜不同。
【考点】食管正常影像表现。☆☆
【难度】易

72. 进展期食管癌的大体病理分型**不包括**
    A. 蕈伞型   B. 髓质型   C. 溃疡型
    D. 硬化型   E. 腺癌

72. 【答案】E
【解析】进展期食管癌大体病理上通常分为蕈伞型,髓质型,溃疡型和硬化型。腺癌为组织学类型,而非大体病理类型。
【考点】食管疾病的病理分型。☆☆
【难度】易

73. 有关食管的描述,**错误**的是
    A. 食管的第一个生理狭窄位于咽食管交接处
    B. 食管的第二个生理狭窄位于主动脉弓处
    C. 食管的第三个生理狭窄位于膈食管裂孔处
    D. 食管壁无浆膜层
    E. 食管的第 3 收缩波可以是生理状态下出现的

73. 【答案】B
【考点】食管疾病的发病特征。☆
【难度】易

74. 关于良性胃溃疡的 X 线征象,**错误**的是
    A. 项圈征   B. 黏膜线连续   C. 狭颈征
    D. 指压迹征   E. 黏膜纠集

74. 【答案】D
【解析】指压迹征为恶性溃疡的 X 线征象。
【考点】胃疾病的 X 线征象。☆☆
【难度】易

75. 有关胃解剖的描述,**错误**的是
    A. 胃的上口接食管称为贲门
    B. 胃的下口接十二指肠称为幽门
    C. 胃贲门口以下水平为胃底
    D. 贲门位于胃的内侧壁
    E. 以贲门为中心,半径 2.5cm 的区域称为贲门区

75. 【答案】C
【解析】贲门口水平以上的为胃底,立位时常充气,X 线上称为胃泡。
【考点】胃正常解剖及疾病诊断。☆☆
【难度】易

76. 十二指肠溃疡最好发的部位为
    A. 降部   B. 球部
    C. 球后部   D. 水平部
    E. 十二指肠与空肠交界处

76. 【答案】B
【解析】十二指肠溃疡好发于球部,其次为球后部,其他部位少见。
【考点】十二指肠疾病的发病特征。☆
【难度】易

77.【答案】D
　　【解析】溃疡病的并发症常见的有幽门梗阻、胃出血、溃疡恶变及穿孔，其中以穿孔最为严重、紧急。
　　【考点】胃十二指肠疾病的发病特征。☆
　　【难度】易

78.【答案】A
　　【解析】癌组织浸润只限于黏膜及黏膜下层者，称为早期胃癌。这个定义只着眼于浸润深度，不考虑癌组织大小和有无淋巴结转移。
　　【考点】胃疾病的发病特征。☆
　　【难度】易

79.【答案】D
　　【考点】小肠疾病的发病特征。☆
　　【难度】易

80.【答案】E
　　【解析】增强扫描肠系膜血管表现为"齿梳征"常提示病变处于急性期。
　　【考点】小肠疾病的CT影像特征。☆☆
　　【难度】中

81.【答案】D
　　【解析】溃疡性结肠炎急性期钡灌肠表现为"线样征"，因肠管痉挛激惹所致。
　　【考点】结肠疾病的影像特征。☆☆
　　【难度】中

82.【答案】D
　　【解析】肠结核时肠道蠕动通常出现异常，可以因肠腔变形、狭窄，出现梗阻，导致肠蠕动异常；也可因炎症刺激出现肠道蠕动加快。
　　【考点】结肠疾病的X线影像特征。☆☆
　　【难度】中

83.【答案】C
　　【解析】增殖型肠结核充盈缺损一般较广泛，多累及盲肠和回肠末端。
　　【考点】小肠疾病的发病特征。☆
　　【难度】中

77. 溃疡病的并发症中最严重、紧急的是
　　A. 幽门梗阻　　　　B. 胃出血　　　　C. 溃疡恶变
　　D. 穿孔　　　　　　E. 胃窦胃炎

78. 下列关于早期胃癌的描述，**错误**的是
　　A. 病变局限于黏膜层
　　B. 病变累及黏膜层或黏膜下层
　　C. 病变累及黏膜肌层
　　D. 病变的大小与早期胃癌的定义无关
　　E. 有无周围淋巴结转移与早期胃癌的定义无关

79. 肠结核好发于
　　A. 直肠　　　　　　B. 空肠　　　　　C. 回肠
　　D. 回盲部　　　　　E. 结肠

80. 下列关于克罗恩病的CT表现，**错误**的是
　　A. 节段性肠壁增厚
　　B. 急性期肠壁可显示分层现象，表现为靶征
　　C. 增强扫描时，活动期和慢性期的肠壁均可强化
　　D. CT对窦道、内瘘等合并症的诊断价值高于钡剂造影
　　E. 增强扫描肠系膜血管表现为"齿梳征"常提示病变进入慢性期

81. 常出现"线样征"的肠道疾病是
　　A. 结肠癌　　　　　　　　　B. 淋巴瘤
　　C. 小肠吸收不良　　　　　　D. 溃疡性结肠炎
　　E. 坏死性肠炎

82. 下述肠结核X线征象的描述，**不正确**的是
　　A. 盲肠缩窄、收缩及变形
　　B. 回肠末端受侵，黏膜破坏
　　C. 回肠病变近侧端可见钡剂滞留，肠管扩张
　　D. 肠道蠕动正常
　　E. 回盲部可见"跳跃征"

83. 下列关于肠结核的描述，**不正确**的是
　　A. 肠结核分为溃疡型和增殖型两类
　　B. 增殖型肠结核主要表现为肠管变形，可呈多个大小不一的充盈缺损
　　C. 肠结核充盈缺损通常较局限，病变大多不超过回盲瓣
　　D. 肠结核多累及盲肠及回肠末端
　　E. 肠结核可有多个尖刺样龛影

84. 克罗恩病的特征表现是
    A. 病变一般较局限,大多不超过回盲瓣
    B. 溃疡多与肠管纵轴垂直
    C. 肠管可出现激惹现象
    D. 节段性分布、铺卵石征及纵行溃疡
    E. 溃疡较大时呈 T 形或领扣状

84.【答案】D
   【解析】克罗恩病的特征性表现为病变呈多节段性分布、卵石征及纵行溃疡。
   【考点】小肠疾病的发病特征。☆
   【难度】中

85. 下列疾病中,最易引起盲肠缩短、变形的是
    A. 溃疡性结肠炎   B. 阿米巴性结肠炎
    C. 坏死性肠炎   D. 增殖型肠结核
    E. 慢性痢疾

85.【答案】D
   【考点】小肠疾病的发病特征。☆
   【难度】中

86. 十二指肠憩室最好发生于
    A. 球部   B. 球后部   C. 降部
    D. 水平部   E. 升部

86.【答案】C
   【考点】小肠疾病的发病特征。☆
   【难度】易

87. 下列物质中,属于胃肠道造影阴性对比剂的是
    A. 空气   B. 硫酸钡混悬液   C. 碘水
    D. 牛奶   E. 纯水

87.【答案】A
   【考点】胃肠影像检查技术。☆☆
   【难度】易

88. 对胃肠双重造影硫酸钡的下列要求,**不正确**的是
    A. 高浓度   B. 高黏度
    C. 不易沉淀和凝集   D. 粘附性强
    E. 细颗粒

88.【答案】B
   【解析】双重造影所用的硫酸钡一般位高浓度、低黏度的混悬液,颗粒在 1μm 以下。
   【考点】胃肠道影像检查技术。☆☆
   【难度】中

89. 下列有关溃疡性结肠炎的描述,**错误**的是
    A. 是一种非特异性大肠黏膜的慢性炎症性病变
    B. 可能与免疫异常、感染、遗传等因素有关
    C. 起病多急骤,发展迅速,中毒症状重
    D. 病变多发生于左半结肠,也可遍及整个结肠甚至末端回肠
    E. 常发生于青壮年,20~40 岁

89.【答案】C
   【解析】溃疡性结肠炎多数病例起病缓慢,病程可为持续性,或活动期与缓解期交替的慢性过程,起病急骤者仅占5%左右。
   【考点】结肠疾病的发病特征。☆
   【难度】中

90. 下列关于结肠正常影像表现的描述,正确的是
    A. 结肠黏膜有纵、横、斜三种方向
    B. 降结肠的结肠袋比升结肠密集
    C. 右半结肠的黏膜皱襞以纵行为主
    D. 左半结肠比右半结肠粗
    E. 结肠壁的厚度通常 >5mm

90.【答案】A
   【解析】结肠黏膜皱襞通常为纵、横、斜三种方向交错结合形成的纹理。
   【考点】结肠正常影像解剖及疾病。☆
   【难度】易

91. 下列关于结肠癌的描述,**不正确**的是
    A. 好发于降结肠
    B. 大多数结肠癌是腺癌

91.【答案】A
   【解析】结肠癌的好发部位为直肠和乙状结肠。
   【考点】结肠疾病的发病特征。☆
   【难度】易

C. 浸润型表现为肠腔狭窄,环形或局限于一侧

D. 增生型表现为腔内充盈缺损

E. 混合型多是晚期表现

92.【答案】A
【解析】肝细胞癌动脉期高强化,门静脉期或延迟期快出,呈速升速降型强化曲线。
【考点】肝细胞癌的强化特征。☆☆
【难度】易

92. 肝细胞癌 CT 增强扫描的时间密度曲线特征是
  A. 速升速降型　　　　　　B. 速升缓降型
  C. 缓升速降型　　　　　　D. 缓升缓降型
  E. 逐渐上升型

93.【答案】D
【考点】肝细胞癌的发病特征。☆
【难度】易

93. 在我国,小肝癌是指单发病灶的长径或 2 个病灶长径之和**不超过**
  A. 1cm　　　　　　B. 2cm　　　　　　C. 2.5cm
  D. 3cm　　　　　　E. 4cm

94.【答案】D
【解析】阿米巴肝脓肿液化坏死后脓液呈巧克力色,有臭味。
【考点】肝脏炎症病变。☆
【难度】中

94. 下列关于肝脏病变的描述,**错误**的是
  A. 肝硬化为肝实质内结缔组织广泛增生,假小叶形成
  B. 脂肪肝是由于肝细胞内大量脂肪沉积所致
  C. 肝脓肿常包括细菌性和阿米巴性两种
  D. 细菌性肝脓肿液化坏死后脓液呈巧克力色,有臭味
  E. 阿米巴肝脓肿实验室检查粪便中可查到阿米巴滋养体

95.【答案】A
【解析】转移瘤的血供和原发肿瘤的血供相似,肺腺癌通常乏血供。
【考点】肝转移瘤的发病特征。☆
【难度】易

95. 肝脏常见的富血供转移瘤的原发病灶**不包括**
  A. 肺腺癌　　　　　　B. 肾透明细胞癌
  C. 神经内分泌肿瘤　　D. 富血供肉瘤
  E. 黑色素瘤

96.【答案】C
【解析】肝血管瘤一般无包膜。
【考点】肝血管瘤的发病特征。☆
【难度】易

96. 下列关于肝血管瘤的描述,**不正确**的是
  A. 男女比例差异不大
  B. 肉眼观察大体标本呈紫红色,质地较软
  C. 一般有包膜
  D. 瘤内呈囊状或筛状,犹如海绵
  E. 是最常见的肝脏良性肿瘤

97.【答案】D
【解析】肝细胞癌经血行转移首选转移至肺,然后再转移至其他脏器如肾上腺、骨、肾、脑。
【考点】肝细胞癌的发病特征。☆
【难度】易

97. 肝细胞癌血行转移最常见的目标器官是
  A. 肾上腺　　　　　　B. 骨　　　　　　C. 脑
  D. 肺　　　　　　　　E. 肾

98.【答案】E
【考点】肝癌的组织学类型。☆
【难度】易

98. 肝癌常见组织学类型**不包括**
  A. 肝细胞型　　　　　　B. 胆管细胞型
  C. 混合型　　　　　　　D. 纤维层状型肝细胞癌
  E. 鳞癌

99. 下列关于细菌性肝脓肿的描述,**错误**的是
    A. 最常由胆道炎症所致
    B. 脓肿可单发或多发,单房或多房
    C. 脓肿壁由炎性细胞及纤维肉芽组织构成,周围肝实质内可见水肿
    D. 可为革兰阳性菌或者阴性菌感染
    E. 下腔静脉是其主要感染途径

99.【答案】E
【解析】细菌性肝脓肿通常由胆道炎症所致,或是腹腔内、胃肠道感染经门静脉进入肝脏,也可是全身其他部位炎症累及肝脏。
【考点】肝脓肿的发病特征。☆
【难度】中

100. 肝脏肿块中,包膜征最常见于
    A. 肝细胞癌   B. 肝转移瘤
    C. 肝血管瘤   D. 肝淋巴瘤
    E. 局灶性结节增生

100.【答案】A
【解析】肝内有包膜的病变有肝细胞癌、肝腺瘤和孤立坏死结节,以肝细胞癌最多见。
【考点】肝细胞癌的发病特征。☆
【难度】中

101. 肝硬化的病因**不包括**
    A. 病毒性肝炎   B. 急性酒精中毒
    C. 胆汁淤积   D. 工业毒物或药物
    E. 营养不良

101.【答案】B
【解析】引起肝硬化的原因不包括急性酒精中毒,但见于长期酗酒所致慢性肝病。
【考点】肝硬化的发病原因。☆
【难度】中

102. 下列关于周围型胆管细胞癌的描述,**不正确**的是
    A. 多数患者甲胎蛋白(AFP)阴性
    B. 肝硬化基础上发生率比肝细胞癌高
    C. 可引起局限性肝内胆管扩张
    D. 居肝脏原发性恶性肿瘤第二位
    E. 可无肝内胆管扩张

102.【答案】B
【解析】肝硬化基础上肝细胞癌发生率最高。
【考点】胆管细胞癌的发病特征。☆
【难度】易

103. 关于肝内胆管细胞癌的影像表现,**不正确**的是
    A. 动脉期周边环形强化
    B. 门脉期周边强化减低
    C. 中心区域动脉期强化不明显
    D. 中心区域延迟期不强化
    E. 可引起肝内胆管扩张

103.【答案】D
【解析】肝内胆管细胞癌中心区域富含纤维,增强扫描延迟强化。
【考点】胆管细胞癌的影像学特征。☆☆
【难度】中

104. 局灶性脂肪肝在CT上表现**不包括**
    A. 胆囊窝附近常见
    B. 相对于肝背景呈高密度
    C. 边界清楚,形态各异
    D. 无占位效应
    E. 增强后无异常强化

104.【答案】B
【解析】局灶性脂肪肝相对于肝背景呈低密度。
【考点】脂肪肝的CT特征。☆☆
【难度】中

105. 肝囊肿的影像表现**不包括**
    A. 壁薄光滑有张力
    B. 囊壁环形强化

105.【答案】B
【解析】肝囊肿囊壁无强化。
【考点】肝囊肿的影像特征。☆☆
【难度】易

C. 囊腔内液体无强化

D. 囊腔内液体可在 T_1WI 上呈稍高信号

E. 囊壁可有钙化

106.【答案】D

【解析】脊柱旁静脉丛曲张主要见于下腔静脉阻塞性疾病,如布加综合征等;不是门静脉高压的相关改变。

【考点】肝硬化的发病特征。☆

【难度】中

106. 肝硬化门脉高压的继发改变**不包括**

A. 脾大

B. 门脉直径增宽

C. 食管胃底静脉曲张

D. 脊柱旁静脉丛曲张

E. 胆囊浆膜下水肿

107.【答案】B

【考点】胆总管正常解剖。☆

【难度】易

107. 下列关于胆总管直径的描述,正确的是

A. 正常胆总管直径 <5mm,>8mm 为扩张

B. 正常胆总管直径 <8mm,>10mm 为扩张

C. 正常胆总管直径 <10mm,>15mm 为扩张

D. 正常胆总管直径 <15mm,>20mm 为扩张

E. 胆总管直径超过主胰管可判断为扩张

108.【答案】C

【解析】胆囊好发生于胆囊底部或颈部。

【考点】胆囊癌的发病特征。☆

【难度】中

108. 胆囊癌的特点**不包括**

A. 多发生于 50~80 岁,女性多见

B. 约 75% 的病例合并胆囊结石

C. 多发生在胆囊体部

D. 可分为胆囊壁增厚型、腔内型和肿块型

E. 增强后病灶早期较明显强化,且持续时间长

109.【答案】C

【解析】Caroli 病即肝内胆管囊肿,表现为肝内胆管多发非梗阻性囊状扩张,其系肝内多发囊状影应该与胆管系统相连接。

【考点】先天性胆管囊肿的CT影像特征。☆☆

【难度】中

109. 下列 Caroli 病 CT 表现的描述,**错误**的是

A. 肝内胆管弥漫扩张

B. 肝外胆管不扩张

C. 肝内多发囊性病变,与胆管系统不连接

D. 扩张的肝内胆管可以有小结石

E. 可伴有肝硬化表现

110.【答案】A

【考点】胆道梗阻的发病特征。☆

【难度】易

110. 肝内胆管扩张而肝外胆管正常,说明梗阻点位于

A. 肝门部　　　　　　　B. 胆囊管开口下方

C. 胆总管下端　　　　　D. 胆总管中段

E. 壶腹部

111.【答案】C

【解析】慢性胆囊炎表现为胆囊缩小,胆囊壁均匀增厚,可伴有钙化。

【考点】慢性胆囊炎的CT影像特征。☆☆

【难度】易

111. 慢性胆囊炎的典型 CT 表现是

A. 胆囊增大,囊壁水肿,密度低

B. 胆囊正常大小,肝内胆管扩张

C. 胆囊缩小,囊壁均匀增厚

D. 胆囊增大,胆总管扩张

E. 胆囊壁不均匀增厚

112. 胆总管及以上肝内外胆管重度扩张,在胰头部截断,首先考虑
   A. 胆总管炎症　　　B. 胰头癌　　　　　C. 慢性胰腺炎
   D. 胆总管囊肿　　　E. 十二指肠憩室

112.【答案】B
　【考点】胆道梗阻的表现。☆
　【难度】易

113. 下列关于胆囊癌的影像学描述,**错误**的是
   A. 分壁厚型、腔内型和肿块型
   B. 壁厚型表现为胆囊壁不规则增厚,局限性或弥漫性厚度常大于 10mm
   C. 腔内型表现为胆囊腔内肿块,基底部胆囊壁增厚
   D. 肿块型表现为胆囊由一软组织充填或代替
   E. 增强后多早期较明显强化,且持续时间短

113.【答案】E
　【解析】胆囊癌增强后多早期较明显强化,且持续时间长。
　【考点】胆囊癌的影像学特征。☆☆
　【难度】中

114. CT 密度最低的胆囊结石是
   A. 胆固醇类结石　　　　　　B. 胆色素类结石
   C. 混合类结石　　　　　　　D. 草酸钙结石
   E. 磷酸钙结石

114.【答案】A
　【解析】高胆固醇类结石表现为低密度,胆固醇类结石表现为等密度,胆色素结石表现为高密度,混合类结石为混合密度。
　【考点】胆囊结石的CT特征。☆☆
　【难度】中

115. 下列关于胆囊腺肌症的描述,**不正确**的是
   A. 病理改变为胆囊黏膜和肌层增生所致的胆囊壁增厚,胆囊腔缩小
   B. 黏膜增生突入肌层形成的小憩室称为罗 - 阿窦
   C. 罗 - 阿窦是诊断该病的关键
   D. 胆囊腺肌症不影响胆囊的浓缩和收缩功能
   E. 罗 - 阿窦不与胆囊腔相通

115.【答案】E
　【解析】罗 - 阿窦的窦腔通常与胆囊相通。
　【考点】胆囊腺肌症的临床及病理特征。☆☆
　【难度】中

116. 下列胆道梗阻的征象中,支持恶性的是
   A. 肝外胆管扩张,肝内胆管不扩张
   B. 肝外胆管截断,上游肝内外胆管“软藤”样扩张
   C. 扩张的胆管自上而下逐渐变细
   D. 肝外胆管扩张,肝内外胆管轻度扩张,呈“枯枝”征
   E. 肝内外胆管扩张,胆总管下段多发类圆形充盈缺损

116.【答案】B
　【解析】胆管癌表现为梗阻水平以上肝内外胆管中重度扩张,呈软藤状,扩张胆管的远端突然截断。
　【考点】胆管癌的影像学特征。☆☆
　【难度】中

117. CT 增强扫描中,正常胰腺实质强化幅度最高的期相是
   A. 动脉期　　　　　　　　B. 门脉期
   C. 延迟期　　　　　　　　D. 各期强化程度类似
   E. 没有规律

117.【答案】A
　【考点】胰腺影像解剖。☆☆
　【难度】易

118. 下列关于胰腺在 CT 图像上解剖标志的描述,**错误**的是
   A. 胰头的下界紧邻十二指肠水平段

118.【答案】C
　【解析】胰腺位于脾静脉前方。
　【考点】胰腺影像解剖。☆☆
　【难度】易

B. 左侧肾上腺是区分胰尾与胰体的解剖标志

C. 胰腺位于脾静脉后方

D. 一般认为钩突向左延伸部分超过肠系膜上动脉属异常

E. 钩突位于肠系膜上动静脉与下腔静脉之间

119.【答案】B
　【解析】正常情况下,胰腺实质CT值低于肝脏,与血液、脾脏的CT值接近。
　【考点】胰腺影像解剖。☆☆
　【难度】易

119. CT平扫中,正常胰腺实质CT值接近下述哪个结构
　A. 肝脏　　　　B. 脾脏　　　　C. 胆囊
　D. 骨骼　　　　E. 肺

120.【答案】A
　【解析】脂肪抑制 T_1WI 上,胰腺实质相对于肌肉呈高信号。
　【考点】胰腺影像解剖。☆☆
　【难度】易

120. 磁共振脂肪抑制 T_1WI 图像中,正常胰腺实质与肌肉相比表现为
　A. 高信号　　　B. 低信号　　　C. 等信号
　D. 无信号　　　E. 信号高低不确定

121.【答案】D
　【考点】胰腺癌的CT征象。☆☆
　【难度】易

121. 胰腺癌CT主要的直接征象是
　A. 肿瘤侵犯胰周脏器　　　B. 胰管阻塞
　C. 胆总管阻塞　　　　　　D. 胰腺局部增大、肿块形成
　E. 肿瘤侵犯胰周血管

122.【答案】D
　【解析】胰腺癌通常呈浸润生长,极少会形成乳头状息肉突向胆总管腔内。
　【考点】胰腺癌的影像特征。☆☆
　【难度】中

122. 下列关于胰腺癌的描述,错误的是
　A. 大多数肿块边界不清
　B. 起源于腺管或腺泡细胞
　C. 胰头瘤以围管浸润方式侵犯胆总管
　D. 常形成乳头状息肉突入胆总管内
　E. 胰腺癌较其他肿瘤转移早

123.【答案】D
　【解析】慢性胰腺的主胰管通常表现为狭窄与扩张相间,而呈现串珠状改变。
　【考点】慢性胰腺炎的CT征象。☆☆
　【难度】中

123. 慢性胰腺炎CT显示胰腺导管的特征性改变为
　A. 狭窄但无扩张　　　　B. 非梗阻性扩张
　C. 平行双轨　　　　　　D. 不规则串珠状
　E. 胰尾部胰管扩张

124.【答案】A
　【解析】绝大多数胰腺浆液性囊腺瘤没有明确的恶变倾向。
　【考点】胰腺囊性肿瘤。☆
　【难度】中

124. 下述关于胰腺囊腺瘤的描述,不正确的是
　A. 浆液性囊腺瘤恶性或潜在恶性肿瘤
　B. 黏液性囊腺瘤恶性或潜在恶性肿瘤
　C. 黏液性囊腺瘤瘤体较大,单房或多房
　D. 浆液性囊腺瘤常分为微囊型与寡囊型
　E. 浆液性囊腺瘤瘤体较小,囊实性,可有钙化

125.【答案】C
　【解析】胰腺实性假乳头状瘤好发于年轻女性。
　【考点】胰腺囊性肿瘤的发病特征。☆
　【难度】易

125. 下述关于胰腺囊性病变的描述,不正确的是
　A. 浆液性囊腺瘤:好发于老年女性
　B. 黏液性囊腺瘤:好发于中年女性
　C. 胰腺实性假乳头状瘤:好发于青年男性

　　D. IPMN:好发于老年男性

　　E. 胰腺假性囊肿:好发于急性胰腺炎患者

126. 急性胰腺炎,CT 发现肿大胰腺周围出现气体影则提示

　　A. 消化道穿孔　　　B. 肠麻痹　　　　C. 继发感染

　　D. 肠梗阻　　　　　E. 恶变

127. 胰腺病变中,**不发生**钙化的是

　　A. 胰腺囊肿　　　　　　　B. 单纯性急性胰腺炎

　　C. 慢性胰腺炎　　　　　　D. 胰腺浆液性囊腺瘤

　　E. 胰腺黏液性囊腺瘤

128. 下述关于胰腺神经内分泌肿瘤的描述,**不正确**的是

　　A. 分为功能性与无功能性两类

　　B. CT 增强扫描动脉期多呈高强化

　　C. 胃泌素瘤常位于胰腺尾部

　　D. 内部可出现钙化

　　E. 无功能性神经内分泌肿瘤通常肿块较大

129. 正常成人脾脏厚度超声测量标准

　　A. <3cm　　　　　B. <4cm　　　　　C. <5cm

　　D. <6cm　　　　　E. <7cm

130. CT 及 MRI 增强扫描动脉期,呈现不均匀花斑状强化的器官是

　　A. 肝脏　　　　　B. 脾脏　　　　　C. 胰腺

　　D. 肾脏　　　　　E. 主动脉

【A2 型题】

1. 患者,男,18 岁。疲乏,贫血貌。CT 示脾大,脾实质包膜下区域多发小片状稍低密度区,部分略呈小锥形,增强扫描未见明确强化。最可能的诊断是

　　A. 脾钝挫伤　　　B. 脾血管瘤　　　C. 脾淋巴瘤

　　D. 脾梗死　　　　E. 脾脏囊肿

2. 患者,男,45 岁,近一个月出现低热、乏力、食欲减退、体重减轻,查体为贫血貌,双侧腋下及腹股沟区可触及肿大淋巴结,腹部 CT 检查显示脾脏增大,可见多发稍低密度结节,增强扫描强化程度低于正常脾脏实质,腹膜后即双侧腹股沟多发增大淋巴结,最可能的诊断是

　　A. 脾脏转移瘤　　　B. 脾脏淋巴瘤　　　C. 脾脏血管肉瘤

126.【答案】C
　【考点】急性胰腺炎的 CT 征象。☆☆
　【难度】易

127.【答案】B
　【考点】急性胰腺炎。☆☆
　【难度】易

128.【答案】C
　【解析】胃泌素瘤多位于胰腺外(十二指肠最常见),胰腺内的胃泌素瘤多位于胰腺头部。
　【考点】胰腺神经内分泌肿瘤。☆☆
　【难度】中

129.【答案】B
　【考点】脾脏影像解剖。☆☆
　【难度】易

130.【答案】B
　【解析】动脉期不同腹部脏器的强化特点不同,脾脏呈特征性花斑状强化。
　【考点】脾脏正常影像表现。☆☆
　【难度】易

1.【答案】D
　【解析】脾梗死好发于脾大或有血液疾病的患者,多分布于脾实质外周区域,典型的形态呈楔形,尖端指向脾门,CT 平扫呈等或稍低密度,通常无强化。
　【考点】脾梗死的 CT 特征。☆☆
　【难度】易

2.【答案】B
　【解析】全身淋巴瘤脾脏浸润临床多表现为低热、乏力、食欲减退、体重减轻,颈部、双侧腋下及腹股沟区可触及肿大淋巴结,CT 表现为脾脏增大,并伴多发等密度或稍低密度结节,增强扫描强化程度低于正常脾实质。
　【考点】脾脏淋巴瘤的 CT 特征。☆☆
　【难度】中

D. 脾大伴脾梗死　　　E. 脾脏多发血管瘤

3.【答案】E
　【解析】立位腹部平片所显示的宽窄不等的横带状透亮区，内可见半月皱襞影，为结肠影。间位结肠多位于肝与右膈之间。
　【考点】立位腹平片的正常影像表现。☆☆
　【难度】中

4.【答案】B
　【解析】根据临床表现拟诊消化道穿孔，当立位腹平片未见膈下游离气体，应选择CT检查进一步确认。
　【考点】消化道穿孔的影像诊断。☆☆
　【难度】易

5.【答案】E
　【解析】单纯性小肠梗阻可引起小肠扩张积气积液及气液平，不引起游离气腹；膈下脓肿、剧烈呕吐及消化道穿孔均可引起腹腔游离气腹；间位结肠为含气的结肠位于右膈与肝脏之间，也可显示含气肠管影。
　【考点】消化道穿孔的影像诊断。☆☆
　【难度】难

6.【答案】B
　【解析】立位腹部平片显示双侧膈下新月形气体影，是消化道穿孔的典型表现，常见原因为消化道溃疡。患者既往有胃溃疡病史，因此考虑胃溃疡穿孔。
　【考点】消化道穿孔的X线诊断。☆☆
　【难度】易

7.【答案】B
　【解析】绞窄性肠梗阻的CT表现主要在于肠管缺血改变，即肠壁增厚、肠系膜水肿、腹腔积液。
　【考点】绞窄性肠梗阻的影像诊断。☆☆
　【难度】中

8.【答案】B
　【解析】肠管扩张、积气、积液伴气液平，提示肠梗阻；肠壁无增厚，系膜密度正常提示无肠缺血改变；盆腔内小肠肠管未见扩张，提示梗阻部分在回肠，扩张肠管远端未见肿块影且伴既往手术史，提示粘连性肠梗阻可能性最大。
　【考点】肠梗阻的影像诊断。☆☆
　【难度】中

3. 患者，男性，61 岁，便秘，右上腹痛向右肩放射。立位腹部平片显示右膈、肝间隙宽窄不等的横带状透亮区，内可见半月皱襞影，第一诊断是
A. 消化道穿孔　　　B. 胆囊周围炎　　　C. 慢性肠梗阻
D. 膈下脓肿　　　E. 间位结肠

4. 患者，男，35 岁，突发腹痛 6h，既往消化道溃疡病史多年，立位腹平片显示双侧膈下未见游离气体，下一步影像学检查应首选
A. 卧位腹部平片　　　B. CT　　　C. 胃肠造影
D. MRI　　　E. 超声

5. 患者，女，48 岁，既往消化道溃疡病史 10 余年，突发腹痛 3h 并伴有发热，剧烈呕吐，立位腹平片显示右膈与肝脏之间可见气体影。根据腹平片表现，可**排除**的疾病是
A. 膈下脓肿
B. 剧烈呕吐所致腹腔游离气体
C. 消化道穿孔
D. 间位结肠
E. 单纯性小肠梗阻

6. 患者，男，39 岁，饱餐后 2h 突然上腹部剧痛，呈持续性。既往有胃溃疡病史。查体腹肌紧张、压痛、反跳痛。立位腹平片示双侧膈下新月形气体影。诊断为
A. 急性胰腺炎　　　　　B. 胃溃疡穿孔
C. 急性阑尾炎穿孔　　　D. 绞窄性肠梗阻
E. 急性胆囊炎

7. 患者，男，42 岁，突发腹痛 3h，逐渐加重伴腹部压痛、反跳痛、肌紧张。腹部 CT 提示右下腹肠管扩张、积气，肠壁增厚，肠系膜水肿，腹腔少量积液。需首先考虑的诊断是
A. 单纯性小肠梗阻　　　B. 绞窄性肠梗阻
C. 胃肠道穿孔　　　　　D. 麻痹性肠梗阻
E. 急性阑尾炎

8. 患者，女，68 岁，突发腹痛 4h，既往十二指肠溃疡手术病史 6 年(具体手术史不详)。腹部平扫 CT 提示上、中腹小肠肠管扩张、积气、积液伴气液平，肠壁无明确增厚，系膜密度未见明确异常；扩张肠管远端未见明确肿块影，盆腔内小肠肠管未见扩张。需首先考虑的肠梗阻类型是

A. 肠扭转　　　　　　　B. 粘连肠梗阻
C. 肠套叠　　　　　　　D. 小肠肿瘤引起梗阻
E. 肠内疝

9. 患者,女,68岁,突发腹痛2h,逐渐加重。腹平片显示"咖啡豆征"改变,首先考虑
　　A. 麻痹性肠梗阻　　　B. 单纯性肠梗阻
　　C. 结肠梗阻　　　　　D. 绞窄性肠梗阻
　　E. 消化道穿孔

10. 患者,男,73岁,突发腹痛2h,逐渐加重,伴恶心、呕吐。腹平片显示"假肿瘤征"改变,以下描述**不正确**的是
　　A. 肠管积液形成所致　B. 提示不完全性肠梗阻
　　C. 可见于闭袢性肠梗阻　D. 可见于绞窄性肠梗阻
　　E. 可见于粘连性肠梗阻

11. 患者,男,67岁,剧烈腹痛1h,伴恶心、呕吐。查体可见肌紧张、反跳痛。腹部增强CT提示肠壁增厚、肠腔扩张、积液、积气伴气液平,肠系膜水肿伴腹水。基本可**除外**
　　A. 肠系膜上动脉血栓形成
　　B. 肠扭转
　　C. 单纯急性腹膜炎
　　D. 肠粘连
　　E. 疝

12. 患者,女,23岁,上腹部疼痛4h。腹部平片提示肠梗阻,进一步行腹部CT,观察的重点**不包括**
　　A. 肠系膜上血管有无异常
　　B. 肠管位置有无异常
　　C. 肠壁有无增厚
　　D. 肠系膜有无水肿
　　E. 肠腔有无扩张

13. 患者,男,42岁,突发腹痛、腹胀、阵发性逐渐加重伴肠鸣音亢进。既往有腹部手术史。立位腹平片见多发气液平面,呈阶梯状排列。最可能的诊断为
　　A. 胃肠道穿孔　　　　B. 急性阑尾炎
　　C. 急性胆囊炎　　　　D. 急性小肠梗阻
　　E. 急性胰腺炎

14. 老年女性患者,主因腹痛、腹胀、恶心、呕吐。行腹部增强CT检查,以下哪项征象提示需临床紧急处理

9.【答案】D
【解析】不完全性绞窄性肠梗阻时,扩张闭袢内充气,形成"咖啡豆征"。
【考点】绞窄性肠梗阻的X线平片表现。☆☆
【难度】易

10.【答案】B
【考点】绞窄性肠梗阻的X线平片表现特征之一为"假肿瘤征",为完全性肠梗阻时,肠管内积液形成。可见于粘连性肠梗阻及闭袢性肠梗阻,后者伴有肠壁血运循环障碍即形成绞窄性肠梗阻。
【考点】绞窄性肠梗阻的X线平片表现。☆☆
【难度】难

11.【答案】C
【解析】此病例中,腹部增强CT显示的为肠壁血运循环障碍引起的肠缺血改变,可发生于绞窄性肠梗阻及血运性肠梗阻。后者可见于肠系膜上动脉血栓形成,前者可由肠扭转、肠粘连和疝引起。腹膜炎引起的肠梗阻中,更多见的为麻痹性肠梗阻。
【考点】肠梗阻的CT表现。☆☆
【难度】中

12.【答案】E
【解析】平片已提示肠梗阻,腹部CT检查的目的在于观察有无引起肠缺血改变的绞窄性肠梗阻及血运性肠梗阻。A为血运性肠梗阻的常见原因;B、C、D为肠缺血的改变。
【考点】肠梗阻的CT表现。☆☆
【难度】中

13.【答案】D
【考点】肠梗阻的影像特征。☆☆
【难度】易

14.【答案】E
【解析】A、B、C、D均为单纯性肠梗阻的表现;E提示肠系膜动脉栓塞,需要紧急处理。
【考点】绞窄性肠梗阻的增强CT表现。☆☆
【难度】中

A. 肠管扩张

B. 肠管积气

C. 小肠内多发气液平面

D. 结肠、小肠均扩张

E. 肠系膜动脉腔内充盈缺损

15. 【答案】D
【考点】肠梗阻的影像诊断。☆☆
【难度】易

15. 老年男性患者,反复发热、腹痛、腹胀,禁食状态。腹膜炎病史。腹平片显示全腹小肠及结肠肠管扩张、积气,气体多、液体少,复查肠管形态改变不明显,最可能的诊断为

A. 肠粘连　　　　　　　B. 急性单纯性小肠梗阻

C. 绞窄性肠梗阻　　　　D. 麻痹性肠梗阻

E. 血运性肠梗阻

16. 【答案】D
【解析】需腹部增强CT明确有无绞窄性肠梗阻及其原因。
【考点】肠梗阻的影像诊断。☆☆
【难度】中

16. 老年女性患者,腹痛、腹胀、恶心、呕吐数小时,呕吐物为胃内容物。查体压痛、反跳痛、肌紧张。立位腹平片提示小肠扩张、积液、积气,腹脂线消失,此时需进一步进行的检查为

A. 卧位腹平片　　　　　B. 腹部平扫CT

C. 超声　　　　　　　　D. 腹部平扫加增强CT

E. 腹部MRI

17. 【答案】C
【解析】假肿瘤征见于绞窄性肠梗阻,见于完全性肠梗阻时,肠管内充满液体,在周围充气肠曲的衬托下,显示为类似肿瘤的肿块影。
【考点】绞窄性肠梗阻的X线表现。☆☆
【难度】易

17. 老年男性患者,腹痛4h,持续性加重,伴恶心、呕吐。腹平片可见假肿瘤征。最可能的诊断是

A. 胃肠道穿孔　　　　　B. 单纯性小肠梗阻

C. 绞窄性肠梗阻　　　　D. 麻痹性肠梗阻

E. 结肠癌

18. 【答案】D
【考点】乙状结肠扭转。☆☆
【难度】中

18. 老年男性患者,下腹痛4h,呈持续性,阵发性加剧,未排便12h。立位腹平片显示腹部可见一明显扩张、充气的肠管,上缘达膈水平,可见二个较宽的液平面。最可能的诊断是

A. 小肠单纯性机械梗阻　　B. 肠系膜血栓形成

C. 急性阑尾炎　　　　　　D. 小肠扭转

E. 乙状结肠扭转

19. 【答案】A
【解析】增强扫描肠系膜上动脉内充盈缺损,提示血栓。小肠及肠管改变,提示肠系膜上动脉栓塞后所引起肠缺血改变(脾曲截断征)。
【考点】血运性肠梗阻的CT表现。☆☆
【难度】中

19. 中年女性患者,无诱因持续性腹痛1h。腹部CT提示小肠及右半结肠肠管扩张、积气、积液伴较长的液平面;增强扫描肠系膜上动脉内可见充盈缺损。最有可能的诊断为

A. 血运性肠梗阻　　　　　B. 单纯性肠梗阻

C. 麻痹性肠梗阻　　　　　D. 急性阑尾及其周围炎

E. 绞窄性肠梗阻

20. 【答案】B
【解析】阑尾宽度超过6mm即为增宽,管壁厚度超过3mm即为增厚。并伴阑尾及盲肠周围脂肪间隙内渗出、水肿,符合急性阑尾炎改变。
【考点】急性阑尾炎的影像诊断。☆☆
【难度】易

20. 患者,女,53岁,突发剧烈腹痛3h,腹平片显示右下腹部肠管积气,肠管未见扩张,未见气-液平面。双侧膈下未见游离积

气。CT 提示盲肠远端周围脂肪间隙模糊、密度增高;阑尾宽约 7mm,管壁厚约 4mm。阑尾周围脂肪间隙内渗出及索条影,首先考虑的诊断为

A. 盲肠憩室炎　　　B. 急性阑尾炎　　　C. 结肠癌

D. 阑尾癌　　　　　E. 腹膜炎

21. 患者,男,32 岁,右下腹部疼痛 4h,加重 1h。伴右下腹部压痛、反跳痛、肌紧张。行腹部 CT 检查,提示患者需紧急手术治疗的征象是

A. 阑尾直径 8mm　　　　　B. 阑尾管壁厚 3mm

C. 阑尾粪石　　　　　　　D. 增强扫描阑尾壁缺损

E. 阑尾周围积液

21.【答案】D
【解析】D 提示阑尾穿孔,需紧急手术治疗;A、B、E 均为急性阑尾炎的征象;C 可发生于急性阑尾炎患者或正常人。
【考点】急性阑尾炎的 CT 表现。☆☆
【难度】中

22. 患者,女,28 岁,右下腹痛 3d,加重 3h,伴恶心、呕吐。体温 37.8℃。CT 平扫示阑尾腔内单发环状高密度影,阑尾直径 4mm,管壁 2mm,阑尾周围脂肪间隙清晰。少量腹腔积液。据此 CT 征象可考虑诊断为

A. 急性单纯性阑尾炎　　　B. 急性化脓性阑尾炎

C. 急性坏疽性阑尾炎　　　D. 阑尾癌

E. 不足以诊断阑尾炎

22.【答案】E
【解析】阑尾腔内高密度影,提示阑尾粪石,可见于急性阑尾炎患者或正常人,需结合其他征象来判断。阑尾宽度、管壁及周围脂肪间隙的 CT 表现,不符合急性阑尾炎的 CT 诊断标准。
【考点】急性阑尾炎的 CT 诊断。☆☆
【难度】中

23. 患者,女,28 岁,右下腹部疼痛伴发热,恶心、呕吐,逐渐加重 10h。腹部 CT 平扫示阑尾肿胀、壁增厚,盲肠末端管壁增厚,肠腔外、阑尾右侧环状高密度影及少量积气影,盆腔可见积液。最可能的诊断是

A. 急性单纯性阑尾炎

B. 急性化脓性阑尾炎

C. 急性坏疽性及穿孔性阑尾炎

D. 阑尾癌

E. 阑尾周围脓肿

23.【答案】C
【解析】阑尾肿胀、壁增厚,盲肠末端管壁增厚,提示急性阑尾炎;阑尾右侧环状高密度影,为腔外粪石;阑尾右侧少量积气,提示腔外气体,均为急性坏疽性及穿孔性阑尾炎的 CT 表现。
【考点】急性阑尾炎的 CT 分型及表现。☆☆
【难度】中

24. 患者,男,63 岁,转移性右下腹部疼痛伴发热,恶心、呕吐 2d。腹部 CT 增强扫描示阑尾增粗、管壁增厚,管腔内环状高密度影;阑尾周围及回盲部周围脂肪间隙密度增高并多发渗出液,右侧盆腔内边界不清的肿块影,内可见少量积气,增强扫描环状强化。此肿块最可能的诊断是

A. 急性单纯性阑尾炎

B. 急性化脓性阑尾炎

C. 急性坏疽性及穿孔性阑尾炎

D. 阑尾癌

E. 阑尾周围脓肿

24.【答案】E
【解析】右侧盆腔内边界不清的肿块影,内可见少量积气,增强扫描环状强化,为脓肿的 CT 表现,结合阑尾增粗、管壁增厚、阑尾粪石及阑尾周围炎症的表现,考虑阑尾周围脓肿。
【考点】急性阑尾炎的 CT 分型及表现。☆☆
【难度】中

25.【答案】B
　【解析】外伤后左上腹疼痛,血色素下降,提示外伤后腹腔出血改变,左上腹外伤,高度可疑脾破裂。X线平片诊断价值有限,阴性结果不能除外实质器官破裂。CT,尤其增强CT,对脾外伤的诊断具有重要价值,敏感性和特异性均很高。超声敏感性较CT差。造影检查可用于可疑脾破裂或已确诊为脾破裂者,但为有创性。
　【考点】脾外伤的影像学诊断方法。☆☆
　【难度】易

26.【答案】B
　【考点】脾撕裂伤的影像学诊断方法。☆☆
　【难度】易

27.【答案】B
　【解析】X线平片对腹部外伤患者有一定价值。可以显示胸水,肋骨骨折,腹腔积液及脾增大,但是密度分辨力较低,不能显示脾裂伤。
　【考点】脾外伤的影像学诊断方法。☆☆
　【难度】中

28.【答案】A
　【解析】对比剂外溢提示脾内活动性出血。脾内多发线样不强化低密度影,提示多发性脾撕裂伤;脾内类圆形不强化的稍高密度影,提示脾内血肿;增强扫描后脾包膜下新月形低密度影,平扫呈等密度,提示脾包膜下积血;脾后下方不强化的稍高密度影,为脾周血肿的改变。
　【考点】脾破裂的影像学诊断方法。☆☆
　【难度】中

29.【答案】C
　【解析】A、B分别为肝内多发撕裂伤及肝实质内血肿的平扫表现;E为单纯性肝囊肿表现;增强扫描肝局部肝组织强化减低(D)提示有损伤但仍存在血供,可以存活;增强扫描肝组织无明确强化,说明动脉及门静脉血供都已阻断,很可能发生肝坏死。
　【考点】肝破裂的影像学诊断方法。☆☆
　【难度】中

30.【答案】D
　【解析】腹部平扫CT提示肝周血肿,而肝内损伤征象不明显,进一步行CT增强扫描有助于明确肝内有无损伤及其类型、范围。
　【考点】肝损伤的影像学诊断方法。☆☆
　【难度】中

25. 患者,女,31岁,车祸外伤后2h,左上腹疼痛,血色素下降。首选影像检查方法为
　A. 立卧位腹平片　　　　　B. 腹部CT增强
　C. 腹部MRI　　　　　　　D. 腹部超声
　E. 造影检查

26. 男性患,38岁,左侧腹部刀刺伤后左上腹部疼痛3h,伴腹部压痛、反跳痛、肌紧张。腹部平扫CT显示脾实质内多发条状低密度影,增强扫描未见明确强化,且病变显示更清晰,诊断为
　A. 脾内血肿　　B. 脾撕裂伤　　C. 脾包膜下血肿
　D. 脾周血肿　　E. 脾挫伤

27. 患者,男,23岁,左侧下胸部及左上腹刀刺伤后疼痛4h,行X线平片检查不能显示的疾病为
　A. 胸水　　　　B. 脾裂伤　　　C. 左侧肋骨骨折
　D. 腹腔积液　　E. 脾增大

28. 患者,男,28岁,左上腹部刀刺伤后,左上腹部疼痛并神志淡漠,实验室检查提示血色素减低,行CT增强扫描,提示活动性出血而需紧急处理的CT表现是
　A. 对比剂外溢
　B. 脾内多发线样不强化低密度影
　C. 脾内类圆形不强化的稍高密度影
　D. 增强扫描后脾包膜下新月形低密度影,平扫呈等密度
　E. 脾后下方不强化的稍高密度影

29. 患者,男,43岁,车祸后右上腹部疼痛。行腹部CT平扫及增强扫描示肝脏损伤,提示预后不良、易出现肝坏死的征象是
　A. 平扫示肝内多发线样低密度影
　B. 平扫示肝内椭圆形略高或等密度
　C. 增强扫描示局部肝组织无明确强化
　D. 增强扫描示局部肝组织强化低于正常肝实质
　E. 增强扫描示肝内无强化小圆形水样液体密度影

30. 患者,男,43岁。集体车祸外伤6h后右上腹部疼痛,查体压痛、反跳痛、肌紧张,急诊腹部平扫CT提示肝周异常密度影,CT值约38HU,肝实质内未见异常密度影,进一步检查应首选
　A. 腹部超声　　　B. 腹平片　　　C. 腹部平扫MRI
　D. 腹部增强CT　　E. 腹部增强MRI

31. 患者,男,62岁。既往乙肝、肝硬化病史。右侧腹部外伤后疼痛,呈持续性,阵发性加重。腹部 CT 平扫提示肝 S6 团状高、低混杂密度影,为明确诊断,进一步行 CT 增强扫描,需首先**除外**
A. 肝撕裂伤　　　B. 肝包膜下血肿　　　C. 肝挫伤
D. 肝癌破裂出血　　　E. 肝实质内血肿

31.【答案】D
　【解析】患者有乙肝、肝硬化病史,易并发肝细胞癌,CT 平扫提示团状混杂密度影,需首先除外肝癌破裂出血。
　【考点】肝破裂的原因。☆
　【难度】中

32. 患者,男,45岁,车祸后全身多处外伤。患者神志欠清,行急诊腹、盆腔 CT 增强检查,检查主要目的**不包括**
A. 判断有无腹部实质脏器破裂
B. 判断有无胃肠道穿孔
C. 判断有无骨折
D. 判断有无腹腔积血
E. 明确昏迷原因

32.【答案】E
　【解析】昏迷原因多种多样,腹部增强 CT 很难判断昏迷原因。
　【考点】腹部外伤的 CT 诊断价值。☆☆
　【难度】易

33. 65 岁男性,进行性加重进食困难,胸部 CT 如图所示,最可能的诊断是

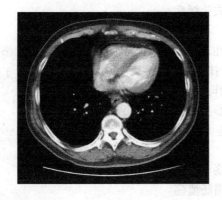

A. 食管静脉曲张
B. 贲门失弛缓症
C. 食管憩室
D. 食管平滑肌瘤
E. 食管癌

33.【答案】E
　【解析】老年男性,进行性加重进食困难,CT 示食管管壁增厚,提示食道癌。
　【考点】食管癌的 CT 影像特征。☆☆
　【难度】中

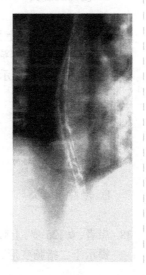

34. 患者,男,62岁,有慢性肝炎病史,今日呕血 50ml。食管造影显示如图所示,最可能的诊断为
A. 食管癌
B. 食管静脉曲张
C. 贲门失弛缓症
D. 食管憩室炎
E. 食管平滑肌瘤

34.【答案】B
　【解析】食管黏膜增粗,轮廓不光整,呈锯齿状表现,结合慢性肝病史,提示食管静脉曲张。
　【考点】食管静脉曲张的影像学诊断方法。☆☆
　【难度】易

35.【答案】A

　　【考点】食管异物的影像诊断。
☆☆

　　【难度】中

36.【答案】C

　　【解析】年轻男性,节律性、周期性上腹痛,空腹痛为主,上消化道造影提示十二指肠球部小圆性龛影,应诊断为十二指肠溃疡。

　　【考点】十二指肠球部溃疡的影像学诊断。☆☆

　　【难度】易

37.【答案】C

　　【解析】中年男性,慢性腹痛,餐后痛为主,临床表现支持胃溃疡。胃肠造影示胃角类圆形腔外龛影,外形规则,影像表现也支持胃溃疡。

　　【考点】胃溃疡的影像学诊断。☆☆

　　【难度】中

38.【答案】C

　　【解析】年轻女性,夜间痛明显,上消化道造影见十二指肠球部变形,提示十二指肠溃疡。

　　【考点】十二指肠溃疡的影像学诊断。☆☆

　　【难度】易

35. 患者,女,40岁,进食小枣粽子后出现吞咽困难,食管造影如图所示,应首先考虑

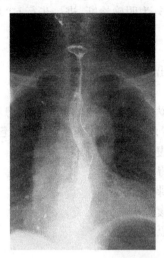

A. 食管异物　　　　　　B. 食管静脉曲张
C. 食管癌　　　　　　　D. 食管憩室炎
E. 贲门失弛缓症

36. 青年男性,上腹部隐痛4月余,呈节律性、周期性疼痛,反复发作,以饥饿痛为主。胃肠造影如图所示,最可能的诊断是

A. 胃癌
B. 胃溃疡
C. 十二指肠溃疡
D. 慢性胰腺炎
E. 慢性胆囊炎

37. 患者,男,54岁,上腹部疼痛2个月余,以餐后疼痛为主,上消化道造影如图所示,最可能的诊断是

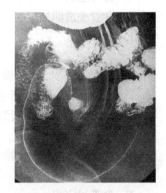

A. 胃肠炎
B. 十二指肠溃疡
C. 胃溃疡
D. 胃癌
E. 慢性胰腺炎

38. 患者,女,25岁,上腹痛3个月,夜间疼痛明显,上消化道造影提示十二指肠变形,最可能的诊断是

A. 胃癌　　　　　B. 胃溃疡　　　C. 十二指肠溃疡

D. 慢性胰腺炎　　E. 慢性胆囊炎

---

39. 患者,男,64岁,腹胀消瘦半
年,CT 扫描如图所示,最可能
的诊断为

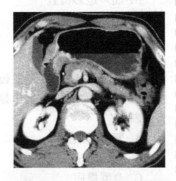

A. 胃淋巴瘤

B. 胃癌

C. 胃溃疡

D. 胃窦炎

E. 胃间质瘤

39.【答案】B

【解析】老年男性,腹胀并消瘦,
CT 示胃窦壁增厚并明显强化,支持胃
癌的诊断。

【考点】胃癌的影像学诊断。☆☆

【难度】中

---

40. 患者,女,77岁,上腹隐痛一年,
贫血黑便,上消化道造影所示
如图所示

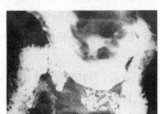

A. 胃窦炎

B. 溃疡型胃癌

C. 革囊胃

D. 胃间质瘤

E. 胃溃疡

40.【答案】B

【解析】老年女性,上腹隐痛,并慢
性消化道出血,造影提示胃腔内充盈
缺损,内见不规则龛影,周围有环堤,
提示溃疡型胃癌。

【考点】胃癌的影像学诊断。☆☆

【难度】易

---

41. 53 岁女性,上腹部不适 1 年,
上消化道造影如图所示,首先
诊断为

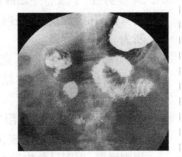

A. 十二指肠憩室

B. 十二指肠溃疡

C. 十二指肠穿孔

D. 十二指肠癌

E. 十二指肠间质瘤

41.【答案】A

【解析】胃肠造影示十二指肠降部
囊袋样突起,边界光整,提示十二指肠
憩室。

【考点】十二指肠憩室的影像学诊
断。☆☆

【难度】中

---

42. 患者,男,53 岁男性,上腹部不适经胃镜检查诊断为胃癌。进
一步行 CT 检查,主要目的不包括

A. 发现癌肿胃壁外侵犯

B. 观察胃壁增厚的程度

C. 发现肿大淋巴结

D. 明确胃癌的组织学类型

E. 显示肝脏、网膜及盆腔有无转移

42.【答案】D

【解析】CT 不作为胃癌的确诊手
段,主要目的是进行术前分期。

【考点】胃癌的 CT 特征。☆☆

【难度】中

43.【答案】B

【解析】胃窦部邻近幽门的溃疡,
常致幽门持续性痉挛,再加以炎性肿
胀、疤痕狭窄,可形成幽门梗阻,临床
常表现为腹痛、呕吐。

43. 45 岁男性,有胃溃疡病史,今日出现上腹痛,呕吐,不能进食,
最可能的原因为

A. 消化道穿孔　　B. 幽门梗阻　　　C. 急性胃扩张

D. 恶变为胃癌　　E. 急性胃肠炎

【考点】胃溃疡的临床表现。☆

【难度】中

44.【答案】C

【解析】胃溃疡病史患者出现饭后突发上腹部剧痛,考虑胃穿孔,最简便的检查为立位腹平片,膈下见游离气体即可诊断。

【考点】胃溃疡的影像诊断。☆☆

【难度】易

45.【答案】E

【解析】Zollinger-Ellison 综合征由发生于胰腺的非 β 胰岛细胞瘤或胃窦 G 细胞增生引起的上胃肠道慢性难治性溃疡。上胃肠道气钡双重造影提示十二指肠多发溃疡,空腹血清促胃液素升高可以提示该诊断。

【考点】十二指肠溃疡的影像诊断。☆☆

【难度】难

46.【答案】B

【解析】老年男性,大便习惯改变及便血,结合 CT 所示局限性直肠壁增厚,提示直肠癌。

【考点】直肠癌的 CT 特征。☆☆

【难度】中

47.【答案】A

【解析】年轻男性,黏液稀便,钡灌肠见降结肠肠腔内颗粒状充盈缺损、肠管僵硬,管腔狭窄,符合溃疡型结肠炎表现。

【考点】溃疡性结肠炎的临床和影像特征。☆☆

【难度】中

48.【答案】A

【解析】老年女性,结肠镜见不规则肿块,CT 见结肠局限性肠壁增厚及周围淋巴结肿大,符合结肠癌表现。

【考点】直肠癌的 CT 特征。☆☆

【难度】中

49.【答案】D

【解析】老年男性患者,间断血便。结肠造影提示腔内菜花状充盈缺损,表面有溃疡,符合结肠癌表现。

【考点】结肠癌的临床和影像特征。☆☆

【难度】中

---

44. 患者,男,50 岁,胃溃疡病史 15 年,饭后突发上腹部剧痛 1h,为进一步明确诊断,最简便的检查方法为

A. 超声造影检查　　　　B. 腹部 CT 增强扫描

C. 立位腹平片　　　　　D. MRI 平扫

E. MR 增强扫描

45. 患者,男,38 岁,反复上腹痛 1 年余,曾出现上消化道出血,上胃肠道气钡双重造影显示十二指肠多发龛影,最可能的诊断是

A. 复合性溃疡

B. 对吻溃疡

C. 克罗恩病

D. 溃疡性结肠炎累及十二指肠

E. Zollinger-Ellison 综合征

46. 患者,男,68 岁,排便习惯改变 2 个月,大便带血 2d,CT 检查直肠中段局限性管壁增厚,管腔变窄,最可能的诊断是

A. 痔疮　　　　　B. 直肠癌　　　　　C. 直肠周围脓肿

D. 直肠息肉　　　E. 直肠炎

47. 34 岁男性,下腹痛并黏液稀便 1 个月,行钡灌肠显示降结肠肠管僵直、管腔变窄,腔内见多发颗粒状充盈缺损,可能的诊断为

A. 溃疡性结肠炎　　B. 克罗恩病　　　　C. 结肠癌

D. 结肠息肉　　　　E. 结肠淋巴瘤

48. 患者,女,76 岁,便潜血阳性 2 周,肠镜见升结肠内菜花样肿块,表面见浅表溃疡形成,CT 扫描显示升结肠局限性肠壁不规则增厚,周围见数枚肿大淋巴结,最可能的诊断是

A. 结肠癌　　　　　B. 溃疡性结肠炎　　C. 克罗恩病

D. 结肠息肉　　　　E. 结肠淋巴瘤

49. 患者,男,71 岁,间断便血 3 个月,结肠气钡双重造影如图所示,最可能的诊断为

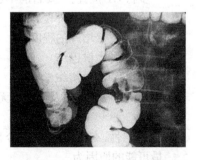

A. 结肠腺瘤

B. 溃疡性结肠炎

C. 克罗恩病累及结肠

D. 结肠癌

E. 外压性改变

50. 患者,男,49 岁。腹部隐痛伴大便习惯改变 3 个月,腹痛加重伴停止排便、排气 4h,为明确诊断,最恰当的影像检查方法为
    A. 卧位腹平片　　　　　B. 腹盆部 CT 平扫
    C. 腹盆部 CT 增强　　　D. 腹盆部超声
    E. 腹部 MRI 平扫

50.【答案】C
　　【解析】病史高度提示结肠癌致肠梗阻,腹盆部 CT 增强扫描可以做出诊断并明确病变范围。
　　【考点】结肠癌的影像诊断。☆☆
　　【难度】易

51. 患者,男,64 岁,乙肝病史 20 年,感冒咳嗽 1 周,自感右上腹不适。超声发现肝 S4 异常回声结节。腹部 MRI 平扫及增强如图所示,最可能的诊断为

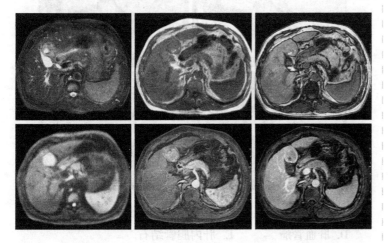

    A. 肝血管瘤　　　　B. 肝囊肿　　　　C. 肝细胞癌
    D. 肝转移瘤　　　　E. 肝脓肿

51.【答案】C
　　【解析】肝细胞癌在 T_2WI 上呈不均匀高信号,瘤内可有出血,在 DWI 上呈高信号,增强扫描动脉期高强化,后期快出及假包膜强化。
　　【考点】肝细胞癌的影像诊断。☆☆
　　【难度】中

52. 患者,男,67 岁,乙肝肝硬化病史 20 余年。体检发现 AFP 升高。平扫 CT 可见肝左叶可疑略低密度灶,增强后动脉期见结节明显强化,门脉及延时期呈低密度,典型的"快进快出"表现。此结节灶"快进"表现的病理基础为

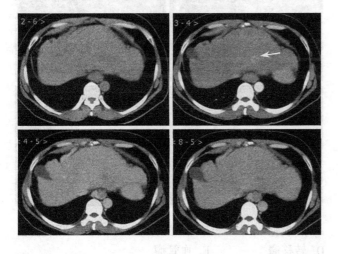

52.【答案】A
　　【解析】肝细胞癌动脉期高强化的病理基础是异常动脉血供增加。
　　【考点】肝细胞癌的 CT 特征。☆☆
　　【难度】易

A. 异常动脉供血增加   B. 门静脉供血增加

C. 动静脉瘘形成   D. 多发血窦

E. 假小叶的形成

53.【答案】D

　　【解析】动脉期周边结节样明显强化,随时间延迟逐渐向心性填充,支持肝海绵状血管瘤。

　　【考点】肝血管瘤的CT特征。☆☆

　　【难度】易

53. 患者,女,44岁,体检超声发现肝脏占位。腹部增强CT如下图所示,肝右叶占位最可能的诊断为

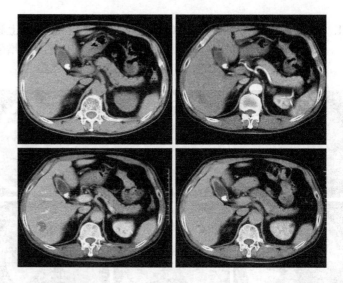

A. 肝细胞癌   B. 肝脓肿   C. 肝转移瘤

D. 肝血管瘤   E. 肝内胆管结石

54.【答案】D

　　【解析】肝转移瘤常呈多发结节,增强扫描环形强化,呈"牛眼征"。

　　【考点】肝转移瘤的典型影像表现。☆☆

　　【难度】中

54. 患者,男,53岁,食欲缺乏、消瘦2个月余,超声提示肝内多发低回声结节。患者行腹部增强CT扫描,图像如下,最可能的诊断为

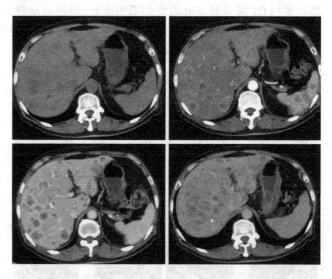

A. 肝囊肿   B. 肝脓肿   C. 肝细胞癌

D. 转移瘤   E. 血管瘤

55. 患者,男,30岁,乙肝肝
硬化10年,间断呕血。
行腹部增强CT,箭头所
指结构最可能为

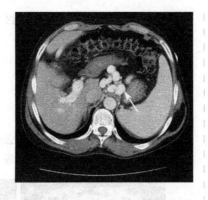

A. 增大的淋巴结
B. 静脉曲张
C. 迂曲增宽的脾动脉
D. 胃内容物
E. 肝血管瘤

55.【答案】B
【解析】肝硬化门脉高压时,易引起静脉曲张。
【考点】肝硬化门静脉高压的继发改变。☆
【难度】中

56. 患者,男,65岁,肝区胀痛2周,CT检查发现肝脏低密度占位
性病变,增强扫描见肿块强化呈"快进快出"型,应首先诊断为
A. 肝细胞癌　　　B. 胆管细胞癌　　　C. 肝转移瘤
D. 肝脏囊腺瘤　　　E. 以上都不是

56.【答案】A
【解析】肝细胞癌呈"快进快出"强化方式。
【考点】肝细胞癌的典型影像表现。☆☆
【难度】易

57. 患者,男,33岁。体检发现肝脏低密度病灶,境界清楚,增强
扫描后无强化。应首先考虑为
A. 肝棘球蚴病　　　B. 肝囊肿　　　C. 肝囊腺瘤
D. 阿米巴肝脓肿　　　E. 胆管细胞癌

57.【答案】B
【解析】肝囊肿边缘清晰锐利,增强扫描无强化。
【考点】肝囊肿的临床特征和影像表现。☆☆
【难度】易

58. 患者,男,44岁。右上腹隐约不适,CT示右肝内一次规整的
低密度灶,直径约1cm,增强动脉期即均匀明显强化,延迟扫
描呈均匀的略高强化,强化程度平行血池。最可能的诊断是
A. 肝细胞癌　　　　B. 肝血管瘤
C. 肝脓肿　　　　　D. 局灶性结节增生
E. 肝腺瘤

58.【答案】B
【解析】较小的肝血管瘤在增强CT检查时可表现为动脉期即均匀明显强化,延迟扫描呈均匀的略高强化,强化程度平行血池。
【考点】小肝血管瘤的影像表现。☆☆
【难度】中

59. 患者,男,43岁。肝区疼痛3周,CT平扫发现肝脏低密度灶,
下列临床资料**不支持**肝脓肿的诊断的是
A. 寒战、高热　　　　B. 肝区疼痛
C. 肝脏肿大　　　　　D. 实验室检查AFP升高
E. 中性粒细胞明显升高

59.【答案】D
【解析】AFP升高多见于肝细胞癌,不是肝脓肿的常见异常发现。
【考点】肝脓肿的临床征象。☆
【难度】易

60. 患者,女,49岁。CT平扫示肝实质弥漫性密度减低,胆囊窝
旁见一椭圆形相对高密度结节。如考虑肝岛,以下影像学表
现与之**不符**的是
A. CT值约为60HU　　　B. 边缘常较清楚
C. 无占位效应　　　　　D. 增强扫描邻近血管被推移
E. 通常位于胆囊窝旁

60.【答案】D
【解析】肝岛易出现于胆囊窝、静脉韧带旁等区域,无占位效应,其密度为正常肝实质密度(55~65HU),增强扫描可见正常小血管穿行。
【考点】脂肪肝与肝岛的CT特征。☆☆
【难度】中

61. 患者,女,24岁。高热,肝区疼痛。CT检查发现肝脏低密度
肿块,诊断为细菌性肝脓肿,下列表现**不支持**的是

61.【答案】E
【解析】肝脓肿壁由肉芽纤维组织构成,CT增强扫描动脉期可见壁的环形高强化。
【考点】肝脓肿的影像表现的CT特征。☆☆
【难度】中

A. 平扫示低密度肿块,中心区 CT 值略高于水

B. 部分腔内有不完整分隔

C. 周围见低密度水肿带

D. 多数边界不清

E. 增强扫描脓肿壁无强化

62.【答案】A
　【考点】肝细胞癌的影像诊断。
☆☆
　【难度】中

62. 一患者因肝区疼痛行 CT 增强扫描,以下分别为平扫和动脉期、门静脉期图像,请给出诊断

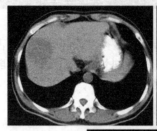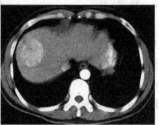

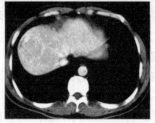

A. 肝细胞癌　　　　　　　　B. 肝细胞腺瘤

C. 肝海绵状血管瘤　　　　　D. 肝转移瘤

E. 肝囊肿

63.【答案】E
　【解析】肝转移瘤的诊断依据一是有胃肠道的恶性肿瘤史,二是肝内病灶表现呈"牛眼征"。
　【考点】肝转移瘤的影像诊断。
☆☆
　【难度】易

63. 患者,男,76 岁。结肠癌术后 1 年。近半年消瘦、右上腹疼痛。CT 检查肝实质内多发大小不一的结节,增强扫描环形强化,呈"牛眼征"。最可能的诊断是

A. 肝结节性硬化　　　　　　B. 多发肝脓肿

C. 肝细胞癌　　　　　　　　D. 肝多发囊肿

E. 肝转移瘤

64.【答案】D
　【解析】肝细胞癌动脉期高强化,门脉期或延迟期快出。
　【考点】肝细胞癌的典型影像表现。☆☆
　【难度】易

64. 患者,女,73 岁。体检发现肝内肿块,CT 动态增强表现为"快进快出"强化方式,最可能的疾病是

A. 肝血管瘤　　　　B. 肝囊肿　　　　C. 肝脓肿

D. 肝细胞癌　　　　E. 肝转移瘤

65.【答案】B
　【解析】胆管细胞癌 CT 增强扫描的表现是动脉期边缘环形强化,延迟期中心强化;周围可有胆管扩张。
　【考点】胆管细胞癌的典型影像表现。☆☆
　【难度】中

65. 患者,男,66 岁,渐进性黄疸 6 个月,CT 动态增强示肝内一类圆形肿块,动脉期边缘环形强化,延迟期中心强化,周围胆管扩张,最可能的诊断是

A. 肝血管瘤　　　　B. 胆管细胞癌　　　　C. 肝脓肿

D. 肝细胞癌　　　　E. 肝转移瘤

66. 患者,女,59 岁,腹痛、渐进性黄疸 9 个月,CT 动态增强示肝内一类圆形肿块,周边区域动脉期环状强化;中心区域动脉期不强化,延迟期强化,手术病理证实是胆管细胞癌。肿块中心区域延迟强化的病理基础是
   A. 坏死　　　　　　B. 出血　　　　　　C. 含富纤维
   D. 富含肿瘤细胞　　E. 囊变

66.【答案】C
　【解析】胆管细胞癌中心区域富含纤维组织,动脉期一般不强化,随时间逐渐延迟强化。
　【考点】胆管细胞癌的病理基础和影像特征。☆☆
　【难度】中

67. 患者,女,59 岁,腹痛、渐进性黄疸 9 个月,CT 动态增强示肝内一类圆形肿块,边缘区域呈快进快出强化;中心区域动脉期不强化,延迟期强化,手术病理证实是胆管细胞癌。肿块边缘区域呈快进快出强化的病理基础是
   A. 坏死　　　　　　　　B. 出血
   C. 含富纤维　　　　　　D. 富含肿瘤细胞
   E. 囊变

67.【答案】D
　【解析】胆管细胞癌边缘区域富含肿瘤细胞,增强扫描呈"快进快出"强化;应与肝细胞癌的整体不均匀快进快出强化相区别。
　【考点】胆管细胞癌的病理基础。☆☆
　【难度】中

68. 患者,男,53 岁,渐进性黄疸 6 个月,以下分别为 MRI 检查 T_2WI、DWI 及增强扫描各期相。最可能的诊断是

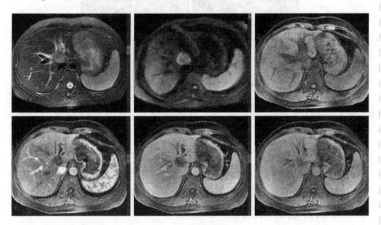

   A. 肝血管瘤　　　　B. 胆管细胞癌　　　　C. 肝脓肿
   D. 肝细胞癌　　　　E. 肝转移瘤

68.【答案】B
　【解析】胆管细胞癌在 T_2WI 上呈不均匀稍高信号,DWI 上呈环形高信号,类似"靶环征";增强扫描病灶边缘动脉期环形稍高强化,中心区域动脉期不强化,后期逐渐延迟强化;周围可有胆管扩张。
　【考点】胆管细胞癌的 MRI 表现。☆☆
　【难度】难

69. 患者,男,75 岁,查体发现肝内多发类圆形结节,增强 CT 呈"牛眼征"。为查找原发灶,首先需要重点检查的部位是
   A. 肺部　　　　　　B. 胃肠道　　　　　C. 前列腺
   D. 肾脏　　　　　　E. 甲状腺

69.【答案】B
　【解析】肝脏转移瘤多来自胃肠道恶性肿瘤,经门静脉血行转移。
　【考点】肝转移瘤的影像诊断。☆☆
　【难度】中

70. 患者,男,65 岁,乙肝病史 20 年。肝内一肿块呈"快进快出"强化;肿块邻近的门静脉血管增粗,其内可见异常密度充盈缺损,增强扫描有异常强化,最可能的诊断是
   A. 门静脉血栓　　　　　B. 门静脉内肿瘤
   C. 门静脉海绵样变　　　D. 门静脉高压
   E. 门静脉畸形

70.【答案】B
　【解析】肝细胞癌累及门脉时可形成门静脉内肿瘤,常称"门静脉瘤栓",其强化方式与肝细胞癌类似。
　【考点】肝细胞癌的影像诊断。☆☆
　【难度】中

71.【答案】A
【解析】脂肪肝的典型表现是在 T_1WI 反相位较同相位信号明显减低。
【考点】脂肪肝的 MRI 特征。☆☆
【难度】中

72.【答案】E
【解析】肝岛指的是脂肪肝背景中脂肪含量相对正常的肝实质。在 T_1WI 反相位上呈相对高信号，类似肿块，但在 T_1WI 反相位上较同相位信号无减低，且可见正常血管穿行。
【考点】脂肪肝与肝岛的 MRI 特征。☆☆
【难度】中

73.【答案】A
【解析】脂肪肝的典型表现是在 T_1WI 反相位较同相位信号明显减低。
【考点】脂肪肝的典型影像表现。☆☆
【难度】中

74.【答案】B
【解析】肝囊肿表现为肝内圆形或类圆形水样密度，边界清楚，增强扫描无强化。
【考点】肝囊肿的 CT 特征。☆☆
【难度】易

71. 患者，男，23 岁，既往体健。MRI 查体发现肝实质在 T_1WI 反相位较同相位信号明显减低，最可能的诊断是
   A. 脂肪肝　　　　　B. 肝纤维化　　　　　C. 肝硬化
   D. 铁沉积　　　　　E. 以上都不是

72. 患者，男，33 岁，既往体健。MRI 查体发现大部分肝实质在 T_1WI 反相位较同相位信号明显减低；胆囊窝周围肝实质内见一类圆形异常信号，在 T_1WI 反相位较同相位信号无减低，其内可见正常血管穿行最可能的诊断是
   A. 局灶性脂肪肝　　　B. 肝纤维化　　　　　C. 肝硬化
   D. 铁沉积　　　　　E. 肝岛

73. 患者，女，45 岁，进食油腻后肝区轻微不适。以下是 MRI T_1WI 同、反相位检查。请给出肝右叶异常信号区的最可能诊断

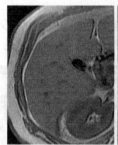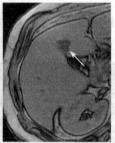

   A. 局灶性脂肪肝　　　B. 肝纤维化　　　　　C. 肝硬化
   D. 铁沉积　　　　　E. 肝岛

74. 患者，男，68 岁，因肠梗阻行腹部 CT 平扫及增强检查。以下是 CT 平扫及增强图像，肝 S5 见一类圆形水样低密度，平扫 CT 值为 5HU，最可能的诊断是

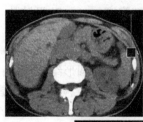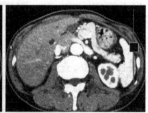
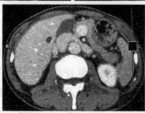

   A. 肝血管瘤　　　　　B. 肝囊肿　　　　　C. 肝脓肿
   D. 肝细胞癌　　　　　E. 肝转移瘤

75. 患者,女,64 岁,因肾结石行腹部 CT 平扫。以下是 CT 平扫图像,多发类圆形低密度平扫 CT 值约为 10HU,最可能的诊断是

    A. 肝多发囊肿

    B. 多囊肝

    C. 肝多发脓肿

    D. 肝多发血管瘤

    E. 肝转移瘤

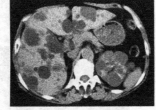

75.【答案】B

【解析】多囊肝不同于多发肝囊肿,它是常染色体显性遗传病,表现为肝脏肿大,肝内多发大小不等的低密度囊;常同时伴有多囊肾。

【考点】多囊肝的 CT 特征。☆☆

【难度】中

76. 患者,男,57 岁。MRI 查体发现肝 S6 一类圆形异常信号,边界清楚,在 T_2WI 上呈接近脑脊液的明显高信号,在 T_1WI 上呈明显低信号,增强扫描无强化,最可能的诊断是

    A. 肝血管瘤   B. 肝囊肿   C. 肝脓肿

    D. 肝细胞癌   E. 肝转移瘤

76.【答案】B

【解析】肝囊肿在 T_2WI、T_1WI 上呈接近脑脊液样信号,增强扫描无强化。

【考点】肝囊肿的 MRI 特征。☆☆

【难度】易

77. 患者,男,42 岁,增强 CT 检查发现肝 S7 一类圆形肿块,以下是 CT 平扫及增强扫描图像,最可能的诊断是

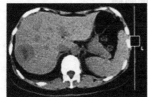 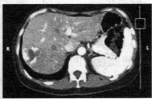

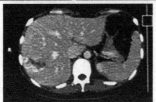

    A. 肝血管瘤   B. 肝脓肿   C. 肝囊肿

    D. 肝细胞癌   E. 肝转移瘤

77.【答案】A

【解析】肝血管瘤 CT 平扫呈低密度,有时可在病灶中央看到更低密度的中央瘢痕;增强扫描动脉期周边结节样强化,门脉期强化向中心填充。

【考点】肝血管瘤的典型 CT 平扫及增强表现。☆

【难度】中

78. 患者,女,29 岁,超声发现肝内多个高回声结节,MRI 增强扫描呈渐进性填充强化,以下是病灶在 T_2WI 上的表现,对其信号特点描述正确的是

    A. 灯泡征

    B. 牛眼征

    C. 靶环征

    D. 椒盐征

    E. 项圈征

78.【答案】A

【解析】肝血管瘤富含水分,在 T_2WI 上呈明显高信号,类似灯泡一样亮,故称"灯泡征"。

【考点】肝血管瘤的 MRI 特征。☆☆

【难度】中

79. 患者,男,32 岁,超声发现肝内多个高回声结节,以下是其在增强 MRI 上的表现,最可能的诊断是

79.【答案】E

【解析】肝血管瘤在平扫上呈低信号,增强扫描动脉期周边结节样或环形强化,随时间逐渐向心填充,平衡期可呈均匀高强化;强化程度平行血池。

【考点】肝血管瘤的 MRI 增强扫描表现。☆☆

【难度】中

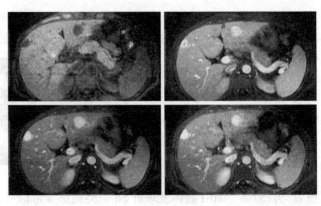

A. 肝脓肿   B. 肝囊肿   C. 肝细胞癌

D. 肝转移瘤   E. 肝血管瘤

80.【答案】D
　【解析】慢性乙肝患者易出现肝硬化,表现为肝比例失调,肝裂增宽,表现呈锯齿状不光整,在 T_1WI、T_2WI 可见弥漫分布的小结节。
　【考点】肝硬化的 MRI 特征。☆☆
　【难度】中

80. 患者,男,67 岁,乙肝病史 19 年。MRI 检查示肝裂增宽,肝表现呈锯齿状不光整;肝内弥漫小结节影,在 T_2WI、T_1WI 上均呈等信号,增强扫描未见异常强化,最可能的诊断是

A. 肝细胞癌   B. 脂肪肝   C. 肝纤维化

D. 肝硬化   E. 胆管细胞癌

81.【答案】B
　【解析】肝硬化可引起门静脉高压,继而出现食管胃底静脉曲张。引起上消化道出血的最直接原因是食管胃底静脉曲张破裂。
　【考点】肝硬化的继发改变。☆
　【难度】易

81. 患者,男,61 岁,长期酗酒近 30 年,突发上消化道出血,引起出血的最直接的原因是

A. 肝硬化   B. 食管胃底静脉曲张破裂

C. 肝纤维化   D. 脂肪肝

E. 胃溃疡

82.【答案】A
　【解析】通常所说的肝硬化结节指的是再生结节,其在 T_1WI、T_2WI 上的信号与周围肝背景一致,增强扫描无异常强化。
　【考点】肝硬化再生结节的病理基础和影像特征。☆☆
　【难度】难

82. 患者,男,66 岁,乙肝病史 25 岁。MRI 检查示肝内弥漫小结节,在 T_2WI、T_1WI 上信号均一致,增强扫描未见异常强化。这些小结节最可能的病理基础是

A. 再生结节   B. 不典型增生结节

C. 肝细胞癌   D. 局灶性结节增生

E. 结节性再生性增生

83.【答案】A
　【解析】门静脉内肿瘤,常称为门静脉癌栓,其与血栓的区别,一是会引起门静脉血管增粗,二是增强扫描有异常强化。
　【考点】门静脉内肿瘤的影像表现。☆☆
　【难度】中

83. 患者,女,63 岁,乙肝病史 20 年。增强 CT 示门静脉内充盈缺损,最可能的诊断是

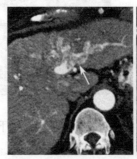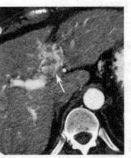

A. 门静脉内肿瘤　　B. 门静脉内血栓　　C. 门静脉海绵样变
D. 肝静脉畸形　　　E. 以上均不是

84. 患者,男,42岁,乙肝病史18年,突发腹部剧烈疼痛。增强CT示门静脉及其属支内异常密度,最可能的诊断是

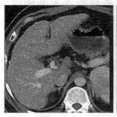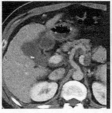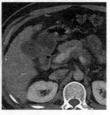

A. 门静脉系统肿瘤　　　　B. 门静脉系统血栓
C. 门静脉海绵样变　　　　D. 肝静脉畸形
E. 门静脉畸形

84.【答案】B
【解析】肝硬化患者因门静脉高压及凝血功能异常等原因,易出现门静脉内血栓,表现为门静脉及其属支的低密度充盈缺损。其与门静脉内肿瘤的区别,一是门静脉血管管径大致如常,二是增强扫描血栓无强化。
【考点】肝硬化门静脉血栓的鉴别诊断。☆☆
【难度】中

85. 患者,女,65岁,既往糖尿病史10年。乏力伴低热1个月,超声发现肝内肿块3d。以下是其在平扫及增强CT上的表现,最可能的诊断是

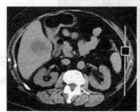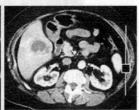
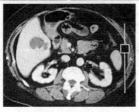

A. 肝脓肿　　　B. 肝囊肿　　　C. 肝细胞癌
D. 肝转移瘤　　E. 肝血管瘤

85.【答案】A
【解析】肝脓肿在平扫CT上呈低密度,增强扫描动脉期内壁环形高强化,周围肝实质内可有片状异常灌注;门静脉期环壁与肝实质呈等强化,周围异常灌注消失。
【考点】肝脓肿的CT特征。☆☆
【难度】中

86. 患者,女,36岁,两天前饱食后出现右上腹痛,较剧烈,伴发热,查体右上腹压痛,墨菲(Murphy)征阳性,查腹部CT平扫如图所示,应诊断为

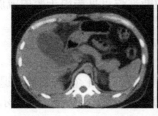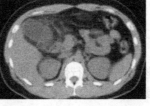

86.【答案】B
【解析】急性胆囊炎临床上表现为发热、右上腹痛、Murphy征阳性,CT表现为胆囊增大,轮廓模糊,胆囊壁弥漫水肿增厚,增强明显强化且持续时间长,胆囊窝积液及胆囊周围水肿带,胆囊窝脓肿,多伴胆囊结石。
【考点】急性胆囊炎的影像诊断。☆☆
【难度】易

A. 慢性胆囊炎 B. 急性胆囊炎 C. 胆囊癌

D. 胆囊腺肌症 E. 胆囊浆膜下水肿

87.【答案】B

 【解析】胆囊结石 CT 表现类圆形高密度灶,胆囊炎表现为胆囊壁弥漫水肿增厚,胆囊窝积液或积脓。

 【考点】急性胆囊炎诊断及鉴别诊断。☆☆

 【难度】易

87. 患者,男,33 岁,两天前突然出现右上腹痛,伴发热、厌油腻饮食,查体 Murphy 征阳性,查腹部 CT 平扫显示胆囊内多发类圆形高密度,部分位于胆囊颈部,伴胆囊壁弥漫水肿增厚,胆囊窝积液,应诊断为

A. 胆囊结石,慢性胆囊炎 B. 胆囊结石,急性胆囊炎

C. 胆囊息肉,慢性胆囊炎 D. 胆囊腺瘤,慢性胆囊炎

E. 胆囊癌

88.【答案】B

 【解析】胆管结石表现为梗阻平面以上肝内外胆管轻度扩张,局部类圆形充盈缺损。

 【考点】胆道梗阻鉴别诊断。☆☆

 【难度】易

88. 患者,男,45 岁,反复右上腹痛 2 年,加重伴发热、黄疸 5d,查 MRCP 如图所示,应诊断为

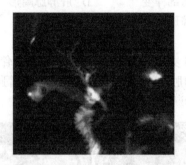

A. 胆囊结石,胆总管癌 B. 胆囊结石,胆总管结石

C. 胆囊结石,胆总管憩室 D. 胆囊结石,胆总管囊肿

E. 胆囊结石,胰头癌

89.【答案】A

 【解析】胆管癌表现为梗阻平面以上肝内外胆管重度扩张,梗阻水平截断。

 【考点】胆道梗阻的影像诊断。☆☆

 【难度】中

89. 患者女,55 岁。CT 示胆总管重度扩张,在胰头上缘中断消失,形态不规则。最可能的诊断是

A. 胆总管癌 B. 胰头癌 C. 胆囊癌

D. 胆总管结石 E. 急性胆管炎

90.【答案】E

 【考点】胆管癌的 CT 特征。☆☆

 【难度】中

90. 患者女,65 岁。上腹部隐痛不适伴进行性黄疸 1 周,CT 检查发现肝门部胆管壁不规则增厚,诊断为胆管癌。下列对于胆管癌的描述**不正确**的是

A. 多发生于较大的胆管

B. 病理多为腺癌

C. 胆囊管和肝总管汇合处和胆总管壶腹部最多见

D. 胆管表现为突然中断,中断部位可见局限于腔内或腔内与腔外软组织肿块

E. 增强扫描动脉早期明显高强化

91.【答案】D

 【解析】肝门部胆管癌表现为肝门部等或稍低密度软组织肿块,增强扫描动脉期轻度强化,静脉期及延迟期延迟强化,以上水平肝内胆管扩张,胆总管无扩张。

 【考点】肝门部胆管癌的影像诊断。☆☆

 【难度】中

91. 老年男性,进行性无痛性皮肤巩膜黄染 1 个月,食欲减退、消瘦、无发热,伴小便色黄、大便陶土样,影像检查如图所示,应

诊断为

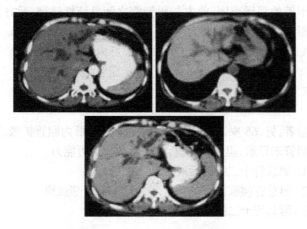

A. 肝内胆管细胞癌   B. 急性胆管炎

C. 慢性胆管炎   D. 肝门部胆管癌

E. 肝门部胆管结石

92. 中年女性,右上腹隐痛半年,伴黄疸1个月,CT示肝内胆管轻度扩张,胆囊区见软组织肿块,增强扫描肿块轻度强化。最可能的诊断是

A. 急性胆囊炎   B. 慢性胆囊炎   C. 胆囊结石

D. 肝癌   E. 胆囊癌

92.【答案】E
　【解析】胆囊癌易发生于中老年女性,进展期常表现为右上腹持续性疼痛、黄疸、消瘦等,CT上表现为胆囊壁增厚,单发或多发的结节状肿块,增强扫描肿块及胆囊壁强化。
　【考点】胆囊癌的CT表现。☆☆
　【难度】中

93. 老年女性,间断右上腹隐痛半年,伴消瘦2个月,增强MRI显示如图。最可能的诊断是

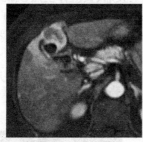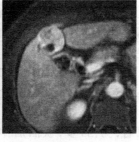

A. 急性胆囊炎   B. 慢性胆囊炎

C. 胆囊癌   D. 肝内胆管细胞癌

E. 胆囊腺肌症

93.【答案】C
　【解析】胆囊癌易发生于中老年女性,进展期常表现为右上腹持续性疼痛、黄疸、消瘦等,MRI上表现为胆囊壁增厚伴肿块,增强扫描肿块延迟强化,常侵犯邻近结构,如胆囊窝肝实质等。
　【考点】胆囊癌的MRI表现。☆☆
　【难度】中

94. 15岁男性,体检发现胆总管局限性扩张,CT增强扫描,扩张的胆总管壁无增厚、强化表现,肝内胆管结构正常,胆总管远端无"截断征",最可能诊断为

A. 化脓性胆管炎   B. 壶腹癌

C. 胰头癌   D. 先天性胆总管囊肿

E. 硬化性胆管炎

94.【答案】D
　【考点】胆总管囊肿的CT诊断。☆☆
　【难度】中

95.【答案】C
　【考点】胆管结石的影像诊断。
☆☆
　【难度】中

95. 患者反复发热伴右上腹疼痛,超声检查示左肝管内数个大小
　　不等的强回声团,前方与胆管壁之间见液性暗带,后方伴声
　　影,提示最可能诊断为
　　A. 肝内钙化灶　　　　　　　B. 肝内胆管积气
　　C. 肝内胆管结石　　　　　　D. 胆管细胞肝癌
　　E. 胆道蛔虫

96.【答案】B
　【考点】胆道梗阻位置判断。☆☆
　【难度】易

96. 患者,男,65岁,皮肤巩膜黄染,超声显示肝内胆管扩张,肝外
　　胆管未显示,胆囊未充盈,其梗阻部位最可能为
　　A. 胆总管十二指肠后段　　　B. 肝门部
　　C. 胆总管胰腺段　　　　　　D. 胆总管壶腹段
　　E. 胆总管十二指肠上段

97.【答案】B
　【考点】胆囊结石的X线特征。☆
　【难度】易

97. 患者,女,56岁,右上腹隐痛3个月。腹部平片是右上腹一类
　　圆形致密影,侧位片位于脊柱前方,应首先考虑为
　　A. 右肾结石　　　B. 胆囊结石　　　C. 淋巴结钙化
　　D. 右输尿管结石　　E. 以上都不是

98.【答案】D
　【考点】胆道梗阻鉴别诊断。☆☆
　【难度】中

98. 患者,男,75岁,皮肤巩膜黄染,MRI显示肝内外胆管重度扩
　　张,胆囊肿大,胆总管下段狭窄呈鼠尾状,胰管无扩张,最可
　　能的诊断为
　　A. 慢性胆管炎　　　B. 硬化性胆管炎　　　C. 胆总管结石
　　D. 胆总管癌　　　　E. 胰头癌

99.【答案】A
　【解析】患者临床症状为Charcot
三联征,提示有胆管结石,CT检查未
发现结石,可能为阴性结石,需进行
MRCP进一步明确诊断。
　【考点】胆管结石临床、影像表现,
以及影像检查的选择。☆☆
　【难度】中

99. 患者,女,40岁,1d前突发右上腹痛、黄疸伴发热、寒战,查体
　　右上腹压痛、肝区叩痛,CT检查示肝内外胆管轻度扩张,管
　　壁弥漫增厚,胆囊及胆管腔内未见异常密度影,需选择的进
　　一步检查为
　　A. MRCP　　　　　B. ERCP　　　　　C. 腹部平片
　　D. PTC　　　　　　E. 以上都不是

100.【答案】E
　【解析】饮酒病史,血液淀粉酶
升高,胰腺周围出现渗出,提示急性
胰腺炎。
　【考点】急性胰腺炎的CT特征。
☆☆
　【难度】中

100. 患者,男,35岁,饮酒后中
　　　上腹痛,血淀粉酶增高,腹
　　　部CT检查最可能的诊断是
　　　A. 胃炎
　　　B. 胃溃疡
　　　C. 十二指肠溃疡
　　　D. 急性胆囊炎
　　　E. 急性胰腺炎

101.【答案】B
　【解析】增强CT胰腺实质强化
不均匀,内部出现坏死。
　【考点】急性胰腺炎。☆☆
　【难度】中

101. 患者,男,62岁,上腹痛1d,呕吐2次,伴发热。腹部增强
　　　CT如图所示,最可能的诊断为

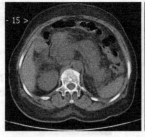 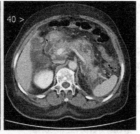

A. 急性水肿型胰腺炎　　B. 出血坏死型胰腺炎

C. 慢性胰腺炎　　D. 胰腺体尾部癌

E. 胰腺假囊肿

102. 患者,男,43 岁,上腹隐痛半年就诊,CT 图像显示胰腺萎缩,主胰管粗细不均匀,伴散在钙化,应首先考虑

A. 急性胰腺炎　　B. 慢性胰腺炎

C. 胰腺假性囊肿　　D. 胰腺癌

E. 先天性胆总管囊状扩张

102.【答案】B
【考点】慢性胰腺炎的 CT 表现。
☆☆
【难度】中

103. 中年男性,上腹部隐痛 4 个月余,CT 显示胰腺头部肿大,密度尚均匀,肝内外胆管未见明确扩张,半年后随访,病变无明显变化,可能的诊断是

A. 胰腺癌　　B. 胰腺炎症

C. 胰腺浆液性囊腺瘤　　D. 胰腺黏液性囊腺瘤

E. IPMN

103.【答案】B
【解析】病变密度尚均匀,且半年无变化,提示可能为炎性病变。胰腺癌生长较快,其余胰腺囊性肿瘤密度较低,且内部多不均匀。
【考点】慢性胰腺炎的鉴别诊断。
☆☆
【难度】中

104. 患者,男,35 岁,临床诊断胰腺炎,行腹部 CT 扫描所见如图所示,应考虑

A. 急性水肿型胰腺炎

B. 胰腺假性囊肿

C. 急性出血坏死型胰腺炎

D. 慢性胰腺炎

E. 胰腺脓肿

104.【答案】E
【解析】胰腺周围的液体密度内出现气体,提示出现胰腺脓肿。
【考点】急性胰腺炎的 CT 特征。
☆☆
【难度】中

105. 患者,女,63 岁,2 年前诊断为急性胰腺炎,经保守治疗后好转,本次体检超声发现胰尾囊性肿物,如图所示,可能的诊断为

A. 急性水肿型胰腺炎

B. 胰腺假性囊肿

C. 急性出血坏死型胰腺炎

D. 慢性胰腺炎

E. 胰腺脓肿

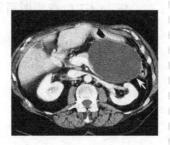

105.【答案】B
【考点】急性胰腺炎的影像特征。
☆☆
【难度】中

106.【答案】B
　　【考点】胰腺囊性肿瘤的CT特征。☆☆
　　【难度】中

106. 患者,女,77岁,上腹隐痛半年余,腹部CT检查发现胰腺头部占位,如图所示,根据图像的影像学所见,最可能的诊断是

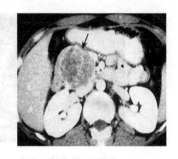

　　A. 胰腺假性囊肿
　　B. 胰腺浆液性囊腺瘤
　　C. 胰腺黏液性囊腺瘤
　　D. 胰腺黏液性囊腺癌
　　E. 胰腺神经内分泌肿瘤

107.【答案】C
　　【考点】胰腺囊性肿瘤。☆☆
　　【难度】中

107. 患者,女,53岁,上腹部隐痛半年余,CA199轻度升高,超声发现胰腺占位,CT检查如图所示,最可能的诊断是

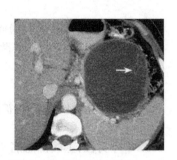

　　A. 急性胰腺炎
　　B. 胰腺浆液性囊腺瘤
　　C. 胰腺黏液性囊腺瘤
　　D. 胰腺黏液性囊腺癌
　　E. 胰腺神经内分泌肿瘤

108.【答案】D
　　【解析】患者大量饮酒病史,胰腺萎缩,主胰管扩张、出现钙化,提示慢性胰腺炎。
　　【考点】慢性胰腺炎的CT表现。☆☆
　　【难度】易

108. 患者,男,53岁,腹部不适1年余。既往大量饮酒史,每天饮酒量>500ml,CT所见如下,最可能的诊断是

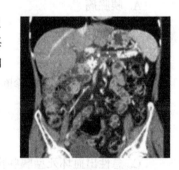

　　A. 急性水肿型胰腺炎
　　B. 胰腺假性囊肿
　　C. 急性出血坏死型胰腺炎
　　D. 慢性胰腺炎
　　E. 胰腺脓肿

109.【答案】C
　　【考点】急性胰腺炎的CT表现。☆☆
　　【难度】中

109. 患者,女,53岁,因胆总管结石行ERCP术后,突发上腹痛1d,CT检查如图所示,最可能的诊断为

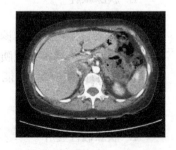

　　A. 消化道穿孔
　　B. 胰腺肿瘤
　　C. 急性胰腺炎
　　D. 慢性胰腺炎
　　E. 常规术后改变

110.【答案】D
　　【解析】孕期女性,应避免X射线及对比剂应用造成的损伤。孕期20周,可以完善准备后行MRI平扫检查。
　　【考点】胰腺囊性肿瘤的影像诊断方法。☆☆
　　【难度】中

110. 患者,女,25岁,孕20周,上腹不适,超声检查发现胰腺体尾

部巨大肿物,肿瘤指标阴性,为进一步明确诊断,首选的检查手段为

A. 超声造影检查　　　B. 腹部 CT 增强扫描

C. 超声引导下穿刺活检　D. MRI 平扫

E. MRI 增强扫描

111. 患者,女,18 岁,自觉左上腹肿块 3 年余,渐进性增大,行 CT 增强扫描后显示胰腺体尾部一巨大肿块,如图所示,最可能的诊断是

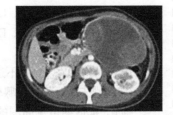

A. 胰腺实性假乳头状瘤

B. 胰腺浆液性囊腺瘤

C. 胰腺黏液性囊腺瘤

D. 胰腺黏液性囊腺癌

E. 胰腺神经内分泌肿瘤

111.【答案】A
【解析】青年女性,胰腺体尾部巨大肿块,内部不均匀,实性部分可见强化,符合实性假乳头状瘤。
【考点】胰腺囊性肿瘤的诊断。
☆☆
【难度】中

112. 患者,男,68 岁,无痛性黄疸 3 个月,进行性加重,CT 检查于胰腺头部发现一实性肿块,强化程度低于胰腺实质,可见胆总管及主胰管扩张,于肿块处截断,最可能的诊断是

A. 胰腺癌　　　　　B. 胰腺浆液性囊腺瘤

C. 胰腺黏液性囊腺瘤　D. 胰腺黏液性囊腺癌

E. 胰腺神经内分泌肿瘤

112.【答案】A
【考点】胰腺癌的影像学特征。
☆
【难度】易

113. 患者,男,54 岁,腹痛、消化不良半年余,近日加重,自发病以来体重进行性减轻。行腹部 CT 检查,发现异位实性肿物,如图所示,可能的诊断为

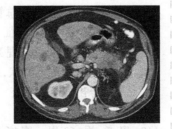

A. 胰腺癌伴肝转移

B. 胰腺浆液性囊腺瘤

C. 胰腺黏液性囊腺瘤

D. 局灶性胰腺炎

E. 胰腺神经内分泌肿瘤

113.【答案】A
【解析】胰尾实性肿物,低强化,肝内多发转移,符合胰腺癌伴肝转移所见。
【考点】胰腺癌的影像特征。
☆☆
【难度】易

114. 患者,男,72 岁,因反复发作的头晕、复视、视力模糊半年余入院,曾多次出现空腹血糖降低,摄入葡萄糖后症状消失,腹部 CT 增强扫描所见如图所示,最可能的诊断是

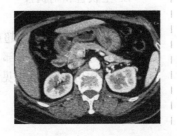

114.【答案】E
【解析】出现典型的 Whipple 三联征,增强扫描胰腺头部出现高强化小结节,提示可能为胰腺神经内分泌肿瘤。
【考点】胰腺神经内分泌肿瘤。
☆☆
【难度】中

A. 胰腺癌　　　　　　　　　　B. 胰腺浆液性囊腺瘤

C. 胰腺黏液性囊腺瘤　　　　　D. 胰腺黏液性囊腺瘤

E. 胰腺神经内分泌肿瘤

115. 【答案】C

　　【解析】MRI 可以显示囊性成分中的坏死碎片，优于 CT 扫描。

　　【考点】急性胰腺炎的影像诊断。☆☆

　　【难度】难

116. 【答案】C

　　【解析】Ig-G4 升高，胰腺腊肠样改变，周围出现环形延迟强化，均提示为自身免疫性胰腺炎。

　　【考点】自身免疫性胰腺炎的影像特征。☆☆

　　【难度】难

117. 【答案】C

　　【解析】胰腺癌为少血供癌，因此大多数肿块强化不明显。

　　【考点】胰腺癌的影像特征。☆☆

　　【难度】中

118. 【答案】C

　　【考点】胰腺癌的影像特征。☆☆

　　【难度】中

119. 【答案】B

　　【考点】胰腺囊性肿瘤的影像特征。☆☆

　　【难度】中

115. 患者，男，36 岁，5 周前发作急性胰腺炎，昨日 CT 平扫疑诊急性胰腺炎包裹性坏死，为明确诊断，影像检查宜首选

A. 超声　　　　B. CT 增强扫描　　　　C. MRI

D. 穿刺引流　　E. ERCP

116. 患者，男，79 岁，上腹不适半年余，血清 Ig-G4 升高。行腹部 CT 增强扫描，可见胰腺轻度肿胀，呈腊肠样，周围见环形低强化，延迟期可见周围的环形结构延迟强化，主胰管未见扩张。最可能的诊断为

A. 急性胰腺炎　　　　　　　B. 慢性胰腺炎

C. 自身免疫性胰腺炎　　　　D. 胰腺癌

E. 腹膜后纤维化

117. 患者，男，50 岁。腹痛 1 个月伴黄疸 1 周，体重减轻 5kg。CT 检查发现胰腺占位，诊断为胰腺癌。一般情况下**不出现**的影像表现是

A. 平扫时肿瘤与胰腺实质呈等密度或略低密度

B. 肿瘤内可有不规则边界模糊的低密度液化坏死区

C. 增强扫描大多数肿块早期明显强化而呈高密度，周围正常的胰腺组织强化较慢

D. 肿块侵犯胰内胆总管和主胰管可引起阻塞出现胆管或胰管扩张，呈双管征

E. 上消化道钡餐表现为十二指肠内黏膜皱襞受压变平或呈现异常的毛刷状，以及十二指肠腔内出现充盈缺损或内缘出现双边压迹

118. 患者，男，68 岁。腹痛 1 个月伴黄疸 1 周，体重减轻 7kg。CT 检查发现胰腺占位，低强化，边界不清，上方出现双管征，诊断为胰腺癌，其中的"双管征"是指扩张的

A. 门静脉和肝动脉　　　　　B. 肝内胆管和胆总管

C. 胆总管和主胰管　　　　　D. 胰导管和肝内胆管

E. 主胰管和副胰管

119. 患者，女，64 岁，查体超声提示胰头占位，内部呈无回声区，CT 检查发现胰腺头部 2.9cm×2.4cm 的囊样病灶，囊壁菲薄，其内可见分隔，未见壁结节，增强扫描未见明确强化，最可能的 CT 诊断是

A. 囊性胰腺癌　　　　　　　B. 浆液性囊腺瘤

C. 浆液性囊腺癌　　　　D. 黏液性囊腺瘤

E. 胰腺假囊肿

【A3/A4 型题】

(1~4 题共用题干)

患者,男,32 岁,饱餐后脐周疼痛 2h 后,出现右下腹疼痛。伴恶心,呕吐 1 次,呕吐物为胃内容物。查体 T 38.0℃,脉搏 81 次/min,血压 10/6kPa,无压痛、反跳痛和肌紧张,肝浊音界存在,移动性浊音阳性,肠鸣音存在。

1. 患者行立位腹平片检查显示双侧膈下未见游离气体,腹部肠管少量积气,肠管未见扩张,未见气液平。腹部未见异常钙化影,下一步首选的影像检查是

A. 卧位腹平片　　　B. 全腹盆 CT　　　C. 上腹部 CT

D. PET　　　E. 腹部 MRI

2. 急诊腹盆 CT 提示急性阑尾炎,提示穿孔性阑尾炎的征象是

A. 阑尾增粗

B. 阑尾周围脂肪模糊、条片状渗出

C. 阑尾管壁增厚

D. 阑尾腔内环状、结节状高密度影

E. 增强扫描阑尾壁缺损

3. 急性阑尾炎影像上需要鉴别的疾病**不包括**

A. 右下腹脓肿　　　B. 阑尾癌　　　C. 盲肠憩室炎

D. 肠脂垂炎　　　E. 胃癌

4. 临床可疑阑尾周围脓肿,病变在 CT 图上的表现**不包括**

A. 位于盲肠周围或结肠后方

B. 炎性包块、边界不清、密度不均匀

C. 内可见气体

D. 增强扫描可见环形强化

E. 阑尾周围脂肪间隙清晰

(5~7 题共用题干)

患者,女,38 岁,车祸后外伤 6h 急诊入院。左上腹部疼痛。查体左上腹部压痛、反跳痛、肌紧张。急诊腹部平扫 CT 显示脾外侧少量稍低密度影。

5. 此患者下一步的首选影像检查方法为

A. X 线　　　　　　B. 造影检查

C. CT 平扫加增强扫描　　　D. MRI 检查

1.【答案】B

【解析】立位腹平片示双侧膈下未见游离气体,提示无消化道穿孔征象;腹部肠管少量积气,肠管未见扩张,未见气液平,提示未见肠梗阻征象;腹部未见异常钙化影,提示未见明确阳性结石征象;需进一步检查明确急腹症原因。此例根据临床表现高度怀疑急性阑尾炎,卧位腹平片较立位腹平片无明显优势;MRI 检查时间长,不适用于急诊检查。PET 对于急腹症没有优势。上腹部 CT 检查常不能包括阑尾区域。全腹盆 CT 检查可用于所有急腹症的检查,对急性阑尾炎的诊断敏感性和特异性超过 90%。

【考点】急腹症的影像检查方法。☆☆

【难度】易

2.【答案】E

【解析】阑尾壁缺损是急性阑尾炎穿孔的直接征象。

【考点】急性穿孔性阑尾炎的 CT 表现。☆☆

【难度】中

3.【答案】E

【考点】急性阑尾炎的 CT 诊断及鉴别诊断。☆☆

【难度】易

4.【答案】E

【考点】阑尾周围脓肿的 CT 表现。☆☆

【难度】易

5.【答案】C

【解析】CT 增强扫描有助于发现平扫不能显示的脾脏损伤。

【考点】脾外伤的影像检查方法。☆☆

【难度】易

E. 超声检查

6. 【答案】A

【解析】腹部外伤患者,X 线检查可能有的价值是发现肋骨骨折、胸腔积液、气胸等,对于腹部实质脏器的损伤没有价值,应当行 CT 检查。

【考点】腹部外伤的 X 线平片表现。☆☆

【难度】易

7. 【答案】D

【解析】A、B、C 选项分别为脾包膜下积血、脾内血肿、脾撕裂伤的表现,均不能提示活动性出血;E 腹腔积血亦不能提示活动性出血;增强扫描时对比剂外溢提示脾脏活动性出血。

【考点】脾破裂的 CT 表现。☆☆

【难度】易

8. 【答案】C

【解析】急性肠套叠是指一段肠管套入其相邻的肠管内,为常见于婴幼儿的急腹症。主要临床表现为腹痛、便血及腹部包块。

【考点】肠套叠的典型临床表现。☆

【难度】易

9. 【答案】C

【解析】肠套叠的典型 CT 表现为套叠肠管呈"同心圆"征或"靶"征。

【考点】肠套叠的 CT 表现。☆☆

【难度】易

10. 【答案】A

【解析】钡剂或空气灌肠检查是既往常用的诊断肠套叠方法,并可同时进行复位。

【考点】肠套叠的影像检查方法。☆☆

【难度】易

11. 【答案】B

【解析】患者有明确肝硬化病史,食管造影表现为典型的静脉曲张。

【考点】食管静脉曲张 X 线造影表现。☆☆

【难度】易

12. 【答案】D

【考点】食管静脉曲张的影像诊断。☆☆

【难度】易

6. 该患者如果首先行 X 线平片检查,可以观察到

A. 肋骨骨折　　　B. 脾脏破裂　　　C. 肝脏破裂

D. 脾实质内血肿　　E. 脾包膜下血肿

7. CT 增强检查提示脾脏活动性出血的征象是

A. 脾包膜下新月形稍高密度影

B. 脾实质内卵圆形稍高密度影

C. 脾实质内边缘模糊线样低密度

D. 增强扫描对比剂外溢

E. 腹腔积血

(8~10 题共用题干)

患儿,男,2 岁,哭闹、诉腹部疼痛,大便带血。查体腹部可触及肿块。

8. 最可能的诊断为

A. 急性阑尾炎　　　B. 小肠扭转　　　C. 肠套叠

D. 绞窄性肠梗阻　　E. 急性坏死性小肠炎

9. 对肠套叠诊断最有帮助的 CT 征象为

A. 肠管扩张、积液　　　　　B. 肠壁增厚

C. 肠管呈"同心圆"状　　　D. 肠管内气液平面

E. 腹腔内游离气体

10. 下述影像检查方法中,兼有治疗作用的为

A. 钡剂或空气灌肠　　　　B. 立位腹平片

C. 左侧卧位腹平片　　　　D. 全消化道造影

E. CT 增强扫描

(11~12 题共用题干)

患者,男,55 岁,有慢性活动性肝炎病史,食管钡餐造影示食管下段多发串珠状充盈缺损,边缘不整,食管蠕动存在但减弱。

11. 该病例最可能的诊断是

A. 反流性食管炎　　　　B. 食管静脉曲张

C. 食管癌　　　　　　　D. 食管多发平滑肌瘤

E. 食管异物

12. 采用下述哪种影像学检查可以进一步准确评估病变范围

A. CT 平扫　　　B. MRI 平扫　　　C. MRI 增强扫描

D. CT 增强扫描　　E. DSA

（13~14 题共用题干）

患者,男,64 岁,胸骨后不适半年余,进食哽咽 3 个月,消瘦 2 个月。

13. 患者行食管钡餐检查,如图所示,可能的诊断为

 A. 反流性食管炎
 B. 食管静脉曲张
 C. 食管癌
 D. 食管多发平滑肌瘤
 E. 食管异物

14. 下列病变中,最需要纳入该病例鉴别诊断的是

 A. 反流性食管炎　　B. 食管静脉曲张　　C. 食管癌
 D. 食管平滑肌瘤　　E. 食管异物

（15~16 题共用题干）

患者,男,32 岁,反复右上腹痛 1 年,进食后可以缓解,有时夜间疼痛明显。患者拒绝内镜检查。

15. 为明确诊断,最好做哪种检查

 A. 腹部 X 线平片　　　　　B. 上胃肠道钡餐造影
 C. 上腹部 MRI 检查　　　　D. 腹部 CT 检查
 E. 上腹部超声检查

16. 若影像学检查显示胃幽门痉挛,开放延迟,胃液分泌增多,最可能的诊断为

 A. 胃癌　　　　B. 胃溃疡　　　　C. 十二指肠溃疡
 D. 慢性胃炎　　E. 十二指肠憩室

（17~19 题共用题干）

患者,男,35 岁,间断上腹部疼痛 3 年余,通常为餐后疼痛,偶有黑便。患者拒绝内镜检查。

17. 该患者首选的影像学检查方法是

 A. 立卧位腹平片
 B. 上胃肠道气钡双重造影
 C. 腹部超声
 D. 腹部 CT 平扫
 E. PET-CT

13.【答案】C
　【解析】根据典型病史,食管钡餐造影显示食管癌的典型表现食管中段局限性黏膜皱襞破坏,管壁僵硬,管腔狭窄,病变与正常食管分界清楚。
　【考点】食管癌的影像特征。☆☆
　【难度】易

14.【答案】D
　【解析】食管平滑肌瘤为肌层来源肿瘤,也可表现为食管腔内充盈缺损。
　【考点】食管癌的鉴别诊断。☆☆
　【难度】易

15.【答案】B
　【解析】该病例根据临床表现拟诊十二指肠球部溃疡上胃肠道钡餐可显示十二指肠溃疡的龛影、黏膜纠集及球变形等征象,可做成明确诊断。
　【考点】十二指肠球部溃疡的影像诊断。☆☆
　【难度】易

16.【答案】C
　【解析】十二指肠溃疡除表现为龛影、黏膜放射状纠集等征象以外,也可表现为钡剂到达球部后不易停留迅速排空的激惹现象、幽门痉挛、开放延迟及胃液分泌增多等征象。
　【考点】十二指肠球部溃疡的影像诊断。☆☆
　【难度】中

17.【答案】B
　【解析】根据病史胃肠病变可能性大,应选择胃肠道造影检查发现病变。
　【考点】胃溃疡的影像诊断。☆☆
　【难度】易

18.【答案】C
　　【考点】胃溃疡的影像特征。☆☆
　　【难度】中

18. 患者上胃肠道气钡双重造影图
　　像如下,病变的部位为
　　A. 胃底
　　B. 胃体大弯侧
　　C. 胃体小弯侧
　　D. 胃窦部
　　E. 十二指肠

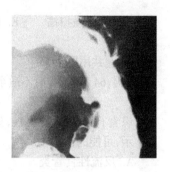

19.【答案】B
　　【解析】胃小弯侧类圆形腔外龛
影,边界光滑,符合良性溃疡表现。
　　【考点】胃溃疡的鉴别诊断。☆☆
　　【难度】中

19. 根据影像学表现,该患者应首先诊断为
　　A. 胃癌　　　　　B. 胃溃疡　　　　　C. 胃息肉
　　D. 胃腺瘤　　　　E. 胃炎

(20~21 题共用题干)
患者,男,49 岁,间断上腹部疼痛 2 年余,通常为餐后疼痛,经胃
镜检查诊断为胃溃疡,平时未规律服药,今日午饭后突发腹部剧
烈疼痛半小时。

20.【答案】A
　　【解析】该病例的病史及临床表
现,高度提示消化道穿孔,立位腹部平
片是最为简便快捷的检查方法。
　　【考点】胃溃疡穿孔的影像检查方
法。☆☆
　　【难度】易

20. 该患者首选的影像学检查方法应当为
　　A. 立位腹平片
　　B. 上胃肠道气钡双重造影
　　C. 腹部超声
　　D. 腹部 MRI
　　E. 卧位腹平片

21.【答案】D
　　【解析】根据病史及临床表现,高
度怀疑胃肠道穿孔,CT 平扫可发现
立位腹平片上不能显示的腹腔微量
气体。
　　【考点】胃溃疡穿孔的影像检查方
法。☆☆
　　【难度】易

21. 立位腹平片双膈下未见游离气体,下一步的检查应为
　　A. 第二天复查立位腹平片
　　B. 上胃肠道气钡双重造影
　　C. 腹部超声
　　D. 腹部 CT
　　E. 腹部 MRI 扫描

(22~24 题共用题干)
患者,男,75 岁,间断上腹部疼痛 3 年余,与饮食无明显相关性,
伴嗳气,近半年来体重减轻约 4kg。

22.【答案】B
　　【解析】根据病史,胃病病变可
能性大,应选择胃肠道造影检查发现
病变。
　　【考点】胃癌的影像诊断方法。
☆☆
　　【难度】易

22. 该患者首选的影像学检查方法应当为
　　A. 立卧位腹平片
　　B. 上胃肠道气钡双重造影
　　C. 腹部超声
　　D. 腹部 CT 平扫
　　E. PET-CT

23. 患者上胃肠道气钡双重造影图像见右图,病变征象表述最准确的是

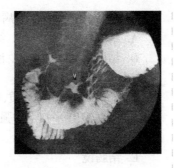

    A. 充盈缺损

    B. 腔内龛影

    C. 腔外龛影

    D. 黏膜皱襞迂曲、增宽

    E. 半月综合征

23.【答案】E

  【解析】病变位于胃体小弯侧,表现为不规则龛影、周围见不规则结节状充盈缺损、充盈缺损,见裂隙状钡剂,符合半月综合征的表现。

  【考点】胃溃疡的影像特征。☆☆

  【难度】中

24. 该患者依据胃肠造影检查,应诊断为

    A. 胃底静脉曲张   B. 胃炎

    C. 胃溃疡   D. 胃癌

    E. 胃间质瘤

24.【答案】D

  【解析】根据胃肠造影半月综合征的典型表现,应诊断为溃疡型胃癌。

  【考点】胃癌的影像诊断方法。☆☆

  【难度】易

(25~26 题共用题干)

患者,女,42 岁,间断上腹部疼痛 5 年余,伴反酸、嗳气,经胃镜检查诊断为胃溃疡,未规律服药,近半年来体重减轻 3kg。

25. 该患者首选的影像学检查方法应为

    A. 立卧位腹平片

    B. 上胃肠道气钡双重造影

    C. 腹部超声

    D. 腹部 MRI

    E. PET-CT

25.【答案】B

  【解析】根据病史胃病病变可能性大,应选择胃肠道造影检查发现病变。

  【考点】胃癌的影像学检查。☆

  【难度】易

26. 胃肠道造影发现胃窦部不规则龛影,为进一步明确病变的性质,应当选择的检查方法为

    A. 腹部 MRI 平扫 + 增强   B. 腹部 CT 平扫 + 增强

    C. 内镜超声   D. PET-CT

    E. 内窥镜

26.【答案】E

  【解析】胃窦部不规则龛影,提示胃癌可能大,需内窥镜检查并活检确诊。

  【考点】胃癌的影像诊断方法。☆☆

  【难度】易

(27~29 题共用题干)

患者,男,42 岁,间断右下腹部疼痛 3 个月,大便潜血(+)。结肠气钡双重造影如图所示。

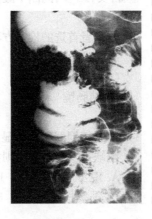

27. 对病变影像征象描述最准确的是

    A. 充盈缺损

    B. 龛影

    C. 管腔扩张

    D. 壁外压迫

    E. 苹果核征

27.【答案】E

  【考点】结肠癌的影像特征。☆☆

  【难度】易

28.【答案】C
　　【考点】结肠癌的诊断方法。☆☆
　　【难度】易

29.【答案】E
　　【考点】结肠癌的影像检查方法。
☆☆
　　【难度】易

30.【答案】A
　　【解析】根据病史结直肠病变可能性大,应选择结肠造影检查发现病变。
　　【考点】结直肠癌的影像检查方法。☆☆
　　【难度】易

31.【答案】B
　　【解析】直肠不规则充盈缺损,黏膜破坏,符合结肠癌表现。
　　【考点】结直肠癌的影像特征。☆☆
　　【难度】易

32.【答案】C
　　【解析】目前高分辨MRI是直肠癌可切除性评估有效且最常用的无创性方法。
　　【考点】结直肠癌的MRI特征。☆☆
　　【难度】中

33.【答案】B
　　【解析】年轻女性,可疑结直肠病变尤其是炎症性病变,首选结肠镜检查明确病因。
　　【考点】溃疡性结肠炎的影像诊断方法。☆☆
　　【难度】易

34.【答案】D
　　【考点】溃疡性结肠炎的诊断及鉴别诊断。☆☆
　　【难度】中

28. 依据结肠造影表现,该病例应诊断为
　　A. 结肠息肉　　　　B. 结肠腺瘤　　　　C. 结肠癌
　　D. 结肠间质瘤　　　E. 溃疡性结肠炎

29. 为进一步明确病变性质,应选择的检查方法为
　　A. 腹部MRI平扫+增强　　　B. 腹部CT平扫+增强
　　C. 内镜超声　　　　　　　　D. PET-CT
　　E. 结肠镜

(30~32题共用题干)
患者,女,62岁,大便习惯改变1年余,近半年来体重减轻3kg。

30. 该患者首选的影像学检查方法为
　　A. 结肠气钡双重造影　　　B. 腹部平片
　　C. 腹部超声　　　　　　　D. PET-CT
　　E. 腹部MR

31. 结肠造影图像如图所示,最可能的诊断为
　　A. 直肠息肉
　　B. 直肠癌
　　C. 直肠憩室
　　D. 外压性改变
　　E. 内痔

32. 该患者计划行手术切除,术前可切除性评估应选择
　　A. 盆腔超声　　　B. 盆腔CT　　　C. 盆腔高分辨MRI
　　D. PET-CT　　　　E. 腹部平片

(33~34题共用题干)
患者,女,25岁,间断下腹部疼痛,大便次数增多并稀便2年。

33. 该患者首选的检查方法应当为
　　A. 立卧位腹平片　　　　B. 结肠气钡双重造影
　　C. 腹部超声　　　　　　D. 腹部CT平扫
　　E. 结肠镜

34. 结肠气钡双重造影显示直肠、乙状结肠弥漫分布的颗粒状充盈缺损及细小不规则龛影,结肠袋消失,最可能的诊断为
　　A. 克罗恩病　　　B. 伪膜性肠炎　　　C. 化脓性肠炎
　　D. 溃疡性结肠炎　　E. 细菌性肠炎

(35~37 题共用题干)

患者,男,73 岁。乙肝病史 30 年,进食坚硬食物后突发上消化道出血。

35. 根据以上临床表现,最有可能的病变是
    A. 食管胃底静脉曲张　　　B. 食管平滑肌瘤
    C. 胃癌　　　　　　　　　D. 食管癌
    E. 贲门失弛缓

36. 为进一步检查,下列的影像学检查中应选择
    A. 上消化道钡餐造影　　　B. 胸部 CT 检查
    C. 胸部 X 线检查　　　　　D. MRI 检查
    E. 超声

37. 如对该患者行腹部 MRI 检查,最重要的目的是
    A. 观察其他部位的静脉曲张
    B. 评估肝硬化程度
    C. 评估有无肝细胞癌
    D. 观察其他腹部脏器有无病变
    E. 观察有无腹水

(38~40 题共用题干)

患者,男,54 岁。慢性乙肝患者,发现肝硬化多年。近半年发现 AFP 不断升高,来院进行影像学检查。

38. 请提出最合理的腹部影像学检查方法
    A. CT 平扫
    B. MRI 平扫
    C. MRI 平扫及动态增强检查
    D. CT 平扫及 MRI 平扫
    E. CT 平扫及 MRCP

39. 影像学检查中最需要重视的问题是
    A. 肝硬化的诊断　　　　　B. 门静脉高压的诊断
    C. 肝硬化结节再生的发现　D. 肝细胞癌的发生
    E. 腹水

40. 提示肝硬化结节发生恶变的 MRI 征象**不包括**
    A. 动脉期高强化　　　　　B. 延迟期快出
    C. 强化的包膜　　　　　　D. T_1WI 均匀高信号
    E. 病灶内脂肪变性

35.【答案】A
【解析】慢性乙型病毒性肝炎会引起肝硬化,并发食管胃底及其他部位静脉曲张。当进食坚硬食物时,易划破食管壁下静脉壁,引起上消化道出血。
【考点】慢性乙肝、肝硬化及并发症的临床知识。☆
【难度】中

36.【答案】A
【解析】上消化道造影可发现食管胃底静脉引起的黏膜串珠样改变。
【考点】肝硬化,静脉曲张。☆☆
【难度】易

37.【答案】C
【解析】对进展期肝硬化患者行 MRI 检查的最重要目的是评估有无肝细胞癌。
【考点】肝硬化及肝细胞癌的影像特征。☆☆
【难度】中

38.【答案】C
【解析】患者肝硬化多年,AFP 轻度升高,首先需除外有无肝细胞癌。首选 MRI 平扫及动态增强检查。
【考点】评价肝硬化有无恶变的最佳影像检查方法。☆☆
【难度】中

39.【答案】D
【解析】肝硬化患者发生肿瘤是影像学最需要重视的问题。
【考点】肝硬化的转归。☆
【难度】中

40.【答案】D
【解析】动脉期高强化、延迟期快出及强化的包膜是诊断肝细胞癌的主要征象。病灶内脂肪变性是提示肝细胞癌的特异性辅助征象。T_1WI 均匀高信号多见于再生结节或不典型增生结节。
【考点】诊断肝细胞癌的重要征象。☆☆
【难度】中

(41~43题共用题干)

患者,男,66岁。胃癌术后1年。近半年右上腹疼痛胀痛,体温36.6℃。CT检查示肝实质内较术前新出现多发大小不等结节状病灶。

41.【答案】B
　【解析】胃癌易转移至肝,形成多发结节。
　【考点】肝转移瘤的临床基础。☆
　【难度】易

41. 该病例最可能的诊断是
　　A. 肝硬化　　　　　B. 肝转移瘤　　　　　C. 肝多发脓肿
　　D. 多发肝细胞癌　　E. 肝多发囊肿

42.【答案】C
　【解析】肝转移瘤多来自胃肠道,乏血供,增强环形强化,又称"牛眼征"。
　【考点】肝转移瘤的影像特征。☆☆
　【难度】易

42. 该病例CT增强检查最可能的表现是
　　A. "快进快出"强化
　　B. 无强化
　　C. "牛眼征"
　　D. 均匀明显强化
　　E. 动脉期周边结节样强化,随时间逐渐向心填充

43.【答案】A
　【解析】肝脓肿也可表现环形强化,与肝转移瘤的鉴别点是肝脓肿壁由肉芽和纤维组织构成,增强扫描动脉期高强化及延迟期延迟强化,动脉期病灶周边易出现片状异常灌注。
　【考点】肝转移瘤与肝脓肿的鉴别。☆☆
　【难度】中

43. 肝转移瘤最需要鉴别的病变是
　　A. 肝脓肿　　　　　　　B. 多发结节型肝细胞癌
　　C. 肝囊肿　　　　　　　D. 肝结核
　　E. 肝硬化结节

(44~46题共用题干)

患者,男,85岁。无腹部不适,超声查体发现左半肝高回声肿块。随后行MRI平扫及增强检查,如图所示。

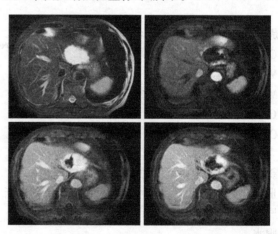

44.【答案】A
　【解析】肝血管瘤富含水分,在T_2WI上相对于肝背景呈均匀明显高信号,和脑脊液信号接近,称为"灯泡征"。
　【考点】肝血管瘤的MRI特征。☆☆
　【难度】中

44. 描述左半肝内病灶在T_2WI上信号特点的征象是
　　A. 灯泡征　　　　　B. 靶环征　　　　　C. 牛眼征
　　D. 椒盐征　　　　　E. 轮辐征

45.【答案】D
　【解析】血管瘤的强化特点是动脉期边缘结节样强化,随时间逐渐向心填充;强化程度平行血池。
　【考点】肝血管瘤的增强扫描特点。☆☆
　【难度】易

45. 左半肝病灶在增强扫描的表现描述正确的是
　　A. 快进快出

  B. 动脉期边缘环形强化,中心不强化

  C. 动脉期边缘环形强化,中心延迟强化

  D. 动脉期边缘结节样强化,随时间强化逐渐向心填充

  E. 无强化

46. 该病例最可能的诊断是

  A. 肝细胞癌   B. 肝转移瘤   C. 胆管细胞癌

  D. 肝脓肿   E. 肝血管瘤

46.【答案】E

 【解析】该病例左肝病灶表现为 T_2WI 灯泡征,增强呈现等血池填充式强化。

 【考点】肝血管瘤的影像表现。☆☆

 【难度】中

(47~49 题共用题干)

患者,男,35 岁。平时喜食肉类食物,体型肥胖,行 MRI 查体,图像如下。

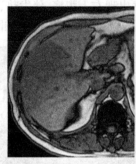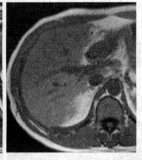

47. 上图磁共振序列是

  A. T_1WI B. T_2WI C. DWI

  D. T_1WI 同反相位   E. T_1WI 压脂

47.【答案】D

 【考点】脂肪肝的 MRI 检测序列。☆☆

 【难度】中

48. 该病例肝脏病变最可能的诊断是

  A. 不均匀脂肪肝   B. 弥漫脂肪肝

  C. 肝硬化   D. 弥漫肝细胞癌

  E. 脂肪瘤

48.【答案】A

 【解析】反相位上可见片状低信号区,在同相位上呈等信号。

 【考点】脂肪肝的 MRI 表现。☆☆

 【难度】中

49. 有关脂肪肝的影像表现,下列描述**不正确**的是

  A. 在反相位较同相位信号减低

  B. 在 CT 上密度低于脾组织

  C. 增强扫描可见邻近血管受压移位

  D. T_1WI 同反相位比 CT 平扫检测脂肪肝敏感

  E. T_1WI 同反相位比 T_1WI 压脂序列检测脂肪肝敏感

49.【答案】C

 【解析】脂肪肝无占位效应,其内血管正常穿行,不会受压移位。

 【考点】脂肪肝的 MRI 影像学表现。☆☆

 【难度】易

(50~51 题共用题干)

患者,女,38 岁,反复右上腹隐痛 2 年,餐后上腹饱胀、嗳气,查体阴性,CT 检查示胆囊壁弥漫均匀增厚,胆囊内充满了圆形高密度,增强扫描胆囊壁中等强度均匀强化,肝内外胆管无扩张。

50. 【答案】B

【解析】慢性胆囊炎多伴有胆囊结石,表现为胆囊缩小,胆囊壁均匀增厚,强化均匀。

【考点】慢性胆囊炎影像及临床表现。☆☆

【难度】易

51. 【答案】D

【解析】胆囊切除术后随访首选无创性检查,可行超声和MRCP。

【考点】胆道影像学检查方法的选择。☆☆

【难度】易

52. 【答案】B

【考点】急性胆囊炎及胆囊结石的临床及影像表现。☆☆

【难度】易

53. 【答案】A

【解析】胆囊结石 T_2WI 及 MRCP 均表现为类圆形低信号充盈缺损。

【考点】胆囊结石MRI表现。☆☆

【难度】易

54. 【答案】D

【解析】胆囊壁明显增厚,局部形成软组织肿块,通常提示胆囊癌。急性胆囊炎一般无此表现。

【考点】急性胆囊炎影像表现。☆☆

【难度】中

---

50. 患者最可能的诊断是

A. 胆囊多发结石,胆囊癌

B. 胆囊多发结石,慢性胆囊炎

C. 胆囊单发息肉,慢性胆囊炎

D. 胆囊多发结石,黄色肉芽肿性胆囊炎

E. 胆囊多发结石,急性胆囊炎

51. 患者行胆囊切除术,下列检查中最适合作术后随访的是

A. ERCP   B. 腹部平片   C. PTC

D. MRCP   E. PET-CT

(52~54题共用题干)

患者,女,35岁,1d前饱食后突然出现右上腹痛,伴发热、厌油腻饮食,查体皮肤巩膜无黄染,Murphy征阳性,查腹部CT如图所示。

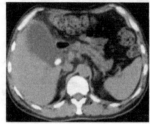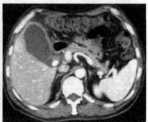

52. 该病例最可能的诊断是

A. 慢性胆囊炎,胆囊结石

B. 急性胆囊炎,胆囊结石

C. 胆囊癌,胆囊结石

D. 胆囊腺肌症,胆囊结石

E. 黄色肉芽肿性胆囊炎,胆囊结石

53. 若患者行 MRCP 检查,最可能的表现是

A. 胆囊腔内类圆形低信号充盈缺损

B. 胆囊体积缩小

C. 胆囊显示不清

D. 胆囊腔不规则充盈缺损

E. 多伴有肝门部胆管狭窄

54. 下列关于急性胆囊炎常见的影像表现的描述,**错误**的是

A. 胆囊体积可增大,也可正常

B. 可伴胆囊窝积脓

C. 胆囊穿孔表现为胆囊壁连续性中断,胆囊窝含气液平面脓肿

D. 胆囊壁明显增厚,局部形成软组织肿块

E. 胆囊床肝实质动脉期一过性强化

（55~57题共用题干）

患者,男,60岁,皮肤巩膜黄染,消瘦伴乏力2个月,近3d出现陶土样大便,无腹痛,超声显示肝内外胆管扩张,胆囊增大,胰管无扩张。

55. 为明确胆道梗阻位置,应首选的影像学检查是
   A. MRI 平扫 　　　B. MRCP 　　　C. CT 平扫
   D. ERCP 　　　E. PTC

55.【答案】B
　【考点】胆道梗阻影像检查方法的选择。☆☆
　【难度】易

56. 若患者检查显示胆总管中段管腔不规则狭窄、截断,局部管壁不均匀增厚,最可能的诊断是
   A. 慢性胆管炎 　　　B. 硬化性胆管炎 　　　C. 胆管癌
   D. 胆总管结石 　　　E. 胰头癌

56.【答案】C
　【解析】浸润型胆管癌表现为管腔不规则狭窄、截断,局部管壁不均匀增厚。
　【考点】胆管癌影像学表现。☆☆
　【难度】中

57. 关于该病的下列描述,**错误**的是
   A. 多见于50岁以上男性,症状为无痛性进行性黄疸
   B. 按生长方式分为结节型．浸润型．乳头型
   C. 多数为腺癌
   D. 可表现为肝内、近段胆管及胆囊扩张,扩张的胆总管突然截断
   E. 肝内胆管轻-中度扩张,多为枯树枝状

57.【答案】E
　【解析】胆管癌肝内外胆管多为重度扩张,多为软藤状。
　【考点】胆管癌影像表现。☆☆
　【难度】中

（58~59题共用题干）

患者,女,20岁,反复发作黄疸、胆道感染,行CT检查如图所示

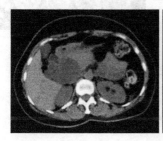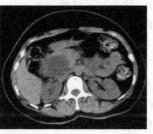

58. 该患者的诊断应首先考虑为
   A. 肝脏囊腺瘤 　　　B. 肝囊肿 　　　C. 胆总管囊肿
   D. 慢性胆管炎 　　　E. 胆管癌

58.【答案】C
　【考点】胆总管囊肿影像表现。☆☆
　【难度】中

59. 关于该病的下列描述,**错误**的是
   A. 女性多见,儿童及青年人多见
   B. 以腹痛、黄疸、呕吐、发热、腹部包块为主要临床表现
   C. 分为囊状型、节段型、梭状型

59.【答案】D
　【考点】胆管囊肿的临床及影像表现。☆☆
　【难度】中

D. 并发症很少见

E. MRCP 是目前诊断该病的最佳方法,并能作出分型诊断

(60~61 题共用题干)

患者,女,55 岁,腹部 CT 提示胆总管重度扩张,在胰头上方中断消失,胰头增大,胰腺体尾部胰管扩张。

60.【答案】E
【解析】胰头部病变,引起胆管及胰管梗阻同时扩张(双管征),最常见的疾病是胰头癌。
【考点】胰腺癌的影像特征。☆☆
【难度】易

61.【答案】D
【考点】胰腺癌的影像学检查方法。☆☆
【难度】易

60. 该病例最有可能的诊断是

A. 胆总管结石　　B. 胆总管炎性狭窄　　C. 胆总管癌

D. 胆囊癌　　E. 胰头癌

61. 下列影像学检查中,能够直观显示胆胰管梗阻、扩张全貌的是

A. CT　　B. MRI 平扫　　C. MRI 增强扫描

D. MRCP　　E. ERCP

(62~64 题共用题干)

患者,女,33 岁,反复发作晨起晕厥,每次发作时自行服用葡萄糖后有好转,现为进一步诊治入院,查体空腹血糖降低,最低为 1.8mmol/L。

62.【答案】E
【解析】根据典型病史,动脉期高强化肿瘤可以诊断,提示胰腺神经内分泌肿瘤。
【考点】胰腺神经内分泌肿瘤的影像特征。☆☆
【难度】易

62. 患者入院后行腹部 CT 增强扫描显示胰腺占位,动脉期图像如图所示,可能的诊断为

A. 胰腺癌

B. 胰腺浆液性囊腺瘤

C. 胰腺黏液性囊腺瘤

D. 胰腺黏液性囊腺癌

E. 胰腺神经内分泌肿瘤

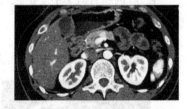

63.【答案】E
【解析】胰腺神经内分泌肿瘤包括胰岛素瘤、胰高血糖素瘤、胃泌素瘤、血管活性肠肽瘤、生长抑素瘤等,不包括生长激素瘤。
【考点】胰腺神经内分泌肿瘤的病理分型。☆☆
【难度】中

63. 下述肿瘤中,**不属于**胰腺神经内分泌肿瘤病理类型的是

A. 胰岛素瘤　　　　　　　　B. 胃泌素瘤

C. 胰高血糖素瘤　　　　　　D. 血管活性肠肽瘤

E. 生长激素瘤

64.【答案】D
【解析】无功能性神经内分泌肿瘤 T_2WI 呈不均匀稍高信号。
【考点】胰腺神经内分泌肿瘤的 MRI 特征。☆☆
【难度】中

64. 下列有关胰腺无功能性神经内分泌肿瘤特点的描述,**不正确**的是

A. 病灶通常较大

B. 可全胰腺弥漫生长

C. 富血供,增强后不均匀强化

D. T_2WI 多呈低信号

E. 不产生激素相关的临床表现

（65~67 题共用题干）

59 岁女性,无意间触及腹部包块,超声检查发现胰腺肿块。

65. CT 增强扫描所见如下图所示,最可能的诊断为

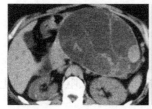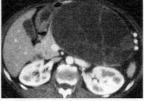

    A. 胰腺癌   B. 胰腺浆液性囊腺瘤
    C. 黏液性囊腺瘤   D. IPMN
    E. 胰腺神经内分泌肿瘤

65.【答案】C
  【解析】中老年女性,胰腺体部多房囊性病变,有明确囊壁,有分隔及壁结节,为典型的黏液性囊腺瘤的表现。
  【考点】胰腺囊性肿瘤的影像诊断。☆☆
  【难度】中

66. 下述关于胰腺黏液性囊腺瘤描述,**错误**的是
    A. 主要发生于胰腺体尾部,胰头罕见
    B. 边界清楚圆形或卵圆形病变
    C. 一般不累及主胰管,病变囊腔与胰管不想通
    D. 为多房囊性肿瘤,有间隔,可有壁结节
    E. 胰腺黏液性囊腺瘤和囊腺癌易于鉴别

66.【答案】E
  【解析】胰腺黏液性囊腺瘤为交界性或潜在恶性肿瘤,实性成分越多,越可能是恶性肿瘤,但囊腺瘤和囊腺癌鉴别困难。
  【考点】胰腺囊性肿瘤的影像诊断。☆☆
  【难度】中

67. 胰腺黏液性囊腺瘤多见于
    A. 青少年男性   B. 中老年女性   C. 青少年女性
    D. 老年男性   E. 中年男性

67.【答案】B
  【解析】黏液性囊腺肿瘤95%以上为女性,多见于 40~60 岁。
  【考点】胰腺囊性肿瘤的临床特征。☆
  【难度】易

（68~69 题共用题干）

患者,女,18 岁,入学体检超声发现腹部巨大肿块,无明确临床症状。

68. 行腹部 CT 增强扫描,可见胰腺巨大肿块,图像如下,最可能的诊断为

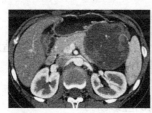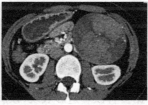

    A. 胰腺癌
    B. 胰腺浆液性囊腺瘤
    C. 交界性胰腺黏液性囊腺瘤
    D. 胰腺实性假乳头状瘤
    E. 胰腺神经内分泌肿瘤

68.【答案】D
  【解析】年轻女性,囊实性肿块,内部不均匀。不符合其余肿块特点。
  【考点】胰腺囊性肿瘤的临床及影像特征。☆☆
  【难度】易

69.【答案】A
【解析】胰腺癌通常以胰腺实性成分为主。
【考点】胰腺囊性肿瘤的临床及影像特征。☆☆
【难度】中

70.【答案】E
【解析】脾血管瘤多无临床症状,其他选项均为急腹症的常见疾病。
【考点】急腹症的常见原因。☆
【难度】易

71.【答案】E
【解析】除结肠息肉外,其他情况均可引起游离气腹。
【考点】游离气腹的常见原因。☆
【难度】易

72.【答案】B
【解析】CT可清晰显示胃溃疡穿孔所引起的腹腔内少量积气。
【考点】消化道穿孔的影像检查手段。☆☆
【难度】易

73.【答案】C
【解析】胃肠道穿孔小,气体漏出少于50ml时,立位腹平片不易显示;胃后壁穿孔,胃内气体局限于小网膜囊内;十二指肠降部穿孔,气体进入腹膜后;慢性穿孔,穿透前浆膜与附近组织器官粘连,内容物及气体流入腹腔较少;均可导致立位腹平片不易显示游离气腹。而CT可以敏感地显示少量气体。
【考点】胃肠道穿孔的比较影像。☆☆
【难度】中

74.【答案】B
【解析】发病年龄、临床表现及钡餐造影所见均符合食管癌表现。
【考点】食管癌的影像学表现。☆☆
【难度】易

75.【答案】D
【考点】食管癌的影像诊断方法。☆☆
【难度】易

69. 下述肿瘤中,最不容易发生囊变的是
   A. 胰腺癌
   B. 胰腺浆液性囊腺瘤
   C. 交界性胰腺黏液性囊腺瘤
   D. 胰腺实性假乳头状瘤
   E. IPMN

(70~73题共用题干)
患者,女,42岁,突发上腹部疼痛3h,伴恶心、呕吐。查体上腹部压痛。

70. 与临床表现完全无关的疾病是
   A. 急性胆囊炎   B. 急性胰腺炎   C. 胃穿孔
   D. 肠梗阻   E. 脾血管瘤

71. 患者行立位腹平片检查,显示双侧膈下可见新月形气体影,可除外
   A. 肠道气囊肿病   B. 开腹术后   C. 腹部外伤
   D. 胃溃疡穿孔   E. 结肠息肉

72. 此患者有消化道溃疡病史。如果立位腹平片阴性,临床为排除溃疡穿孔,下列影像学检查中应首选
   A. 卧位腹平片   B. 腹盆CT
   C. 腹盆PET-CT   D. 上腹部MRI检查
   E. 腹部超声检查

73. 此患者立位腹平片阴性,而CT显示腹腔少量游离气体,可能的原因不包括
   A. 胃肠道穿孔小   B. 溃疡位于胃后壁
   C. 溃疡位于胃前壁   D. 溃疡位于十二指肠降部
   E. 慢性穿孔

(74~76题共用题干)
患者,男,58岁,吞咽有梗阻感2个月,渐加重。食管钡餐造影显示食管中段局限性管腔狭窄,黏膜皱襞中断,形态不规整。

74. 根据食管钡餐造影表现,该病例应诊断为
   A. 食管静脉曲张   B. 食管癌   C. 食管平滑肌瘤
   D. 食管炎   E. 食管异物

75. 进一步明确诊断应进行的检查是
   A. CT检查   B. MRI检查   C. 超声检查

D. 内镜活检　　　E. PET 检查

76. 术前可切除性评估应选择的影像学方法是
   A. CT 平扫　　　B. CT 平扫 + 增强　　　C. PET 检查
   D. 超声检查　　　E. 钡餐造影

76. 【答案】B
【解析】CT 增强常用于食管癌的术前可切除性评估。
【考点】食管癌的影像学方法选择。☆☆
【难度】易

(77~79 题共用题干)
患者,男,50 岁,间断上腹痛 7 年多,伴反酸、嗳气,上述症状加重 1 个月,今晨突发上腹剧烈疼痛、恶心呕吐。

77. 该病例首选的影像检查方法是
   A. 立位腹平片　　　　　B. 上胃肠道气钡双重造影
   C. 腹部超声　　　　　　D. 腹部 CT 平扫
   E. PET-CT

77. 【答案】A
【解析】根据病史及临床表现,首先应排除有无胃肠道穿孔表现,故首选立位腹平片。
【考点】胃肠疾病的影像学方法选择。☆☆
【难度】易

78. 患者立位腹平片提示双膈下未见游离气体,未见阶梯状气液平。最**不可能**的诊断是
   A. 消化道肿瘤　　　　　B. 小肠梗阻
   C. 急性胰腺炎　　　　　D. 胆囊、胆管结石
   E. 肾结石

78. 【答案】B
【考点】消化道疾病的临床表现。☆
【难度】中

79. 该患者经解痉等对症治疗后腹痛减轻,但出现柏油样便,最**不可能**的原因是
   A. 胃溃疡出血　　　　　B. 十二指肠溃疡出血
   C. 直肠癌　　　　　　　D. 胃癌出血
   E. 十二指肠憩室出血

79. 【答案】C
【解析】直肠癌出血通常为鲜血,柏油样便提示上胃肠道病变。
【考点】消化道病变的临床表现。☆
【难度】易

(80~82 题共用题干)
患者,男,45 岁,间断上腹痛 3 年余,伴反酸、嗳气,通常为餐后痛。

80. 根据上述病史,最可能的疾病是
   A. 慢性胰腺炎　　　B. 慢性胆囊炎　　　C. 消化性溃疡
   D. 胆囊结石　　　　E. 肾结石

80. 【答案】C
【解析】消化性溃疡有非特异性的腹痛、反酸和嗳气症状。
【考点】消化道病变的临床表现。☆
【难度】中

81. 该患者的疾病的病因**不包括**
   A. 幽门螺旋菌感染
   B. 胃酸分泌过多
   C. 服用非甾体类消炎药
   D. 遗传因素
   E. 食物中毒

81. 【答案】E
【解析】A、B、C、D 选项均为消化性溃疡的病因,而食物中毒通常表现为急性胃肠道症状。
【考点】消化道病变的临床表现。☆
【难度】中

82.【答案】A
【解析】病变位于胃小弯,黏膜皱襞纠集达龛影口部,为典型的良性胃溃疡表现。
【考点】胃溃疡的胃肠造影表现。☆☆
【难度】中

82. 患者进行了上胃肠道气钡双重造影,根据下图,最可能的诊断为
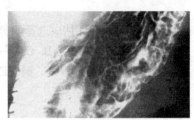
A. 胃溃疡
B. 慢性胃炎
C. 胃癌
D. 胃息肉
E. 胃黏膜巨大皱襞

(83~85 题共用题干)
患者,男,72 岁,胃溃疡病史多年,近半年来上腹部疼痛加重,偶有黑便,体重减轻 5kg/ 月。胃镜活检诊断为溃疡型胃癌。

83.【答案】B
【解析】项圈征代表的是黏膜水肿,见于良性溃疡。
【考点】胃良恶性溃疡的鉴别诊断。☆☆
【难度】易

83. 在上胃肠道气钡双重造影中,不可能出现征象是
A. 半月征　　　　B. 项圈征　　　　C. 尖角征
D. 指压迹　　　　E. 环堤

84.【答案】B
【解析】胃癌的癌前病变包括萎缩性胃炎,胃息肉,胃溃疡,胃黏膜巨大皱襞症及残胃。
【考点】胃癌的危险因素。☆
【难度】中

84. 下列病变中,不属于胃癌癌前病变的是
A. 萎缩性胃炎　　　　B. 糜烂性胃炎
C. 胃息肉　　　　D. 胃溃疡
E. 胃黏膜巨大皱襞症

85.【答案】A
【解析】胃癌最常见的组织学类型为腺癌,其他类型均较少见。
【考点】胃癌病理学。☆☆
【难度】易

85. 胃癌最常见的组织学类型为
A. 腺癌　　　　B. 腺鳞癌　　　　C. 未分化癌
D. 髓样癌　　　　E. 鳞状细胞癌

(86~88 题共用题干)
患者,女,62 岁,大便习惯改变 1 年余,近半年来体重减轻 3kg。结肠镜检查显示降结肠肿物,内镜不能通过,活检组织病理提示结肠癌。

86.【答案】D
【解析】CT 结肠成像以气体充盈结肠,可以对病变进行分期,并评估剩余结肠。
【考点】结肠癌的检查方法。☆☆
【难度】易

86. 为进一步评估病变范围及结肠镜未能观察到的其余结肠,最佳的影像学检查方法为
A. 腹部平片　　　　B. 腹部 MRI　　　　C. 腹部超声
D. CT 结肠成像　　　　E. PET-CT

87.【答案】A
【解析】结肠癌的癌前病变不包括增生性息肉。
【考点】结肠癌的危险因素。☆
【难度】中

87. 结肠癌的高危因素不包括
A. 增生性息肉　　　　B. 家族性息肉病　　　　C. 腺瘤性息肉
D. 克罗恩病　　　　E. 溃疡性结肠炎

88.【答案】D
【解析】结肠癌脱落的癌细胞可以种植于腹膜。
【考点】结肠癌。☆
【难度】中

88. 关于结肠癌下列说法,错误的是
A. 结肠癌最常见的组织学类型为腺癌
B. 结肠癌可直接侵犯邻近脏器

C. 结肠癌易发生肝脏转移

D. 结肠癌不发生种植转移

E. 结肠癌的发病率在我国呈上升趋势

(89~91 题共用题干)

患者,女,22 岁,下腹部疼痛 1 年余,伴里急后重,排便后疼痛可减轻,为黏液脓血便,近半年来体重减轻 4kg。经结肠镜检查诊断为溃疡性结肠炎。

89. 下列溃疡性结肠炎的描述,**错误**的是

A. 好发于 15~25 岁,但 55~65 岁发病的也比较多见

B. 不易并发结肠癌

C. 可合并肠穿孔、出血

D. 可有口腔黏膜溃疡、关节炎、硬化性胆管炎等肠外表现

E. 可累及回盲部

89.【答案】B
【解析】溃疡性结肠炎发生结肠癌的风险明显高于普通人群。
【考点】溃疡性结肠。☆
【难度】中

90. 溃疡性结肠炎的肠道外表现**不包括**

A. 硬化性胆管炎　　B. 强直性脊柱炎

C. 葡萄膜炎　　D. 关节炎

E. 急性胰腺炎

90.【答案】E
【解析】急性胰腺炎不是溃疡性结肠炎合并的表现。
【考点】消化道病变的临床表现。☆
【难度】易

91. 下列关于溃疡性结肠炎的病理表现的描述,**错误**的是

A. 黏膜广泛出血、糜烂和溃疡

B. 可出现肠腺隐窝脓肿

C. 溃疡数目多、表浅

D. 杯状细胞数目增多

E. 黏膜下层纤维化

91.【答案】D
【解析】溃疡性结肠炎病理可见杯状细胞减少。
【考点】溃疡性结肠炎的病理学。☆☆
【难度】难

(92~94 题共用题干)

患者,男,69 岁,近 1 个月右上腹疼痛,食欲缺乏,乏力,肝区压痛,肝脏质硬;既往乙肝病史;CT 平扫发现肝表面不规则,肝 4 段一类圆形稍低密度结节。

92. 该病灶可能性最大的是

A. 肝细胞癌　　B. 胆管细胞癌　　C. 脂肪肝

D. 肝囊腺瘤　　E. 肝囊肿

92.【答案】A
【解析】慢性乙型病毒肝炎是肝细胞癌的高风险人群,乙肝进展到肝硬化后,肝细胞癌的发生率明显增高。
【考点】肝细胞癌的发病基础。☆
【难度】中

93. 增强 CT 检查时,支持前述诊断的表现是

A. 病灶强化程度为慢升速降型

B. 病灶强化程度为慢升慢降型

C. 病灶强化程度为速升慢降型

D. 病灶强化程度为速升速降型

93.【答案】D
【解析】肝细胞癌是富血供肿瘤,主要由异常肝动脉供血,增强扫描的典型表现是动脉期高强化及门静脉期或延迟期的低强化,即"速升速降"型。
【考点】肝细胞癌的典型影像表现。☆☆
【难度】中

E. 病灶无强化

94. MRI 检查时,支持前述诊断的征象**不包括**
   A. T_2WI 中等高信号　　B. 病灶内含脂
   C. 假包膜　　　　　　　　D. 病灶信号不均匀
   E. 靶环样表现

94.【答案】E
　【解析】肝细胞癌的典型表现包括在 T_2WI 上中等不均匀高信号、瘤内脂肪变性、延迟期假包膜、易瘤内出血等。靶环样表现见于胆管细胞癌等其他恶性肿瘤,很少见于肝细胞癌。
　【考点】肝细胞癌的重要影像征象。☆☆
　【难度】中

(95~97 题共用题干)
患者,女,77 岁。黏脓血便 4 个月余,既往肠息肉病史。上腹部不适 1 个月余。上腹部 CT 检查发现肝内多发低密度结节,增强扫描呈环形异常强化。

95. 患者肝内多发病灶最可能的诊断是
   A. 肝细胞癌　　B. 胆管细胞癌　　C. 肝血管瘤
   D. 肝转移瘤　　E. 肝脓肿

95.【答案】D
　【解析】患者黏脓血便 4 个月余及既往肠息肉病史,提示有直结肠的恶性肿瘤。肝内多发结节,首先考虑有肝转移瘤。
　【考点】肝转移瘤的临床及重要影像征象。☆☆
　【难度】易

96. 该病的典型影像征象是
   A. 增强扫描快进快出强化
   B. 牛眼征
   C. 增强扫描填充式强化
   D. 增强扫描薄壁均匀环形强化
   E. 病灶无强化

96.【答案】B
　【解析】肝转移瘤多为乏血供,中心易液化坏死,增强扫描环形强化,呈"牛眼征"。
　【考点】肝转移瘤的临床及重要影像征象。☆☆
　【难度】中

97. 该病最常见的转移途径是
   A. 经门静脉　　B. 经肝动脉　　C. 经淋巴道
   D. 经腹腔播散　　E. 不发生转移

97.【答案】A
　【解析】胃肠道恶性肿瘤易通过门静脉系统转移至肝脏。
　【考点】肝转移瘤的主要来源及转移途径。☆☆
　【难度】中

(98~100 题共用题干)
患者,男,67 岁。乙肝病史多年。上腹部不适,食欲缺乏 2 个月入院。MRI 示肝 6 段包膜下一实性结节,在 T_2WI、DWI 上均呈靶环样表现,增强扫描结节周边部分动脉期高强化,中心区域延迟强化。

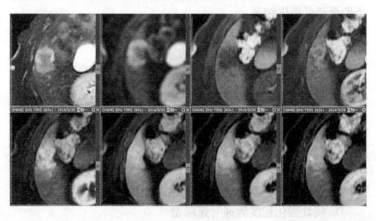

98. 根据以上临床及影像学资料,应首先考虑为
    A. 肝细胞癌　　　B. 胆管细胞癌　　　C. 肝血管瘤
    D. 肝转移瘤　　　E. 肝脓肿

99. 该病灶 MRI 表现的病理基础是
    A. 病灶内多发出血、坏死
    B. 病灶周边区域富肿瘤细胞,中心区域富纤维
    C. 病灶中心液体坏死
    D. 病灶由血窦腔构成
    E. 病灶血管非常丰富

100. 根据以上临床及影像学资料,该病最需要鉴别的是
    A. 肝细胞癌　　　B. 胆管细胞癌　　　C. 肝血管瘤
    D. 肝转移瘤　　　E. 肝脓肿

(101~103 题共用题干)
患者,女,78 岁,因心血管疾病入院,起搏器植入术后 10 年。既往腹部轻度不适 2 年,超声检查发现胰尾部占位。

101. 如需明确胰尾部占位的性质,最适宜的影像学检查手段为
    A. 超声造影　　　　　　B. 腹部 CT 平扫
    C. 腹部 CT 增强扫描　　D. 腹部 MRI 平扫
    E. 腹部 MRI 增强扫描

102. 行 CT 增强扫描后结果如图所示,最可能的诊断为
    A. 急性胰腺炎
    B. 胰腺浆液性囊腺瘤
    C. 胰腺黏液性囊腺瘤
    D. 胰腺黏液性囊腺癌
    E. 胰腺神经内分泌肿瘤

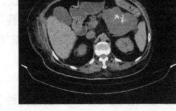

103. 关于胰腺浆液性囊腺瘤描述,**不正确**的是
    A. 该肿瘤绝大部分会恶变
    B. 该肿瘤生长缓慢
    C. 浆液性囊腺瘤分为微囊型及寡囊型
    D. 该肿瘤诊断 CT 优于 MRI 检查
    E. 该肿瘤好发于老年女性

(104~106 题共用题干)
患者,男,50 岁,大量饮酒史多年,今晨突发上腹剧烈疼痛、恶心呕吐、查体上腹压痛。

98.【答案】B
　【解析】乙肝基础上除好发肝细胞癌,胆管细胞癌的发生率也明显高于正常人。肿块的影像表现"靶环征",提示胆管细胞癌可能性大。
　【考点】肝内胆管细胞癌的发病基础及典型影像表现。☆☆
　【难度】难

99.【答案】B
　【解析】胆管细胞癌周边区域富肿瘤细胞,中心区域富纤维;在 T_2WI、DWI 上周围区域呈中等高信号。增强扫描周边区域快进快出,中心区域延迟强化。
　【考点】肝内胆管细胞癌影像表现的病理基础。☆☆
　【难度】难

100.【答案】A
　【解析】乙肝基础上肝细胞癌发病率最高,需与之鉴别。
　【考点】肝细胞癌的发病基础。☆☆
　【难度】中

101.【答案】C
　【解析】应选择 CT 或 MRI 增强检查,但患者既往起搏器植入,无法进行 MRI 检查。
　【考点】胰腺肿瘤的影像学方法,MRI 禁忌证。☆☆
　【难度】中

102.【答案】B
　【解析】胰腺微囊肿瘤,具有中央瘢痕,瘢痕内有钙化。
　【考点】胰腺囊性肿瘤的影像诊断。☆☆
　【难度】中

103.【答案】A
　【解析】胰腺浆液性囊腺瘤极少癌变。
　【考点】胰腺囊性肿瘤的临床及影像特征。☆☆
　【难度】中

104.【答案】D

　　【解析】该患者临床表现为急腹症，除了胰腺囊腺瘤以外，其他选项相关的疾病都有可能以急腹症就诊。

　　【考点】急性胰腺炎的诊断。☆☆

　　【难度】易

105.【答案】B

　　【考点】急性胰腺炎的CT诊断方法。☆☆

　　【难度】中

106.【答案】E

　　【解析】既往急性胰腺炎病史，现在出现胰腺假性囊肿、胰腺萎缩、钙化、胰管扩张，提示慢性胰腺炎。

　　【考点】慢性胰腺炎的CT诊断方法。☆☆

　　【难度】中

提问1：【答案】C

　　【解析】立位腹平片可以初步显示肠梗阻。腹部CT可以较X线平片更敏感地做出诊断。超声检查对于急腹症的诊断，主要用于腹部实质性器官。造影检查对于除血运性肠梗阻外的其他肠梗阻价值不大，且为有创性。核磁及PET-CT检查因检查时间长，不易用于肠梗阻的诊断。

　　【考点】急腹症的影像检查方法。☆☆

　　【难度】易

提问2：【答案】BDF

　　【解析】腹部平扫CT提示小肠缺血的改变。绞窄性肠梗阻、血运性肠梗阻、粘连性肠梗阻均可能引起此改变。

　　【考点】肠梗阻的CT表现。☆☆

　　【难度】难

104. 根据上述病史，最不可能的疾病是

　　A. 消化道穿孔　　　B. 胆囊结石　　　　C. 急性胰腺炎

　　D. 胰腺囊腺瘤　　　E. 胆总管结石

105. 患者行上腹部CT平扫显示胰腺体积弥漫增大，腺体密度减低，尚均匀，未见明确密度增高影，肾前筋膜增厚。最可能的诊断是

　　A. 胰腺囊肿　　　　　　　　B. 急性水肿型胰腺炎

　　C. 急性出血坏死型胰腺炎　　D. 胰腺癌

　　E. 慢性胰腺炎

106. 该患者治疗后症状好转出院，而后反复发作，发作时出现上腹痛、恶心呕吐，缓解期无症状，再次CT检查如图所示，可能的诊断是

　　A. 胰腺囊肿

　　B. 急性水肿型胰腺炎

　　C. 急性出血坏死型胰腺炎

　　D. 胰腺癌

　　E. 慢性胰腺炎

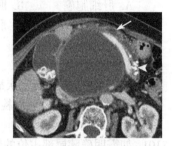

【案例分析题】

案例一：患者男，48岁，无明显诱因出现突发性腹痛2h急诊入院，腹痛为持续性，伴腹胀，曾经恶心、呕吐，呕吐物为胃内容物。查体腹部压痛，右下腹为著；伴反跳痛、肌紧张。既往胃溃疡病史多年，曾行阑尾切除术。无高血压、糖尿病等其他疾病。无家族史。未到过疫区。患者急行立位腹平片检查提示双侧膈下未见游离气体。中下腹部肠管扩张、积气，可见数个小气液平。腹部未见异常钙化密度影。

提问1：该患者下一步应行何种急诊影像学检查

　A. 卧位腹平片　　　　　　　　B. 腹部超声

　C. 腹部CT　　　　　　　　　　D. 造影检查

　E. 核磁检查　　　　　　　　　F. PET-CT

提问2：患者行腹部CT平扫，示中下腹部小肠肠管扩张积液、积气，可见气液平，肠壁可疑均匀性增厚，肠周脂肪间隙可见少量渗出。肠系膜水肿。结肠肠管积气并较多肠内容物。需考虑的疾病包括

　A. 单纯性小肠梗阻　　　　　　B. 绞窄性肠梗阻

　C. 麻痹性肠梗阻　　　　　　　D. 血运性肠梗阻

　E. 结肠梗阻　　　　　　　　　F. 粘连性肠梗阻

提问3:根据此患者的腹部 CT 平扫,对疾病诊断及治疗最有帮助的检查为

A. 腹部增强 CT
B. 腹部平扫 MRI
C. 腹部增强 MRI
D. 腹部超声检查
E. 血管造影检查
F. PET-CT

提问4:患者腹部增强 CT 诊断为绞窄性肠梗阻,下一步应重点观察腹部平扫及增强 CT 以明确肠梗阻病因,常见的引起绞窄性肠梗阻的原因**包括**

A. 肠粘连
B. 肠扭转
C. 内疝
D. 肠肿瘤
E. 肠系膜静脉血栓
F. 肠系膜动脉血栓

提问5:腹部 CT 提示空肠及回肠肠管扩张,于回肠末端逐渐变细,扩张肠管远端肠腔内可见气体及颗粒状影,局部肠管位置如常,肠腔内未见明显异常强化影。根据以上表现,考虑梗阻部位及梗阻原因为

A. 空肠,肠粘连
B. 回肠,肠粘连
C. 空肠,肠扭转
D. 回肠,肠扭转
E. 空肠,内疝
F. 回肠,内疝

案例二:患者,男,60 岁,突发大量呕血急诊入院,既往慢性乙型肝炎病史 20 年。

提问1:该患者最可能的呕血原因为

A. 食管癌
B. 食管异物
C. 胃溃疡
D. 食管静脉曲张破裂
E. 食管裂孔疝
F. 十二指肠球溃疡

提问2:为确诊有无食管静脉曲张,该患者可选择的影像学检查方法为

A. CT 平扫
B. 超声
C. 上消化道钡餐造影
D. CT 增强扫描
E. 内镜超声
F. PET-CT

提问3:为进一步明确病因及静脉曲张的程度与范围,应选择

A. 腹部 CT 增强扫描及门静脉三维重建
B. 腹部 MRI 平扫
C. 超声内镜
D. PET 检查
E. 腹部超声
F. 上胃肠道气钡双重造影

案例三:患者,男,65 岁,以"间断腹痛加嗳气 1 年余,加重 2 周"为主诉入院。患者 1 年来间断上腹痛,与进食无明显关系,时有

提问3:【答案】A
【解析】腹部 CT 平扫提示绞窄性肠梗阻,需增强 CT 检查进一步明确梗阻原因、肠壁的缺血以及肠壁功能情况。
【考点】增强 CT 对肠梗阻的诊断价值。☆☆
【难度】易

提问4:【答案】ABCD
【解析】肠粘连、肠扭转、内疝及肠肿瘤均为绞窄性肠梗阻的常见原因。肠系膜静脉及动脉血栓引起的肠梗阻为血运性肠梗阻。
【考点】绞窄性肠梗阻的常见原因。☆
【难度】易

提问5:【答案】B
【解析】扩张肠管与变细肠管交界区即为梗阻部位,因此此例梗阻点位于回肠;梗阻近端可见"小肠粪便征",肠管位置如常、腔内未见明显异常强化影,结合患者有阑尾炎手术史,提示肠粘连。
【考点】肠梗阻部位及性质的影像判断。☆☆
【难度】难

提问1:【答案】D
【解析】该患者有慢乙肝病史 20 多年,最大的可能是肝硬化门静脉高压、静脉曲张破裂所致的出血。
【考点】肝硬化,静脉曲张的临床表现。☆
【难度】难

提问2:【答案】CD
【解析】食管静脉曲张的放射学诊断以钡剂造影和增强 CT 为主。
【考点】食管静脉曲张的影像学诊断方法。☆☆
【难度】易

提问3:【答案】A
【解析】腹部 CT 增强扫描可明确呕血的原因,静脉曲张的范围,门静脉高压的情况。
【考点】肝硬化、静脉曲张的影像学诊断方法。☆☆
【难度】难

嗳气。高血压病史5年。查体精神可,上腹部轻压痛,未扪及包块。实验室检查血红蛋白110g/L,便潜血(++)。

提问1:【答案】CF

【解析】根据病史及实验室检查,胃部病变的可能性最大,首选的影像学检查方法为上胃肠道气钡双重造影。

【考点】胃疾病的影像学诊断方法。☆☆

【难度】易

提问2:【答案】B

【解析】胃体下部及胃窦部胃腔狭窄、胃壁僵硬、黏膜皱襞破坏,符合局限浸润型胃癌表现。

【考点】胃癌的影像学表现。☆☆

【难度】难

提问3:【答案】D

【解析】胃肠道病变的确诊依靠内镜+活检。

【考点】胃癌的临床诊断。☆

【难度】难

提问1:据患者的病史及实验室检查,可选择的检查方法为

A. 立位腹平片   B. 腹部超声

C. 上胃肠道气钡双重造影   D. CT平扫

E. 卧位腹平片   F. 超声内镜

提问2:该患者的胃肠造影如图所示,结合病史,最可能的诊断是

A. 溃疡型胃癌

B. 浸润型胃癌

C. 肿块型胃癌

D. 慢性萎缩性胃炎

E. 胃淋巴瘤

F. 嗜酸细胞性胃炎

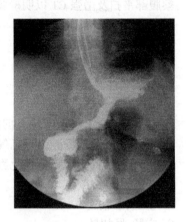

提问3:为进一步对病变进行定性诊断,可选择的检查方法为

A. 腹部超声   B. MRI平扫+增强

C. CT平扫+增强   D. 胃镜+活检

E. PET-CT   F. 超声内镜

案例四:患者,男,22岁,因"腹痛伴大便次数增多2年,脓血便1个月"入院。2年前出现左腹部痉挛性疼痛,便后可缓解,近一个月大便次数增多,有时为脓血便。近半年体重减轻约4kg并伴有关节疼痛。病人的叔叔今年46岁,也从年轻时出现上述症状,近期查出结肠癌。实验室检查:大便:脓血便;红细胞沉降率加快。

提问1:【答案】D

【解析】临床表现及家族史、实验室检查倾向于溃疡性结肠炎的诊断。

【考点】溃疡性结肠炎的诊断。☆

【难度】中

提问2:【答案】ABCD

【解析】该患者出现了ABCD的所有表现。

【考点】溃疡性结肠炎的影像学表现。☆☆

【难度】难

提问1:该患者最有可能的诊断是

A. 克罗恩病   B. 伪膜性肠炎

C. 结肠癌   D. 溃疡性结肠炎

E. 家族性息肉病   F. 慢性细菌性肠炎

提问2:该患者结肠气钡双重造影如图所示,出现的异常征象是

A. 结肠袋消失

B. 肠管痉挛呈"绳样征"

C. 肠壁外缘呈锯齿状改变

D. 弥漫小龛影及小充盈缺损

E. 肠腔内大肿块

F. "苹果核"征

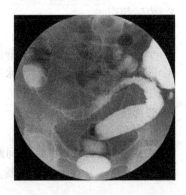

提问3:如需对该病变进行病变范围进行进一步评估,可选择的方法为

A. 腹部超声
B. MRI 平扫 + 增强
C. CT 平扫 + 增强
D. 结肠镜 + 活检
E. PET-CT
F. 超声内镜检查

提问4:该疾病的胃肠道外表现**不包括**

A. 关节炎
B. 硬化性胆管炎
C. 口腔黏膜溃疡
D. 急性胰腺炎
E. 强直性脊柱炎
F. 胃溃疡

案例五:76 岁男性,"便秘腹泻交替数月,黏液样便 2 个月"入院。既往高血压病史 10 年,规律服药。查体:体型消瘦,右下腹轻压痛,可触及包括,腹部无膨隆。实验室检查:大便潜血(+),癌胚抗原(CEA)23μg/L。

提问1:该患者可选择的影像检查方法是

A. 结肠气钡双重造影
B. CT 平扫 + 增强
C. MRI 平扫 + 增强
D. 腹平片
E. PET-CT
F. CT 结肠成像

提问2:该患者结肠气钡双重造影如图所示,主要的异常征象包括

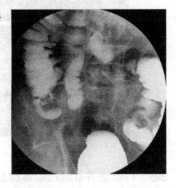

A. 盲肠龛影
B. 升结肠龛影
C. 升结肠充盈缺损
D. 盲肠狭窄
E. 盲肠充盈缺损
F. 盲肠短缩

提问3:依据该患者结肠气钡双重造影的表现,最可能的诊断是

A. 盲肠腺瘤
B. 盲肠癌
C. 盲肠憩室
D. 盲肠炎
E. 升结肠癌
F. 盲肠结核

提问4:如需对该病变进行确定性诊断,进一步检查应当选择

A. 腹部超声
B. MRI 平扫 + 增强
C. CT 平扫 + 增强
D. 结肠镜 + 活检
E. PET-CT
F. 超声内镜

案例六:患者,男,65 岁。以"乏力、腹胀半年,消瘦、上腹痛 2 个月"为主诉入院。患者 6 个月前开始出现乏力、腹胀,2 个月前出现

提问3:【答案】BCF
【解析】胃肠道病变的确诊依靠内镜 + 活检。
【考点】溃疡性结肠炎的诊断方法。☆☆
【难度】中

提问4:【答案】DF
【解析】溃疡性结肠炎胃肠道外的表现除急性胰腺炎以外,其余选项均可合并。
【考点】溃疡性结肠炎的临床表现。☆
【难度】中

提问1:【答案】AF
【考点】结肠病变的影像学诊断方法。☆☆
【难度】易

提问2:【答案】DE
【解析】病变主要表现为充盈缺损,导致盲肠狭窄,位于回盲瓣下方,故定位于盲肠而不是升结肠。
【考点】结肠癌的影像学表现。☆☆
【难度】易

提问3:【答案】B
【解析】病变位于盲肠,表现为不规则充盈缺损,局部肠腔变窄,符合盲肠癌表现。
【考点】结肠癌的影像学表现。☆☆
【难度】易

提问4:【答案】D
【解析】胃肠道病变的确诊为内镜 + 活检。
【考点】结肠癌的影像诊断。☆☆
【难度】易

上腹痛,伴食欲缺乏,体重减少 8kg。十五年前体检时发现乙肝表现抗原(HBsAg)(+)。查体颈部、上肢可见多个蜘蛛痣,腹部膨隆。脾肋下 5cm 可及,移动性浊音(+),双下肢水肿。实验室检查:乙肝病毒 DNA(HBV DNA)6.13×10^5IU/ml,AFP 920μg/L

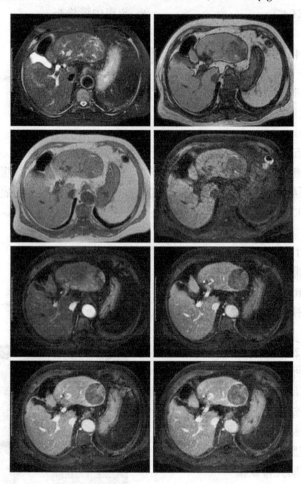

提问 1:【答案】A
　　【解析】超声是肝脏疾病的首选检查方法。
　　【考点】影像学检查的选择。
☆☆
　　【难度】中

提问 2:【答案】BCF
　　【解析】CT 的空间分辨力高于 MRI,扫描时间较 MRI 更短。
　　【考点】不同影像学检查的特点。☆☆
　　【难度】中

提问 1:该患者首选的影像检查方法是

A. 超声　　　　　　　　　　B. CT

C. MRI　　　　　　　　　　D. DSA

E. 核素　　　　　　　　　　F. PET-CT

提问 2:该患者超声检查发现左肝肿块,随后行 MRI 检查。MRI 相对于 CT 的优势不包括

A. 软组织分辨力高

B. 空间分辨力高

C. 扫描时间短

D. 有利于瘤内出血、脂肪变性及包膜的观察

E. 病灶检出率

F. 费用低

提问3:MRI检查示肝背景有形态及信号异常,**不包括**

A. 肝表面不规整　　　　　B. 肝裂增宽

C. 肝比例失调　　　　　　D. 脂肪肝

E. 铁质沉积　　　　　　　F. 胆囊窝增宽

提问4:腹部影像检查需要关注的与肝硬化有关的征象包括

A. 腹水　　　　　　　　　B. 门静脉增宽

C. 食管胃底静脉曲张　　　D. 肝细胞癌

E. 脾大　　　　　　　　　F. 肝血管瘤

提问5:MRI检查示左肝一类圆形肿块,肿块的重要的影像征象包括

A. 动脉期高强化　　　　　B. 门脉期廓清

C. 强化的包膜　　　　　　D. T_1WI内灶性高信号,提示出血

E. 瘤内脂肪变性　　　　　F. 环形强化

提问6:基于影像表现及病史,最可能的诊断是什么

A. 肝细胞癌　　　　　　　B. 胆管细胞癌

C. 肝血管瘤　　　　　　　D. 肝脓肿

E. 转移瘤　　　　　　　　F. 淋巴瘤

提问7:该病灶最需与之鉴别的肿瘤是

A. 肝细胞癌　　　　　　　B. 胆管细胞癌

C. 肝血管瘤　　　　　　　D. 肝脓肿

E. 转移瘤　　　　　　　　F. 淋巴瘤

案例七:患者,男,74岁。肝区偶感不适,腹胀、消瘦乏力伴皮肤瘙痒,查体皮肤巩膜黄染,行MRI检查如图所示。

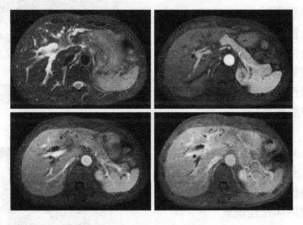

提问1:该患者最可能的诊断为

A. 肝细胞肝癌　　　　　　B. 肝腺瘤

C. 肝血管瘤　　　　　　　D. 肝门区胆管癌

E. 肝内转移瘤　　　　　　F. 肝局灶性结节增生

提问3:【答案】DE

【解析】脂肪肝在T_1WI反相位较同相位信号减低;铁质沉积明显时,肝组织在T_2WI信号减低,在同相位较反相位信号更低。

【考点】脂肪肝、铁质沉积的MRI诊断要点。☆☆

【难度】难

提问4:【答案】ABCDE

【解析】肝硬化的重要影像征象包括肝形态异常、门静脉增宽、脾大、腹水、食管胃底静脉曲张等。

【考点】肝硬化的相关影像征象。☆☆

【难度】中

提问5:【答案】ABCDE

【考点】肝细胞癌影像征象。☆☆

【难度】难

提问6:【答案】A

【考点】肝细胞癌影像征象。☆☆

【难度】中

提问7:【答案】BE

【解析】肝硬化基础上,肝内胆管细胞癌的发生率也明显增高。胆管细胞癌的周边区域增强扫描可呈快进快出,但胆管细胞癌无包膜、一般无瘤内脂肪变性,中心区域可出现延迟强化。转移瘤首先有恶性原发灶;一般呈环形不规则强化,中心易坏死,无包膜。

【考点】胆管细胞癌的发生基础及影像表现以及转移瘤的影像特点。☆☆

【难度】中

提问1:【答案】D

【解析】该患者应诊断为胆管癌,MRI显示肝门区结节或团块状异常信号,T_2WI上为稍高信号,T_1WI为低信号,轮廓欠清,增强动脉期病灶边缘较平扫时清楚,可不均匀强化,强化程度明显低于正常肝实质,静脉期及延迟期病灶强化程度高于动脉期。

【考点】肝门区胆管癌影像特点。☆☆

【难度】中

提问2：【答案】AEF

【解析】肝门区胆管癌MRI表现为肝门区结节或团块状异常信号，上游肝内胆管梗阻扩张，T_2WI上为稍高信号，T_1WI为低信号，轮廓欠清，增强动脉期病灶轻度不均匀强化，强化程度明显低于正常肝实质，静脉期及延迟期病灶强化程度高于动脉期。

【考点】胆管癌影像学表现。☆☆

【难度】中

提问3：【答案】BCD

【解析】肝门区胆管癌表现为肝内胆管扩张，于肝门部截断，扩张的左右肝管多不汇合，胆总管及胆囊无扩张。

【考点】肝门区胆管癌胆道梗阻特征。☆☆

【难度】中

提问2：该病典型的影像特点有

A. 肝门区结节或肿块

B. 早出晚归

C. 快进快出

D. 牛眼征、靶征

E. 增强检查病灶静脉期的强化常高于动脉期

F. 肝内胆管梗阻扩张

提问3：该病最常见的MRCP表现为

A. 肝门区胆管腔内低信号充盈缺损

B. 胆总管无扩张

C. 扩张的左右肝管多不汇合

D. 胆囊不增大

E. 胆囊增大，肝内外胆管扩张

F. 胰管扩张

案例八：患者，男，20岁，于自助餐后3h突发上腹痛，恶心呕吐，淀粉酶>700IU/L。于外院保守治疗1周后转入本院。

提问1：临床医师预行影像学检查明确胰腺炎严重程度，可选的影像学检查方法为

A. 超声   B. 超声造影

C. CT平扫   D. CT增强扫描

E. MRCP   F. MRI增强扫描

提问1：【答案】ADF

【解析】急性胰腺炎首选的影像学检查是CT增强扫描，超声及增强MRI也可用于评价。

【考点】急性胰腺炎的影像诊断。☆☆

【难度】易

提问2：【答案】CF

【解析】胰腺实质坏死，周围出血，脾静脉血栓。

【考点】急性胰腺炎的CT诊断。☆☆

【难度】易

提问2：患者CT图像如图所示，最准确的影像学诊断是

A. 胰腺囊肿

B. 急性水肿型胰腺炎

C. 急性出血坏死型胰腺炎

D. 胰腺癌

E. 慢性胰腺炎

F. 脾静脉血栓

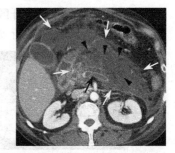

提问3：【答案】AC

【解析】患者于急性出血坏死性胰腺炎后出现胰腺周围包裹性坏死。

【考点】急性胰腺炎的CT诊断。☆☆

【难度】中

提问3：5周后复查，CT图像如图所示，最恰当的描述为

A. 急性胰腺炎

B. 胰周坏死性积聚

C. 包裹性坏死

D. 假性囊肿

E. 胰周液体积聚

F. 胰腺脓肿

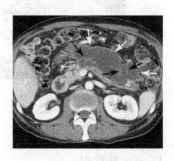

第七章 泌尿生殖系统

第一节 基础知识

【A1 型题】

1. 下列关于肾脏解剖的描述,**不正确**的是
   A. 肾脏呈蚕豆形,其长轴指向外下方
   B. 成人肾脏长约 9~12cm,宽约 5~8cm
   C. 右肾比左肾约高 1~2cm
   D. 婴儿肾外形可有分叶倾向
   E. 竖脊肌外侧缘与第 12 肋之间的部位,称为肾区

2. 肾门结构,由上至下排列,分别为
   A. 肾静脉、肾动脉、肾盂
   B. 肾动脉、肾静脉、肾盂
   C. 肾静脉、肾盂、肾动脉
   D. 肾动脉、肾盂、肾静脉
   E. 肾盂、肾动脉、肾静脉

3. 下列关于肾筋膜和肾间隙的正确描述是
   A. 肾脏前缘和吉氏筋膜前层之间为肾前间隙
   B. 左右肾周间隙之间没有交通
   C. 左右肾后间隙之间相通
   D. 肾筋膜外为液体
   E. 肾上腺、肾血管位于肾周间隙

4. 腹膜后腔根据肾脏的位置可分为
   A. 肾前间隙、肾后间隙
   B. 肾前间隙、肾周间隙和肾后间隙
   C. 肾前间隙、肾旁间隙和肾后间隙
   D. 肾前间隙、肾周围间隙
   E. 肾前间隙、肾旁间隙

1. 【答案】C
   【解析】左肾位置一般比右肾高,由于肝脏位于右侧。
   【考点】肾脏解剖位置。☆☆
   【难度】易

2. 【答案】B
   【解析】肾门从上到下为肾动脉、肾静脉、肾盂;从前到后为肾静脉、肾动脉、肾盂。
   【考点】肾门组成。☆
   【难度】中

3. 【答案】E
   【解析】肾周间隙包括:肾脏、肾血管、近侧集合系统、肾上腺以及脂肪。
   【考点】肾筋膜及间隙组成。☆
   【难度】易

4. 【答案】B
   【解析】腹膜后分区:肾前间隙、肾周间隙及肾后间隙。
   【考点】腹膜后分区。☆☆
   【难度】易

5.【答案】B
【解析】输尿管长约20~30cm,有三个狭窄,与肾盂延续,第一狭窄处位于肾盂与输尿管移行处。
【考点】输尿管解剖。☆☆
【难度】易

6.【答案】E
【解析】膀胱分为底、体、颈、尖。
【考点】膀胱解剖。☆☆
【难度】易

7.【答案】C
【考点】膀胱解剖。☆☆
【难度】易

8.【答案】C
【考点】盆腔解剖。☆☆
【难度】易

9.【答案】E
【解析】男性尿道有三个狭窄和两个弯曲,三个狭窄处分别位于尿道内口、膜部和尿道外口,以尿道外口最为狭窄。
【考点】男性尿道解剖。☆☆
【难度】易

10.【答案】B
【解析】卵巢动脉源于腹主动脉。
【考点】卵巢动脉解剖。☆
【难度】中

11.【答案】D
【解析】肾癌最常见的病理类型为透明细胞癌,MRI增强扫描后动脉期多为结节样显著强化。
【考点】肾癌的MRI影像表现。☆☆
【难度】易

12.【答案】E
【解析】肾错构瘤及血管平滑肌脂肪瘤可见脂肪密度。
【考点】肾脏常见病变影像表现。☆☆
【难度】中

5. 以下对输尿管描述正确的是
A. 起于肾大盏
B. 分腹部、盆部和壁内部
C. 有两个狭窄
D. 长约15~20cm
E. 第一狭窄处位于小骨盆上口水平

6. 膀胱的分部中没有
A. 膀胱底　B. 膀胱体　C. 膀胱颈
D. 膀胱尖　E. 膀胱顶

7. 男性膀胱底的毗邻中没有
A. 直肠　B. 输精管壶腹　C. 前列腺
D. 精囊　E. 射精管

8. 膀胱与直肠之间的器官哪项是错误的
A. 精囊腺　B. 子宫颈　C. 卵巢
D. 阴道上部　E. 输精管末端

9. 男性尿道最狭窄处是
A. 尿道内口　B. 尿道前列腺部
C. 尿道膜部　D. 尿道球部
E. 尿道外口

10. 关于卵巢动脉错误的是
A. 自腹主动脉分出,左侧可来自左肾动脉
B. 右侧卵巢动脉多来自右肾动脉
C. 在腹膜后沿腰大肌前下行至骨盆腔
D. 卵巢动脉经卵巢系膜进入卵巢门
E. 卵巢动脉分出若干支营养输卵管

11. 下列关于肾癌的MRI表现,叙述错误的是
A. 肿块在T_1WI上,其信号要稍低于正常肾皮质
B. 小的肿块信号可以均匀
C. 较大的肿块因出血、坏死和囊变,信号可以不均匀
D. MRI增强扫描一般不强化
E. 有时可以有假包膜征

12. 下列肾脏疾病中,常见不到钙化的是
A. 肾结石　B. 肾癌　C. 肾囊肿
D. 肾结核　E. 肾错构瘤

13. 肾脏 MRI 的表现,**错误**的是
    A. 由于肾脏周围有脂肪组织的衬托,肾脏显示比较清楚
    B. T_1WI 上,肾皮质信号比髓质信号高
    C. T_2WI 上,皮、髓质信号都高,难以分辨
    D. T_2WI 上,肾皮质信号比髓质信号低
    E. 肾窦脂肪在 T_1WI 上和 T_2WI 上分别呈高信号和中等信号

14. 关于前列腺癌的叙述,正确的是
    A. 好发于老年男性,多发生于前列腺周围区,MRI T_2WI 多表现为低信号结节
    B. 好发于老年男性,多发生于前列腺周围区,MRI T_2WI 多表现为高信号结节
    C. 好发于老年男性,多发生于前列腺周围区,MRI T_2WI 多表现为信号强度高低不等
    D. 好发于老年男性,多发生于前列腺移行区,MRI T_2WI 多表现为信号强度高低不等
    E. 好发于老年男性,多发生于前列腺移行区,MRI T_2WI 多表现为高信号

15. 关于 FIGO 宫颈癌 I 期的叙述,正确的是
    A. 宫颈癌癌灶浸润膀胱黏膜或直肠黏膜
    B. 宫颈癌癌灶浸润宫旁为主,已达盆壁
    C. 宫颈癌癌灶累及阴道为主,无明显宫旁浸润
    D. 宫颈癌癌灶累及宫旁为主,无明显阴道浸润
    E. 宫颈癌癌灶局限于宫颈

【A2 型题】

1. 患者,女,54 岁。血尿 1 年余,右腰痛 10d 余,CT 示右肾下极 60mm×70mm 肿块,突出肾外,中心有不规则低密度区,增强扫描早期病灶明显强化,中心低密度区无强化。最可能的诊断为
    A. 肾癌
    B. 肾血管平滑肌脂肪瘤
    C. 肾腺瘤
    D. 肾脓肿
    E. 肾转移瘤

2. 患者,男,54 岁。超声发现膀胱内有一高回声肿块,呈菜花样,有一蒂与膀胱壁相连。最可能的诊断为
    A. 膀胱炎
    B. 膀胱肿瘤
    C. 膀胱结石
    D. 血凝块
    E. 以上都不是

3. 患者,男,42 岁。尿频尿急 2 年,尿常规白细胞、红细胞、尿培养阴性,腹部平片阴性。造影见右肾上盏杯口模糊呈虫蚀状,其外上方有一黄豆粒大小圆形造影剂填充影,边缘模糊。最

13.【答案】C
【解析】正常肾脏 MRI 影像表现为 T_2WI 上,皮、髓质分界清晰,皮质信号低于髓质。
【考点】肾脏 MRI 影像表现。☆☆
【难度】易

14.【答案】A
【解析】前列腺癌好发于老年男性,多发于周围区,T_2WI 表现为低信号。
【考点】前列腺癌 MRI 影像表现。☆☆
【难度】易

15.【答案】E
【考点】宫颈癌国际妇产科联盟(FIGO)分期。☆☆
【难度】易

1.【答案】A
【解析】中老年患者,血尿病史,肾实质占位,并出现富血供肿瘤表现,中央合并坏死,考虑肾癌可能性大。
【考点】肾癌 CT 影像表现。☆☆
【难度】易

2.【答案】B
【解析】一般膀胱较小的肿块可呈乳头状,轮廓较光整,偶可见带蒂。
【考点】膀胱肿瘤影像表现。☆☆
【难度】易

3.【答案】B
【解析】肾结核局部形成坏死和干酪样变形成脓肿,脓肿及坏死物质排出,形成空洞。
【考点】肾结核影像表现。☆☆
【难度】易

可能的诊断为

A. 肾肿瘤　　　　　B. 肾结核　　　　　C. 肾囊肿

D. 肾盏痉挛　　　　E. 肾脓肿

4.【答案】C

【解析】肾母细胞瘤最多见于3岁以下的儿童,3岁以后发病率显著降低。

【考点】肾母细胞瘤影像表现。
☆☆

【难度】易

4. 患儿,男,3岁。发现左侧腹部进行性增大的肿块2个月,不规则发热,红细胞生成素增高,静脉肾盂造影(IVP)示左侧肾脏不显影,腹部CT检查,可见左侧肾盂内肿物。最可能的诊断是

A. 肾癌　　　　　　　　B. 巨大肾积水

C. 肾母细胞瘤　　　　　D. 肾上腺神经母细胞瘤

E. 多囊肾

5.【答案】A

【解析】浆液性囊腺瘤囊内为清亮液体。

【考点】卵巢浆液性囊腺瘤表现。
☆☆

【难度】易

5. 患者,女,58岁。绝经9年,阴道少量出血4次。查体:腹膨隆,似足月妊娠,腹水(–),B超示:盆腔巨大肿物35cm×58cm×42cm,囊性,囊内充满淡黄色清澈液体,多房。最可能的诊断为

A. 浆液性囊腺瘤　　　　B. 黏液性囊腺瘤

C. 皮样囊肿　　　　　　D. 卵泡膜细胞瘤

E. 透明细胞癌

6.【答案】D

【解析】膀胱镜检见右输尿管口喷血,尿细胞学可见癌细胞,最可能的诊断是肾盂癌,静脉肾盂造影表现为肾盂内充盈缺损。

【考点】肾盂癌影像学表现。☆

【难度】中

6. 患者,男,52岁。反复无痛性肉眼血尿伴条状血块2个月,膀胱镜检见右输尿管口喷血,尿细胞学可见癌细胞,静脉肾盂造影最有价值的X线表现是

A. 右肾不显影　　　　　B. 右肾积水

C. 右肾萎缩　　　　　　D. 右肾盂充盈缺损

E. 右肾盏破坏

7.【答案】C

【解析】病灶增强扫描,对比剂不入肾实质,先入囊腔,病灶不在肾实质,对比剂应排泄入肾盂内,因此是肾盂积水。

【考点】肾盂积水表现。☆☆

【难度】易

7. 患者,女,45岁。CT平扫,右肾影均匀增大,内有多房囊样结构,肾实质变薄,增强扫描对比剂进入囊腔形成"液-液平面",首先考虑病变为

A. 多囊肾　　　　　B. 肾盂癌　　　　　C. 肾盂积水

D. 多发性肾囊肿　　E. 肾结核

8.【答案】D

【解析】嗜铬细胞瘤被称为10%肿瘤,10%肿瘤位于肾上腺之外,血供非常丰富。

【考点】异位嗜铬细胞瘤影像学表现。☆☆

【难度】易

8. 患者,女,30岁,阵发性高血压伴出汗、头痛和心悸。MRI检查在腹主动脉旁可见一直径3cm肿块,包膜完整。T_1WI呈低信号,T_2WI呈高信号,其强度接近脑脊液,注射Gd-DTPA后不均匀明显强化。应首先考虑

A. 淋巴瘤　　　　　　　B. 神经纤维瘤

C. 脂肪肉瘤　　　　　　D. 异位嗜铬细胞瘤

E. 转移瘤

9.【答案】B

【考点】子宫内膜癌FIGO分期。☆

【难度】易

9. 患者,女,42岁。盆腔MRI检查示宫腔内异常信号,T_1WI呈低信号,T_2WI呈高信号,异常信号累及宫颈基质,宫颈基质尚完整,但未见宫旁或盆壁浸润征像,分期应为

A. ⅠB 期　　　　B. ⅡA 期　　　　C. ⅡB 期

D. ⅢA 期　　　　E. ⅢB 期

10. 患者,男,56 岁。腹部增强 CT 示,左肾上极囊状不规则厚壁低密度影,囊液 CT 值约 17HU,内见结节样增厚的不规则分隔,囊壁及分隔可见强化。最可能的诊断为

A. 肾囊肿　　　　　　　　B. 肾脓肿

C. 肾错构瘤　　　　　　　D. 肾透明细胞癌

E. 肾嗜酸性细胞瘤

10.【答案】D

【解析】肾囊性恶性肿瘤多为肾透明细胞癌。

【考点】肾囊性肿瘤及影像表现。☆

【难度】易

【A3/A4 型题】

(1~2 题共用题干)

患者,男,25 岁。左侧睾丸肿大,质硬,CT 检查结果如图所示。

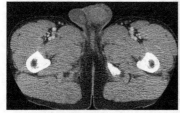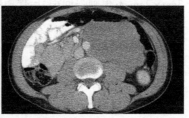

1. 最可能的诊断是

A. 鞘膜积液　　　　B. 睾丸囊肿　　　　C. 腹股沟疝

D. 睾丸精原细胞瘤　E. 睾丸炎

1.【答案】D

【解析】年轻男性,睾丸实性占位,增强扫描不均匀强化,腹膜后肿大淋巴结,精原细胞瘤早期可发生淋巴结转移。

【考点】精原细胞瘤影像表现。☆

【难度】易

2. 下述疾病诊断要点,哪项错误

A. 多为恶性肿瘤

B. 多因睾丸无痛性进行性增大就诊

C. 精原细胞瘤发病年龄比胚胎性癌略大

D. 淋巴转移最常见

E. CT 只扫描盆腔能完全满足诊断要求

2.【答案】E

【解析】睾丸肿瘤沿精索静脉转移至腹主动脉旁淋巴结群,扫描应包括盆腔和腹部,精原细胞瘤更应向上,对包括下胸部在内的范围进行扫描。

【考点】精原细胞瘤影像表现。☆

【难度】易

(3~4 题共用题干)

患者,女,53 岁。盆腔肿块,伴消瘦乏力,根据所提供的 CT 图像回答下列问题。

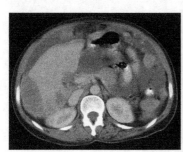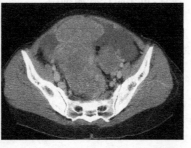

3.【答案】C

【解析】盆腔囊实性肿块,密度不均,增强扫描不均匀强化,并大量腹水,结合病史提示浆液性囊腺癌。

【考点】浆液性囊腺癌影像表现。

☆【难度】易

4.【答案】C

【解析】腹水中找到瘤细胞对本病具有确诊意义。

【考点】浆液性囊腺癌诊断。☆

【难度】易

3. 最可能的诊断是
   A. 卵巢囊肿
   B. 卵巢畸胎瘤
   C. 卵巢浆液性囊腺癌
   D. 子宫肌瘤
   E. 卵巢浆液性囊性瘤

4. 具有确诊意义的检查是
   A. B 超检查
   B. MRI 检查
   C. 腹水中找到瘤细胞
   D. 红细胞沉降率明显增高
   E. 以上均不是

(5~7 题共用题干)

患者,男,42 岁。活动多时常出现右腰部钝痛,尿常规检查:每高倍视野红细胞 15~20 个,白细胞 3~5 个。B 超:右肾盂内可见 3cm×2cm 不规则强回声,后伴声影。

5.【答案】D

【解析】肾结石的超声示强回声伴声影。

【考点】肾结石的表现。☆☆

【难度】易

5. 患者可能的诊断是
   A. 右肾盂癌
   B. 右肾癌
   C. 右肾盂炎
   D. 右肾盂结石
   E. 运动后血尿

6.【答案】A

【解析】肾结石的进一步检查,KUB+IVP 和 24h 尿液分析。

【考点】肾结石的检查手段。☆☆

【难度】中

6. 还需进行的检查是
   A. KUB+IVP 和 24h 尿液分析
   B. CT 和尿培养
   C. 磁共振和血常规检查
   D. 肾动脉造影
   E. 膀胱镜检查

7.【答案】C

【解析】肾结石治疗方案为体外冲击波碎石术(ESWL)。

【考点】肾结石治疗方案。☆☆

【难度】中

7. 最合适的治疗是
   A. 右肾切除术
   B. 右肾输尿管全长切除术
   C. ESWL
   D. 右肾造影
   E. 右肾部分切除术

(8~10 题共用题干)

患者,男,52 岁。间歇性无痛性全程肉眼血尿半年,尿脱落细胞检查,可见恶性肿瘤细胞。

8.【答案】D

【解析】尿脱落细胞检查可见恶性肿瘤细胞,首先考虑泌尿系统肿瘤。

【考点】泌尿系统肿瘤的诊断。☆☆

【难度】易

8. 首先应诊断为
   A. 肾结核
   B. 泌尿系统结石
   C. 肾外伤
   D. 泌尿系统肿瘤
   E. 肾脓肿

9. 下列检查意义不大的是
   A. 尿路造影　　　　　B. B 超检查　　　　　C. 膀胱镜检查
   D. CT 检查　　　　　E. 肾图

10. 首选下列哪项检查手段
   A. KUB　　　　　　　B. B 型超声　　　　　C. IVP
   D. 逆行性输尿管造影　E. 增强 CT

【案例分析题】

案例一:患者,男,55 岁,主诉腰酸乏力,精神不振,下腹部及会阴胀痛,排尿困难,尿线细。查体:尿道口无红肿,无脓性分泌物,直肠指检:前列腺增大,轻压痛,未扪及结节。

提问 1:最可能的诊断为
A. 前列腺增生　　　　B. 慢性膀胱炎　　　　C. 慢性前列腺炎
D. 膀胱肿瘤　　　　　E. 椎间盘突出　　　　F. 前列腺癌

提问 2:该患者上述检查表现包括
A. 前列腺密度无变化,边缘光滑锐利
B. 前列腺弥漫性增大
C. 双侧精囊腺不对称,精囊角消失和精囊增大
D. 前列腺超过耻骨上方 4cm,横径超过 5cm
E. 增强扫描表现为均一强化
F. 增强扫描后可见肾静脉和下腔静脉充盈缺损

案例二:患者,男,33 岁,血尿伴尿痛 5 年,患者无明显诱因下出现小便肉眼血尿,伴尿频、尿急、尿痛,尿失禁、夜尿增多。无恶心、呕吐、发热。查体:双肾无叩击痛。左侧脊肋点压痛(−),右侧脊肋点压痛(+)。

提问 1:MRI 检查如下,可诊断为

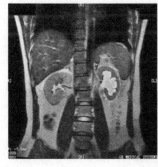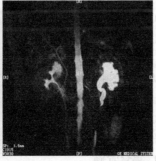

A. 肾癌　　　　　　　B. 肾脓肿　　　　　　C. 肾结核
D. 肾积水　　　　　　E. 肾盂肾炎　　　　　F. 肾先天畸形

9.【答案】E
　【解析】肾图为核医学检查手段,用于评价肾功能。
　【考点】泌尿系统肿瘤影像学检查手段的选择。☆
　【难度】易

10.【答案】E
　【解析】泌尿系统肿瘤首选检查为增强 CT。
　【考点】泌尿系统肿瘤影像学检查手段。☆
　【难度】易

提问 1:【答案】A
　【解析】前列腺增大,未扪及结节,排尿困难,无血尿,符合前列腺增生表现。
　【考点】前列腺增生临床特点。☆
　【难度】易

提问 2:【答案】ABDE
　【解析】前列腺肥大的 CT 表现为弥漫性增大,常常超过耻骨上方 2cm 或更高。横径超过 5cm,增大的前列腺密度无变化,边缘光滑锐利,增强检查增大的前列腺呈均一强化,肾静脉及下腔静脉亦无充盈缺损。答案 C 双侧精囊腺不对称,精囊角消失和精囊增大是前列腺癌侵犯周围精囊腺的表现。
　【考点】前列腺增生影像特点。☆☆
　【难度】易

提问 1:【答案】C
　【解析】MRI 对于本病的诊断无特异性。但对显示早期肾内浸润灶敏感,表现为局灶性或弥漫性长 T_1、长 T_2 异常信号。肾内空洞呈长 T_1、长 T_2 液性信号,洞壁呈等 T_1、等或短 T_2 信号。MRI 显示钙化不如 CT 敏感,表现为等 T_1、短 T_2 异常信号。
　【考点】肾结核影像特点。☆
　【难度】中

提问2:【答案】CDE

【解析】超声有一定局限性,可发现病变但不易定性,影像诊断主要依赖尿路造影和CT、MRI检查。病变为肾实质内肿块、钙化及坏死腔洞,尿路造影可显示空腔与集合系统之间的交通,CT对显示钙化、无功能肾脏和肾外侵犯情况优于尿路造影,MRI可显示肾实质内早期浸润、肿块、钙化及坏死腔洞,但显示钙化不如CT敏感。

【考点】肾结核影像学检查手段。☆

【难度】易

提问3:【答案】B

【解析】肾结核早期病变在乳头部或髓质椎体的深部,病变逐渐扩大,导致局部组织坏死和干酪样变形成脓肿。

【考点】肾结核发病特点。☆

【难度】中

1.【答案】E

【解析】成年人最常见的肾脏肿瘤是肾细胞癌。

【考点】肾脏肿瘤的发病率。☆☆

【难度】易

2.【答案】A

【解析】肾细胞癌起源于肾小管细胞。肾盂癌90%为尿路上皮癌,少数为鳞癌和腺癌。典型的肾母细胞瘤由3类细胞组成,即胚芽细胞、间质细胞和上皮细胞。血管平滑肌脂肪瘤由3类成分构成,即血管、平滑肌及脂肪。原发性肾脏淋巴瘤极其罕见,通常为淋巴瘤肾脏受累。

【考点】肾细胞癌病理知识。☆☆

【难度】中

3.【答案】B

【解析】透明细胞癌是肾细胞癌最常见的亚型(约75%)。

【考点】肾细胞癌的病理分型。☆☆

【难度】易

4.【答案】D

【解析】在肾细胞癌的各种亚型中,集合管癌虽发病率很低,但其往往发生于较年轻的患者,且常具有较高的侵袭性,恶性程度最高。

【考点】肾脏肿瘤的临床特征及病理学特征。☆

【难度】中

提问2:本病的影像学诊断主要依赖于下列哪几项

A. 血管造影   B. B超

C. 尿路造影   D. MRI

E. CT   F. MRA

提问3:本病最早的病灶位于

A. 肾盂内   B. 肾乳头部

C. 肾小管内   D. 肾小球内

E. 肾盏内   F. 输尿管

第二节 肾脏病变

【A1 型题】

1. 成年人最常见的肾脏肿瘤是
   A. 血管平滑肌脂肪瘤
   B. 肾盂癌
   C. 肾母细胞瘤
   D. 嗜酸细胞腺瘤
   E. 肾细胞癌

2. 下列肾脏肿瘤起源于肾小管细胞的是
   A. 肾细胞癌
   B. 肾盂癌
   C. 肾母细胞瘤
   D. 血管平滑肌脂肪瘤
   E. 淋巴瘤

3. 肾细胞癌最常见的病理分型为
   A. 乳头状癌
   B. 透明细胞癌
   C. 集合管癌
   D. 嫌色细胞癌
   E. 髓样癌

4. 以下肾脏肿瘤中,恶性程度最高的是
   A. 透明细胞癌
   B. 乳头状癌Ⅰ型
   C. 嫌色细胞癌
   D. 集合管癌
   E. 乳头状癌Ⅱ型

5. 肾癌发生转移,最常见的远处转移部位是
   A. 淋巴结　　　　　　B. 肺
   C. 骨　　　　　　　　D. 肝
   E. 对侧肾脏

6. 对于可疑的肾脏肿瘤性病变进行增强 CT 检查,"强化"定量
   为增强前、后之间的绝对 HU 值差
   A. >5HU　　　　　B. >10HU　　　　　C. >15HU
   D. >20HU　　　　　E. >25HU

7. 以下肾脏肿瘤中,在增强 CT 及增强 MRI 图像上表现为富血
   供病变的是
   A. 透明细胞癌　　　　B. 乳头状癌Ⅰ型
   C. 嫌色细胞癌　　　　D. 集合管癌
   E. 乳头状癌Ⅱ型

8. 儿童泌尿系统最常见的肿瘤是
   A. 嗜酸细胞腺瘤
   B. 肾母细胞瘤
   C. 肾细胞癌
   D. 肾素瘤
   E. 肾盂乳头状瘤

9. CT 检查时,下述关于肾单纯性囊肿表现正确的是
   A. 很少突出肾外
   B. 囊壁清晰可见
   C. 囊壁常有钙化
   D. 圆形水样低密度灶,无强化
   E. 圆形高密度影,无强化

10. 关于多囊肾,下列哪项说法**不正确**
    A. 可分为小儿型和成人型
    B. 成人型肾脏多囊病不见于婴儿和儿童
    C. 小儿型多囊肾是一种常染色体隐性遗传性疾病
    D. 小儿型多囊肾见于新生婴儿和儿童,双侧肾脏均受累
    E. 小儿型多囊肾肾盂和肾盏变形不常见

11. 肾结核的感染途径
    A. 血行　　　　　　　B. 直接蔓延
    C. 淋巴　　　　　　　D. 以上均可
    E. 以上均不可

5.【答案】B
　【解析】肾癌发生转移,常见的远处转移部位依次为:肺、淋巴结、骨、肝和对侧肾脏。
　【考点】肾癌最常见的转移部位。☆
　【难度】中

6.【答案】D
　【解析】<10HU,无强化;10~19HU,可疑强化;>20HU,有强化。
　【考点】肾脏实性占位 CT 强化的特征。☆☆
　【难度】易

7.【答案】A
　【解析】在肾细胞癌的各种亚型中,增强 CT 或增强 MRI 图像上,透明细胞癌表现出典型的"快进快出"式强化,动脉期呈明显强化、强化程度高于肾皮质。乳头状癌(Ⅰ型和Ⅱ型)、嫌色细胞癌及集合管癌强化程度均未高于肾皮质。
　【考点】肾脏肿瘤的强化特征。☆☆
　【难度】易

8.【答案】B
　【解析】肾母细胞瘤又称 Wilms 瘤,约占肾脏恶性肿瘤的6%,是儿童常见的恶性肿瘤之一。
　【考点】儿童泌尿系统常见的肿瘤类型。☆☆
　【难度】易

9.【答案】D
　【解析】CT 上,肾单纯囊肿密度接近 0HU,边界清晰,不含任何强化成分,有一层不易察觉的薄壁。
　【考点】肾单纯性囊肿的影像表现。☆☆
　【难度】易

10.【答案】B
　【解析】成人型肾脏多囊病也可见于婴儿和儿童。
　【考点】多囊肾的临床特点。☆
　【难度】中

11.【答案】D
　【解析】肾结核主要为血行感染,也可经尿路上行、淋巴播散和直接蔓延感染。
　【考点】肾结核的感染途径。☆
　【难度】中

12.【答案】D

【解析】无痛性尿频是泌尿系统结核最为突出的症状,出现最早,持续时间最长,常表现为典型的膀胱刺激症状。

【考点】肾结核的临床表现。☆☆

【难度】中

13.【答案】A

【解析】肾结核晚期并发症输尿管完全闭塞,全肾广泛钙化,干酪样物质和结核分枝杆菌不能随尿液流入膀胱,膀胱的继发性结核症状好转和愈合,症状消失。这种情况称为"肾自截"。

【考点】肾结核的影像表现。☆☆

【难度】中

14.【答案】B

【解析】B和C选项均可呈高密度,但B较常见。

【考点】肾囊性病变的影像表现。☆☆

【难度】中

15.【答案】C

【解析】肾血管平滑肌脂肪瘤CT表现:病灶内可见脂肪密度区域,增强扫描后,部分肿瘤组织强化,脂肪组织不强化。

【考点】肾脏血管平滑肌脂肪瘤的影像表现。☆☆

【难度】易

16.【答案】A

【解析】肾自截在静脉肾盂造影时不显影。

【考点】肾自截的影像表现。☆☆

【难度】中

17.【答案】C

【解析】肾盂肿瘤的IVP表现为肾盂内充盈缺损,肾盂肾盏受压变形或分离,可造成肾积水。

【考点】肾盂肿瘤影像检查方法的选择。☆☆

【难度】易

18.【答案】D

【解析】肾蒂断裂伤多见于高处坠落伤,导致肾动脉与腹主动脉交接处断裂。

【考点】肾外伤的影像表现。☆☆

【难度】中

12. 肾结核最具特征的临床表现是
   A. 发热并盗汗
   B. 腰痛
   C. 肉眼血尿
   D. 慢性膀胱刺激症状
   E. 消瘦并乏力

13. 肾自截的X线征象为
   A. 肾功能丧失,尿路造影不显影,肾实质钙化
   B. 肾小盏扩大,显影变淡
   C. 肾盏呈虫蚀样破坏
   D. 肾脏轮廓增大
   E. 以上均可

14. 高密度肾囊肿,最常见于
   A. 囊肿合并感染
   B. 囊肿合并出血
   C. 囊液蛋白质含量高
   D. 囊肿壁钙化
   E. 囊肿与肾盂肾盏交通,对比剂进入

15. 肾血管平滑肌瘤的CT诊断中,有确诊意义的是
   A. 肾实质占位,境界清楚而密度不均
   B. 增强后部分瘤组织增强
   C. 瘤内有脂肪成分
   D. 三种成分缺一不可
   E. 合并结节硬化

16. 下列关于肾自截的叙述**错误**的是
   A. 静脉肾盂造影可见肾盏破坏和脓腔形成
   B. 全肾被干酪坏死物质和空洞所替代
   C. 肾大部或全肾钙化
   D. 肾功能完全丧失
   E. 静脉尿路造影不显影

17. 肾盂肿瘤应首选的检查方法为
   A. M型超声
   B. 逆行输尿管造影
   C. IVP
   D. KUB
   E. CT平扫

18. 关于肾外伤,下列说法**不正确**的是
   A. 肾挫伤:最多见,肾被膜、肾盂肾盏
   B. 肾部分裂伤:肾被膜完整,仅在被膜下形成血肿
   C. 肾全层裂伤:血尿向外渗入肾周组织内,可引起尿性腹

膜炎

    D. 肾破裂:多见于高处坠落伤,肾脏可破裂成碎块,并引发大出血

    E. 肾蒂断裂伤:肾动脉与腹主动脉交接处断裂

19. 在肾脓肿成熟期,CT检查最具特征性的表现是

    A. 低密度肿块,轻度不规则强化

    B. 低密度病变并周边环状明显强化

    C. 病变延伸至肾周间隙

    D. 肾周脂肪密度增高

    E. 肾筋膜增厚

【A2型题】

1. 患者,男,40岁。主诉:肋腹部胀痛1个月,无痛性肉眼血尿3d。查体:左侧腹部可触及一肿块。既往史:8年前行左侧小脑肿瘤切除术,病理为血管母细胞瘤。该患者最可能的诊断为

    A. 结节性硬化症

    B. 神经纤维瘤病

    C. Cushing综合征

    D. von Hippel-Lindau综合征

    E. Conn综合征

2. 患者,女,56岁。主诉:无痛性肉眼血尿1周。平扫CT见左肾中部类圆形稍高密度影,边界尚清,大小约为4cm×3cm;增强扫描可见病灶内部片状无强化区,实性部分呈明显"快进快出"式强化,三期CT值分别约为110HU、87HU及68HU。该患者最可能的诊断为

    A. 透明细胞癌

    B. 乳头状癌

    C. 嗜酸细胞腺瘤

    D. 复杂囊肿

    E. 嫌色细胞癌

3. 患者,男,62岁。发现肉眼血尿3周,超声见右肾上极不均质强回声,CT平扫示右肾肿块,大小约3cm×5cm,病灶内见液性低密度区及少量钙化灶。最可能的诊断为

    A. 嗜酸细胞腺瘤

    B. 肾母细胞瘤

    C. 肾细胞癌

    D. 复杂囊肿

    E. 血管平滑肌脂肪瘤

19.【答案】B
【解析】肾脓肿的CT表现因病情而异。早期炎症期:表现为肾实质内略低密度肿块,增强检查可有轻度不规则强化。脓肿成熟期:表现为类圆形均一低密度病变,增强检查病变周边(脓肿壁)呈环状明显强化,中心脓腔低密度无强化,为最具特征性表现。感染蔓延期:肾周脂肪密度增高;合并有脓肿时,表现肾周和肾旁脂肪间隙消失,代之以混杂密度肿块,内可有小气泡影,增强检查表现为规则或不规则单发或多发环状强化。
【考点】肾脓肿的影像表现。☆☆
【难度】易

1.【答案】D
【解析】与肾细胞癌相关的综合征主要有:von Hippel-Lindau综合征,结节性硬化症,Birt-Hogg-Dube综合征。其中,von Hippel-Lindau综合征是一种常染色体显性遗传综合征,表现为全身各器官的多种良性和恶性肿瘤,相关的肿瘤谱主要包括:脑(小脑)和脊髓血管母细胞瘤、视网膜毛细血管血管母细胞瘤(视网膜血管瘤)、透明细胞性肾细胞癌、嗜铬细胞瘤、中耳内淋巴囊肿瘤、胰腺的浆液性囊腺瘤和神经内分泌肿瘤、附睾和阔韧带乳头状囊腺瘤。
【考点】肾细胞癌的临床表现及与其相关的综合征。☆☆
【难度】中

2.【答案】A
【解析】肾脏透明细胞癌典型的CT表现特征为:平扫呈稍高密度,增强扫描三期呈"快进快出"式强化,内部可见片状坏死区。肾脏乳头状肾癌、嗜酸细胞性腺瘤及嫌色细胞癌的强化程度均低于肾实质,可有延迟强化。肾脏复杂囊肿无强化。
【考点】各种病理类型肾细胞癌CT表现特征。☆☆
【难度】中

3.【答案】C
【解析】在肾脏肿瘤性病变中,肾细胞癌的发病率最高。其主要发生于中老年,男性多见,临床表现为无痛性肉眼血尿,内部可见坏死、出血及囊变,可见钙化。
【考点】肾细胞癌的临床特点及影像特征。☆☆
【难度】易

4.【答案】B

【解析】本题中,左肾上极病变,CT平扫呈稍高密度,增强扫描动脉期强化高于肾皮质,首先考虑肾脏透明细胞癌。但该患者为青年男性,无明显临床症状,仅为偶然体检发现。且门脉期强化与肾皮质相近,并不是严格意义上的"快进快出"式强化,此时应考虑到乏脂型血管平滑肌脂肪瘤的可能。而嗜酸细胞腺瘤、乳头状癌强化均低于肾皮质,复杂囊肿无强化。肾母细胞瘤多发生于5岁以内婴幼儿。

【考点】肾癌的鉴别诊断。☆☆

【难度】难

5.【答案】B

【解析】肾脏肿瘤中,强化程度低于肾实质,并可见延迟强化为乳头状癌较为典型的强化特征。

【考点】各种病理类型肾细胞癌CT表现特征。☆☆

【难度】中

6.【答案】D

【解析】肾脏透明细胞癌是发病率最高的肾脏肿瘤,"快进快出"为其特征性的强化方式。

【考点】肾脏透明细胞癌CT强化特征。☆☆

【难度】中

7.【答案】C

【解析】肾母细胞瘤,又称Wilms瘤,是婴幼儿最常见的恶性肿瘤之一。本患儿CT检查提示左肾占位性病变,目前此诊断的可能性最大。

【考点】儿童肾脏肿瘤。☆☆

【难度】易

8.【答案】C

【解析】CT示双肾明显增大,正常轮廓消失,全肾无数大小不一、低密度囊性结节影,无强化。结合病史,符合多囊肾改变。

【考点】多囊肾的影像表现。☆☆

【难度】易

9.【答案】B

【解析】肾囊肿发生出血、感染和钙化时囊内密度增高,表现为边缘锐利的较高密度影,增强后无强化。

【考点】肾复杂囊肿的影像表现。☆☆

【难度】易

---

4. 患者,男,26岁。入职体检超声发现左肾上极强回声占位。平扫CT图像上该病变边界清晰,大小约2cm×2cm,密度稍高于肾实质;增强扫描后病变强化均匀一致,强化特征:动脉期强化高于肾皮质,门脉期强化与肾皮质相近,静脉期强化低于肾皮质。除肾脏透明细胞癌外,还应考虑到的可能诊断是

A. 嗜酸细胞腺瘤　　　　　　B. 乏脂型血管平滑肌脂肪瘤

C. 复杂囊肿　　　　　　　　D. 乳头状癌

E. 肾母细胞瘤

5. 患者,男,67岁。主诉:肉眼血尿3d。CT平扫见右肾中部类圆形稍低密度影,边界尚清,大小约为3cm×3cm;增强扫描三期病灶呈均匀强化,强化程度均低于肾实质,并可见延迟强化。该患者最可能的诊断为

A. 透明细胞癌　　　B. 乳头状癌　　　C. 集合管癌

D. 嫌色细胞癌　　　E. 单纯囊肿

6. 患者,男,55岁。体检发现镜下血尿1周,增强CT提示左肾占位性病变,术后病理为透明细胞癌,其增强CT最具有特征性的表现为

A. 肿瘤凸向肾外生长,边界清晰,可见"抱球征"

B. 平扫CT上为稍高密度的肿块

C. 病变内部见坏死、出血、囊变成分

D. 呈"快进快出"的强化方式

E. 易发生肾静脉及下腔静脉癌栓

7. 患儿,男,3岁。主诉:发现左侧腹部进行性增大的肿块1个月余,不规则发热,红细胞生成素升高。腹部CT提示左肾区巨大软组织密度占位。最可能的诊断是

A. 肾癌　　　　　　　　　　B. 肾积水

C. 肾母细胞瘤　　　　　　　D. 肾上腺神经母细胞瘤

E. 多囊肾

8. 患者,男,64岁。血尿待查,CT示双肾明显增大,正常轮廓消失,边缘呈分叶状,结节状,全肾无数大小不一、低密度囊性结节影,无强化,肾皮质菲薄,残存的肾实质强化尚可。最可能的诊断是

A. 双肾结核　　　B. 双肾癌　　　C. 双侧多囊肾

D. 海绵肾　　　　E. 肾多发脓肿

9. 患者,女,40岁。CT平扫示右肾近髓质部圆形较高密度影,直径约2.0cm,边缘清楚锐利,CT值50HU,增强扫描该病变无强化,最可能的诊断是

A. 肾细胞癌　　　B. 高密度囊肿　　　C. 肾结石

D. 肾错构瘤　　　E. 肾盏积水

10. 患者,女,39岁。尿频尿急1年,尿白细胞(+++),红细胞少许,蛋白少量,尿细菌培养阴性。排泄性尿路造影发现左肾区、肾小盏扩张及虫蚀样边缘不整,右肾积水、膀胱呈球形改变,CT检查见左肾盏、肾盂扩张。首先考虑

A. 晚期肾盂肾炎

B. 左肾结核

C. 右肾结核伴膀胱受累

D. 左肾结核伴发膀胱挛缩,对侧肾积水

E. 肾肿瘤伴膀胱转移

11. 患者,男,45岁。影像检查中超声发现右肾2cm大小结节,回声略高,不均匀,CT示结节内密度混杂,CT值 −60~40HU 不等,边缘清楚。首先应诊断为

A. 肾腺癌　　　　　　　B. 肾盂癌

C. 肾血管平滑肌脂肪瘤　　D. 肾母细胞瘤

E. 肾囊肿出血

12. 患者,男,54岁。无痛性全程肉眼血尿半月余,IVP示同侧肾盂、输尿管及膀胱均充盈缺损。可能性最大的诊断是

A. 肾癌＋种植转移　　　B. 转移瘤

C. 异位肾　　　　　　　D. 肾结核

E. 移行细胞癌

13. 患者,女,46岁。腹痛,发现腹部包块1个月余。CT示右肾上部有 4cm×6cm 大小的肿块,边缘清楚,等高混杂密度,内有低密度,CT值为 −76HU,增强后低密度区无强化,等密度区中度强化。应诊断为

A. 肾脓肿　　　　　　　B. 肾腺瘤

C. 肾癌　　　　　　　　D. 肾血管平滑肌脂肪瘤

E. 肾脂肪瘤

14. 患者,男,49岁。腰痛、尿频、尿急1周。CT示右肾上极直径 5cm 大小略低密度占位,边缘模糊,环形强化,邻近肾周有积液。首先考虑

A. 右肾上极透明细胞癌

B. 右肾上极肾母细胞瘤

C. 右肾上极错构瘤

D. 右肾上极脓肿

E. 右肾上极结核

10.【答案】D

【解析】肾结核早期表现为肾实质内低密度影,边缘不整,病变进展期,可见部分肾盏、肾盂扩张,呈多个囊状低密度影,肾结核钙化时,呈多发点状或不规则高密度影;膀胱结核晚期发生挛缩,体积缩小,对侧肾积水。

【考点】肾结核的影像表现。☆☆

【难度】中

11.【答案】C

【解析】肾血管平滑肌脂肪瘤是肾脏较为常见的良性肿瘤,由平滑肌、血管和脂肪组织构成,超声表现为边界锐利的强回声光团,CT上表现为不均匀团块的混杂密度。

【考点】肾血管平滑肌脂肪瘤的影像表现。☆☆

【难度】易

12.【答案】E

【解析】泌尿系统的肾盂输尿管,膀胱、尿道均覆有移行上皮,可同时或先后在不同部位出现肿瘤。临床表现为间歇性无痛肉眼血尿。IVP表现为病变部位出现充盈缺损表现。

【考点】移行细胞癌的影像表现。☆☆

【难度】易

13.【答案】D

【解析】肾血管平滑肌瘤由平滑肌、血管和脂肪组织构成,CT上表现为不均质肿块的混杂密度,内部的低密度区为脂肪组织,增强扫描后无强化,而平滑肌成分呈中等强化程度。

【考点】肾血管平滑肌脂肪瘤的影像表现。☆☆

【难度】易

14.【答案】D

【解析】该患者有尿路刺激症状,右肾上极占位,边缘模糊,环形强化,并邻近肾周有积液,是肾脓肿表现。肾结核常伴局部钙化,肾盂受累变形。

【考点】肾脓肿的影像表现。☆☆

【难度】易

15.【答案】E

【解析】低热、乏力、腰痛,为结核的临床表现,CT示病灶内钙化灶影,邻近肾实质受压变薄,肾盏轻度扩大,增强扫描左肾上极有多个囊腔,囊壁中等程度环状强化,符合肾结核改变。肾脓肿常表现为高热、尿路刺激征,CT常有肾周积液。

【考点】肾结核的影像表现。☆☆

【难度】易

16.【答案】B

【解析】肾周脓肿常表现为发热、寒战,腰大肌受累时发生肌紧张及剧痛,平片表现为肾脏增大,轮廓不清,腰大肌影模糊甚至消失,以及脊柱侧弯。

【考点】肾周脓肿的影像表现。☆☆

【难度】中

17.【答案】A

【解析】急性肾盂肾炎起病急,可有寒战、高热,并出现尿频、尿急、尿痛等泌尿系症状。CT示肾脏体积增大,略为低密度改变,增强后肾实质强化减弱,皮髓质交界模糊不清,并常可见多个不强化区。

【考点】肾盂肾炎的影像表现。☆☆

【难度】中

18.【答案】D

【解析】老年男性临床上出现间歇性无痛性肉眼血尿,合并肾积水,但膀胱镜检未发现癌细胞,此时应进一步肾盂输尿管进行造影。

【考点】肾盂肿瘤影像检查方法的选择。☆

【难度】中

19.【答案】D

【解析】肾单纯囊肿一般变现为T_1WI低信号,T_2WI高信号;肾脓肿增强扫描一般会有环形强化;肾癌增强扫描会有明显强化;肾错构瘤在MRI扫描上呈混杂信号。肾复杂囊肿因含出血等成分,T_1WI可呈高信号。

【考点】肾囊性病变的影像表现。☆☆

【难度】易

15. 患者,女,26岁。低热,乏力、左腰痛3个月余。CT示左肾影增大,左肾上极密度不均,有斑点样钙化,增强扫描左肾上极有多个囊腔,囊壁中等程度环状强化,邻近肾实质受压变薄,肾盏轻度扩大。首先考虑

A. 左肾上极肾盂癌　　　　B. 左肾上极脓肿

C. 左肾上极错构瘤　　　　D. 左肾上极囊肿

E. 左肾上极结核

16. 患者,男,25岁。伴发热、寒战、左侧腰痛4d,1周前曾患背部疖肿,腹部CT平扫发现左侧肾脏增大,周围可见渗出液体,左侧腰大肌阴影消失。最可能的诊断是

A. 肾盂肾炎　　　　　　　B. 肾周脓肿

C. 肾结核　　　　　　　　D. 肾盂积水

E. 肾肿瘤

17. 患者,女,36岁。昨晚突发下腹部胀痛,伴有尿频、轻微尿痛,无肉眼血尿,常规剂量单一抗生素治疗后第3天左侧腰痛明显,发热39.6℃。CT示双侧肾脏增大,肾筋膜增厚,轮廓不清,平扫内部密度不清,增强后肾实质强化减弱,内部可见不强化区。首先考虑为

A. 急性肾盂肾炎　　　　　B. 急性膀胱炎

C. 慢性肾盂肾炎　　　　　D. 肾积水

E. 肾结核

18. 患者,男,62岁。间歇性无痛性肉眼血尿4个月,伴蚯蚓状血块,膀胱镜检查:膀胱内未见肿瘤,见右输尿管口喷血。超声可见右肾轻度积水,下列哪项检查最适宜

A. CT　　　　　　　　　　B. MRI

C. 肾盂镜检查　　　　　　D. 右肾盂输尿管逆行造影

E. 右肾穿刺造影

19. 患者,男,45岁。体检时超声发现左肾上极占位。进一步行MRI检查,T_1WI为高信号,T_2WI仍然为高信号,边缘光滑,造影后无强化。最可能是下列哪种疾病

A. 肾癌　　　　　　　　　B. 肾错构瘤

C. 肾单纯囊肿　　　　　　D. 肾复杂囊肿

E. 肾脓肿

【A3/A4型题】

(1~3题共用题干)

患者,男,63岁。体检超声发现左肾占位,增强CT图像如下所示。

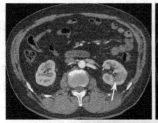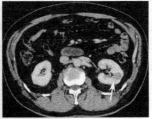
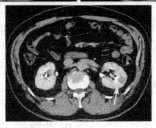

1. 如图所示,左肾中部病变,平扫 CT 值为 30HU(平扫图像未给出),增强扫描三期 CT 值分别为 73HU、71HU 及 68HU。关于左肾病变,下列说法正确的是
   A. 囊性病变 B. 富血供病变
   C. 乏血供病变 D. 首先考虑单纯囊肿
   E. 首先考虑复杂囊肿

2. 若做 MRI 检查,其信号特征最可能是
   A. T_1WI 高,T_2WI 稍高,DWI 高,ADC 低
   B. T_1WI 稍高,T_2WI 低,DWI 低,ADC 高
   C. T_1WI 稍低,T_2WI 稍高,DWI 高,ADC 低
   D. T_1WI 高,T_2WI 低,DWI 高,ADC 低
   E. T_1WI 稍低,T_2WI 低,DWI 高,ADC 低

3. 若上述病灶 DWI 上表现为弥散受限,则最可能的诊断为
   A. 嗜酸细胞腺瘤
   B. 乳头状肾癌
   C. 透明细胞癌
   D. 复杂囊肿
   E. 乏脂型血管平滑肌脂肪瘤

(4~6 题共用题干)
患者,男,56 岁。肋腹部钝痛 3 个月余,肉眼血尿 3d。查体可触及左侧腹部包块。

4. 首选的影像学检查为
   A. 核医学 B. CT C. 肾图
   D. 膀胱镜 E. MRI

1.【答案】C
【解析】左肾中部病变,平扫密度略高于肾实质,增强扫描呈轻度强化,强化程度低于肾实质,首先考虑为乏血供肿瘤。
【考点】肾脏肿瘤的 CT 表现特征。☆☆
【难度】中

2.【答案】C
【解析】肾脏肿瘤性病变应为软组织信号,在 MRI 上的表现特征应为:T_1WI 上低信号,T_2WI 上稍高信号,且弥散受限。
【考点】肾脏肿瘤的 MRI 信号特征。☆☆
【难度】中

3.【答案】B
【解析】老年男性,右肾肿瘤性病变,DWI 上表现为弥散受限,首先考虑为恶性病变,排除 A、D 及 E。CT 为延迟强化,为乳头状肾癌典型的强化特征。
【考点】乳头状肾癌的 CT 及 MRI 表现特征,及其鉴别诊断。☆☆
【难度】中

4.【答案】B
【解析】CT 平扫及增强扫描能够清晰地显示肿瘤内部的密度、肿瘤造成的充盈缺损、坏死、对周围组织的侵犯,以及腹腔的淋巴结转移情况。
【考点】肾脏肿瘤的影像学检查方法。☆☆
【难度】易

5.【答案】C

【解析】肾脏透明细胞癌是发病率最高的肾脏肿瘤，"快进快出"为其特征性的强化方式。

【考点】透明细胞癌的CT表现特征。☆☆

【难度】中

6.【答案】A

【解析】对于有可切除的Ⅰ、Ⅱ或Ⅲ期肾细胞癌的患者，外科手术作为主要推荐的治疗方法。尚未确定完全外科切除术后任何类型的全身性辅助治疗的作用。

【考点】肾癌的治疗方法。☆☆

【难度】易

7.【答案】C

【解析】患者为中年男性，主要临床表现为"肋腹部钝痛＋肉眼血尿＋腹部包块"，首先应考虑到肾癌的可能。需要进行影像学检查，明确病变是否存在，以及病变的位置、特征、范围等。而肾图主要反映肾脏的功能状态和尿路排泄的通畅情况，不适用于此患者的情况。

【考点】肾脏肿瘤的临床表现特征及影像学检查方法。☆☆

【难度】易

8.【答案】D

【解析】肾集合管癌罕见，占肾细胞癌的0.3%~3.0%。肾集合管癌好发于男性，中青年多见。本病缺乏特异性临床症状，主要表现为腰痛、血尿，其次为腹部不适、腹部肿块、消瘦等。肾集合管癌在CT上的特点为肿块中心位于肾实质中央，呈浸润性生长，增强扫描为轻度持续强化。肿瘤恶性程度高，易侵袭肾窦、肾周脂肪囊，常有肾门、腹主动脉旁淋巴结肿大，或出现远处转移。

【考点】集合管癌的临床特征及CT表现特征。☆☆

【难度】难

5. 腹部CT提示左肾占位，边界清晰，大小约为5cm×6cm，平扫呈稍高密度、内伴片状低密度，增强扫描动脉期明显强化(高于肾皮质)，门脉期及延迟期强化减低(低于肾皮质)，呈"快进快出"式强化。腹膜后无明显肿大淋巴结，静脉内未见异常充盈缺损。基于上述临床表现及CT表现，该患者最可能的诊断是

A. 复杂囊肿
B. 血管平滑肌脂肪瘤
C. 透明细胞癌
D. 嗜酸细胞腺瘤
E. 嫌色细胞癌

6. 该患者的最佳治疗方法为

A. 手术切除
B. 手术切除＋放疗
C. 放疗
D. 化疗
E. 免疫治疗

(7~9题共用题干)

患者，男，40岁。肋腹部钝痛3个月余，肉眼血尿1周，自述最近1个月体重下降5kg。查体可触及右侧腹部包块。

7. 下列检查中，哪项不适用于该患者

A. B型超声
B. CT
C. 肾图
D. PET-CT
E. MRI

8. 腹部CT提示右肾占位，如图所示。基于上述临床表现及CT表现，该患者最可能的诊断是

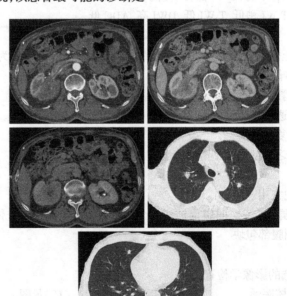

A. 乳头状癌　　　　　B. 血管平滑肌脂肪瘤

C. 透明细胞癌　　　　D. 集合管癌

E. 嫌色细胞癌

9. 关于该疾病的 CT 表现特征,下列说法中**不正确**的是

A. 病变起源于肾髓质,中心位于肾实质中央,呈浸润性生长

B. 易侵袭肾窦、肾周脂肪囊,常有肾门、腹主动脉旁淋巴结肿大

C. 易出现远处转移

D. 增强扫描呈明显强化

E. 增强扫描为轻度持续强化

9.【答案】D

【解析】肾集合管癌的 CT 特征为:病变起源于肾髓质,肿块中心位于肾实质中央,呈浸润性生长,增强扫描为轻度持续强化、并且肿瘤恶性程度高,易侵袭肾窦、肾周脂肪囊,常有肾门、腹主动脉旁淋巴结肿大,或出现远处转移。

【考点】集合管癌的临床特征及 CT 表现特征。☆☆

【难度】难

(10~11 题共用题干)

患者,女,32 岁。进行性膀胱刺激症状,经抗生素治疗不见好转,且伴右侧腰部胀痛及午后潮热。

10. 尿液检查对诊断有决定意义的是

A. 血尿　　　　　　　B. 脓尿

C. 尿普通细菌培养　　D. 尿沉渣找结核分枝杆菌

E. 尿细胞学检查

10.【答案】D

【解析】根据临床表现诊断为泌尿系结核,尿沉渣找结核分枝杆菌可确诊。

【考点】肾结核的临床表现。☆☆

【难度】易

11. 为了解患肾功能及形态的病理改变,最有价值的检查是

A. B 型超声　　　　　B. 静脉肾盂造影

C. 逆行肾盂造影　　　D. CT 平扫

E. MRI

11.【答案】B

【解析】静脉肾盂造影了解肾脏、输尿管、膀胱的形态、位置,尿路是否有功能性或器质性异常,还可以判断肾脏的排泄功能。

【考点】肾结核影像检查方法。☆☆

【难度】难

(12~13 题共用题干)

患者中年男性。血尿半个月余,无其他不适。IVP 示同侧肾盂、输尿管及膀胱多发充盈缺损。

12. 该患者诊断可能性最大的是

A. 肾癌 + 种植转移　　B. 转移瘤

C. 腺瘤　　　　　　　D. 肾结核

E. 移行细胞癌

12.【答案】E

【解析】肾盂癌中有 80%~90% 为移行细胞癌,肿瘤可向下种植至输尿管和膀胱,典型表现是无痛性全程血尿。

【考点】肾盂癌的临床表现。☆☆

【难度】易

13. 该患者如行 CT 检查,下列说法哪项**错误**

A. 病灶呈分叶状

B. 肿瘤常伴有钙化

C. 增强后病灶可见不规则低密度区

D. 病灶内部密度不均

E. 病灶可侵犯周围组织,脂肪间隙模糊不清

13.【答案】B

【解析】肾盂癌仅有少许可见点状钙化灶。

【考点】肾盂癌的影像表现。☆☆

【难度】中

（14~15 题共用题干）

患者，女，28 岁。主诉乏力、消瘦，有镜下血尿病史，目前无明显排尿异常，尿常规正常，腹部 X 线平片示左侧上腹广泛密度增强，可见肾轮廓样钙化。

14. 该患者的诊断首先考虑
    A. 肾癌　　　　　　　　B. 肾结石　　　　　　　C. 肾淋巴病
    D. 肾结核　　　　　　　E. 肾盂癌

15. 当病变进展形成肾盏、肾盂多发空洞时，下列检查最佳的是
    A. 超声　　　　　　　　B. CT　　　　　　　　　C. X 线
    D. IVP　　　　　　　　 E. 逆行性尿路造影

（16~18 题共用题干）

患者，女，45 岁。以"3d 前体检超声检查可疑右肾积水"为主诉就诊，无任何不适症状，查体及实验室检查无阳性发现。CT 检查提示右肾门椭圆形低密度影，CT 值约 16HU，大小约 3.5cm×2.5cm，边界清晰。

16. 最可能的诊断为
    A. 肾囊肿　　　　　　　B. 肾积水　　　　　　　C. 肾结核
    D. 肾癌　　　　　　　　E. 肾盂旁囊肿

17. 为了明确诊断，最有意义的检查是
    A. 肾图　　　　　　　　B. CT 增强　　　　　　　C. MRI 平扫
    D. 血管造影　　　　　　E. IVP

18. 该患者最合适的治疗措施为
    A. 定期随访
    B. 腹腔镜肾盂旁囊肿去顶减压
    C. 经皮肾镜穿刺内引流术
    D. 输尿管软镜下激光囊肿切开引流术
    E. 抗结核治疗

（19~21 题共用题干）

患者，女，54 岁。无身体不适，体检超声检查发现可以右肾可疑积水，查体及实验室检查无阳性发现。

19. 为明确诊断，最有帮助的影像检查方法为
    A. KUP　　　　　　　　B. IVP　　　　　　　　　C. CT 平扫
    D. CT 增强　　　　　　E. 逆行尿路造影

14.【答案】D
　　【解析】肾结核平片检查时早期可无异常发现，随着病情的进展，可呈多发不规则的高密度影，甚至全身钙化。
　　【考点】肾结核的影像表现。☆☆
　　【难度】易

15.【答案】E
　　【解析】病变进展形成肾盂、肾盏广泛破坏或形成肾盂积脓时，排泄性尿路造影不显影，逆行性尿路造影显示肾盏、肾盂及多发空洞共同形成一大而不规则的空腔。
　　【考点】肾结核影像检查方法。☆☆
　　【难度】易

16.【答案】E
　　【解析】B 超常将肾盂旁囊肿误诊为肾积水，CT 表现为肾门水样低密度影，边界清晰，与肾盂、肾盏不相通。
　　【考点】肾盂旁囊肿的影像表现。☆☆
　　【难度】易

17.【答案】B
　　【解析】CT 增强并三维重建对肾盂旁囊肿价值最大，能更准确地提供囊肿的位置及与肾蒂血管的关系。CT 增强延迟扫描，根据病灶是否与尿路排泄系统相通区分肾盂旁囊肿与肾积水。
　　【考点】泌尿系影像检查方法。☆☆
　　【难度】易

18.【答案】A
　　【解析】当囊肿较小时，一般无明显症状，因为其位置深，周围有肾盂和肾动静脉，一般不建议患者立即手术，建议定期随访（半年随访）当囊肿直径较大，超过 4cm 或出现压迫症状及并发症时，应积极手术治疗。
　　【考点】肾盂旁囊肿的临床特点。☆☆
　　【难度】易

19.【答案】D
　　【考点】肾盂旁囊肿的影像检查方法。☆☆
　　【难度】易

20. 若 CT 检查显示肾盂旁边界清楚均匀低密度的椭圆形包块,CT 值为 17HU,增强前后 CT 值变化不大。下列最有可能的诊断为

    A. 肾囊肿　　　　　　　B. 肾癌

    C. 肾盂旁囊肿　　　　　D. 肾血管平滑肌脂肪瘤

    E. 肾脓肿

21. 该病变可能的 MRI 表现

    A. T_1WI、T_2WI 均呈低信号

    B. T_1WI、T_2WI 均呈高信号

    C. T_1WI 低信号,T_2WI 高信号

    D. T_1WI 高信号,T_2WI 低信号

    E. T_1 混杂信号,T_2 高信号

【案例分析题】

案例一:患者,男,56 岁。体检腹部 B 超提示右肾占位。

提问 1:为明确诊断,还可以考虑做什么检查

A. 腹部平片　　　　　　B. 肾图　　　　　　C. CT 增强

D. MRI 增强　　　　　　E. 静脉肾盂造影

提问 2:该患者右肾病变的 CT 如图所示,对该病变的影像描述,哪些是正确的

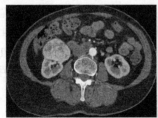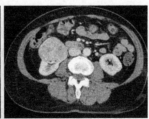
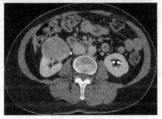

A. 部分突出肾外生长　　　　B. 边界不清

C. 可见"抱球征"　　　　　　D. "快进快出"式强化

E. "快进慢出"式强化

提问 3:关于肾脏肿瘤性病变的 CT 强化方式,下列说法中正确的是

A. 透明细胞癌:"快进快出"式强化

B. 乳头状肾癌:轻度强化,延迟强化

C. 嗜酸细胞腺瘤:轻度强化,可见"反转强化征"

20.【答案】C

　　【解析】CT 平扫肾盂旁囊肿可与肾积水相似,但增强扫描无强化,显影的肾盂、肾盏受压并拉长,可将囊肿衬托得更清楚。

　　【考点】肾盂旁囊肿的影像表现。

☆☆

　　【难度】易

21.【答案】C

　　【解析】肾盂旁囊肿表现为 T_1WI 低信号,T_2WI 高信号。

　　【考点】肾盂旁囊肿的影像表现。

☆☆

　　【难度】易

提问 1:【答案】CD

　　【解析】CT 和 MRI 可对肾脏肿瘤进行定位、定性及分期,是诊断该病的主要检查方法。

　　【考点】肾癌影像检查方法。

☆☆

　　【难度】易

提问 2:【答案】ACD

　　【考点】肾癌的 CT 表现及主要征象。☆☆

　　【难度】中

提问 3:【答案】ABCDE

　　【考点】肾脏肿瘤性病变的强化方式。☆☆

　　【难度】中

D. 集合管癌:轻度持续强化

E. 血管平滑肌脂肪瘤:动脉期明显强化,并可见迂曲血管影

提问4:该患者主要的诊断及鉴别诊断包括

A. 透明细胞癌   B. 乳头状肾癌

C. 集合管癌   D. 乏脂型血管平滑肌脂肪瘤

E. 嗜酸细胞腺瘤

提问5:除了对右肾病变的描述外,CT 报告中还应体现

A. 右肾病变的供血动脉情况

B. 集合系统是否受累

C. 腹膜后是否有肿大淋巴结

D. 肾静脉、下腔静脉内是否有瘤栓

E. 扫描野内骨质是否出现异常

提问6:与肾癌相关的一些临床综合征主要包括

A. 结节性硬化症

B. 神经纤维瘤病

C. Cushing 综合征

D. von Hippel-Lindau 综合征

E. Birt-Hogg-Dube 综合征

案例二:患者,女,28 岁。6 年来反复低热、腰痛、伴尿频、尿痛,血压 150/100mmHg,多次尿常规:尿比重均为 1.010,尿蛋白(+)、红细胞 0~2 个 /HP、白细胞 15~20 个 /HP,血尿素氮 6.5mmol/L,内生肌酐清除率 80ml/min,尿培养大肠杆菌一次阳性,二次阴性。

提问1:该患者可行的影像学检查是

A. 静脉肾盂造影   B. 腹部平片   C. 胸部平片

D. CT   E. 超声   F. 逆行膀胱造影

提问2:泌尿系统结核感染最常见的途径是

A. 消化道途径   B. 呼吸道途径   C. 淋巴系途径

D. 血循环途径   E. 直接扩散   F. 上行感染

提问3:肾结核早期 CT 多表现为

A. 肾实质内低密度灶

B. 病灶边缘不整,结核性空洞形成

C. 肾盂、肾盏可见破坏征象

D. 增强扫描可有对比剂进入病灶

E. 部分肾盏乃至全部肾盏、肾盂扩张,呈多个囊状低密影

F. 可见多发斑点状钙化或不规则高密影,甚至全肾钙化

提问4:【答案】AD

【解析】乳头状肾癌、集合管癌及嗜酸细胞腺瘤,增强均呈轻度 - 中度强化。

【考点】肾脏肿瘤性病变的 CT 表现特征。☆☆

【难度】中

提问5:【答案】ABCDE

【解析】除了对肾癌本身的关注之外,涉及到其后续治疗方法、肿瘤分级的信息,也应体现在 CT 报告之中。

【考点】肾癌整体的影像学评估。☆☆

【难度】易

提问6:【答案】ADE

【解析】与肾细胞癌相关的综合征主要有:von Hippel-Lindau 综合征,结节性硬化症,Birt-Hogg-Dube 综合征。

【考点】肾细胞癌的临床表现及与其相关的综合征。☆☆

【难度】难

提问1:【答案】ADE

【解析】超声可以显示肾脏实质内有无回声区并有细小点或斑片状回声。静脉肾盂造影可以显示肾盂、肾盏广泛破坏及形成的空腔。CT 可以发现多点状及不规则的结核钙化。

【考点】泌尿系影像检查方法。☆☆

【难度】难

提问2:【答案】DEF

【解析】泌尿系统结核绝大多数是通过血缘性感染,也可以通过上行感染及直接扩散途径播散。

【考点】泌尿系结核感染途径。☆☆

【难度】易

提问3:【答案】ABD

【解析】肾结核发展阶段不同表现各异。早期,可显示肾实质内低密度灶,边缘不整,增强扫描可有对比剂进入,代表肾实质内空洞形成,然而肾盏、肾盂的早期破坏征象难以显示,病变进展,可见部分肾盏乃至全部肾盏、肾盂扩张,呈多个囊状低密影,CT 值略大于水,肾盏壁可显示增厚。肾结核钙化时,呈多发斑点状钙化或不规则高密影,甚至全肾钙化。

【考点】肾结核影像表现。☆☆

【难度】中

案例三:患者,女,44 岁,腰痛 1 个月余。超声提示,肾实质内边界锐利的强回声团块,内部有短线状血管回声;患者 1 个月前无诱因出现腰痛,无其他不适,实验室检查未见异常。

提问 1:为明确诊断还考虑做什么检查

A. 腹部平片　　　　　　　B. 逆行膀胱造影

C. CT　　　　　　　　　　D. MRI

E. 静脉肾盂造影　　　　　F. 脑部平片

提问 2:CT 影像学检查结果可能表现为

A. 肾内混杂密度团块

B. 圆形或卵圆形,可呈分叶状

C. 边缘光滑锐利

D. 内含脂肪密度

E. 增强扫描病灶不均匀强化

F. "冰激凌蛋筒"征

提问 3:关于肾血管平滑肌脂肪瘤,下列说法正确的是

A. 是肾脏最常见的良性肿瘤

B. 20% 伴有脑结节性硬化症

C. 女性多见

D. 可出现腹部肿块及血尿等症状

E. 肿瘤由不同比例的成熟脂肪、平滑肌和发育不良的血管构成,多数以血管成分为主

F. 常合并下腔静脉瘤栓

第三节　输尿管及膀胱病变

【A1 型题】

1. 膀胱肿瘤的 T 分期标准是根据下列哪一项

A. 肿瘤侵犯膀胱壁深度　　B. 肿瘤大小

C. 肿瘤部位　　　　　　　D. 临床症状

E. 肾积水状况

2. 膀胱癌最常见的病理类型为

A. 移行细胞癌　　　　　　B. 鳞状细胞癌

C. 腺癌　　　　　　　　　D. 小细胞癌

E. 淋巴瘤

3. 膀胱癌的起始症状通常**不是**下列哪一项

A. 全程、无痛性血尿　　　B. 尿频、尿痛

提问 1:【答案】CD

【解析】肾血管平滑肌脂肪瘤是一种错构瘤,含有不同比例脂肪、肌肉、血管组织。CT 和 MRI 是诊断该病的主要检查方法。

【考点】肾血管平滑肌脂肪瘤影像检查方法。☆☆

【难度】易

提问 2:【答案】ABCDEF

【考点】肾血管平滑肌脂肪瘤影像表现。☆☆

【难度】中

提问 3:【答案】ABCD

【解析】肾血管平滑肌脂肪瘤是肾脏最常见的良性肿瘤。好发于女性,发病年龄在 25~59 岁,多无临床症状。出现症状时以腹部疼痛多见,也可出现腹部肿块及血尿等症状。约 20% 患者伴发有结节硬化。肿瘤由不同比例的成熟脂肪、平滑肌和发育不良的血管构成,多数以脂肪成分为主。

【考点】肾血管平滑肌脂肪瘤的临床特点。☆☆

【难度】难

1.【答案】A

【解析】2002 年 UICC 颁布的膀胱癌分期指南中 T 分期主要依据肿瘤是否浸润膀胱尿路上皮层、固有膜、肌层、膀胱周围组织来进行肿瘤的分期。

【考点】当前使用的膀胱癌分期标准。☆☆

【难度】易

2.【答案】A

【考点】膀胱癌常见的病理类型。☆☆

【难度】易

3.【答案】E

【解析】充溢性尿失禁通常为下尿路梗阻的表现,如前列腺增生、尿道结石等。

【考点】膀胱癌的临床表现。☆☆

【难度】易

C. 排尿困难　　　　　　　D. 下腹部肿块

E. 充溢性尿失禁

4.【答案】D

【解析】CT无法判断肿瘤是局限在黏膜内还是浸润黏膜下层,在MRI上可以判断。

【考点】膀胱癌的CT诊断。☆☆

【难度】中

4. CT在膀胱癌的诊断中的作用一般**不包括**

A. 确定病变部位

B. 显示淋巴结转移

C. 显示周围脏器的受累

D. 区别肿瘤局限于黏膜内或侵入黏膜下层

E. 显示膀胱周围脂肪间隙浸润

5.【答案】E

【解析】流行病学上尿路上皮癌的发病率男性远高于女性(可为4∶1)。

【考点】尿路上皮癌的发病特点☆☆

【难度】易

5. 以下哪一项不是尿路上皮癌的特点

A. 多发或孤立存在

B. 可由膀胱向上蔓延而来

C. 可由肾盂肿瘤蔓延、种植形成

D. 好发于膀胱

E. 女性发病率远高于男性

6.【答案】B

【解析】输尿管结核的典型表现为输尿管纤维增生导致的交替扩张、狭窄,在肾盂造影上表现为"串珠样"改变。

【考点】输尿管结核。☆☆

【难度】易

6. 输尿管结核肾盂造影的典型表现为

A. 输尿管变细　　　　　　B. 输尿管"串珠样"改变

C. 输尿管增粗　　　　　　D. 输尿管无明显异常改变

E. 输尿管腔内充盈缺损

7.【答案】D

【解析】输尿管结核后期的表现常为串珠状(交替扩展及缩窄),可伴钙化。

【考点】输尿管结核的表现。☆☆

【难度】易

7. 以下哪一项**不是**输尿管结核的典型影像学表现

A. 钙化　　　　　B. 僵直　　　　　C. 串珠状

D. 迂曲、延长　　　E. 缩短

8.【答案】D

【解析】膀胱内肿物一般为膀胱癌表现。

【考点】膀胱结核的影像学表现。☆☆

【难度】中

8. 膀胱结核的影像表现一般**不包括**

A. 膀胱壁不均匀增厚　　　B. 小膀胱征

C. 膀胱容量减小　　　　　D. 膀胱内肿物

E. 膀胱尿道反流

9.【答案】A

【解析】CT平扫可很好地显示结石的部位、大小、上下径、输尿管及肾盂积水的状况。其次选择为超声检查。

【考点】输尿管结石的诊断。☆☆

【难度】中

9. 输尿管结石的首选影像学诊断技术为

A. CT 平扫　　　　B. CT 增强扫描　　　C. MRI 平扫

D. IVP　　　　　　E. 超声检查

10.【答案】A

【解析】平片可显示阳性结石。

【考点】输尿管结石的诊断。☆☆

【难度】易

10. 下列关于输尿管结石的说法,**不正确**的是

A. 平片对各类结石均可清楚显示

B. 主要表现为腹部绞痛、血尿

C. CT可表现为输尿管走行区的高密度影

D. 可由肾结石下行而来

E. 结石上段输尿管扩展

11. 下列哪一项**不是**膀胱腺癌的主要致病因素
    A. 脐尿管残余　　B. 血吸虫病　　C. 腺性膀胱炎
    D. 膀胱外翻　　　E. 吸烟

12. 脐尿管发育异常包括
    A. 脐尿管未闭　　B. 脐尿管憩室　　C. 脐尿窦
    D. 脐尿管囊肿　　E. 以上都是

13. 确诊肾盂输尿管重复畸形的首选方法为
    A. CT 平扫　　　B. CT 增强扫描　　C. MRI 平扫
    D. IVP　　　　　E. 超声检查

【A2 型题】

1. 青年男性,突发左侧腰部及左下腹剧痛伴恶心,超声示左侧输尿管及肾盂扩张,提示
   A. 胆囊炎　　　　　　　B. 冠心病
   C. 左侧输尿管结石　　　D. 左肾结石
   E. 膀胱炎

2. 中年男性,半年来有间断性尿频、尿急、尿痛及排尿困难症状,尿流中断改变体位后又可继续排尿,考虑
   A. 膀胱结石　　　　　　B. 急性膀胱炎
   C. 输尿管结石　　　　　D. 前列腺炎
   E. 尿道狭窄

3. 中年女性,近 1 年有发热、盗汗、乏力症状,伴尿频、尿急,近 1 个月尿频加剧,可达 50 次 /d。IVP 示左肾区肾小盏扩张及虫蚀样边缘不整,右肾积水,膀胱呈球形改变,提示
   A. 晚期肾盂肾炎
   B. 左肾结核
   C. 左肾结核伴膀胱挛缩,右侧肾积水
   D. 膀胱结石
   E. 膀胱肿瘤

4. 中年男性,无痛性全程肉眼血尿半月余,IVP 示肾盂、输尿管及膀胱充盈缺损,提示
   A. 肾癌 + 种植转移　　　B. 转移瘤
   C. 移行细胞癌　　　　　D. 腺癌
   E. 肾结核

5. 中年女性,以尿频、尿急、尿痛就诊,尿路造影示膀胱大小正常,边缘边缘模糊,CT 检查示膀胱轻度弥漫性增厚,MRI 检查

11.【答案】E
【解析】吸烟通常与移行细胞癌相关,其余四个选项是腺癌的主要致病因素。
【考点】腺癌危险因素。☆
【难度】难

12.【答案】E
【解析】A~D 为四种典型的脐尿管发育异常类型。
【考点】泌尿系统的发育。☆☆
【难度】易

13.【答案】D
【考点】泌尿系统的发育。☆☆
【难度】易

1.【答案】C
【解析】输尿管结石的典型表现为下腹绞痛、血尿,并可造成肾盏、肾盂、输尿管扩张积水。
【考点】输尿管结石的临床表现。☆☆
【难度】易

2.【答案】A
【解析】尿流中断,改变体位后可继续排尿是膀胱结石的典型表现。
【考点】膀胱结石的临床表现。☆☆
【难度】易

3.【答案】C
【解析】泌尿系结核的晚期表现可为肾盂、肾脏扩张,肾实质萎缩,有时可伴多发钙化,膀胱结核晚期可发生膀胱挛缩,症状为重度的尿频。
【考点】泌尿系结核的影像表现、临床表现。☆☆
【难度】易

4.【答案】C
【解析】移行细胞癌的特点之一是为肾盂、输尿管、膀胱多发受累。
【考点】移行细胞癌的发病特点。☆☆
【难度】中

5.【答案】B
【解析】患者症状为典型的尿路刺激征,膀胱呈急性炎症性改变,符合急性膀胱炎特点。
【考点】急性膀胱炎的影像表现、临床表现。☆
【难度】中

示膀胱壁在 T_2WI 上呈稍
高信号,提示

A. 慢性膀胱炎

B. 急性膀胱炎

C. 膀胱结核

D. 膀胱结石

E. 膀胱癌

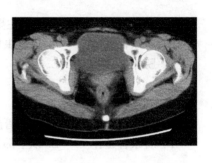

6.【答案】C
【解析】病理检查是确诊肿瘤的金标准。
【考点】膀胱癌的诊断。☆☆
【难度】中

6. 中年男性,无痛性肉眼血尿 2 个月,超声提示膀胱腔内有 2.5cm×3cm 的实性占位,为确诊应首选以下哪项检查

A. CT   B. MRI

C. 膀胱镜 + 活检   D. 尿细胞学检查

E. IVP

【A3/A4 型题】

(1~3 题共用题干)

中年男性,间歇性肉眼血尿 3 个月,近期耻骨上方疼痛,MRI 提示膀胱壁增厚,膀胱右后壁可见一 3.5cm×2.8cm×3.0cm 的菜花样凸起信号影,在 T_1WI 上与膀胱壁等信号,T_2WI 上呈稍高信号,增强扫描示病变及增厚的膀胱壁明显不均匀强化。

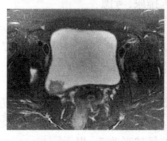 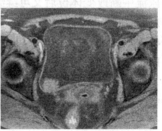

1.【答案】B
【考点】膀胱癌的临床表现及影像表现。☆☆
【难度】易

1. 首先考虑的诊断是

A. 膀胱结石   B. 膀胱移行细胞癌

C. 膀胱息肉   D. 膀胱内凝血块

E. 膀胱结核

2.【答案】A
【解析】鳞癌与移行细胞癌的影像表现相似,但发病率低得多。
【考点】膀胱癌的诊断。☆☆
【难度】难

2. 该病应与下列哪种疾病进行鉴别

A. 膀胱鳞状细胞癌   B. 急性膀胱炎

C. 脐尿管囊肿   D. 膀胱憩室

E. 膀胱结核

3.【答案】E
【考点】膀胱癌的诊断。☆☆
【难度】中

3. 该病的确诊首选

A. IVP   B. CT

C. MRI 增强扫描   D. 尿细胞学检查

E. 膀胱镜 + 组织学检查

(4~5 题共用题干)

中年男性,3d 前突然右侧肾区绞痛,B 超提示右肾中度扩展积水,右侧输尿管上段扩张。

4. 首先考虑的诊断是
   A. 右肾结石　　　　　　B. 右侧输尿管结石
   C. 右侧输尿管肿瘤　　　D. 右肾积水
   E. 膀胱结石

5. 进一步检查应选择
   A. CT　　　　　　　　　B. 腹平片 +IVP
   C. 逆行肾盂造影　　　　D. MRI
   E. 肾图

(6~7 题共用题干)

青年女性,进行性尿路刺激症状 6 个月,经抗生素治疗无好转,并出现右侧腰部胀痛、午后低热、盗汗。

6. 尿液检查中具有诊断意义的是
   A. 血尿　　　　　　　　B. 尿细菌培养
   C. 脓尿　　　　　　　　D. 尿沉渣找结核分枝杆菌
   E. 尿细胞学检查

7. 了解患者泌尿系功能及形态的最佳检查为
   A. CT　　　　　B. 超声　　　　　C. MRI
   D. IVP　　　　　E. 逆行肾盂造影

【案例分析题】

案例一:患者,男,66 岁,间断血尿 1 个月余,伴尿频、尿急 1 周,超声检查见膀胱腔内菜花状强回声影,尿常规红细胞(+++),白细胞(+),查体未见明确异常。CT 检查如图所示。

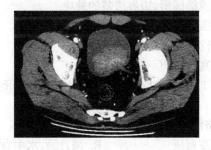

提问 1:拟诊断为
A. 膀胱结石　　　　B. 腺性膀胱炎　　　　C. 膀胱平滑肌瘤
D. 膀胱息肉　　　　E. 膀胱癌　　　　　　F. 急性膀胱炎

提问 2：【答案】AC
　　【解析】膀胱癌的好发部位为膀胱三角区及底部。
　　【考点】膀胱癌的影像学特点。
☆☆
　　【难度】难

提问 3：【答案】E
　　【考点】膀胱癌的组织学特点。
☆☆
　　【难度】易

提问 4：【答案】BC
　　【解析】CT 及 MRI 对于膀胱癌的分期有重要作用，对于指导临床治疗具有重要意义。
　　【考点】膀胱癌的检查方法。
☆☆
　　【难度】难

提问 2：该肿瘤好发部位是
A. 膀胱三角区　　　　　　　B. 膀胱前壁
C. 膀胱底部　　　　　　　　D. 膀胱侧壁
E. 膀胱输尿管移行区　　　　F. 膀胱的任何位置

提问 3：该肿瘤最常见的细胞类型为
A. 鳞状细胞癌　　　B. 腺癌　　　C. 淋巴瘤
D. 未分化癌　　　　E. 移行细胞癌　　　F. 混合癌

提问 4：对该肿瘤具有重要临床意义的检查是
A. 超声　　　　　　　　　　B. CT
C. MRI　　　　　　　　　　 D. IVP
E. 膀胱镜 + 组织学检查　　　F. PET-CT

第四节　肾上腺病变

【A1 型题】

1.【答案】D
　　【解析】该病的典型 CT 表现为双侧双侧肾上腺弥漫性增大，密度及外形基本保持正常。
　　【考点】肾上腺增生典型影像学表现。☆☆
　　【难度】易

2.【答案】A
　　【解析】由于富含脂质，故同反相位 T_1 最有助于检测出脂质成分。
　　【考点】肾上腺皮质腺瘤的影像学检查方式。☆☆
　　【难度】易

3.【答案】C
　　【解析】C 选项为嗜铬细胞瘤的影像学表现。
　　【考点】肾上腺腺瘤的典型影像学表现。☆☆
　　【难度】中

4.【答案】A
　　【解析】此题主要考查对肾上腺嗜铬细胞瘤引起的特征性临床表现，B、C 为 Cushing(库欣)腺瘤的临床表现，D、E 为 Conn 腺瘤的临床表现。
　　【考点】肾上腺嗜铬细胞瘤特征性临床表现。☆☆
　　【难度】易

1. 肾上腺增生的典型 CT 表现为
　　A. 单侧肾上腺弥漫性增大
　　B. 肾上腺单发类圆形结节
　　C. 双侧肾上腺密度减低
　　D. 双侧肾上腺弥漫性增大，密度及外形基本保持正常
　　E. 双侧肾上腺多发钙化

2. 肾上腺腺瘤富含脂质，故以下哪个 MRI 序列有助于定性
　　A. 同反相位 T_1　　　　　　B. T_2WI
　　C. T_1WI　　　　　　　　　D. DWI
　　E. DCE

3. 以下哪些表现**不符合**肾上腺皮质腺瘤的影像学表现
　　A. 类圆形或椭圆形、边界清楚的肿块
　　B. 动态增强扫描，肿块快速强化，迅速廓清
　　C. 肿瘤常较大，易发生坏死或囊变
　　D. 内含丰富脂质
　　E. MRI 上 T_1WI、T_2WI 信号强度类似或略高于肝实质

4. 肾上腺嗜铬细胞瘤的特征性临床表现
　　A. 阵发性高血压　　　　　　B. 满月脸、水牛背
　　C. 皮肤紫纹　　　　　　　　D. 持续性血压升高
　　E. 多饮多尿

5. 肾上腺嗜铬细胞瘤又称 10% 肿瘤,其中**不包括**

    A. 10% 异位   B. 10% 双侧   C. 10% 家族性

    D. 10% 恶性   E. 10% 单发

6. 以下符合肾上腺嗜铬细胞瘤的影像学表现的是

    A. 肿瘤边界不清,形态不规则

    B. 增强扫描实性部分明显强化

    C. 肿瘤通常较小

    D. 密度通常较为均匀

    E. 常双侧同时发生

7. 肾上腺转移瘤最常见的原发肿瘤为

    A. 肺癌   B. 肝癌   C. 胆囊癌

    D. 宫颈癌   E. 乳腺癌

【A2 型题】

1. 患者,女,41 岁。向心性肥胖、满月脸、皮肤紫纹,CT 检查发现双侧肾上腺弥漫增大,最可能的诊断为

    A. 肾上腺转移   B. 肾上腺增生   C. 肾上腺结核

    D. 肾上腺腺瘤   E. 肾上腺癌

2. 患者,女,30 岁。头晕,血压:160/80mmHg,血钾:3.0mmol/L,MRI 检查显示双侧肾上腺多发小结节,最有可能的诊断是

    A. 肾上腺嗜铬细胞瘤

    B. 肾上腺癌

    C. 肾上腺增生

    D. 肾上腺腺瘤

    E. 肾上腺结核

3. 患者,女,38 岁,Cushing 综合征,CT 平扫示左侧肾上腺结节,直径约 2cm,CT 值约 10HU,最可能的诊断是

    A. 左侧肾上腺癌   B. 左侧肾上腺转移

    C. 左侧肾上腺结核   D. 左侧肾上腺囊肿

    E. 左侧肾上腺腺瘤

4. 患者,男,40 岁。体检超声发现右侧肾上腺占位,行腹部 MRI 检查,示右侧肾上腺结节,T_1WI 及 T_2WI 上信号类似于肝实质,反相位上信号较同相位减低,最可能的诊断是

    A. 右侧肾上腺增生   B. 右侧肾上腺癌

    C. 右侧肾上腺腺瘤   D. 右侧肾上腺脂肪瘤

    E. 右侧肾上腺结核

5.【答案】E

【解析】肾上腺嗜铬细胞瘤又称 10% 肿瘤的特征,包括 10% 异位(常位于腹主动脉旁、后纵隔、颈总动脉旁或膀胱壁)、10% 双侧、10% 多发、10% 恶性、10% 家族性。

【考点】肾上腺嗜铬细胞瘤(10% 肿瘤)。☆☆

【难度】中

6.【答案】B

【解析】该病的典型 CT 表现为常单发、较大,边界清,密度不均匀,易坏死囊变,增强扫描实性部分明显强化,故选择 B。

【考点】肾上腺嗜铬细胞瘤典型影像学表现。☆☆

【难度】易

7.【答案】A

【考点】肾上腺转移瘤。☆☆

【难度】易

1.【答案】B

【解析】此题主要考查肾上腺增生常见临床表现(Cushing 综合征)及典型影像学表现。

【考点】肾上腺增生的临床表现及影像学特征。☆☆

【难度】易

2.【答案】C

【解析】患者有醛固酮增多的症状,结合双侧肾上腺 MRI 表现,考虑肾上腺增生。

【考点】肾上腺增生的 MRI 表现及临床特征。☆☆

【难度】难

3.【答案】E

【解析】患者临床表现 Cushing 综合征,CT 平扫为单发肾上腺结节,近似水样密度。

【考点】肾上腺腺瘤常见临床症状及 CT 表现。☆☆

【难度】易

4.【答案】C

【解析】肾上腺腺瘤富含脂质,故 MRI 检查反相位上信号减低。

【考点】肾上腺腺瘤的 MRI 表现。☆☆

【难度】易

5.【答案】A

【解析】右侧肾上腺占位 CT 平扫和增强表现均符合肾上腺腺瘤。

【考点】肾上腺腺瘤的 CT 表现。☆☆

【难度】易

6.【答案】B

【解析】患者虽确诊肺癌，但右侧肾上腺占位 CT 表现为肾上腺腺瘤影像特征。

【考点】肾上腺腺瘤 CT 表现。☆☆

【难度】中

7.【答案】C

【解析】临床表现阵发性高血压，肾上腺占位，密度不均匀，直径大于 3cm，以上提示肾上腺嗜铬细胞瘤。

【考点】肾上腺嗜铬细胞瘤临床及 CT 表现。☆☆

【难度】易

8.【答案】E

【解析】肾上腺嗜铬细胞瘤出血坏死常见，增强扫描明显不均匀强化。

【考点】肾上腺嗜铬细胞瘤 MRI 表现。☆☆

【难度】易

9.【答案】B

【解析】结合肺癌病史，左侧肾上腺新出现占位，首先考虑转移。

【考点】肾上腺转移瘤的诊断及鉴别诊断。☆☆

【难度】中

5. 患者，女，37 岁。体检腹部 CT 发现右侧肾上腺类圆形稍高密度影，直径约 1.5cm，边缘清晰，增强扫描后呈轻度均一强化，最可能的诊断为

A. 右侧肾上腺腺瘤　　　　B. 右侧肾上腺结核

C. 右侧肾上腺转移　　　　D. 右侧肾上腺癌

E. 右侧肾上腺增生

6. 患者，男，70 岁。确诊肺癌后 5d，腹部 CT 发现右侧肾上腺占位，边界清晰，平扫 CT 值约为 15HU，增强扫描肿块轻度强化，动脉期快速强化，后迅速廓清，最可能的诊断是

A. 右侧肾上腺转移　　　　B. 右侧肾上腺腺瘤

C. 右侧肾上腺增生　　　　D. 右侧肾上腺结核

E. 右侧肾上腺嗜铬细胞瘤

7. 患者，男，68 岁。发作性头晕、恶心，发作时测得血压 180/90mmHg，上腹部 CT 示双侧少量胸腔积液，左侧肾上腺见一结节影，直径约 5cm，边缘光滑，内部密度不均匀，可见囊变坏死区，最可能的诊断是

A. 左侧肾上腺转移

B. 左侧肾上腺癌

C. 左侧肾上腺嗜铬细胞瘤

D. 左侧肾上腺腺瘤

E. 左侧肾上腺增生

8. 患者，男，35 岁。右侧肾上腺区可见一直径 3cm 肿块，T_1WI 上呈低信号，T_2WI 上呈高信号，增强扫描呈明显不均匀强化，最可能的诊断是

A. 肾上腺结核　　　　B. 肾上腺腺瘤

C. 肾上腺癌　　　　　D. 肾上腺转移瘤

E. 肾上腺嗜铬细胞瘤

9. 患者，男，80 岁。确诊肺癌 1 年，发现左侧肾上腺占位 1 个月，MRI 平扫示 T_1WI 上呈低信号，T_2WI 上呈高信号，反相位上信号不下降，最可能的诊断是

A. 肾上腺腺瘤　　　　B. 肾上腺转移瘤

C. 肾上腺增生　　　　D. 肾上腺结核

E. 肾上腺嗜铬细胞瘤

【A3/A4 型题】

(1~3 题共用题干)

患者，女，40 岁。腹部 CT 发现双侧肾上腺弥漫增大，增大的肾上腺密度及外形基本保持正常。

1. 该患者最可能的诊断是
    A. 肾上腺转移 　　B. 肾上腺腺瘤 　　C. 肾上腺增生
    D. 肾上腺结核 　　E. 肾上腺癌

2. 该患者最可能出现的临床症状是
    A. 神情淡漠
    B. 阵发性高血压、头晕
    C. 头痛、面色苍白、呕吐
    D. 多血质外貌、紫纹,胸腹颈背部脂肪甚厚
    E. 低热、盗汗、体重减轻

3. 下列哪些疾病可以引起与该患者相似的临床症状
    A. 肾上腺腺瘤 　　B. Conn 腺瘤 　　C. 嗜铬细胞瘤
    D. 转移瘤 　　E. 肾上腺结核

(4~6 题共用题干)
患者,女,50 岁。血压升高 1 年 150/90mmHg,满月脸、向心性肥胖、皮肤紫纹。超声提示右侧肾上腺占位。

4. 该患者最可能的诊断是
    A. 肾上腺腺瘤 　　　　B. 肾上腺增生
    C. 肾上腺嗜铬细胞瘤 　　D. 肾上腺转移
    E. 肾上腺结核

5. 该患者后行 CT 增强检查,CT 表现为
    A. 右侧肾上腺肿块明显强化
    B. 右侧肾上腺肿块强化不均匀,可见坏死区
    C. 右侧肾上腺肿块无强化
    D. 右侧肾上腺肿块渐进性强化
    E. 右侧肾上腺肿块轻度强化

6. 下列哪项检查对于该疾病最具有提示意义
    A. MRI 平扫 　　B. CT 平扫 　　C. CT 增强
    D. X 线 　　E. MRI 增强

(7~9 题共用题干)
患者,男,48 岁。血压升高 180/90mmHg,自述偶尔出现头晕、头疼、大汗淋漓等症状,CT 平扫发现右侧肾上腺占位。

7. 若需进一步明确诊断,该患者接下来需进行哪项检查
    A. MRI 平扫 　　B. 超声检查 　　C. PET
    D. CT 增强 　　E. 骨扫描

1. 【答案】C
    【解析】腹部 CT 表现符合典型肾上腺增生。
    【考点】肾上腺增生的 CT 表现。
    ☆☆
    【难度】易

2. 【答案】D
    【解析】肾上腺增生是 Cushing 综合征最常见的病因,临床上患者会出现 Cushing 综合征一系列表现。
    【考点】肾上腺增生的临床表现。☆☆
    【难度】易

3. 【答案】A
    【解析】此题需在第 2 题判定正确情况下正确选择可以引起 Cushing 综合征的疾病,肾上腺 Cushing 腺瘤同样可以引起类似症状。
    【考点】肾上腺病变的临床表现。☆☆
    【难度】中

4. 【答案】A
    【解析】结合超声和患者临床表现提示肾上腺腺瘤引起 Cushing 综合征和血压升高。
    【考点】肾上腺腺瘤的临床及影像表现。☆☆
    【难度】易

5. 【答案】E
    【解析】E 为肾上腺腺瘤典型的强化方式,A、B 为肾上腺嗜铬细胞瘤的强化特点。
    【考点】肾上腺腺瘤的 CT 强化特点。☆☆
    【难度】易

6. 【答案】A
    【解析】由于肾上腺腺瘤富含脂质,故 MRI 平扫时同反相位最有提示意义。
    【考点】肾上腺腺瘤最佳影像学检查手段。☆☆
    【难度】中

7. 【答案】D
    【解析】患者临床症状提示应高度怀疑肾上腺占位是否为嗜铬细胞瘤,增强扫描若出现典型强化方式具有重要的提示意义。
    【考点】肾上腺病变的影像检查方法。☆☆
    【难度】易

8.【答案】C

　　【解析】C 为嗜铬细胞瘤典型的强化方式。

　　【考点】嗜铬细胞瘤 CT 表现。☆☆

　　【难度】易

9.【答案】B

　　【解析】此题需在第 8 题判定正确情况下正确选择符合该强化方式和临床表现特征的嗜铬细胞瘤。

　　【考点】嗜铬细胞瘤的影像诊断。☆☆

　　【难度】易

提问 1:【答案】E

　　【考点】肾上腺嗜铬细胞瘤的 CT 表现。☆☆

　　【难度】中

提问 2:【答案】ABCFHI

　　【考点】嗜铬细胞瘤的诊断及临床表现。☆☆

　　【难度】难

提问 3:【答案】E

　　【解析】肾上腺疾病首选检查方法为超声,增强 CT 为常用的确诊手段。

　　【考点】肾上腺疾病影像学检查方法。☆☆

　　【难度】中

提问 1:【答案】ABE

　　【考点】肾上腺单发肿块的影像表现。☆☆

　　【难度】难

---

8. 该病变最可能的增强表现为

A. 轻度均匀强化　　　　B. 轻度不均匀强化

C. 明显不均匀强化　　　D. 明显均匀强化

E. 轻中度强化

9. 该患者最可能的诊断是

A. 肾上腺腺瘤　　　　　B. 肾上腺嗜铬细胞瘤

C. 肾上腺癌　　　　　　D. 肾上腺结核

E. 肾上腺转移

【案例分析题】

案例一:患者,男,40 岁。体检发现左侧肾上腺肿物 1 周,超声提示左侧肾上腺区占位,边界尚清,形态欠规则,不伴头痛、头晕、心悸。查体:血压 110/60mmHg。

提问 1:该患者行 CT 平扫及增强检查,平扫可见左侧肾上腺肿块,密度不均,增强扫描呈明显不均匀强化,拟诊断为

A. 左侧肾上腺转移　　　B. 左侧肾上腺结核

C. 左侧肾上腺腺瘤　　　D. 左侧肾上腺增生

E. 左侧肾上腺嗜铬细胞瘤　　F. 左侧肾上腺癌

提问 2:该病可能出现的临床表现有

A. 阵发性高血压、头痛

B. 心悸、多汗

C. 实验室检查 24h 儿茶酚胺代谢物升高

D. 满月脸、水牛背

E. 常见于儿童

F. 10% 有家族遗传史

G. 向心性肥胖

H. 恶心、呕吐、复视

I. 心前区疼痛、心律失常

提问 3:该病首选的检查方法是

A. DSA　　　　B. ECT　　　　C. CT 平扫

D. CT 增强　　E. 超声　　　　F. MRA

案例二:患者,男,70 岁,确诊肺癌 1 周,腹部 CT 平扫发现右侧肾上腺占位,边界清。

提问 1:右侧肾上腺占位可能的诊断及鉴别诊断包括

A. 肾上腺转移　　　　　B. 肾上腺腺瘤

C. 肾上腺结核　　　　　D. 肾上腺增生

E. 肾上腺嗜铬细胞瘤

提问2:以下哪些检查对该病的进一步诊断具有提示意义
A. CT增强   B. DSA
C. 超声   D. PET-CT
E. MRA   F. X线
G. MRI

第五节 前列腺病变

【A1 型题】

1. 前列腺在 MRI 上可以区分辨认的结构为
    A. 移行带
    B. 中央带
    C. 外周带
    D. 前纤维肌基质
    E. 以上均是

2. 正常前列腺移行带与外周带在 T_2WI 上的信号特点为
    A. 二者均为高信号
    B. 二者均为低信号
    C. 移行带为高信号,外周带为低信号
    D. 移行带为低信号,外周带为高信号
    E. 移行带为等信号,外周带为低信号

3. CT 或 MRI 检查诊断前列腺增大的标准是其超过耻骨联合上缘
    A. 3cm   B. 2cm
    C. 1.5cm   D. 1cm
    E. 以上都不对

4. 良性前列腺增生、前列腺癌的好发部位分别为
    A. 中央带,外周带
    B. 移行带,外周带
    C. 外周带,移行带
    D. 外周带,中央带
    E. 各部分发生率无差别

5. 前列腺增生最早出现的典型症状是
    A. 尿频   B. 尿急
    C. 尿痛   D. 排尿困难

提问2:【答案】ADG
【解析】CT增强、MRI、PET-CT均可帮助进一步判断肾上腺是否为转移。
【考点】肾上腺占位的鉴别诊断及影像检查方法。☆☆
【难度】中

1.【答案】E
【解析】前列腺可分为4个不同的组织学区域:①前纤维肌基质,不含腺体组织;②移行带,围绕尿道近端至精阜,腺体组织约5%;③中央带,围绕射精管,腺体组织约占20%;④外周带,腺体组织占70%~80%。
【考点】前列腺的各解剖带组成。☆
【难度】易

2.【答案】D
【解析】T_2WI上,前列腺各解剖带由于组织结构和含水量差异而呈不同信号强度,移行带和中央带呈低信号,外周带呈高信号。
【考点】正常前列腺移行带和外周带在 MRI 上的信号差异。☆
【难度】易

3.【答案】B
【解析】正常前列腺的上缘低于耻骨联合水平,如耻骨联合上方2cm或更高层面仍可见前列腺,和/或前列腺横径超过5cm,即可诊断前列腺增大。
【考点】前列腺增大的判断标准。☆
【难度】中

4.【答案】B
【解析】良性前列腺增生主要发生在前列腺的移行带,前列腺癌好发于外周带。
【考点】良性前列腺增生、前列腺癌的好发部位。☆☆
【难度】易

5.【答案】A
【解析】前列腺增生主要临床表现为尿频、尿急、夜尿及排尿困难,其中尿频是最早期的表现。前列腺增生引起尿频的原因,早期是由于膀胱颈部充血导致膀胱逼尿肌反射亢进,后期是由于增生前列腺引起尿道梗阻,使膀胱内残余尿增多而膀胱有效容量减少所致。
【考点】前列腺增生的临床表现。☆☆
【难度】易

6.【答案】B

【解析】良性前列腺增生是老年男性常见病变,主要发生在移行带,表现腺体组织和基质组织有不同程度增生。当增大的移行带压迫邻近的尿道和膀胱出口时,导致不同程度膀胱梗阻。慢性尿路梗阻引起的膀胱壁增厚通常是均匀的,膀胱壁不规则或局限增厚常见于膀胱肿瘤。诊断良性前列腺增生最简便的影像学检查为经直肠超声检查,而具有最高诊断价值的影像学检查方法为MRI。前列腺增生结节根据组织成分不同可以表现为低、等或高信号。低信号结节灶以间质组织增生为主,高信号结节灶以腺体增生为主。增生结节周围常有假包膜形成,表现为包绕结节的环状 T_2WI 低信号。

【考点】良性前列腺增生的好发人群、好发部位及影像学表现。☆☆

【难度】中

7.【答案】C

【解析】前列腺增大,中央带周围可见假包膜形成是前列腺增生的影像学表现。其余几个选项均为前列腺癌侵犯包膜、邻近组织的影像学表现。

【考点】前列腺癌的影像学表现。☆☆

【难度】中

8.【答案】B

【解析】前列腺癌局限在前列腺内时,前列腺外缘完整,与周围神经血管丛界限清楚。正常前列腺包膜应是光滑连续的,当包膜局部表面不光整,连续性中断,包膜突出,两侧神经血管丛不对称,前列腺直肠角消失时,均提示包膜已受累。精囊受侵时,受累精囊增大并 T_2WI 上信号减低。

【考点】前列腺癌累及和穿透包膜的影像学表现。☆☆

【难度】中

9.【答案】D

【解析】前列腺癌除侵犯周围脂肪、精囊和邻近结构外,还可发生淋巴转移和血行转移,后者以骨转移多见。

【考点】前列腺癌转移好发部位。☆☆

【难度】易

1.【答案】C

【解析】老年男性,饮酒后不能自行排尿,体检见耻骨联合上包块,有轻压痛,提示急性尿潴留,原因最可能为前列腺增生,其最简便的方法为超声检查。

【考点】不同影像学检查对前列腺增生诊断的优势。☆

【难度】易

E. 血尿

6. 关于良性前列腺增生,下列描述正确的是
   A. 良性前列腺增生好发于外周带,并压迫尿道引起梗阻
   B. 多见于老年人,由前列腺腺体组织、基质组织不同程度增生引起
   C. 增大的前列腺可突入膀胱颈部,膀胱壁不规则增厚
   D. 最佳影像学检查方法为 CT 平扫及增强扫描
   E. 增生结节在 T_2WI 都为高信号,周围可见环形低信号

7. 下列关于前列腺癌的影像学描述中,**不正确**的是
   A. 病变侧包膜模糊、中断,提示包膜受侵
   B. 双侧静脉丛不对称,与肿瘤相邻处信号减低,提示静脉丛受侵
   C. 前列腺增大,中央带周围可见假包膜形成
   D. 前列腺周围脂肪内可见低信号区,提示周围脂肪受侵
   E. 双侧精囊腺不对称,局部信号减低,提示肿瘤侵犯

8. MRI 对前列腺癌是否穿透包膜的指征**不包括**
   A. 肿瘤向后外侧成角
   B. 病变侧前列腺外缘凸出,但边缘光整
   C. 双侧神经血管丛不对称
   D. 肿瘤穿透包膜进入高信号脂肪内
   E. 前列腺直肠窝内脂肪消失

9. 前列腺癌血行转移最常发生在
   A. 肝脏
   B. 肺部
   C. 脑部
   D. 骨骼
   E. 肾上腺

【A2 型题】

1. 患者,男,65 岁,饮酒后不能自行排尿 5h 急诊入院,体检见耻骨联合上包块,有轻压痛,要确诊最可能的病因,最简便的影像学检查是
   A. CT
   B. MRI
   C. 超声
   D. KUB
   E. 膀胱造影检查

2. 患者,男,71 岁,反复膀胱炎多年,超声示双侧肾积水,血肌酐及尿素氮都升高,查体膀胱膨胀达脐下两指,常见的原因是
   A. 肾功能不全 　　　　　B. 前列腺增生
   C. 双侧肾积水 　　　　　D. 膀胱颈硬化症
   E. 神经源性膀胱

3. 患者,男,60 岁,尿频、夜尿增多、淋漓不尽半年余。MRI 扫描见前列腺明显增大并突入膀胱,最可能的诊断是
   A. 前列腺增生 　　B. 前列腺癌 　　C. 膀胱癌
   D. 膀胱乳头状瘤 　　E. 未见异常

4. 患者,男,75 岁,体检发现血 PSA 23.5μg/L,直肠指检触及前列腺硬结,为明确诊断,最有价值的影像学检查是
   A. X 线平片 　　　　B. 超声 　　　　C. CT
   D. MRI 　　　　E. MRU

5. 患者,男,68 岁,排尿困难多年,肛诊检查触及前列腺硬结,表面不规则,MRI 检查如图所示,最可能的诊断是

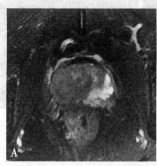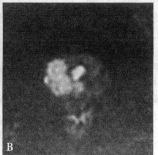

前列腺 MRI 图像
A.轴位 T_2+FS 序列;B. 轴位 DWI

   A. 正常前列腺 　　　　B. 前列腺增生
   C. 前列腺癌 　　　　D. 前列腺钙化
   E. 前列腺出血

6. 患者,男,65 岁,尿频尿急及排尿困难,CT 检查图像如下所示,下列说法中**错误**的是
   A. 前列腺形态呈类圆形
   B. 前列腺包膜光滑,境界清晰
   C. 前列腺内可见钙化灶
   D. 考虑为前列腺增生
   E. 考虑为前列腺癌

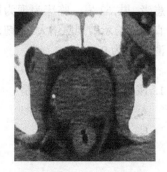

前列腺轴位平扫 CT 图像

2.【答案】B
　【解析】患者老年男性,查体膀胱膨胀达脐下两指提示存在尿潴留,最常见的原因就会前列腺增生。前列腺增生会导致不同程度的膀胱梗阻,进而继发膀胱的炎症和上尿路积水,严重者会导致肾功能下降。
　【考点】前列腺增生的好发人群、临床表现。☆☆
　【难度】易

3.【答案】A
　【解析】患者老年男性,有尿频症状,MRI 提示前列腺体积明显增大,首先考虑诊断前列腺增生。临床中需要注意鉴别前列腺癌和前列腺增生,如 MRI 提示外周带有 T_2WI 低信号结节,需要警惕前列腺癌的可能。
　【考点】前列腺增生的临床表现和 MRI 表现。☆☆
　【难度】易

4.【答案】D
　【解析】患者血前列腺特异抗原(PSA)明显升高,直肠指检触及硬结,高度怀疑前列腺癌。对于发现前列腺癌和确定肿瘤大小、范围及邻近组织受侵情况等方面,MRI 的价值都高于其他检查。
　【考点】MRI 在诊断前列腺癌的重要价值。☆☆
　【难度】易

5.【答案】C
　【解析】MRI 示前列腺右侧外周带 T_2WI 不规则低信号结节影,DWI 上信号明显增高,结合直肠指诊结节质地硬、表面不规则,首先考虑诊断前列腺癌。
　【考点】前列腺癌的临床表现和 MRI 表现。☆☆
　【难度】中

6.【答案】E
　【解析】患者临床症状为典型前列腺增生表现,CT 平扫见前列腺体积增大,包膜光滑,形态规则,未见可疑低密度灶,故诊断为前列腺增生。
　【考点】前列腺增生的 CT 表现。☆☆
　【难度】中

7.【答案】D

【解析】CT平扫早期前列腺癌仅可显示前列腺增大,而密度无异常改变。进展期前列腺癌CT平扫可发现局限性低密度灶,动态增强扫描可清楚显示病变轮廓及侵犯包膜和邻近组织的范围,还可以发现盆腔淋巴结转移及远隔器官或骨转移。

【考点】前列腺癌的CT检查表现。☆☆

【难度】中

8.【答案】B

【解析】急性前列腺炎起病急,可有寒战、发热、会阴区疼痛,以及尿频、尿急、排尿困难、终末血尿、腰骶部及下腹部胀痛、直肠刺激症状。前列腺检查压痛明显,体积增大,触之质软;CT检查可表现为前列腺体积增大,形态饱满,密度减低,有液化坏死时可见有低密度灶存在。急性前列腺炎常伴有精囊腺炎的存在,表现为双侧精囊腺对称性肿大,密度较低。慢性前列腺炎轻者无症状,肛诊前列腺可大可小,表面不规则,部分腺体变硬或有小结节,CT可以表现为前列腺体积缩小,常常是慢性炎性增殖和纤维化改变的结果。

【考点】前列腺炎的临床症状和影像学表现。☆

【难度】中

9.【答案】C

【解析】前列腺脓肿多为急性前列腺炎的并发症,除起病急、发热、畏寒、乏力等全身症状外,还有急性前列腺炎的局部症状。会阴部可有红肿压痛或有脓肿形成。直肠指检前列腺体积增大,有波动感。MRI前列腺脓肿多表现为T_1WI等或低信号,T_2WI脓肿区表现为高信号,DWI脓腔内呈明显高信号,增强后可见脓肿壁环形强化,病变可向周围脂肪浸润。

【考点】前列腺脓肿的影像学表现。☆

【难度】中

1.【答案】B

【解析】患者老年男性,有尿频、尿急、尿痛、排尿不尽症状,直肠指检可触及增大的前列腺,为前列腺增生的典型表现。

【考点】前列腺增生的临床表现。☆☆

【难度】易

7. 患者,男,60岁,排尿困难,盆腔CT示前列腺后叶增大,密度低,增强后左叶内可见16mm×22mm低密度区,边缘尚清,病变与左盆底肌分界不清。最可能的诊断为
A. 前列腺增生
B. 前列腺转移
C. 前列腺炎症
D. 前列腺癌
E. 前列腺脓肿

8. 患者,男,62岁,寒战、发热,尿频、尿急、尿痛,伴下腹部及会阴区胀痛。查体前列腺体积增大,有压痛,CT检查见前列腺弥漫性增大,密度减低,边缘光滑,双侧精囊腺对称肿大,最可能的诊断是
A. 良性前列腺增生
B. 急性前列腺炎
C. 慢性前列腺炎
D. 前列腺癌
E. 以上都不对

9. 患者,男,68岁,发热,尿频、尿急、尿痛,直肠指检前列腺体积增大,有波动感。根据所提供的图像,最可能的诊断是

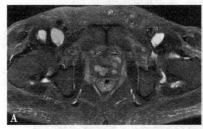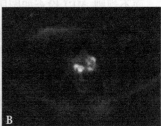

前列腺MRI图像
A. 轴位T_2+FS序列;B. 轴位DWI

A. 良性前列腺增生
B. 前列腺囊肿
C. 前列腺脓肿
D. 前列腺癌
E. 淋巴瘤

【A3/A4型题】

(1~3题共用题干)

患者,男,67岁。临床表现为尿频、尿急、尿流中断和排尿不尽。直肠指检示前列腺增大,质韧,边缘清楚,未触及不规则硬结。血清PSA为9.5μg/L。

1. 该患者最可能的诊断是
A. 先天性前列腺囊肿
B. 前列腺增生
C. 前列腺癌
D. 泌尿系结石
E. 膀胱癌

2. 首选的影像学检查是
　　A. 腹部平片
　　B. 排泄性尿路造影
　　C. 经直肠超声
　　D. CT 平扫
　　E. MRI

3. 为进一步除外前列腺癌,还可以选择的影像学检查是
　　A. 腹部平片
　　B. 排泄性尿路造影
　　C. 经直肠超声
　　D. CT 平扫
　　E. MRI

(4~9 题共用题干)
患者,男,78 岁,尿潜血阳性半个月,直肠指检示前列腺增大,触及硬结,血清 PSA 为 289.9μg/L。

4. 该患者最可能的诊断是
　　A. 泌尿系结核　　　　　B. 泌尿系结石
　　C. 前列腺增生　　　　　D. 前列腺癌
　　E. 膀胱癌

5. 为明确诊断和指导下一步治疗,最佳的影像学检查是
　　A. 腹部平片
　　B. 排泄性尿路造影
　　C. 经直肠超声
　　D. CT 平扫 + 增强
　　E. MRI 平扫 + 增强

6. 患者行 MRI 结果显示,前列腺癌侵犯双侧精囊腺、膀胱底部,伴盆腔多发淋巴结转移、多发骨转移,肿瘤分期应为
　　A. $T_{3b}N_0M_0$　　　　　B. $T_{3b}N_1M_1$
　　C. $T_4N_0M_1$　　　　　D. $T_4N_1M_0$
　　E. $T_4N_1M_1$

7. 前列腺癌发生淋巴结转移时,首先累及下列哪组淋巴结
　　A. 髂外动脉组
　　B. 髂总动脉组
　　C. 闭孔组淋巴结
　　D. 腹主动脉组
　　E. 纵隔和锁骨下组

2.【答案】C
　　【解析】经直肠超声是诊断前列腺增生最简便的影像学检查。平片和尿道造影均可通过尿路梗阻的间接征象来帮助诊断。CT 和 MRI 的优势在于能同时显示病灶和邻近周围组织,帮助鉴别诊断。
　　【考点】不同影像学检查在诊断前列腺增生方面的优势。☆☆
　　【难度】中

3.【答案】E
　　【解析】对于发现前列腺癌和确定肿瘤大小、范围,尤其对于局限于前列腺被膜内的肿瘤,MRI 具有较高价值。X 线检查只能依靠间接征象,对于较早的病变无法提供诊断信息,CT 检查不能区别前列腺的区带解剖,对早期癌的诊断价值有限。
　　【考点】MRI 是目前诊断前列腺癌价值最高的影像学检查。☆☆
　　【难度】易

4.【答案】D
　　【解析】患者老年男性,直肠指检提示前列腺结节,血 PSA 升高明显,高度提示前列腺癌,而尿潜血阳性则提示病灶是否累及膀胱。泌尿系结石多有腹痛症状,可合并泌尿系感染。泌尿系结核多有无痛性脓尿、血尿的症状。膀胱癌典型表现为无痛肉眼血尿,可伴有尿频、尿急、尿痛等膀胱刺激症状。
　　【考点】前列腺癌的临床表现和血清学检查指标。☆☆
　　【难度】中

5.【答案】E
　　【解析】MRI 在发现前列腺癌、确定肿瘤大小、累及范围等均具有较高价值。本患者已经出现血尿症状,高度怀疑肿瘤侵犯膀胱等邻近组织结构,故 MRI 是最佳选择。
　　【考点】MRI 是目前诊断前列腺癌价值最高的影像学检查。☆☆
　　【难度】易

6.【答案】E
　　【解析】前列腺癌侵犯精囊,分期为 T_{3b},侵犯除精囊腺外的其他邻近组织(如膀胱),分期为 T_4。有区域淋巴结转移为 N_1,有骨转移为 M_{1b}。故本患者分期为 $T_4M_1N_1$。
　　【考点】前列腺癌的 TNM 分期。☆
　　【难度】中

7.【答案】C
　　【解析】前列腺癌淋巴结转移的依次顺序为闭孔淋巴结、髂内淋巴结、髂外淋巴结、髂总淋巴结、骶前淋巴结、腹主动脉旁淋巴结、纵隔和锁骨下淋巴结。
　　【考点】前列腺癌淋巴结转移顺序。☆☆
　　【难度】难

8. 【答案】A

【解析】前列腺癌骨转移可表现为成骨型、溶骨型和混合型,常为其中成骨性转移最为多见。

【考点】前列腺癌骨转移特点。☆☆

【难度】中

9. 【答案】D

【考点】前列腺癌骨转移的好发部位。☆☆

【难度】难

提问 1:【答案】D

【解析】肿瘤发生于前列腺外周带,T_2WI 压脂相呈低信号,DWI 呈高信号,ADC 图信号减低,结合患者为老年男性,血 PSA 明显升高,应首先考虑诊断为前列腺癌。

【考点】前列腺癌的 MRI 表现。☆☆

【难度】中

提问 2:【答案】E

【解析】MRI 多序列成像能为前列腺癌提供更多的诊断信号,MRI 可以区分前列腺的外周带及中央带。好发于外周带的前列腺癌在 T_2WI 呈低信号,与正常高信号的外周带形成对比,且 DWI 呈明显高信号,增强扫描明显强化。

【考点】MRI 检查在诊断前列腺癌方面的重要价值。☆☆

【难度】易

提问 3:【答案】BCD

【解析】前列腺影像报告和数据系统(PI-RADS)首创于 2012 年,其目的是将前列腺 MRI 影像诊断标准化和系统化。依据最新第二版 PI-RADS,对于前列腺外周带的癌变,DWI 和 DCE 作为评分主要的扫描序列;对于移行带的癌变,T_2WI 和 DWI 为评分主要的扫描序列。

【考点】PI-RADS 标准。☆

【难度】中

8. 前列腺癌骨转移多表现为

A. 成骨型　　　　　B. 溶骨型　　　　　C. 混合型

D. 以上均是　　　　E. 以上均不是

9. 前列腺癌骨转移好发部位依次为

A. 脊柱、骨盆、股骨近端　　　B. 脊柱、股骨近端、骨盆

C. 骨盆、股骨近端、脊柱　　　D. 骨盆、脊柱、股骨近端

E. 股骨近端、脊柱、骨盆

【案例分析题】

案例:患者,男,72 岁。尿频、夜尿次数增多、排尿困难 3 个月余,不能排尿 1d 入院,血 PSA 20.49μg/L,MRI 检查如图所示。

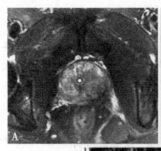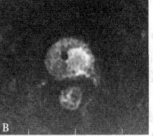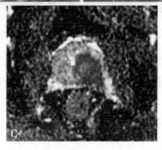

前列腺 MRI 图像

A. 轴位 T_2+FS 序列;B. 轴位 DWI;C. ADC 图像

提问 1:最可能的诊断是

A. 前列腺囊肿　　　　B. 良性前列腺增生　　C. 前列腺炎

D. 前列腺癌　　　　　E. 泌尿系结石　　　　F. 膀胱癌

提问 2:确诊该病的最佳影像学检查方法是

A. 超声　　　　　　　　　　　B. 静脉肾盂造影

C. 腹部平片　　　　　　　　　D. CT

E. MRI　　　　　　　　　　　F. 增强 CT

提问 3:根据 PI-RADS 标准,MRI 对于诊断前列腺癌最重要的序列包括

A. T_1WI　　　　　　　B. T_2WI　　　　　　C. DWI

D. DCE　　　　　　　　E. MRS

第六节　女性生殖系统病变

【A1 型题】

1. 下列关于道格拉斯窝的描述,哪项是**错误**的
   - A. 后腹膜覆盖直肠前并反折形成陷窝
   - B. 是指子宫直肠窝(女)或膀胱直肠窝(男)
   - C. 积液时直肠与前方子宫／膀胱距离加宽
   - D. 此窝与两侧直肠旁隐窝不相通
   - E. 是仰卧位腹腔积液的最低点

2. 关于正常子宫结构的 MRI 表现,描述正确的是
   - A. 子宫内膜 T_2WI 呈低信号
   - B. 子宫内膜正常厚度大于 5mm
   - C. 结合带 T_2WI 呈低信号
   - D. 子宫肌层 T_2WI 呈高信号
   - E. 子宫的峡部位于宫颈和阴道交界处

3. 关于子宫肌层结构的 MRI 表现,描述**错误**的是
   - A. 子宫肌层 T_1WI 呈低信号,T_2WI 呈略高信号
   - B. 结合带是肌层的一部分,厚度约 5~6mm
   - C. 子宫肌层信号不随月经周期改变
   - D. 结合带位于子宫肌层与内膜之间
   - E. 结合带 T_2WI 呈低信号

4. 关于卵巢的解剖及 MRI 表现,正确的是
   - A. T_2WI 脂肪抑制序列显示正常卵巢较好
   - B. 排卵期卵泡在 MRI 上的显示率较高
   - C. MRI 可显示正常卵巢内的卵泡
   - D. 显示卵巢宜采用连续、不间隔、薄层扫描
   - E. 以上均是

5. 女性生殖系统最常见的良性肿瘤是
   - A. 子宫平滑肌瘤
   - B. 子宫腺肌瘤
   - C. 卵巢成熟型畸胎瘤
   - D. 卵巢浆液性囊腺瘤
   - E. 卵巢黏液性囊腺瘤

6. 子宫肌瘤最好发的部位是
   - A. 宫体
   - B. 宫颈
   - C. 阴道
   - D. 阔韧带
   - E. 输卵管

1.【答案】D
　【解析】道格拉斯窝是指后腹膜在直肠前反折形成的陷窝,在女性为子宫直肠窝,在男性为膀胱直肠窝,是仰卧位时腹腔的最低点,也是腹腔积液最常见位置,两侧与直肠旁隐窝相通。
　【考点】道格拉斯窝解剖。☆☆
　【难度】易

2.【答案】C
　【解析】子宫体在 T_2WI 可见三层结构,从里向外分别为:内膜呈高信号,结合带呈低信号,肌层呈等／略高信号。内膜厚度随内分泌状况及年龄而改变,一般来说,增生期内膜为 1~3mm,分泌期为 5~10mm。子宫峡部为子宫体与子宫颈的交界处。
　【考点】正常子宫 MRI 表现。☆☆
　【难度】易

3.【答案】C
　【解析】子宫肌层信号随月经周期改变,分泌期时因含水量增加、血管增生而信号轻度增高。
　【考点】子宫肌层 MRI 表现。☆☆
　【难度】易

4.【答案】E
　【解析】育龄期女性卵巢大小约 $4cm×3cm×1cm$,MRI 宜采用连续、不间隔、薄层扫描显示正常卵泡结构,排卵期显示率较高。
　【考点】卵巢 MRI 表现。☆☆
　【难度】易

5.【答案】A
　【解析】子宫肌瘤是女性生殖系统最常见的良性肿瘤。
　【考点】女性生殖系统肿瘤的流行病学。☆☆
　【难度】易

6.【答案】A
　【解析】发生于子宫体的肌瘤约占全部肌瘤的 90%~96%,子宫颈仅占 2.2%~8.0%,偶见于圆韧带、阔韧带、宫底韧带。
　【考点】子宫肌瘤的发病部位。☆☆
　【难度】易

7.【答案】E

【解析】肌瘤实性部分在MRI T_2WI 上的典型表现为低信号。

【考点】子宫肌瘤CT及MRI影像表现。☆☆

【难度】中

8.【答案】D

【解析】肌瘤强化程度与正常肌层差异不显著,常为强化稍减低区。CT并非子宫肌瘤常规影像学评估方式,但对钙化、坏死、退变等表现有一定鉴别价值。

【考点】子宫肌瘤CT表现。☆☆

【难度】中

9.【答案】E

【解析】卵巢巧克力囊肿的病理为卵巢子宫内膜异位囊肿。

【考点】卵巢巧克力囊肿的影像表现及病理。☆☆

【难度】易

10.【答案】A

【解析】MRI对卵巢囊性病变的分辨率优于CT,CT不是区分浆液性、黏液性囊腺瘤的可靠影像学检查方法。

【考点】卵巢囊性病变的影像表现。☆☆

【难度】中

11.【答案】E

【解析】良性畸胎瘤即成熟畸胎瘤,内包含皮肤、毛发、牙齿、骨骼、油脂等分化良好的成分,常有钙化成分。发现腹腔种植或肝转移即考虑恶性。

【考点】成熟畸胎瘤的影像特征。☆☆

【难度】中

12.【答案】C

【解析】病变内多实性成分、分隔较厚为交界性或恶性病变如卵巢囊腺癌表现。

【考点】卵巢囊腺瘤的临床及影像特点。☆☆

【难度】中

13.【答案】D

【解析】盆腔脂肪增多症常合并腺

7. 下列有关子宫肌瘤的影像表现,哪项**不正确**
   A. 子宫单发或多发肿块
   B. CT下肌瘤平扫密度与子宫相仿
   C. 瘤内可有出血、坏死、囊变、钙化
   D. T_1WI 肌瘤为中等信号
   E. T_2WI 肌瘤实性部分为较高信号

8. 关于子宫肌瘤的CT表现,下列哪项说法是**错误**的
   A. 子宫分叶状增大或呈外突的实性肿块
   B. 宫旁脂肪间隙多存在
   C. 肌瘤坏死可形成囊性低密度区
   D. 增强扫描实性肿块明显强化
   E. 长期存在的肌瘤可发生钙化

9. 下述关于"卵巢巧克力囊肿",以下说法**错误**的是
   A. 单发或多发囊肿　　　B. 常累及双侧卵巢
   C. 囊肿直径多大于5cm　　D. 囊肿常与邻近结构粘连
   E. 病理为黄体囊肿

10. 关于"卵巢囊性病变"的描述,**不正确**的是
    A. CT能够区分浆液性、黏液性囊腺瘤
    B. 滤泡囊肿多小于3cm
    C. 单纯囊肿多为单房性
    D. 单纯囊肿 T_1WI 呈低信号,T_2WI 呈高信号
    E. 多囊卵巢综合征,双侧卵巢常同时受累

11. 关于卵巢良性畸胎瘤的影像特征,下列哪项**不正确**
    A. 囊性病变,囊壁厚薄不均,有钙化
    B. T_1WI 可见高信号
    C. 可见骨、牙齿
    D. CT可见脂-液平面
    E. 偶见肝转移

12. 以下关于卵巢囊腺瘤的描述,**不正确**的是
    A. 属于上皮来源肿瘤
    B. 体积较小时多无症状
    C. 病变内可见较厚的分隔及较多实性成分
    D. 分为浆液性和黏液性
    E. CT表现为多房性薄壁外缘光滑的低密度影

13. 下列哪项说法与卵巢癌**无关**
    A. 盆腔、腹腔巨大多发囊实性肿块

B. 腹腔积液

C. 腹腔不规则肿块,肠袢边缘不清

D. 盆腔脂肪增多

E. 肝周、盆壁、网膜有细小钙化

14. 卵巢癌典型的大网膜种植表现为前腹壁下相当于大网膜部位呈

    A. 饼状软组织肿块   B. 多发结节状改变

    C. 网状纤维条索   D. 广泛钙化

    E. 无一定特征

15. 下列哪项**不是**提示卵巢恶性肿瘤的指征

    A. 囊壁厚度超过 3mm

    B. 分隔厚度超过 3mm,厚薄不均,伴赘生物及壁结节

    C. 肿物内实性成分多

    D. 肿物的边缘不清晰

    E. 增强扫描时强化不明显

16. 关于卵巢浆液性囊腺癌的描述,哪项**不正确**

    A. 多为单侧卵巢受累

    B. 早期就可有腹腔转移

    C. 可为囊实性

    D. 瘤体多较大

    E. 囊壁厚,且厚度不均,可强化

17. 关于卵巢良性畸胎瘤的基本特征的描述哪项**不正确**

    A. 为卵巢最常见的良性肿瘤

    B. 液性脂肪部分呈短 T_1、长 T_2 信号,与皮下脂肪类似

    C. 瘤内或瘤周可出现化学位移伪影

    D. 肿瘤内部结构特征主要有碎屑和壁突

    E. 肿瘤常出血和坏死

18. 子宫内膜癌最常见的病理类型为

    A. 子宫内膜样腺癌   B. 未分化癌

    C. 鳞腺癌   D. 透明细胞癌

    E. 鳞癌

19. 关于子宫内膜癌的诊断要点,下列哪项**不正确**

    A. 绝经后多见,临床表现为不规则阴道出血

    B. CT 能较好地显示内膜癌的肌层浸润

    C. CA125 可协助诊断

    D. 增强扫描呈轻中度强化,强化程度低于正常子宫肌层

性膀胱炎,与卵巢癌并无直接关系。

【考点】卵巢癌影像特点。☆☆

【难度】易

14.【答案】A

【解析】卵巢癌大网膜种植的特征表现为"网膜饼"。

【考点】卵巢癌影像表现。☆☆

【难度】易

15.【答案】E

【解析】一般而言,卵巢恶性肿瘤实性成分多,囊壁及分隔较厚,增强扫描可见强化。

【考点】卵巢肿瘤良恶性鉴别。☆☆

【难度】易

16.【答案】A

【解析】卵巢浆液性囊腺癌常双侧卵巢受累,表现为单房或多房、囊实性或实性肿物。

【考点】卵巢浆液性囊腺癌影像表现。☆☆

【难度】中

17.【答案】E

【解析】肿瘤内液性脂肪部分呈短 T_1、长 T_2 信号,是诊断畸胎瘤的主要依据。由于脂肪造成的化学位移伪影,既可出现在肿瘤内,也可出现在肿瘤周围,特征可与出血性病变相鉴别,肿瘤内部主要有碎屑和壁突两种结构,常无出血和坏死表现。

【考点】卵巢良性畸胎瘤临床及影像表现。☆☆

【难度】中

18.【答案】A

【解析】子宫内膜癌最常见的病理类型为子宫内膜样腺癌,约占80%。

【考点】子宫内膜癌病理类型。☆☆

【难度】易

19.【答案】B

【解析】MRI 能较好地显示内膜癌肌层浸润,CT 对于肌层浸润的诊断能力有限。

【考点】子宫内膜癌诊断要点。☆☆

【难度】易

20.【答案】C

【解析】子宫内膜癌深肌层浸润被定义为肿瘤浸润深度超过 1/2 肌层,结合带破坏或内膜下强化带不完整通常为浅肌层受累的表现。

【考点】子宫内膜癌肌层浸润。☆☆

【难度】中

21.【答案】C

【解析】包括子宫内膜癌在内,子宫肌瘤、子宫肌腺症及宫颈癌病灶内部的短 T_1 信号通常由于出血导致,细胞内/外正铁血红蛋白均可显著缩短纵向弛豫时间。

【考点】出血信号特点。☆☆

【难度】易

22.【答案】C

【解析】在发达国家,最常见的女性生殖道恶性肿瘤是子宫内膜癌,而宫颈癌是我国最常见的女性生殖道恶性肿瘤。I_a 期肿瘤通常肉眼不可见,为镜下浸润癌,病灶间质浸润深度 ≤ 5.0mm,水平浸润范围 ≤ 7.0mm。其中 I_{a1} 期指间质浸润深度 ≤ 3.0mm,水平浸润范围 ≤ 7.0mm,而 I_{a2} 期指病灶间质浸润深度 >3.0mm,但不超过 5.0mm,水平浸润范围 ≤ 7.0mm。

【考点】宫颈癌临床及影像要点。☆☆

【难度】难

23.【答案】E

【解析】宫旁浸润需要借助多平面 T_2WI、DWI、T_1WI 增强序列等综合加以判断。

【考点】宫颈癌宫旁浸润诊断。☆☆

【难度】难

24.【答案】C

【解析】宫颈癌已侵犯阴道下 1/3,达到Ⅲ期,但未超出真骨盆或侵犯膀胱或直肠黏膜,故未达到Ⅳ期。Ⅲ_a期及Ⅲ_b 的区别在于是否侵犯盆壁,其中Ⅲ_a期指病灶累及阴道下 1/3,未侵犯盆壁;Ⅲ_b期指病灶侵犯盆壁,和/或导致肾盂积水或无功能肾。

【考点】宫颈癌 FIGO 分期的 MRI 表现。☆☆

【难度】难

1.【答案】A

【解析】单纯性卵巢囊肿为附件区类圆形均匀低密度影,无明显强化。

【考点】卵巢囊肿影像特征。☆☆

【难度】易

E. 宫腔常增大

20. MRI 诊断子宫内膜癌侵入深肌层的一个重要征象是

A. 正常子宫内膜消失

B. 子宫内膜下强化带不规则

C. 结合带破坏,肿瘤浸润深度超过 1/2 肌层

D. 子宫峡部消失

E. 子宫肌层变薄

21. 子宫内膜癌行 MRI 检查时,T_1WI 肿瘤内部出现高信号提示

A. 肿瘤内钙化   B. 肿瘤液化、坏死

C. 肿瘤内出血   D. 肿瘤纤维化

E. 肿瘤囊变

22. 下列关于宫颈癌的描述,**不正确**的是

A. 我国最常见的女性生殖道恶性肿瘤

B. 预后取决于肿瘤大小和分期

C. MRI 可发现 I_a 期肿瘤

D. 多平面 T_2WI 有利于诊断宫颈癌的病变范围

E. 病理上以鳞癌多见

23. 关于宫颈癌宫旁浸润的描述,**错误**的是

A. MRI 的重要价值之一在于对宫旁浸润的评估

B. 宫旁浸润是 II_a 与 II_b 期的鉴别要点

C. 宫旁浸润在 T_2WI 上表现为宫颈基质低信号环连续性中断

D. DWI 有助于宫旁浸润的判断

E. 宫旁浸润仅需在 T_2WI 轴位图像上观察

24. 宫颈癌在 T_2WI 显示阴道下 1/3 的正常低信号阴道壁被高信号肿物侵犯,但无盆壁浸润,应为

A. II_a 期   B. II_b 期   C. III_a 期

D. III_b 期   E. IV_a 期

【A2 型题】

1. 患者,女,26 岁,CT 示左侧盆腔内 5cm×6cm 类圆形囊性密度影,边缘光滑,密度均匀,CT 值 26HU,无明显强化,子宫、肠管受推压,最可能的诊断为

A. 卵巢囊肿   B. 卵巢囊腺瘤

C. 卵巢畸胎瘤   D. 巧克力囊肿

E. 卵巢脓肿

2. 患者,女,34 岁。查体偶然发现盆腔内囊实性肿块,以囊性为主,含脂肪和钙化,下列诊断中,最可能的诊断是
　　A. 卵巢囊肿　　　　B. 囊性畸胎瘤　　　C. 卵巢囊腺瘤
　　D. 卵巢囊腺癌　　　E. 滤泡囊肿

3. 患者,女,40 岁。1 年前查体发现左下腹直径约 5cm 实性肿物,未复查。1d 前排尿时突然下腹痛,伴恶心,无发热。查体见子宫正常大,子宫左上方触及直径约 14cm 肿块,张力较大,不活动,有压痛。B 超提示为卵巢肿物,内有不均质回声。直肠子宫陷凹有少量积液。本例最可能的诊断为
　　A. 卵巢肿瘤恶变　　　　B. 卵巢肿瘤破裂
　　C. 卵巢肿瘤蒂扭转　　　D. 继发感染
　　E. 阑尾炎穿孔包裹

4. 患者,女,41 岁。查体发现盆腔包块,MRI 示右侧附件区多房囊性肿物,各囊信号不等,呈"彩色玻璃征",囊壁及分隔不厚,未见明显壁结节,其可能诊断为
　　A. 浆液性囊腺瘤　　　　B. 浆液性囊腺癌
　　C. 黏液性囊腺瘤　　　　D. 黏液性囊腺癌
　　E. 透明细胞癌

5. 患者,女,52 岁。CT 和 MRI 发现盆腔内有囊实性肿块,壁和内隔厚而不规整并有明显的实性部分。最可能的诊断是
　　A. 卵巢囊肿　　　　　　　B. 卵巢腺瘤
　　C. 卵巢畸胎瘤　　　　　　D. 卵巢囊腺癌
　　E. 卵巢脓肿

6. 患者,女,58 岁。胃癌切除术后 2 个月,CT 检查发现盆腔内双侧肿块和腹腔积液,最可能的诊断是
　　A. 肝硬化,腹腔积液
　　B. 克鲁肯贝格(Krukenberg)瘤
　　C. 卵巢癌
　　D. 卵巢囊腺瘤
　　E. 卵巢囊肿

7. 患者,女,54 岁。不规则阴道出血伴下腹疼痛 2 个月。查体:心肺无异常,腹部触诊未及肿块。影像学表现如图所示,最可能的诊断是
　　A. 子宫颈癌　　　　　　　B. 子宫内膜息肉
　　C. 子宫肌瘤　　　　　　　D. 子宫内膜癌
　　E. 子宫腺肌症　　　　　　F. 子宫萎缩

2.【答案】B
　【解析】卵巢囊性畸胎瘤即成熟畸胎瘤,通常无症状,内含脂肪和钙化为其诊断要点。
　【考点】卵巢囊性畸胎瘤影像特征。☆☆
　【难度】易

3.【答案】C
　【解析】卵巢肿瘤蒂扭转为妇科最常见的急腹症之一,需要警惕。
　【考点】妇科急腹症。☆☆
　【难度】易

4.【答案】C
　【解析】附件区多房囊性肿物、信号不等为黏液性囊腺瘤典型表现,恶性囊腺癌可有囊壁及分隔增厚,并可见壁结节。
　【考点】黏液性囊腺瘤影像表现。☆☆
　【难度】中

5.【答案】D
　【解析】卵巢癌是卵巢最常见的恶性肿瘤,CT 和 MRI 表现为盆腔内较大肿块,内有多发大小不等、形态不规则的囊性成分,其间隔及囊壁厚薄不均,有明显的软组织成分。
　【考点】卵巢癌的影像表现。☆☆
　【难度】中

6.【答案】B
　【解析】该患者有明确的胃癌手术病史,胃肠道肿瘤容易发生种植转移,而盆腔种植转移最好发的部位是卵巢,称为 Krukenberg 瘤。
　【考点】胃癌的卵巢种植转移。☆☆
　【难度】易

7.【答案】D
　【解析】宫腔内见不规则肿物,结合带破坏,DWI 上呈高信号,增强后强化程度明显低于正常子宫肌层,结合病史,可符合子宫内膜癌表现。
　【考点】子宫内膜癌影像表现。☆☆
　【难度】中

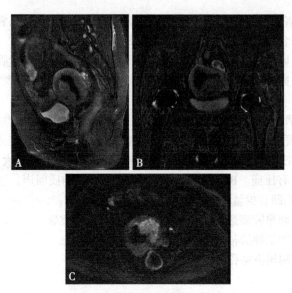

A. 矢状位 T_2+FS；B. 冠状位 T_2+FS；C. DWI

8.【答案】D
【解析】肥胖及高血压均为子宫内膜癌的危险因素，且为绝经期妇女，阴道不规则流血，故最可能为子宫内膜癌。
【考点】子宫内膜癌临床特点。☆☆
【难度】易

8. 经产妇，68 岁。绝经 16 年。阴道反复流血 3 个月就诊。查体：肥胖。一般情况好，血压 160/110mmHg。妇科检查：阴道少量流血，宫颈光滑，子宫正常大，双侧附件未见异常。最可能的诊断是
A. 子宫颈癌　　　　B. 子宫肌瘤　　　　C. 子宫内膜息肉
D. 子宫内膜癌　　　　E. 子宫颈炎

9.【答案】A
【解析】CA125 是上皮细胞分泌的肿瘤标记物，其明显升高通常提示肿瘤为上皮细胞来源。
【考点】卵巢癌组织学分型及其特点。☆☆
【难度】中

9. 患者，女，51 岁。因腹胀就诊，查体移动性浊音（+），CA125 明显升高，CT 提示盆腔巨大囊实性肿块，子宫受推压，大量腹水，腹盆腔多发种植转移灶，其最可能的诊断为
A. 上皮性来源卵巢恶性肿瘤
B. 生殖细胞来源卵巢恶性肿瘤
C. 性索间质来源卵巢恶性肿瘤
D. 宫颈癌伴多发转移
E. 子宫内膜癌伴多发转移

10.【答案】B
【解析】SCC 全称为鳞状上皮细胞癌抗原（squamous-cell carcinoma antigen，SCC/SCC-Ag），是从子宫颈鳞状上皮细胞癌组织中分离出的糖蛋白，临床多用于宫颈癌、肺癌、头颈部癌的诊断、治疗评估。
【考点】宫颈癌组织学分型及其特点。☆☆
【难度】中

10. 患者，女，38 岁。因同房后出血 2 个月就诊。查体宫颈呈菜花状外观，HPV（+），SCC 升高，MRI 示子宫下段及宫颈见不规则团块状等 T_1、等 T_2 信号，其最可能的诊断为
A. 子宫内膜癌　　　　　　B. 宫颈鳞癌
C. 宫颈腺癌　　　　　　D. 子宫肉瘤
E. 宫颈神经内分泌癌

【A3/A4 型题】

（1~3 题共用题干）
患者，女，41 岁。已婚。下腹部疼痛 2d。患者于 3 个月前开始

出现月经量增多,伴不规则阴道出血,经期延长至 7~8d,周期为 20~15d,伴尿频、便秘。查体:心肺无异常,下腹部触诊可触及肿块,无高血压史,无结合等传染病病史。

1. 最可能的初步诊断为
   A. 子宫颈癌　　　　　B. 卵巢囊腺瘤　　　　C. 卵巢囊肿
   D. 子宫肌瘤　　　　　E. 卵巢癌　　　　　　F. 子宫内膜癌

2. 该病在妇科的首选影像筛查方式为
   A. CT　　　　　　　　　B. 子宫输卵管造影
   C. 超声检查　　　　　　D. MRI
   E. X 线检查　　　　　　F. 宫腔镜

3. 为进一步确诊,最具意义的检查是
   A. MRI　　　　　　　　B. CT
   C. 子宫输卵管造影　　　D. 宫腔镜
   E. 子宫穿刺术　　　　　F. B 超检查

(4~5 题共用题干)
患者,女,45 岁。阴道接触性出血 1 年,白带带血 2 个月,偶感下腹不适;患者 1 年前出现性生活后出血,2 个月前出现白带内带血,并觉下腹隐痛;查体:外阴已婚已产式,宫颈肥大,质硬,颈管膨大,宫颈表面光滑。MRI 检查如图所示。

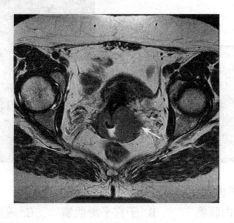

4. 最可能的诊断是
   A. 子宫内膜癌　　　　B. 慢性宫颈炎　　　　C. 宫颈肥大
   D. 宫颈癌　　　　　　E. 宫颈囊肿　　　　　F. 子宫腺肌症

5. 矢状位示病灶侵犯阴道上段未达到阴道 1/3,该分期为
   A. I_a 期　　　　　　B. II_a 期　　　　　C. II_b 期
   D. III_a 期　　　　　E. III_b 期

1. 【答案】D
   【解析】子宫肌瘤是最常见的妇科良性肿瘤,临床可表现为月经量增多、经期延长。
   【考点】子宫肌瘤临床特点。☆☆
   【难度】易

2. 【答案】C
   【解析】妇科超声是女性生殖系统疾病的首选影像筛查方式。
   【考点】女性生殖系统疾病的影像学检查。☆☆
   【难度】易

3. 【答案】A
   【解析】MRI 是发现并诊断子宫肌瘤最为敏感的方法,也易于分辨黏膜下、肌层内、浆膜下和宫颈部位的子宫肌瘤。
   【考点】子宫肌瘤影像学检查方法。☆☆
   【难度】中

4. 【答案】D
   【解析】MRI 示宫颈不规则 T_2WI 稍高信号肿物,宫颈最外层基质低信号环不连续,可见宫旁浸润,符合宫颈癌表现。
   【考点】宫颈癌 MRI 表现。☆☆
   【难度】中

5. 【答案】C
   【解析】本病变有宫旁浸润且未达盆壁,本题干提示病灶侵犯未达阴道下 1/3,可符合 FIGO 分期 II_b 期 MRI 表现。
   【考点】宫颈癌 FIGO 分期 MRI 表现。☆☆
   【难度】难

(6~7 题共用题干)

患者,女,58 岁,绝经后阴道出血 3 个月。妇科检查:阴道黏膜正常,宫颈光滑,子宫稍大。诊刮刮出内膜为糜烂样。盆腔 CT 平扫及增强示:子宫增大,子宫腔内可见软组织密度肿块,肿块呈菜花状,密度低于正常强化的子宫肌层,右侧附件区可见于子宫相连的软组织肿块,盆腔内可见多个肿大淋巴结;膀胱及直肠壁光整,其内未见异常密度影,骨盆未发现异常。

6. 分析上述病例,患者最可能的诊断是
   A. 子宫颈癌Ⅱ期　　　　　　　B. 子宫内膜癌Ⅱ期
   C. 子宫内膜癌Ⅲ期　　　　　　D. 子宫内膜癌Ⅳ期
   E. 卵巢癌Ⅳ期

7. 该病最主要的转移途径是
   A. 种植转移　　　　B. 血行转移　　　　C. 淋巴转移
   D. 直接蔓延　　　　E. 骨转移

(8~10 题共用题干)

患者,女,38 岁。因月经过多,经期延长,反复流产、不孕就诊,触诊子宫增大。MRI 检查如图所示。

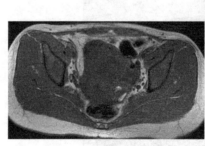
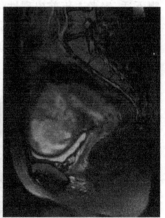

8. 首先要考虑的疾病是
   A. 子宫内膜癌　　　　B. 子宫平滑肌瘤　　　　C. 输卵管结核
   D. 葡萄胎　　　　　　E. 子宫腺肌症

9. 该病典型的 MRI 表现为
   A. T_1WI 信号强度类似子宫肌层,T_2WI 明显低信号
   B. T_1WI 信号强度低于子宫肌层,T_2WI 明显低信号
   C. T_1WI 信号强度高于子宫肌层,T_2WI 明显低信号
   D. T_1WI 信号强度类似子宫肌层,T_2WI 高信号
   E. T_1WI 信号强度类似子宫肌层,T_2WI 等信号

6.【答案】C
　【解析】根据典型的临床症状、诊刮结果及 CT 表现可符合子宫内膜癌,该患者病变已侵犯右侧附件,但未侵犯膀胱、直肠及骨盆,肿瘤为Ⅲ期。但需要与卵巢癌鉴别,卵巢癌临床表现常为腹胀、腹部肿块及腹水。
　【考点】子宫内膜癌临床及影像特点。☆☆
　【难度】难

7.【答案】C
　【解析】淋巴转移是主要的转移途径,首先累及髂内外及闭孔淋巴结组。
　【考点】子宫内膜癌的转移途径。☆☆
　【难度】中

8.【答案】B
　【解析】子宫肌瘤是最常见的妇科良性肿瘤,临床可表现为月经量增多、经期延长,患者 MRI 也是变性肌瘤的表现。
　【考点】子宫肌瘤典型表现。☆☆
　【难度】中

9.【答案】A
　【解析】典型子宫肌瘤的 MRI 表现为 T_1WI 等信号、T_2WI 低信号。
　【考点】子宫肌瘤 MRI 表现。☆☆
　【难度】中

10. 该病的临床症状与以下哪项因素最相关
   A. 患者年龄　　　　　　B. 月经情况
   C. 病变大小　　　　　　D. 病变部位
   E. 病变单发或多发

10.【答案】D
　　【解析】临床症状与病变部位密切相关。
　　【考点】子宫肌瘤临床特点。☆☆
　　【难度】中

【案例分析题】

案例一:女性,33 岁,因不孕就诊。CT 扫描示子宫增大呈分叶状,表面光滑,子宫肌壁内稍低密度影,宫腔受压移位。

提问 1:需要考虑的诊断有
A. 葡萄胎　　　　B. 子宫内膜癌　　　　C. 子宫肌瘤
D. 子宫腺肌瘤　　E. 妊娠　　　　　　　F. 子宫畸形

提问 1:【答案】CD
　　【解析】子宫肌瘤及腺肌瘤均可为题干所及表现。
　　【考点】子宫常见肿瘤的 CT 特点。☆☆
　　【难度】中

提问 2:下列关于子宫肌瘤的描述,下列说法**错误**的是
A. 是最常见的女性生殖系统肿瘤
B. 较大的肌瘤可恶变
C. 多发肌瘤少见
D. 以浆膜下肌瘤最常见
E. 恶变者多为绝经后女性
F. 临床多以月经量增多就诊

提问 2:【答案】CDE
　　【解析】肌瘤常多发,肌壁间肌瘤最常见,恶变发生率仅 0.4%~1.3%,与年龄无直接联系。
　　【考点】子宫肌瘤临床特点。☆☆
　　【难度】难

提问 3:关于子宫肌瘤的 CT 表现,下列说法正确的是
A. 子宫体积可增大、呈分叶状
B. 可表现为子宫向外突出的软组织密度肿块
C. 肿块内可有钙化
D. 肿块可密度不均
E. 增强后密度一般较子宫肌层明显增高
F. 病变内常见低密度区

提问 3:【答案】ABCD
　　【解析】子宫肌瘤可表现为子宫体积增大,可表现为子宫向外突出的软组织密度肿块,可伴钙化,退变肌瘤可密度不均,强化程度一般稍低于子宫肌层。
　　【考点】子宫肌瘤 CT 表现。☆☆
　　【难度】中

案例二:女性,28 岁,查体发现盆腔内混杂密度肿块,含脂肪和钙化。

提问 1:下列诊断中,可能的诊断是
A. 卵巢囊肿　　　　　　B. 成熟畸胎瘤
C. 卵巢囊腺瘤　　　　　D. 未成熟畸胎瘤
E. GIST　　　　　　　　F. 性索间质肿瘤

提问 1:【答案】BD
　　【解析】成熟畸胎瘤和未成熟畸胎瘤内均可含有脂肪及钙化成分。
　　【考点】畸胎瘤影像特点。☆☆
　　【难度】中

提问 2:与 MRI 相比,CT 对于该病变的主要优势是能显示肿瘤内
A. 脂肪组织　　　　　　B. 皮肤附件
C. 钙化　　　　　　　　D. 骨化
E. 囊壁厚度　　　　　　F. 坏死

提问 2:【答案】CD
　　【解析】CT 相比 MRI 的主要优势是能显示肿瘤内钙化和骨化。
　　【考点】CT 与 MRI 优缺点比较。☆☆
　　【难度】中

提问3:【答案】AB

【解析】成熟畸胎瘤是最常见的生殖细胞肿瘤,为良性卵巢肿瘤,最常见于育龄期妇女,脂肪及钙化组织是其特征性表现,但并非一定在CT上可见。

【考点】畸胎瘤临床及影像特点。☆☆

【难度】中

提问3:下列关于该病变的描述,**错误**的是

A. 绝大多数为恶性

B. 发病年龄主要见于青春期前

C. 弧形钙化是特征性表现

D. CT可见脂肪及钙化组织

E. 肿瘤可为囊实性肿块

F. 增强扫描不同程度强化

第八章 乳腺系统

【A1 型题】

1. 乳腺 MRI 基本征象中,哪种**不属于**非肿块样强化范畴
   - A. 线条状强化
   - B. 节段样强化
   - C. 区域性强化
   - D. 多区域样强化
   - E. 背景强化

2. 乳腺 MRI 检查技术的优势**不包括**
   - A. 软组织分辨率高
   - B. 适用于致密型乳腺
   - C. 对多灶性乳腺癌显示较好
   - D. 对乳腺癌化疗疗效的评价准确
   - E. 显示钙化好

3. 诊断乳腺纤维腺瘤最有特征性的征象是
   - A. 边界清楚
   - B. T_2WI 信号较高
   - C. 钙化
   - D. 流入型动态增强曲线
   - E. 胶原纤维形成的分隔

4. 诊断乳腺导管乳头状瘤最准确的检查方法是
   - A. X 线
   - B. CT
   - C. MRI
   - D. 乳腺导管造影
   - E. 临床触诊

5. 乳腺癌 T_1 分期的肿瘤大小标准是
   - A. 肿瘤最大径≤2cm
   - B. 肿瘤最大径≤3cm
   - C. 肿瘤最大径≤4cm
   - D. 肿瘤最大径≤5cm
   - E. 肿瘤最大径≤6cm

1. 【答案】E
   【解析】非肿块样强化的形式包括:线条状强化、节段样强化、区域性强化、多区域性强化,而背景性强化也可以表现为肿块样强化,因此,E 选项为正确答案。
   【考点】主要考查乳腺 MRI 增强扫描中常见的强化类型。☆☆
   【难度】中

2. 【答案】E
   【解析】MRI 对钙化不敏感。
   【考点】主要考查乳腺 MRI 检查的价值与限度。☆
   【难度】易

3. 【答案】E
   【解析】乳腺纤维腺瘤内由胶原纤维形成的分隔,在 T_2WI 上表现为低或中等信号,此征象为纤维瘤较特征性表现。
   【考点】主要考查乳腺纤维的特征性影像学表现。☆☆
   【难度】中

4. 【答案】D
   【解析】乳腺导管乳头状瘤最佳的影像学检查方法是乳腺导管造影,主要表现为官腔内充盈缺损,导管突然中断和"杯口"状改变。
   【考点】主要考查乳腺导管乳头状瘤的影像学表现。☆☆
   【难度】易

5. 【答案】A
   【解析】T_1 期乳腺癌是指:肿瘤最大径≤2cm。
   【考点】主要考查乳腺癌的 TNM 分期。☆☆
   【难度】中

6.【答案】D

【解析】乳腺良恶性病变均可出现钙化,良性钙化多较粗大,形态可为颗粒状、爆米花样、粗棒状、环形;恶性钙化多呈细小砂粒样、多形性。

【考点】主要考查乳腺肿瘤常见的钙化表现。☆☆

【难度】易

7.【答案】A

【解析】点灶状强化一般是指小于5mm的强化。

【考点】主要考查乳腺MRI中不同的强化。☆☆

【难度】中

8.【答案】B

【解析】乳腺正常分型包括:脂肪型、少量腺体型、多量腺体型及致密型。

【考点】主要考查乳腺的分型。☆

【难度】易

9.【答案】C

【解析】乳腺病灶的定位标记法,以乳头为中心画垂直线和水平线,把乳腺分为四个象限,顺时针标记12个点位。根据上述标记法,C选项叙述错误。

【考点】主要考查乳腺的分区。☆☆

【难度】易

10.【答案】A

【解析】肿块是乳腺癌常见的X线征象。

【考点】主要考查乳腺癌的影像学表现。☆☆

【难度】易

11.【答案】A

【解析】乳腺浸润性导管癌常见的X线征象是高密度肿块周围显示毛刺状浸润性病变,称为白星。

【考点】主要考查乳腺癌的影像学表现。☆☆

【难度】中

12.【答案】D

【解析】肿块呈小分叶、边缘模糊不清及毛刺多为恶性征象;一般良性病变多呈等密度或低密度,而恶性病变密度多较高;当临床触诊检查测量的肿块大于X线所示时,则恶性可能性较大。

【考点】主要考查乳腺恶性肿块的X线表现。☆☆

【难度】中

13.【答案】E

【解析】左侧乳房顺时针象限依次为外上象限、外下象限、内下象限、内上象限。乳头及乳晕区属中央区。

---

6. 下面描述的乳腺钙化**不属于**良性钙化的是
   A. 粗大颗粒状
   B. 血管钙化
   C. 粗杆样钙化
   D. 细小多形性钙化
   E. 环形钙化

7. 乳腺 MRI 征象中,点灶性强化的大小标准一般为
   A. <5mm
   B. <6mm
   C. <7mm
   D. <8mm
   E. <9mm

8. 关于乳腺正常分型,下列**错误**的是
   A. 脂肪型
   B. 青年型
   C. 少量腺体型
   D. 多量腺体型
   E. 致密型

9. 关于右侧乳腺的分区,下述说法**错误**的是
   A. 时钟 12~3 点位为内上象限
   B. 时钟 3~6 点为内下象限
   C. 乳头及乳晕区属外上象限
   D. 时钟 9~12 点为外上象限
   E. 时钟 6~9 点为外下象限

10. 乳腺癌直接 X 线征象为
    A. 肿块
    B. 乳头凹陷
    C. 血运增多
    D. 皮下脂肪层模糊
    E. 皮肤局限增厚和收缩

11. 星状形中央有肿块影者称为白星,常见于
    A. 乳腺浸润性导管癌
    B. 乳腺硬化性导管增生
    C. 乳腺纤维瘤透明变性
    D. 乳腺术后瘢痕
    E. 乳腺脓肿

12. 有关乳腺恶性肿瘤的说法中,哪项**欠妥**
    A. 肿块边缘模糊
    B. 界限不清
    C. 有长或短毛刺
    D. 肿块密度较低
    E. 触诊肿块的大小常大于 X 线片所见

13. 观察左侧乳腺时,常将其分为若干象限,下述哪种说法**不妥**
    A. 时钟 12~3 点为外上象限
    B. 时钟 3~6 点为外下象限

C. 时钟 6~9 点为内下象限

D. 时钟 9~12 点为内上象限

E. 乳头及乳晕区属外上象限

14. 乳腺腺体呈不均匀性大片致密影,边缘模糊,脂肪的带状透亮线变窄或消失,此为哪类乳腺的特征

　　A. 少女乳腺　　　　B. 青春型乳腺

　　C. 月经期乳腺　　　D. 哺乳期乳腺

　　E. 绝经期乳腺

15. 乳腺良性肿块的 X 线征象中,应**除外**

　　A. 肿块多呈圆形或类圆形

　　B. 肿块边缘光滑清晰

　　C. 肿块界限不清

　　D. 肿块密度较均匀

　　E. 肿块有时可见透明晕圈

16. 乳腺的脂肪层形成一条透亮带,其厚度为

　　A. 0.5~1.5mm　　　　B. 0.5~2.5mm

　　C. 0.5~1.5cm　　　　D. 0.5~2.5cm

　　E. 1.5~2.5mm

17. 下列哪项为乳腺癌的临床特征,而**不属于** X 线特征

　　A. 漏斗征　　　B. 帐篷征　　　C. 彗星尾征

　　D. 晕圈征　　　E. 酒窝征

18. 乳腺结构不良的 X 线表现中,**不会**见到下列哪项

　　A. 乳腺实质内多发或弥漫性不规则结节影

　　B. 有时可在其内见纤维条索影,边缘模糊

　　C. 病变严重者常看不见正常乳腺腺体结构

　　D. 乳腺实质内不会见到钙化影

　　E. 少数患者乳腺内可见新月形钙化影

19. 关于乳腺钼靶摄影最佳时间,正确的是

　　A. 月经中期　　　　B. 月经期

　　C. 月经干净后一周内　　D. 与经期无关

　　E. 月经前期

20. 下列关于乳腺癌 CT 平扫哪项**不正确**

　　A. CT 值多为 30~50HU

　　B. 可清楚显示肿瘤内的短杆状钙化

　　C. 瘤体密度一般低于腺体密度

【考点】主要考查乳房象限的划分。☆☆
【难度】易

14.【答案】D
【解析】脂肪的带状透亮线变窄或消失是哺乳期乳腺特有的 X 线征象。
【考点】不同年龄及生理周期乳腺类型特点。☆☆
【难度】中

15.【答案】C
【解析】肿块多呈圆形或类圆形,边缘光滑清晰,密度较均匀,有时可见透明晕圈为乳腺良性肿块的影像学表现,肿块界限不清多为恶性征象。
【考点】主要考查乳腺良性肿块的影像学表现。☆☆
【难度】易

16.【答案】B
【解析】乳腺皮下脂肪厚度为 0.5~2.5mm。
【考点】主要考查乳腺皮下脂肪的影像学表现。☆
【难度】易

17.【答案】E
【解析】皮肤增厚、凹陷,增厚的皮肤可向肿瘤方向回缩,即酒窝征,多为恶性肿瘤。
【考点】主要考查乳腺恶性肿瘤的临床表现。☆☆
【难度】易

18.【答案】D
【解析】乳腺良、恶性病变均可出现钙化。
【考点】主要考查乳腺异常 X 线表现。☆
【难度】中

19.【答案】C
【解析】由于乳腺腺体组织随月经周期变化而有所变化,某些妇女在月经前有生理性的乳腺增生改变,所以最好在月经后 1 周行影像学检查。
【考点】乳腺影像学检查时机的选择。☆☆
【难度】易

20.【答案】C
【解析】乳腺癌肿块密度多较高,通常高于正常腺体和同等大小的良性

肿块。

【考点】乳腺癌的 CT 征象。☆☆

【难度】中

21.【答案】E

【解析】乳腺癌钙化病灶密度不一，且浓淡不均。

【考点】乳腺癌钙化 X 线特征。☆☆

【难度】中

22.【答案】D

【解析】乳腺良性肿块与正常腺体间分界清晰。

【考点】乳腺良性肿瘤性病变的 X 线特征。☆☆

【难度】中

23.【答案】E

【解析】乳腺癌 T_1 为肿瘤最大径 ≤2.0cm；T_2 为肿瘤最大径 >2.0cm，≤5.0cm；T_3 为肿瘤最大径 >5.0cm。

【考点】乳腺癌的 TNM 病理分期。☆☆

【难度】中

24.【答案】E

【解析】乳腺纤维腺瘤 X 线表现为类圆形肿块，边缘光滑、锐利，可有分叶，密度均匀且近似正常腺体密度，部分可见颗粒状钙化。

【考点】乳腺良性肿瘤的影像学特征。☆☆

【难度】中

25.【答案】E

【解析】病变内有条状分隔是纤维腺瘤的特征性征象。

【考点】乳腺纤维腺瘤的 MRI 征象。☆☆

【难度】中

26.【答案】D

【解析】钙化是乳腺癌常见的 X 线征象，属于直接征象。乳腺癌的间接征象包括：血运增多、增粗，导管扩张，透亮环，厚皮带，塔尖征，乳头凹陷，皮下脂肪层模糊等。

【考点】乳腺癌的 X 线摄影特征。☆☆

【难度】中

27.【答案】B

【解析】乳腺 X 线摄影检查时，常规采用的摄影体位包括：CC 位，也称轴位或头尾位；MLO 位，也称侧斜位。

【考点】乳腺钼靶摄影的方法。☆

【难度】易

D. 累及胸壁者可见乳腺后间隙消失

E. 肿瘤内出现液化坏死后可出现低密度区

21. 下列哪项**不属于**乳腺癌特征性钙化的特点
    A. 密集成簇　　　　　　B. 钙化粒微小
    C. 单位面积内数目较多　D. 钙化位于肿块内或边缘部
    E. 密度均一，较淡

22. 下列哪项**不属于**乳腺良性肿块的 X 线征象
    A. 肿块边缘光滑清晰
    B. 肿块密度较均匀
    C. 肿块多呈圆形或类圆形
    D. 肿块界限不清
    E. 肿块有时可见透明晕圈

23. 乳腺癌 TNM 分期中 T_2 肿瘤直径**不超过**
    A. 1cm　　　　　B. 2cm　　　　　C. 3cm
    D. 4cm　　　　　E. 5cm

24. 下列描述与乳腺纤维腺瘤特征**不符**的是
    A. 肿块活动度好，增生缓慢
    B. 无腋窝淋巴结增大
    C. 肿块边界清楚
    D. 可有钙化
    E. 密度较正常腺体低

25. 诊断乳腺纤维腺瘤最有特征性的 MRI 征象是
    A. 边界清楚
    B. T_2WI 信号较高
    C. 钙化
    D. 流入型动态增强曲线
    E. 胶原纤维形成的分隔

26. 乳腺癌 X 线摄影检查的间接 X 线征象**不包括**下列哪项
    A. 血运增加　　　　　　B. 乳腺导管扩张
    C. 乳头凹陷　　　　　　D. 钙化
    E. 皮下脂肪层模糊

27. 乳腺 X 线摄影检查的常规摄影位置是
    A. 轴位、侧位　　　　　B. 轴位、侧斜位
    C. 侧位、侧斜位　　　　D. 轴位、放大摄影
    E. 侧位、放大摄影

28. 乳腺腺体的 CT 值约为
    A. 50~100HU　　　　B. 30~50HU
    C. -30~50HU　　　　D. -40~70HU
    E. 70~120HU

29. 关于炎性乳腺癌的表述正确的是
    A. 炎性乳腺癌多伴有发热和白细胞计数升高
    B. 疼痛较明显
    C. 乳晕一般不受累
    D. 抗生素治疗后短期复查无明显变化
    E. 皮肤增厚多以乳房上部明显

【A2 型题】

1. 女,65 岁,发现右侧乳腺肿块,质硬,与周围组织分界不清,乳腺 X 线图像如图所示,最可能的诊断为

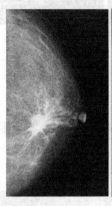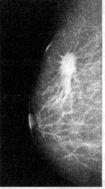

    A. 乳腺腺病　　　　　B. 乳腺癌
    C. 乳腺纤维腺瘤　　　D. 乳腺炎
    E. 乳腺囊肿

2. 女,35 岁,右侧乳腺内肿块,质韧不硬,易推动,摄片如图所示,应首先考虑

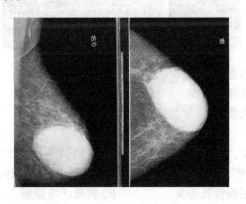

28.【答案】B
【解析】乳腺正常腺体的 CT 值约为 30~50HU。
【考点】乳腺 CT 检查的正常改变。☆
【难度】易

29.【答案】D
【解析】炎性乳腺癌多无发热和白细胞计数升高,疼痛不明显,乳晕因水肿而增厚,乳房皮肤增厚以下部明显。
【考点】炎性乳腺癌的表现。☆☆
【难度】难

1.【答案】B
【解析】乳腺癌 X 线表现为乳腺内肿块,边缘毛糙,有毛刺样改变,可伴有簇状钙化、蟹足样改变、乳头凹陷、皮肤增厚等恶性征象,甚至伴有同侧腋窝淋巴结肿大。本例右乳腺肿块呈分叶状,形态不规则,有长毛刺,应首先考虑乳腺癌。
【考点】主要考查乳腺癌的典型 X 线表现。☆☆
【难度】中

2.【答案】C
【解析】年轻女性,右侧乳腺肿块边缘光滑,易于推动,符合纤维腺瘤的 X 线表现,首先考虑纤维腺瘤。
【考点】主要考查乳腺纤维腺瘤的典型 X 线表现。☆☆
【难度】中

A. 乳腺脂肪坏死 　　　　　B. 乳腺癌

C. 乳腺纤维腺瘤 　　　　　D. 乳腺导管内乳头状瘤

E. 乳腺小叶增生症

3.【答案】D

【解析】年轻女性,右侧乳腺肿块边缘光滑,易于推动,瘤体一般大于3cm,肿物呈圆形、椭圆形、分叶状,边缘光滑。肿物内密度高度不均,一般有脂肪密度、腺体密度及纤维结构。有占位效应。肿物内可有粗大钙化。肿物周围细线状透亮晕,符合乳腺错构瘤的X线表现,首先考虑乳腺错构瘤。

【考点】主要考查乳腺错构瘤的典型X线表现。☆☆

【难度】中

3. 女,37岁,发现左侧乳腺肿块,质硬,与周围组织分界清,易于推动,乳腺钼靶X线图像如图所示,最可能的诊断为

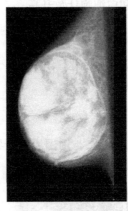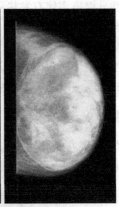

A. 乳腺腺病 　　　　　　　B. 乳腺癌

C. 乳腺纤维腺瘤 　　　　　D. 乳腺错构瘤

E. 乳腺囊肿

4.【答案】B

【解析】老年女性,右侧乳腺肿块边缘毛躁,与周围组织分界不清,乳头溢液血型,乳头凹陷,皮肤湿疹样溃烂。符合乳腺Paget病的X线表现,首先考虑乳腺Paget病。

【考点】主要考查乳腺Paget病的典型X线表现。☆☆

【难度】中

4. 患者,女,55岁,发现左侧乳腺肿块,质硬,与周围组织分界不清,乳头溢液血性,乳头凹陷,皮肤湿疹样溃烂。乳腺钼靶X线及放大片图像如图所示,最可能的诊断为

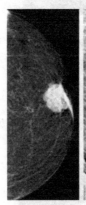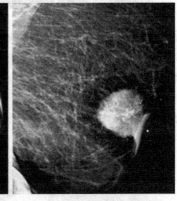

A. 乳腺腺病 　　　　　　　B. 乳腺 Paget 病

C. 乳腺纤维腺瘤 　　　　　D. 乳腺错构瘤

E. 乳腺囊肿

5.【答案】B

【解析】乳腺纤维腺瘤多发生于40岁以下的年轻女性,无明显自觉症状,常偶然发现,多见于一侧,查体活动度

5. 患者,女,30岁,体检发现右乳单发肿块11个月,病灶表面光滑,边界清晰,活动度好,发现以来无明显增大,最可能的诊断是

A. 浆细胞性乳腺炎 　　　　B. 乳腺纤维腺瘤

C. 乳腺囊性增生　　　　　　D. 乳腺脂肪坏死

E. 乳腺癌

6. 患者,女,45岁,双侧乳腺胀痛胀痛1年,经期症状加重,月经来潮后症状缓解,查体双侧可触及边界清楚的肿块,腋窝淋巴结不大,乳腺钼靶见双乳类圆形高密度影,密度尚均匀,边缘清晰、光整。应考虑的诊断是

A. 乳腺囊性增生病　　　　　B. 乳腺纤维腺瘤

C. 急性乳腺炎　　　　　　　D. 炎性乳腺癌

E. 乳腺癌

【案例分析题】

案例一:女性,38岁,体检发现右侧乳腺肿物2个月,月经前期胀痛,皮肤无红肿破溃、渗出,无橘皮征及凹陷征,无乳头溢液,右乳11点处可扪及一直径约1.5cm的类圆形肿物,质中,边界欠清,基底活动。超声声像图和X线图像如图所示。

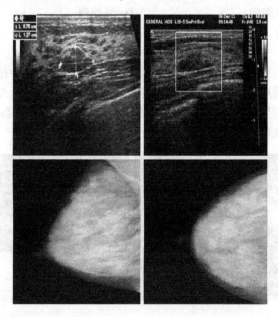

提问1:根据乳腺声像图,关于乳腺病变的超声表现描述正确的是

A. 右侧乳腺外上象限可见类圆形低回声结节,长径方向平行于皮肤,边界锐利

B. 右侧乳腺外上象限不规则形低回声区,边界不清

C. 右侧乳腺外上象限类圆形低回声区,后方无回声衰减

D. 右侧乳腺外上象限类圆形低回声区,其内可见多发点状钙化

E. 右侧乳腺外上象限类圆形低回声区,可见分叶

F. 右侧乳腺外上象限类圆形低回声区,未见分叶、其内未见钙化

较好。钼靶片上,病变边缘光滑、锐利、可有分叶,密度均匀且近似正常腺体密度。

【考点】乳腺良性肿瘤病变。☆

【难度】易

6.【答案】A

【解析】乳腺囊性增生病是乳腺增生的一种,多为双侧,症状与月经周期有关,以经前期明显。当小乳管高度扩张形成囊肿时,表现为大小不等圆形或卵圆形影,密度较纤维腺瘤淡或近似,边缘光滑、锐利。局限性或弥漫性遍布乳腺。

【考点】乳腺增生性改变的X线特征。☆☆

【难度】中

提问1:【答案】ACF

【解析】乳腺内病变的边界清楚,后方无回声衰减,无分叶,其内未见钙化,长径方向平行于皮肤,因此,A、C、F选项为正确答案。

【考点】乳腺病变的超声表现。☆☆

【难度】中

提问2:【答案】A
　　【考点】主要考查乳腺腺病的超声表现。☆☆
　　【难度】中

提问2:根据超声表现,可能的诊断是

A. 乳腺腺病　　　　　　　　B. 浸润性导管癌

C. 叶状瘤　　　　　　　　　D. 髓样癌

E. 乳头状瘤　　　　　　　　F. 筛状癌

提问3:【答案】BF
　　【解析】此患者为致密型乳腺,对病变显示欠佳,但是,结合临床查体及 X 线检查表现,在右侧乳腺外上象限可见类圆形高密度影,边界模糊,因此,A、C、D 选项对病变部位或形态学特点描述错误或不全面,B、F 选项为正确答案。
　　【考点】主要考查乳腺腺病的 X 线表现。☆☆
　　【难度】中

提问3:根据所提供的钼靶 X 线片,对于病变征象的描述正确的是

A. 右侧乳腺呈致密型乳腺,未见异常病变

B. 右侧乳腺外上象限内可见类圆形高密度影,边界模糊

C. 右侧乳腺外下象限内可见类圆形高密度影,边界清楚

D. 右侧乳腺内上象限可见类圆形高密度影,边界不清

E. 右侧乳腺未见异常密度改变

F. 右侧乳腺呈致密型乳腺

提问4:【考点】C
　　【考点】主要考查乳腺腺病的诊断。☆☆
　　【难度】中

提问4:根据 X 线表现,最终的诊断是

A. 浆细胞乳腺炎　　　　　　B. 乳腺正常

C. 乳腺腺病　　　　　　　　D. 乳腺癌

E. 腺瘤　　　　　　　　　　F. 髓样癌

案例二:患者女,41 岁,患者乳腺疼痛数月,皮肤无红肿破溃、渗出,无橘皮征及凹陷征,无乳头溢液,双侧乳腺触及多个结节,质地软,边界清楚,活动度好。患者接受了 MRI 平扫及动态增强扫描,图像(左图为 DWI,右图为增强 T_1WI)如图所示

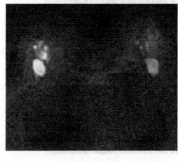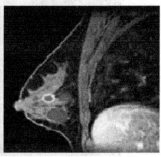

提问1:【考点】E
　　【解析】此考题考查了乳腺疾病的 MRI 表现,A 选项内容不全,B、C、D、F 选项错误,E 选项为正确答案。
　　【考点】乳腺疾病的 MRI 表现。☆☆
　　【难度】中

提问1:MRI 表现描述正确的是

A. 双侧乳腺多发类圆形长 T_2 信号,边界清楚

B. 双侧乳腺多发软组织结节,有分叶

C. 双侧乳腺可见多发结节,边界不规则

D. 双侧乳腺多发结节,可见毛刺

E. 双侧乳腺多发类圆形长 T_2 信号,边界清楚;右侧乳腺内另可见片状长 T_2 异常信号。

F. 双侧乳腺多发病变呈节段性分布

提问2:根据 MRI 表现,BI-RADS 分级最接近此病变特点的是

A. BI-RADS2　　　　　　　　B. BI-RADS1

C. BI-RADS5　　　　　　　　D. BI-RADS4c

E. BI-RADS6　　　　　　　　F. BI-RADS4a

提问3:根据影像学表现,最可能的诊断为

A. 右侧乳腺腺病伴双侧乳腺多发囊肿,少许囊肿并感染

B. 乳腺多发腺瘤

C. 浆细胞乳腺炎

D. 乳腺多发囊肿

E. 叶状瘤

F. 右侧乳腺腺病

提问4:关于 MRI 检查的优势,下面描述正确的是

A. 无辐射

B. 可以动态增强,显示病变的血流动力学特点

C. 对显示钙化价值较大

D. 可以鉴别囊性和实性病变

E. 可以多平面成像,对显示软组织病变有优势

F. 检查费用低、检查时间短

提问2:【答案】A

【解析】影像图中显示,右侧乳腺外上象限类圆形高密度影,边界不清楚,没有明显分叶及毛刺,未见特异性钙化,因此,考虑为良性病变,A选项最接近此病变特点,为正确答案。

【考点】主要考查乳腺疾病的 BI-RADS 分级。☆☆

【难度】易

提问3:【考点】A

【解析】根据影像学表现,D、F 选项不全面,B、C、E 选项错误,因此,A 选项最符合此病例的影像学表现,为正确答案。

【考点】主要考查乳腺疾病的 MRI 诊断。☆☆

【难度】中

提问4:【考点】ABDE

【解析】由于 MRI 检查对钙化显示不敏感,C、F 选项错误,因此,A、B、D、E 为最佳答案。

【考点】乳腺 MRI 检查的优势与限度。☆

【难度】易

第九章 介入放射学

1.【答案】E
【解析】MRA、CTA、超声、多普勒都是四肢血管的检查手段,只有血管造影能动态直观真实反映四肢动脉病变的具体情况,为治疗提供可靠信息,所以血管造影检查是四肢动脉病变诊断的金标准。
【考点】了解四肢动脉病变诊断金标准。☆
【难度】易

2.【答案】A
【解析】A~E项都可作为四肢动脉造影的入路,以股动脉最常用,此穿刺入路相对并发症少,可及的范围广。
【考点】知晓四肢动脉造影最常用的穿刺入路。☆☆
【难度】易

3.【答案】B
【解析】CTA覆盖的范围广,扫描速度快,图像直观,是介入治疗前最常用最直观的影像学检查。
【考点】掌握四肢动脉疾病常用直观的影像检查。☆☆
【难度】易

4.【答案】B
【解析】见第3题。
【考点】掌握大动脉疾病准确常用直观的影像检查。☆☆
【难度】易

5.【答案】B
【解析】肝素化是四肢、大血管狭窄疾病介入治疗中必要前提,可以有效预防术中血栓形成。
【考点】肝素化的作用。☆☆
【难度】中

6.【答案】D

【A1 型题】

1. 四肢动脉病变诊断的金标准是
   A. MRA
   B. CTA
   C. 超声
   D. 多普勒
   E. 血管造影检查

2. 四肢动脉造影最常用的穿刺入路是
   A. 股动脉
   B. 肱动脉
   C. 桡动脉
   D. 腋动脉
   E. 锁骨下动脉

3. 四肢动脉疾病介入治疗前最常用最直观的影像检查是
   A. MRA
   B. CTA
   C. 超声
   D. 多普勒
   E. 血管造影检查

4. 胸腹部大血管疾病影像检查首选
   A. MRA
   B. CTA
   C. 超声
   D. 多普勒
   E. 血管造影检查

5. 四肢、大血管狭窄疾病介入治疗中错误的是
   A. 生命指征监测
   B. 不需要肝素化
   C. 建立静脉通道
   D. 术中造影要充分显示病变
   E. 选择合适的球囊或支架治疗

6. 四肢血管造影前准备一般不需要
   A. 血常规、凝血功能、肝肾功能检查

B. 必要的水化

C. 糖尿病患者避免输入不必要的葡萄糖

D. 平板运动试验

E. 记录患者液体出入量

7. 颈动脉闭塞血管造影比 CTA、MRA 的优势是

　A. 能发现闭塞病变

　B. 能发现代偿血管

　C. 同时观察有否动静脉畸形

　D. 同时观察有否动静脉瘘

　E. 动态观察脑循环代偿情况

8. 头颈部动脉造影**错误**的操作是

　A. 防止导管血栓形成,导管内持续肝素盐水滴注

　B. 造影时排空连接管线空气,避免造影发生空气栓塞

　C. 导管直接进入病变动脉造影

　D. 导管放置位置要顺应血管走向

　E. 导管不能顶住血管壁造影

9. 非急诊脑血管 DSA 的禁忌证为

　A. 既往轻度对比剂不良反应

　B. 陈旧心肌梗死

　C. 轻度肾功能不全

　D. 近期打算怀孕者

　E. 妊娠患者

10. 介入治疗使用的固体栓塞剂不包括

　A. 明胶吸收海绵　　　B. 金属钢圈

　C. 聚乙烯醇颗粒　　　D. 海藻酸钠微球

　E. 无水乙醇

11. 以下哪种疾病适合介入栓塞治疗

　A. 肠缺血性疾病动脉栓塞治疗

　B. 血管狭窄、闭塞性疾病动脉栓塞治疗

　C. 脾亢脾动脉部分脾栓塞

　D. 肝硬化肝动脉部分栓塞

　E. 淋巴瘤动脉栓塞治疗

12. 肝癌介入治疗动脉造影观察门静脉情况时,导管应放置在

　A. 肝总动脉　　　B. 肝固有动脉

　C. 腹腔动脉　　　D. 肿瘤供血动脉

　E. 胃十二指肠动脉

【解析】患者四肢血管病变不能承受平板运动试验的检查,造影前常规心电图、超声心动检查即可。
【考点】四肢血管造影前初步评估心脏情况的检查项目。☆
【难度】易

7.【答案】E
【解析】CTA、MRA 对观察诊断血管病变都是无创、常用的诊断方法,但不具备血管造影动态观察的优势,尤其是侧支循环来源和可能代偿的程度,是 CTA、MRA 在诊断中不能完全取代血管造影的原因之一。
【考点】血管造影比 CTA、MRA 的优势。☆☆
【难度】难

8.【答案】C
【解析】血管造影时首先在靶脏器供血动脉近心端造影,发现病变、判断病变与周围血管的关系等,导管无法直接进入病变动脉,在没造影之前是不知道病变血管具体来源的,先在靶脏器供血动脉近心端造影,发现病变责任血管后再针对病变血管详细造影。
【考点】了解血管造影原则。☆
【难度】中

9.【答案】E
【解析】非急诊脑血管 DSA 检查和针对妊娠患者可先采取 MRI 这些无创、无辐射的检查和保守治疗,尽可能保护胎儿安全。
【考点】了解非急诊脑血管 DSA 禁忌证。☆
【难度】易

10.【答案】E
【解析】A~D 选项均为固体栓塞剂,无水酒精是液体栓塞剂。
【考点】了解栓塞剂性状。☆
【难度】中

11.【答案】C
【解析】脾功能亢进脾动脉部分栓塞主要目的是减少脾脏体积,减弱脾脏亢进功能,保留脾脏正常功能,这要比手术脾切除更有优势。
【考点】了解动脉栓塞适合的疾病。☆
【难度】中

12.【答案】C
【解析】腹腔动脉分出肝总动脉、脾动脉、胃左动脉,腹腔动脉造影造影剂一部分进入肝总动脉一部分进入脾动脉,经脾回流到脾静脉和门静脉,可以观察门静脉情况。导管位于肝总动脉和肝固有动脉、肿瘤供血动脉、胃十二指肠动脉,造影剂不能进入脾动脉,无法显影门静脉。
【考点】间接造影观察门静脉。☆☆
【难度】难

13.【答案】A

【解析】肝细胞癌血供主要来源于肝动脉，介入栓塞治疗明确肿瘤供血动脉责任血管后，进行瘤体和供血动脉栓塞。

【考点】肝细胞癌的供血血管。☆☆

【难度】中

14.【答案】D

【解析】载药微球最大特点是具有栓塞作用的基础上具备了微球在体外吸附相关化疗药物的功能，载药微球栓塞肿瘤后使吸附药物再释放，起到栓塞化疗双重功效。

【考点】载药微球栓塞剂的特点。☆

【难度】难

15.【答案】E

【解析】肝癌伴门静脉瘤栓后门静脉入肝血量减少，栓塞治疗肝癌时如果栓塞肿瘤同时栓塞了部分正常肝动脉造成入肝血流进一步减少，发生肝脏缺血。在肝癌伴门静脉癌栓时要求超选择造影，避开对正常肝脏供血的分支动脉，只针对肿瘤供血动脉栓塞，尽量保护好正常肝动脉。在不牺牲正常肝脏供血的情况下，即使门静脉有瘤栓也可以进行栓塞治疗。

【考点】肝癌治疗的绝对、相对禁忌证。☆☆

【难度】中

16.【答案】C

【解析】造影时造影剂漏出血管外是确认出血的唯一直接征象，其他答案均不是直接征象。

【考点】血管造影判断出血最有临床意义的征象。☆☆

【难度】易

17.【答案】D

【解析】淋巴瘤常常是全身性疾病，经内科系统化疗效果非常理想，不采用手术、介入此类有创和微创治疗手段。

【考点】不适合肝介入治疗的肝肿瘤。☆

【难度】中

18.【答案】B

【解析】肝动脉和门静脉为入肝血流，无论两者哪支血管发生阻塞另一只血管都会代偿性对肝脏供血增加，以维持肝脏功能正常，因此门静脉阻塞时肝动脉会代偿性增加肝脏血供。

【考点】肝动脉和门静脉对肝脏供血的关系。☆☆

【难度】中

19.【答案】A

【解析】股动脉穿刺点选择在股骨头上方是因为介入手术后拔出导管压迫止血时，此压迫点在血管下方有骨性支撑，能有效进行压迫止血。

【考点】股动脉穿刺的位置。☆

【难度】中

20.【答案】C

【解析】股动脉逆行性穿刺是指穿刺针穿刺的方向与血流方向相反。股动脉逆行性穿刺时穿刺针经皮与大腿

13. 肝细胞癌栓塞治疗主要栓塞的血管是
    A. 肝动脉　　　　　　B. 门静脉
    C. 肝静脉　　　　　　D. 肝内胆管
    E. 淋巴管

14. 载药微球对肝癌的作用是
    A. 栓塞肿瘤血管　　　B. 对肿瘤化疗作用
    C. 消炎作用　　　　　D. 栓塞化疗双重作用
    E. 减黄作用

15. 肝癌肝动脉栓塞术的相对禁忌证是
    A. 恶液质状态　　　　B. 不能纠正的出血体质
    C. 活动期感染　　　　D. 肝性脑病
    E. 门静脉癌栓

16. 动脉造影中判断出血的直接征象是
    A. 动脉瘤样增粗
    B. 动脉狭窄后扩张
    C. 造影剂溢出血管外
    D. 动脉血直接进入静脉
    E. 造影剂流动缓慢

17. 肝脏肿瘤**不应**选择介入治疗的病变是
    A. 肝细胞肝癌　　　　B. 肝胆管细胞癌
    C. 肝转移瘤　　　　　D. 肝淋巴瘤
    E. 肝海绵状血管瘤

18. 肝癌门静脉瘤栓形成，肝脏血流情况发生变化的是
    A. 门静脉入肝血流量无变化
    B. 肝动脉代偿性入肝血流量增多
    C. 肝动脉入肝血流无变化
    D. 门静脉入肝血流量增加
    E. 肝动脉入肝血流量相应减少

19. 股动脉穿刺点正确的部位是
    A. 股骨头上方　　　　B. 股骨头下方
    C. 低于股骨头　　　　D. 耻骨水平上方
    E. 耻骨水平下方

20. 股动脉逆行性穿刺时皮肤入针点位于股动脉入针点的位置是
    A. 皮肤入针点位于股动脉入针点的上方

B. 皮肤入针点与股动脉入针点垂直

C. 皮肤入针点位于股动脉入针点的下方

D. 皮肤入针点位于股动脉入针点的左方

E. 皮肤入针点位于股动脉入针点的右方

21. 升主动脉造影选择的导管是
   A. 端孔导管　　　　　　B. 侧孔导管
   C. 多侧孔导管　　　　　D. 球囊导管
   E. 药物球囊导管

22. 关于 Seldinger 穿刺技术**错误**的是
   A. 不需要暴露所穿刺的血管
   B. 血管损伤小
   C. 易于掌握
   D. 只能应用于血管穿刺
   E. 其原理可用于非血管病变穿刺

23. 股动脉穿刺点压迫止血时间是
   A. 5min　　　　　　　　B. 10min
   C. 15min　　　　　　　 D. 20min
   E. 25min

24. 脑血管造影时需要
   A. 导管不用连接滴注线
   B. 排空连接管内气体
   C. 导管直接进入靶血管
   D. 让患者屏气后造影
   E. 全麻下进行造影

25. 上腔静脉阻塞,如何造影能明确显示阻塞段的长度
   A. 经肘静脉上入路造影
   B. 经股静脉下入路造影
   C. 经颈静脉上入路造影
   D. 上入路和下入路同时造影
   E. 球囊导管扩张后造影

26. 肝癌栓塞术后复查,增强 CT 未见肿瘤供血,坏死明显,但肿瘤内未见栓塞剂沉积,其原因是
   A. 栓塞剂被吸收
   B. 可透光的阴性栓塞剂
   C. 不可透光的阳性栓塞剂
   D. 水性栓塞剂

呈45度角斜行穿刺股动脉,这样有利于导管导丝下一步操作。所以股动脉逆行性穿刺时皮肤入针点位于股动脉入针点的下方。股动脉逆行性穿刺时皮肤入针点与股动脉入针点不在同一位置,在压迫止血时不是压迫皮肤进针点,而是压迫血管进针点。
【考点】股动脉穿刺的位置。☆☆
【难度】中

21.【答案】C
【解析】升主动脉管径粗、血流速度快,造影时导管要选择满足短时间内能注入大量造影剂的多侧孔导管,如猪尾导管。
【考点】不同血管选择不同造影导管。☆
【难度】易

22.【答案】D
【解析】Seldinger 穿刺技术是经皮血管穿刺,穿刺针进入血管血液向外喷出(指动脉),经穿刺针送入导丝,退出穿刺针沿导丝送入导管或血管鞘,完成血管内置管进行下一步操作。穿刺置管过程简单,无须暴露所穿刺的血管,血管损伤小,易于掌握。这一方法同样适合于非血管病变的操作,如胆道梗阻经皮经肝引流术也是遵循这一操作方法完成胆道引流操作。
【考点】Seldinger 穿刺技术适用的范围。☆☆
【难度】中

23.【答案】C
【解析】股动脉穿刺点压迫15min,血小板可以充分积聚在穿刺血管壁上,其血凝块也有一定强度,压迫血管的手指离开穿刺点,血液不会经穿刺点喷出或渗出。压迫5,10min时间较短,当时也可能没有血液流出,回病房后则会增加局部出血的机会。血小板、凝血功能正常情况下压迫15min已经止血充分,压迫20,25min也没有必要。
【考点】局部压迫时间意义。☆
【难度】易

24.【答案】B
【解析】脑血管造影在局麻下就可以进行,不必全麻。导管要在导丝引导下进入靶血管,保护血管避免损伤,连接滴注线保持导管内连续肝素盐水滴注,预防血栓形成。造影时一定要把连接管空气排出,防止气栓。脑血管造影不受呼吸影响,造影时患者不需要屏气。
【考点】脑血管造影注意事项。☆
【难度】中

25.【答案】D
【解析】单纯的上入路或下入路造影只能明确梗阻上端或下端的位置,只有上入路和下入路同时造影才能明确阻塞段的长度。
【考点】确认上腔静脉阻塞段长度的造影方法。☆
【难度】难

26.【答案】B

【解析】碘油、金属弹簧圈这类的栓塞剂都属于阳性栓塞剂,CT检查可以观察到栓塞剂的分布情况。像明胶吸收海绵、微球、PVA 颗粒这些都不能在 X 下显影,因此 CT 检查看不到栓塞剂分布情况。像无水酒精这种液性造影剂栓塞是不能停留于病灶内,CT 检查也不能发现。

【考点】栓塞剂的种类。☆☆

【难度】难

27.【答案】A

【解析】动脉瘤覆膜支架放置后造影发现有轻微内漏存在时基本都是覆膜支架贴壁不好造成,使用球囊扩张支架使其充分贴壁,内漏即可消失。

【考点】动脉瘤覆膜支架放置后内漏处理。☆

【难度】中

28.【答案】E

【解析】RH 导管是专为腹腔动脉、肝动脉走行设计的造影导管,虽然其他形状的导管也能进行肝动脉造影,但 RH 导管容易掌握,简便易学,大多数介入术者首选还是 RH 管。

【考点】不同血管应选择相匹配的导管造影。☆

【难度】中

1.【答案】C

【解析】对于出血性病变栓塞治疗中选择栓塞剂的原则是不被吸收的机械性阻塞的栓塞剂,碘化油、无水乙醇不能起到机械性阻塞的作用,明胶吸收海绵是阻塞性栓塞剂,但具有可吸收性,不是栓塞出血的理想栓塞剂。载药微球适用于肿瘤栓塞治疗,不作为出血栓塞使用。最好栓塞剂是金属钢圈,不被吸收,起到堵塞出血血管作用。

【考点】出血栓塞栓塞剂的选择。☆

【难度】难

2.【答案】A

【解析】肝 V、VI 段肝癌经常有肠系膜上动脉参与供血,治疗前除腹腔动脉、肝动脉造影外,必须进行肠系膜上动脉造影,确认有否对肿瘤供血,如有供血需要同时对供血动脉栓塞。

【考点】肝癌侧枝供血来源。☆☆

【难度】难

3.【答案】E

【解析】门静脉右支瘤栓形成后入肝血流减少,肝动脉供血会代偿性增加,只要导管超选择肿瘤动脉栓塞,保留正常肝动脉不被栓塞,仍然可以采取介入栓塞肿瘤治疗。

【考点】超选择性栓塞的重要性。☆☆

【难度】难

E. 没使用栓塞剂

27. 下肢动脉瘤覆膜支架放置后造影发现有轻微内漏存在,如何进行处理

A. 球囊扩张覆膜支架使其充分贴壁

B. 轻微内漏可以观察,暂不处理

C. 给予止血药保守治疗

D. 外科手术处理

E. 取出支架

28. 不同部位的血管造影可选择预先塑性的导管,做肝动脉造影时首选

A. 多侧孔猪尾管   B. Cobra 2 型导管

C. RS 导管   D. 单孔猪尾管

E. RH 导管

【A2 型题】

1. 患者,男,56 岁,右侧肾癌术后出血,增强 CT 显示术区假性动脉瘤形成,行介入栓塞治疗,栓塞假性动脉瘤供血动脉使用哪种栓塞剂最好

A. 碘化油   B. 明胶吸收海绵

C. 金属弹簧圈   D. 无水乙醇

E. 载药微球

2. 患者,男,71 岁,肝炎、肝硬化病史,因右上腹不适行 MRI 检查,肝内多发肿块,较大者位于肝右叶 V、VI 段,大小 6cm×8cm,AFP 显著增高,肝功能正常,胆红素正常。拟行介入栓塞治疗,造影血管除腹腔动脉外通常还需进行哪支动脉造影

A. 肠系膜上动脉造影   B. 肠系膜下动脉造影

C. 脾动脉造影   D. 腰动脉造影

E. 肝静脉造影

3. 患者,男,66 岁,肝硬化病史 15 年,因肝区疼痛就诊,增强 CT 见肝脏右叶 7cm×8cm 肿块,门静脉右支瘤栓,诊断肝癌,以下治疗**错误**的是

A. 放射治疗

B. 经导管肝动脉化疗药物灌注治疗

C. 内科化疗

D. 靶向药物治疗

E. 门静脉右支瘤栓形成肝脏供血减少,不能选择肿瘤介入栓塞治疗

4. 患者,女,23岁,大动脉炎病史多年,最近低热、红细胞沉降率增高,下肢无力。CTA 显示腹主动脉下段狭窄累及髂总动脉,现阶段要针对血管狭窄性病变治疗的选择是
   A. 放置裸支架　　　　　B. 放置覆膜支架
   C. 球囊扩张治疗　　　　D. 药物球囊扩张治疗
   E. 不适宜介入腔内干预

5. 患者,男,59岁,因左下肢无力、酸痛、足背动脉搏动减弱就诊,超声及 CTA 显示股浅动脉限局性狭窄。入院后选择狭窄段支架植入治疗,术中支架位置良好,但未完全扩张,局部仍然有狭窄,下一步应如何处理
   A. 狭窄处球囊扩张　　　B. 再植入一枚支架
   C. 取出支架　　　　　　D. 回病房保守治疗
   E. 择期外科旁路手术治疗

6. 患者左下肢动脉搏动消失,CTA 显示左侧股浅动脉闭塞,介入治疗中经右侧股动脉入路,导丝无法通过病变闭塞段,下一步还可以试选择哪条血管路径继续治疗
   A. 左侧腘动脉逆行性入路
   B. 左侧股动脉顺行性入路
   C. 肱动脉入路
   D. 腋动脉入路
   E. 桡动脉入路

7. 患者经右侧股动脉穿刺插管行左侧下肢动脉造影,检查结束后拔管,右侧股动脉穿刺点压迫止血后加压包扎返回病房。3h 后患者主诉穿刺点周围胀痛,检查发现穿刺部位肿胀,初步判断应该是
   A. 加压包扎导致肿胀
   B. 穿刺点周围炎性渗出肿胀
   C. 输液出入量不平衡所致的肿胀
   D. 造影术中造影剂渗出导致的肿胀
   E. 穿刺部位血肿导致的肿胀

【案例分析题】

案例一:患者,男,69岁,因左上肢无力逐渐加重半年就诊,查体发现双侧上肢血压不等,右上肢血压 160/95mmHg,左上肢血压 75/55mmHg,左侧桡动脉搏动显著弱于右侧。患者无关节及肢体疼痛,无发热、心悸等症状。既往高血压病史 30 年,吸烟史 40 年。血常规、肝肾功能及风湿免疫指标未见异常。收入住院检查治疗。

提问 1:入院后针对左上肢血管进行的影像检查包括

4.【答案】E
【解析】患者明显处于大动脉炎活动期,在活动期介入干预不能使患者症状改善,只有经内科治疗病情较稳定的时候,才根据需要进行干预。
【考虑】血管腔内治疗的选择时机。☆☆
【难度】中

5.【答案】A
【解析】狭窄病变支架植入后局部仍然有狭窄,最有效且最简便的方法是用球囊针对狭窄部位进行充分扩张,使支架完全张开,使局部狭窄消失。
【考点】血管狭窄病变支架后支架未完全扩张的处理。☆
【难度】中

6.【答案】A
【解析】当股浅动脉闭塞,股深动脉代偿性对下肢动脉供血,腘动脉大多都能显影,如果顺行性治疗不能完成,可行腘动脉穿刺逆行性导丝开通狭窄闭塞段。
【考点】腘动脉逆行性穿刺路径。☆
【难度】难

7.【答案】E
【解析】介入治疗结束后穿刺部位皮下和肌肉、筋膜出血可引起胀痛、肿胀,这也是穿刺后最常见的并发症,及早发现、正确判断是避免严重并发症的前提。
【考点】穿刺后并发症。☆☆
【难度】中

提问 1:【答案】AD
【解析】超声和 CTA 是针对血管的影像检查,怀疑血管性病变时这两项检查必不可少。其他列举的选项都不能用来判定血管病变。
【考点】血管影像检查的选择。☆☆
【难度】易

A. 超声血管检查　　　　　　　　B. CT 平扫

C. 核医学骨扫描检查　　　　　　D. CTA 检查

E. PET-CT 检查　　　　　　　　F. 左上肢平片摄影

提问2:【答案】AB
【解析】针对引起血管狭窄的疾病治疗方法较多,对血管已经狭窄,治疗由狭窄引发的明显症状通常由外科或介入方法进行干预。
【考点】血管狭窄引起相应症状的治疗选择。☆☆
【难度】易

提问2:影像检查提示左侧腋动脉显著狭窄,针对血管狭窄引发缺血性症状可选择的治疗是

A. 外科治疗　　　　　　　　　　B. 介入治疗

C. 康复治疗　　　　　　　　　　D. 戒烟治疗

E. 降压治疗　　　　　　　　　　F. 升压治疗

提问3:【答案】ABC
【解析】A~C 项都是介入治疗的优势,但局部仍然可以发生血栓和再狭窄,这也是介入治疗不完美之处。
【考点】血管狭窄介入治疗的优势。☆☆
【难度】中

提问3:血管狭窄介入治疗的优势为

A. 创伤小　　　　　　　　　　　B. 见效快

C. 可重复性强　　　　　　　　　D. 局部不形成血栓

E. 不发生再狭窄　　　　　　　　F. 治疗后通常不需要复查

提问4:【答案】ABCDF
【解析】A、B、C、D、F 介入治疗都可能发生。造影剂是经泌尿系统排泄,泌尿系排出大量造影剂不是介入治疗出现的风险。
【考点】介入治疗可能出现的风险。☆☆
【难度】难

提问4:介入治疗可能出现的风险

A. 对比剂过敏反应　　　　　　　B. 血栓形成

C. 穿刺部位血肿　　　　　　　　D. 穿刺部位假性动脉瘤

E. 泌尿系排出大量造影剂　　　　F. 血管破裂

案例二:患者,男,50 岁,因胸背部及腹部疼痛 2h 急诊就诊。患者 1h 前跑步后突感胸背部撕裂样剧痛,之后疼痛蔓延至腹部伴有呼吸困难。既往患者高血压 10 年,不规律服药,血压控制不佳,最高可达 170/100mmhg。否认糖尿病、冠心病等病史。

提问1:【答案】ABCD
【解析】ABCD 都是胸痛三联征必查的项目,尤其是 CTA 着重观察冠状动脉、主动脉、肺动脉的情况,因为 CTA 扫描范围大,扫描时间短,扫描范围仍然可以覆盖主动脉及两侧髂动脉。MRA 受线圈大小及扫描时间较长影响,在检查胸痛三联征中没有优势。
【考点】胸痛三联征需检查的项目。☆☆
【难度】中

提问1:首先考虑为胸痛三联征,应做的检查包括

A. 血常规、凝血功能　　　　　　B. 心肌酶、肝肾功能

C. 心电图　　　　　　　　　　　D. 急查 CTA

E. 急查 CT 平扫　　　　　　　　F. 急查 MRA

提问2:【答案】AD
【解析】一般选择股动脉和左侧肱动脉入路。股动脉为支架治疗入路血管,左侧肱动脉为标记左侧锁骨下动脉起始部及造影使用。☆
【考点】不同血管入路的作用。☆
【难度】难

提问2:患者确诊降主动脉夹层动脉瘤选择胸主动脉支架治疗,通常选择哪些血管入路

A. 股动脉　　　　　　　　　　　B. 股静脉

C. 锁骨下动脉　　　　　　　　　D. 肱动脉

E. 腋动脉　　　　　　　　　　　F. 腋静脉

提问3:【答案】ABDF
【解析】A、B、D、F 是降主动脉夹层动脉瘤介入治疗不可缺少的步骤。放置支架是治疗中最关键的步骤,一定要透视下观察支架释放过程。夹层动脉瘤内血肿逐渐会吸收、激化,术后不用择期清除血肿。
【考点】了解降主动脉夹层介入治疗关键步骤。☆
【难度】难

提问3:关于降主动脉夹层动脉瘤介入治疗哪几项正确

A. 造影可以确定夹层动脉瘤破口位置

B. 造影可以观察破口与相邻大血管分支动脉的距离

C. 最大限度减少医患接触更多射线,不必透视下放置大支架

D. 支架放置后常规造影

E. 支架放置后择期手术清除夹层动脉瘤内血肿

F. 支架扩张不良可用球囊扩张,使支架充分张开

案例三:患者,男,46 岁,因"布加综合征,腹痛、腹胀、双侧下肢肿胀 1 周"入院。患者腹部膨隆,肝大、压痛,大量腹水。腹部浅静脉曲张,双下肢凹陷性水肿,皮肤颜色正常,足背动脉搏动良好。既往临床及影像检查诊断下腔静脉隔膜型布加综合征。

提问 1:针对布加综合征可选择的影像学检查

A. 超声
B. CT
C. MRI
D. 下腔静脉造影
E. PET-CT
F. 腹部平片

提问 2:患者下腔静脉隔膜型布加综合征诊断明确,采取介入方法治疗,其下腔静脉造影应注意的事项有

A. 首选右侧股静脉穿刺入路
B. 下腔静脉造影,了解下腔静脉全程血流情况
C. 需要肝静脉造影,了解肝静脉是否存在异常
D. 需要肾静脉造影,了解肾静脉是否存在变异
E. 下腔静脉造影时需正侧位摄影结合观察
F. 经下腔静脉对代偿性扩张静脉造影,观察分布和走行

提问 3:布加综合征介入治疗中

A. 可采用球囊扩张治疗
B. 可采用支架治疗
C. 球囊、支架治疗后局部不会形成血栓
D. 股静脉入路受阻不能经颈内静脉入路
E. 肝静脉有狭窄需同时介入治疗
F. 球囊、支架治疗后需行下腔静脉造影

案例四:患者,男,54 岁,因右上腹不适 2 个月,食欲减退、消瘦半月就诊。患者 2 个月来右上腹不适逐渐明显伴乏力,近半个月来食欲减退,体重下降 4kg。发病以来无腹痛、恶心呕吐,二便正常。CT 显示肝右叶 7cm×9cm 肿块,考虑肝癌收入院。查体慢性病容,皮肤巩膜无黄染,心肺(−)。查体肝、脾大,腹水征(−),腹壁静脉无曲张。

提问 1:患者入院后应进一步检查

A. 血常规、凝血功能
B. 甲胎蛋白
C. 心电图
D. 本周蛋白
E. 针对肝炎的相关检查
F. 病变穿刺活检

提问 1:【答案】ABCD
　　【解析】A~D 选项都是布加综合征影像检查手段。PET-CT 更多用于肿瘤检查,对血管病变检查没有优势。腹部平片不能反映腹部血管和静脉曲张的程度和部位,不是布加综合征检查项目。
　　【考点】布加综合征影像检查项目。☆☆
　　【难度】易

提问 2:【答案】ABCE
　　【解析】布加综合征介入治疗中需要下腔静脉造影,了解下腔静脉全程血流情况及肝静脉造影,了解肝静脉是否存在异常,造影时需正侧位摄影结合观察下腔静脉病变位置。治疗入路常规选择右侧股静脉。布加综合征与肾静脉无直接关系,不必行肾静脉造影。腹部表浅和深部静脉曲张不是布加综合征的"因",而是布加综合征的"果",因此对代偿性扩张静脉无须造影观察引流途径,只要下腔静脉通畅,扩张迂曲的静脉自然会恢复正常。
　　【考点】下腔静脉隔膜型布加综合征造影需要观察的内容。☆
　　【考点】中

提问 3:【答案】ABEF
　　【解析】布加综合征可采用球囊扩张、支架治疗,伴有肝静脉狭窄时要同时进行干预,改善肝脏淤血。股静脉入路受阻可选择经右侧颈内静脉入路,球囊、支架治疗后局部可能形成血栓,常规术中要肝素化,预防血栓形成。治疗后必须造影检查,评价治疗效果。
　　【考点】介入治疗布加综合征的方法和注意事项。☆
　　【难度】难

提问 1:【答案】ABCEF
　　【解析】本周蛋白阳性主要见于多发性骨髓瘤等单克隆免疫球蛋白血症患者,不是肝癌治疗前常规检查项目,而 A~F 选项是肝癌治疗前必检项目。穿刺活检是确诊的重要依据,情况允许都要肿瘤穿刺活检进行病理诊断。
　　【考点】肝癌治疗前需要检查的项目。☆☆
　　【难度】易

提问2：【答案】ABCDF

【解析】A~F选项都可作为肝癌治疗方法进行选择，或者联合使用。^{131}I治疗是甲状腺疾病治疗方法，不用于肝癌治疗。

【考点】肝癌可选择的治疗方法。☆☆

【难度】易

提问3：【答案】ACE

【解析】肝癌主要是肝动脉供血或者有肝外侧枝血管对肿瘤供血，肝外动脉供血来源广泛，包括胸廓内动脉、膈动脉、肠系膜上动脉、支气管动脉等。栓塞只针对供血动脉，门静脉和肝静脉不能进行栓塞。栓塞过程中可以选用两种不同栓塞剂栓塞，保证治疗效果。

【考点】肝癌栓塞的基本原理。☆☆

【难度】中

提问4：【答案】ABCDEF

【解析】肝癌介入治疗中A~F选项所述并发症都可以发生。胆囊动脉经肝右动脉发出，偶尔发生栓塞剂进入胆囊动脉，根据栓塞胆囊动脉程度不同，可发生胆囊缺血，严重时发生胆囊穿孔。

【考点】肝癌介入治疗的并发症。☆☆

【难度】中

提问2：经查患者肝癌诊断明确，可以选择的治疗方法有

A. 手术治疗
B. 经血管介入治疗
C. 内科保守治疗
D. 放射治疗
E. ^{131}I治疗
F. 消融治疗

提问3：肝储备功能检查已不适合手术治疗，选择介入化疗栓塞，介入治疗中**不正确**的选择是

A. 肝癌血供70%~75%由门静脉供血，需要栓塞门静脉
B. 肝癌主要是肝动脉供血，需要栓塞肿瘤供血动脉
C. 栓塞肝静脉
D. 怀疑有侧支血管对肿瘤供血要进行相应的查找
E. 栓塞治疗中不能选用两种栓塞剂栓塞
F. 肿瘤肝外供血动脉可来自胸廓内动脉、膈动脉等

提问4：肝癌介入治疗可能发生哪些并发症

A. 肝衰竭
B. 肝脓肿
C. 非靶目标栓塞
D. 胆囊缺血
E. 脑病
F. 穿刺部位血肿

第三篇 模拟试卷

试 卷

【A1 型题】

1. 以下支持脑外肿瘤定位的影像表现是
   - A. 脑皮层受压移位
   - B. 边界不清
   - C. 中线移位
   - D. 颅骨骨质破坏
   - E. 肿瘤明显强化

2. CT 平扫时正常脑白质的 CT 值为
   - A. 20HU
   - B. 25~32HU
   - C. 0~10HU
   - D. 30~40HU
   - E. 50~80HU

3. 脑血管畸形最常见的是
   - A. Galen 静脉瘤
   - B. 烟雾病
   - C. 海绵状血管瘤
   - D. 毛细血管扩张症
   - E. 动静脉畸形

4. 下列关于腔隙灶说法错误的是
   - A. 是脑穿支小动脉闭塞引起的深部脑组织较小面积的缺血坏死
   - B. 腔隙灶直径为 0~3cm
   - C. MRI 较为敏感
   - D. 多发生在基底节区
   - E. 主要病因为高血压和动脉硬化

5. 关于垂体微腺瘤的描述不正确的是
   - A. 不突出到鞍上
   - B. 增强扫描明显强化
   - C. 可以侵犯海绵窦
   - D. 可以导致脑积水
   - E. 微腺瘤直径小于 1.0cm

6. 脊髓外硬膜下最常见的肿瘤
   - A. 血管瘤
   - B. 神经鞘瘤和脊膜瘤
   - C. 淋巴瘤
   - D. 星形细胞瘤和室管膜瘤
   - E. 转移瘤

7. 关于 Seldinger 技术描述正确的是
   - A. 经皮穿刺大血管通过导丝和导管交换的方式把导管送入血管内

B. 一种经血管栓塞技术

C. 经皮穿刺术,通过导丝和导管交换的方式把导管送入人体管腔的技术

D. 血管介入技术

E. 一种动脉内药物灌注技术

8. 经动脉栓塞最严重的并发症是

 A. 误栓致器官梗死   B. 疼痛   C. 感染

 D. 血管痉挛   E. 穿刺部位血肿

9. 穿刺插管,局部出现血肿最恰当的治疗措施为

 A. 局部热敷,静脉内注射肝素 B. 静脉内注射右旋糖酐 C. 手术

 D. 静脉内注射尿激酶   E. 以上都不对

10. 下列介入操作不使用 Seldinger 技术的是

 A. 经皮穿刺脓肿引流术   B. 肝癌动脉栓塞治疗

 C. 全脑血管造影术   D. 高位下腔静脉滤器植入术

 E. 食管支架植入术

11. 肾结核主要感染途径是

 A. 血行   B. 淋巴   C. 直接蔓延

 D. 以上均可   E. 以上均不可

12. 关于肾上腺皮质醇增多症描述不正确的是

 A. 多为肾上腺增生所致,少数为肾上腺皮质腺瘤

 B. 肾上腺增生可以为结节性或弥漫性

 C. 肾上腺皮质腺瘤多为单侧

 D. 盐皮质激素分泌过多

 E. 肾上腺皮质腺瘤体积较小

13. 下列关于卵巢癌的说法正确的是

 A. 来源于卵巢上皮的恶性肿瘤

 B. 其中黏液性囊腺癌最多见

 C. 浆液性囊腺癌多为单侧

 D. 腹膜种植转移较为少见

 E. 浆液性囊腺癌腹膜种植转移可形成腹腔假性黏液瘤

14. 前列腺增生通常发生在

 A. 移行带   B. 周围带   C. 尿道周围腺体

 D. 中央带   E. 无一定规律

15. 强直性脊柱炎首先累及

 A. 骶髂关节   B. 腰椎   C. 颈椎

D. 髋关节   E. 胸椎

16. 骨膜反应的 X 线表现**不包括**

    A. 线状或层状致密影   B. 沿骨皮质表面花边样致密影   C. 三角形致密影

    D. 桥样高密度影   E. 环形致密影

17. 成人最常见的恶性骨肿瘤是

    A. 骨肉瘤   B. 转移瘤   C. 软骨肉瘤

    D. 骨母细胞瘤   E. 骨髓瘤

18. 有关乳腺恶性肿瘤说法中**不正确**的是

    A. 肿块边缘模糊   B. 有长或短毛刺

    C. 触诊肿块的大小常大于 X 线片所见   D. 肿块活动性好

    E. 界限不清

19. 下列提示乳腺良性病变的征象是

    A. 肿块呈毛刺状   B. 呈簇状钙化   C. 乳头凹陷

    D. 皮肤呈橘皮样改变   E. 肿块边缘光滑,可见透明晕

20. 眶上裂穿行的神经血管结构,哪项是**不正确**的

    A. 动眼神经   B. 滑车神经   C. 三叉神经眼神经支

    D. 外展神经   E. 眼上动脉

21. 眼球正常结构的 MRI 表现为

    A. 晶状体 T_1WI 为高信号,T_2WI 为低信号   B. 玻璃体 T_1WI 为高信号,T_2WI 为高信号

    C. 晶状体 T_1WI 为等信号,T_2WI 为低信号   D. 玻璃体 T_1WI 为低信号,T_2WI 为低信号

    E. 晶状体 T_1WI 为低信号,T_2WI 为高信号

22. 不利于诊断甲状腺及甲状旁腺病变的影像学检查方法为

    A. USG 检查   B. X 线检查   C. CT 检查

    D. MRI 检查   E. 核素检查

23. CT 及 MRI 图像上区别腮腺浅叶及深叶的结构为

    A. 面神经   B. 二腹肌后腹   C. 腮腺导管

    D. 下颌后静脉   E. 颈深筋膜

24. 眼眶异物定位最佳的影像学检查方法为

    A. USG   B. X 线   C. CT

    D. MRI   E. 核素检查

25. 关于纵隔炎症的分类不包括下列哪项

    A. 急性纵隔炎   B. 纵隔脓肿   C. 纵隔淋巴结炎

D. 特发性纤维性纵隔炎　　　　　E. 纵隔型炎性肺癌

26. 下列诊断胸骨后甲状腺肿最敏感和特异的方法是
   A. 数字化 X 线正侧位片　　　　B. 核素显像　　　　　　C. 多层螺旋 CT
   D. 彩色超声　　　　　　　　　　E. MRI 检查

27. 小气道是指支气管直径小于
   A. 1mm　　　　B. 2mm　　　　C. 3mm　　　　D. 4mm　　　　E. 5mm

28. 肺血管异常的疾病中,伴有肿块影的是
   A. 肺动脉狭窄　　　　　　　　　B. 肺动脉缺如　　　　　C. 肺动静脉瘘
   D. 部分肺静脉回流异常　　　　　E. 迷走右锁骨下动脉

29. 关于肝内胆管细胞癌 CT 特征性表现的叙述,正确的是
   A. 平扫肿瘤为稍高密度
   B. 平扫肿瘤为边界清楚锐利的低密度肿块
   C. 增强后延迟扫描,肿瘤对比增强可逐渐明显
   D. 肿瘤对比增强表现为"快进快出"征象
   E. 附近肝叶代偿性增大

30. 立位腹平片出现"双泡征"见于
   A. 十二指肠梗阻　　　　　　　　B. 空肠梗阻　　　　　　C. 回肠梗阻
   D. 结肠梗阻　　　　　　　　　　E. 乙状结肠扭转

31. 关于溃疡型胃癌的 X 线钡餐造影征象正确的是
   A. 龛影旁见裂隙征　　　　　　　　　B. 直接征象是龛影
   C. 病变对侧胃壁常见指切迹　　　　　D. 龛影周围见项圈征
   E. 间接征象包括峡颈征

32. 下列食管癌与食管静脉曲张的鉴别诊断中,最有价值的是
   A. 发生部位　　　　　　　　　　　　B. 有无呕血
   C. 性别　　　　　　　　　　　　　　D. 发病年龄
   E. 食管钡餐透视观察食管的蠕动情况

33. 脾脏 CT 增强扫描中"花斑脾"见于
   A. 动脉期　　　　　　　　　　　B. 门脉期　　　　　　　C. 实质期
   D. 延迟期　　　　　　　　　　　E. 平衡期

【A2 型题】

1. 患者,女,30 岁,车祸头部外伤 1d,CT 显示左侧额顶部新月形高密度影,脑组织受压内移,可能的
   诊断是
   A. 硬膜下血肿　　　　　　　　　B. 硬膜外血肿　　　　　C. 蛛网膜下腔出血

D. 脑挫裂伤　　　　　　　　　　　E. 弥漫性轴索损伤

2. 患者,男,50 岁,既往曾进食生肉,血清补体实验阳性,CT 示脑内多发囊样低密度影,周围可见水肿,增强扫描病灶环形强化,可能的诊断为
　　A. 脑囊虫　　　　　　　　　　B. 脑脓肿　　　　　　　　　C. 脑内结核
　　D. 转移瘤　　　　　　　　　　E. 胶质瘤

3. 患儿,女,10 岁,1d 前发现蛛网膜下腔出血。MRI 示右侧额叶多发迂曲流空血管影,最可能的诊断为
　　A. 海绵状血管瘤　　　　　　　B. 动脉瘤　　　　　　　　　C. 动静脉畸形
　　D. 胶质瘤　　　　　　　　　　E. 烟雾病

4. 患者,男,80 岁,突发右侧肢体无力,CT 示左侧半卵圆中心稍低密度区,边界模糊,最可能的诊断为
　　A. 急性脑梗死　　　　　　　　B. 亚急性脑梗死　　　　　　C. 慢性脑梗死
　　D. 急性出血性脑梗死　　　　　E. 急性脑出血

5. 患者,女,45 岁,闭经泌乳半年,MRI 垂体扫描发现垂体内异常信号,增强扫描病灶强化程度较垂体轻,诊断为
　　A. 垂体炎　　　　　　　　　　B. 垂体瘤　　　　　　　　　C. 垂体转移瘤
　　D. 颅咽管瘤　　　　　　　　　E. 脑膜瘤

6. 患者,女,40 岁,渐进性上肢活动障碍麻木 2 个月,MRI 平扫示 C_1~C_2 水平髓外硬膜下占位,并向右侧椎间孔延伸,诊断为
　　A. 淋巴瘤　　　　　　　　　　B. 转移瘤　　　　　　　　　C. 脊膜瘤
　　D. 神经鞘瘤　　　　　　　　　E. 脂肪瘤

7. 患者,女,25 岁,右侧听力下降,临床拟诊断听神经瘤,最佳的影像学检查方式是
　　A. CT　　　　　　B. X 线　　　　　　C. MRI　　　　　　D. PET　　　　　　E. 超声

8. 患者,男,55 岁,头痛、发热、血象高,CT 检查示脑实质内不规则稍低密度灶,增强扫描环形强化,最可能的诊断为
　　A. 脑囊虫　　　　　　　　　　B. 脑梗死　　　　　　　　　C. 胶质瘤
　　D. 转移瘤　　　　　　　　　　E. 脑脓肿

9. 患者,女,50 岁,头痛数年,头颅 MRI 扫描发现右侧额部占位,T_1WI 呈等信号,T_2WI 呈稍高信号,增强扫描明显均匀强化,最可能的诊断为
　　A. 胶质瘤　　　　　　　　　　B. 脑膜瘤　　　　　　　　　C. 转移瘤
　　D. 脑膜炎　　　　　　　　　　E. 血管外皮瘤

10. 患者,女,43 岁,超声发现右肾结节,直径 2cm,回声略高,不均匀,CT 示结节内密度不均,CT 值约 –40~60HU,首先应诊断

A. 血管平滑肌脂肪瘤　　　　　B. 肾癌　　　　　　　　　C. 脂肪瘤

D. 肾母细胞瘤　　　　　　　　E. 嗜酸性腺瘤

11. 患者,男,70岁,饮酒后不能自行排尿4h,查体发现耻骨上包块,轻压痛,需确诊病因,最简便的影像学检查为

A. MRI　　　　B. CT　　　　C. X线　　　　D. 超声　　　　E. IVP

12. 患者,女,尿频尿急6个月,尿白细胞(+++),红细胞少许,蛋白少量,尿细菌培养阴性。排泄性尿路造影发现左肾区、肾小盏扩张及虫蚀样边缘不光整,右肾积水,膀胱体积缩小,呈球形改变,CT检查见左侧肾盏、肾盂扩张。首先考虑

A. 晚期肾盂肾炎　　　　　　　　　　B. 左肾结核

C. 右肾结核伴膀胱转移　　　　　　　D. 左肾结核并发膀胱挛缩

E. 肾肿瘤伴膀胱转移

13. 患者,男,55岁,血尿1年,CT右肾下极肿块,凸出肾外,中心见不规则低密度区,增强扫描早期病灶明显强化,中心低密度区无强化,最可能的诊断为

A. 肾癌　　　　　　　　　B. 肾血管平滑肌脂肪瘤　　　　C. 嗜酸性腺瘤

D. 肾脓肿　　　　　　　　E. 转移瘤

14. 患者,女,52岁,MRI发现盆腔内囊实性肿块,壁和分隔不规则增厚并有明显强化,最可能的诊断是

A. 卵巢囊肿　　　　　　　B. 卵巢畸胎瘤　　　　　　　　C. 卵巢囊腺癌

D. 卵巢脓肿　　　　　　　E. 黄体囊肿

15. 患者,女,40岁,阵发性高血压伴出汗3个月,MRI检查腹主动脉旁发现一直径3cm肿块,包膜完整,T_1WI上呈低信号,T_2WI上呈高信号,增强后不均匀强化,首先考虑为

A. 淋巴瘤　　　　　　　　B. 脂肪肉瘤　　　　　　　　　C. 神经纤维瘤

D. 转移瘤　　　　　　　　E. 嗜铬细胞瘤

16. 患者,男,60岁,1年前因患肺癌行手术治疗,3d前腹部CT发现右侧肾上腺区不规则软组织肿块,密度不均匀,增强扫描强化不均匀,最可能的诊断是

A. 肾上腺增生　　　　　　B. 肾上腺转移　　　　　　　　C. 肾上腺腺瘤

D. 嗜铬细胞瘤　　　　　　E. 肾上腺癌

17. 患者,男,59岁,腰痛、尿频、尿急,CT示右肾上极低密度占位,边缘模糊,环形强化,邻近肾周积液,最可能诊断为

A. 肾脓肿　　　　　　　　B. 肾癌　　　　　　　　　　　C. 血管平滑肌脂肪瘤

D. 肾结核　　　　　　　　E. 肾复杂囊肿

18. 患者,女,无痛间歇性肉眼血尿1个月。超声提示双肾未见明确异常,膀胱内实性占位,为了明确病变性质,首选下列检查手段为

A. CT　　　　　　　　　　B. MRI　　　　　　　　　　　C. 尿细胞学检查

    D. IVP   E. 膀胱镜活检

19. 患者,男,20 岁,胫骨上段疼痛 3 个月,体温 37.5℃,胫骨上段干骺端见一类圆形局限、边界清楚的骨质破坏区,其内见碎屑状死骨,邻近无明显骨质增生和骨膜反应,最可能的诊断为
    A. 骨囊肿   B. 骨脓肿   C. 骨结核
    D. 骨肉瘤   E. 骨巨细胞瘤

20. 患者,女,30 岁,CT 示 L_3 椎体内骨小梁稀疏、增粗,呈颗粒样,最可能的诊断为
    A. 骨巨细胞瘤   B. 骨质疏松   C. 转移瘤
    D. 血管瘤   E. 骨髓瘤

21. 患者,男,12 岁,右小腿疼痛 3 个月,局部软组织隆起,皮温增高。X 线显示胫骨干骺端均匀致密呈象牙样及棉絮状改变,骨膜反应不明显,应诊断为
    A. 骨肉瘤   B. 骨纤维异常增殖症   C. 内生软骨瘤
    D. 软骨肉瘤   E. 骨母细胞瘤

22. 患者,男,13 岁,外伤后 X 线片见右侧股骨外侧髁上后侧骨皮质内有一约 1.5cm×2.0cm 骨质缺损区,边缘清楚,边缘硬化,可能的诊断是
    A. 骨纤维异常增殖症   B. 骨化性纤维瘤
    C. 纤维性骨皮质缺损   D. 非骨化性纤维瘤
    E. 骨样骨瘤

23. 患者,男,12 岁,右小腿外伤后疼痛,发热,X 线片示右小腿软组织肿胀,胫骨上端骨质疏松,骨小梁模糊,有斑片状低密度区,最可能的诊断为
    A. 急性化脓性骨髓炎   B. 骨肉瘤   C. 尤因肉瘤
    D. 骨结核   E. 化脓性关节炎

24. 患者,女,35 岁,膝关节间歇性疼痛肿胀 6 个月,X 线检查示右侧胫骨上端呈膨胀性皂泡样骨质破坏,横径大于纵径,应诊断为
    A. 骨母细胞瘤   B. 骨巨细胞瘤   C. 动脉瘤样骨囊肿
    D. 骨囊肿   E. 转移瘤

25. 患者,女,70 岁,肺癌术后 1 年,因腰痛行 X 线检查,发现多发腰椎椎体及椎弓根骨质破坏,L_2 椎体压缩性骨折,可能的诊断为
    A. 骨质疏松   B. 多发骨髓瘤
    C. 腰椎退行性改变伴压缩性骨折   D. 多发骨转移
    E. 骨结核

26. 患者,男,25 岁。腰痛、僵硬 3 年,X 线提示腰椎生理曲度变直,椎体呈方形,腰椎小关节模糊,双侧骶髂关节间隙变窄,关节面硬化模糊,首先诊断为
    A. 腰椎退行性改变   B. 强直性脊柱炎   C. 脊柱结核
    D. 类风湿   E. 甲状旁腺亢进

27. 患者,女,20岁,发现左乳下方肿块,活动,光滑,与皮肤黏连,有乳腺癌家族史。X线检查肿块边缘光滑,最可能的诊断为
　　A. 乳腺增生　　　　　　　　B. 乳腺癌　　　　　　　　C. 乳腺纤维瘤
　　D. 乳腺导管内乳头状瘤　　　E. 乳腺炎

28. 患者,女,60岁,发现右乳肿块,质硬,与周围组织分界不清,钼靶显示肿块边缘毛糙,可见毛刺,内可见簇状钙化,邻近皮肤增厚,最可能的诊断为
　　A. 乳腺癌　　　　　　　　　B. 乳腺炎　　　　　　　　C. 乳腺纤维瘤
　　D. 乳腺囊肿　　　　　　　　E. 乳腺腺病

29. 患者,女,65岁,发现左侧乳腺肿块,质硬,与周围组织分界不清,乳头溢液血性,乳头凹陷,皮肤湿疹样溃烂。X线提示左乳分叶状肿块,内可见簇状钙化,最可能的诊断为
　　A. 乳腺腺病　　　　　　　　B. 乳腺 Paget 病　　　　　C. 乳腺纤维腺瘤
　　D. 乳腺增生　　　　　　　　E. 乳腺囊肿

30. 患者,女,50岁,右上腹疼痛,选择性腹腔动脉造影显示肝右后叶富血供占位,大小约8cm×10cm,应选择的最佳的治疗是
　　A. 化学治疗　　　　　　　　B. 介入灌注化疗
　　C. 介入栓塞治疗　　　　　　D. 单纯手术治疗
　　E. 介入灌注化疗加栓塞治疗

31. 患者,男,32岁,面部外伤 4d,请您根据下列 CT 图像给予最恰当的诊断是
　　A. 鼻中隔骨折　　　　　　　B. 鼻骨骨折
　　C. 上颌窦炎症　　　　　　　D. 上颌窦骨折
　　E. 鼻甲增厚

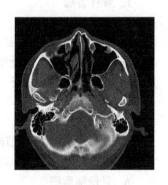

32. 患者,女,35岁,左眼视力下降1周。MRI 表现为左眼视神经弥漫增粗,T_2WI 信号增高,增强扫描病变区明显强化,最可能的诊断是
　　A. 视神经鞘脑膜瘤　　　　　B. 视神经胶质瘤
　　C. 视神经炎　　　　　　　　D. 眶内淋巴瘤
　　E. 炎性假瘤

33. 患者,男,22岁,双耳听力下降20年,听力检查考虑"双耳极重度感音神经性耳聋",请您根据下列 CT 图像给予最恰当的诊断
　　A. Mondini 畸形　　　　　　B. Michel 畸形
　　C. 共同腔畸形　　　　　　　D. 前庭导水管扩张
　　E. 听骨链畸形

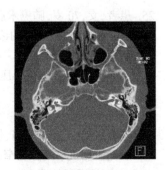

34. 患者,女,28岁,左侧听力下降,下列关于 MRI 图像的描述中,正确的是
　　A. 左侧内听道狭窄　　　　　B. 病变呈高 T_1 高 T_2 信号
　　C. 可见硬膜尾征　　　　　　D. 病变周围蛛网膜下腔增宽

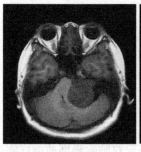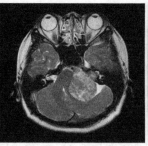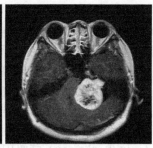

E. 病变强化均匀

35. 患者,女,58岁,输卵管癌术后化疗后出现中性粒细胞减低、发热,左侧颌面部肿胀,皮温升高,下列CT图像描述中**不正确**的是

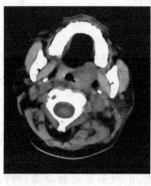

    A. 左侧颌面部皮下软组织肿胀　　　　　B. 左侧扁桃体肿大
    C. 咽后间隙积液　　　　　　　　　　　D. 咽旁间隙脂肪密度增高
    E. 左侧颌下腺体积减小

36. 患者,男,35岁,纯音测听显示:双侧传导性听力下降,颞骨高分辨CT显示前庭前方低密度影。患者最可能的诊断为
    A. 中耳乳突炎　　　　　B. 迷路炎　　　　　C. 耳硬化症
    D. 成骨不全　　　　　　E. Paget 病

37. 患者,女,62岁,双眼渐进性视力下降2年,左眼明显加重3个月,甲状腺功能亢进症病史2年。关于患者CT表现描述中正确的是
    A. 左眼上直肌、内直肌、下斜肌增粗
    B. 左眼上直肌、外直肌、下直肌增粗
    C. 左眼内直肌、外直肌、下直肌增粗
    D. 左眼视神经变细
    E. 左眼上直肌、内直肌、下直肌增粗

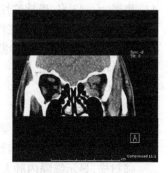

38. 患者,男,59岁,近期出现咳嗽、胸痛及呼吸困难,偶有咳痰带血丝。拍摄胸部立位X线正位片显示右侧膈肌明显升高,右上纵隔阴影局限性增宽;行胸部CT检查发现右上纵隔旁不规则肿块影伴淋巴结肿大,其与纵隔关系密切,界限不清。关于该患者诊断的分析思路,下列正确的说

法是

A. 患者右侧膈肌明显升高可能与先天发育有关

B. 右侧膈肌恶性肿瘤引起右上纵隔淋巴结转移

C. 右上纵隔中央型肺癌引起右侧膈肌转移

D. 右上肺结核引起胸膜增厚粘连牵拉膈肌升高

E. 右上纵隔型肺癌侵及右侧膈神经所致膈肌升高

39. 患者,女,40 岁,咳嗽 10d,呼吸困难逐渐加重 4d,CT 扫描提示双肺弥漫磨玻璃样密度影,则最可能的诊断为

    A. AIP   B. UIP   C. NSIP   D. LIP   E. DIP

40. 患者,女,45 岁,间断咳嗽 3 个月,CT 扫描提示纵隔淋巴结肿大,最不可能的诊断为

    A. 结节病   B. 淋巴结结核   C. 纵隔淋巴结转移

    D. 淋巴瘤   E. 大叶肺炎

41. 患者 CT 扫描提示纵隔淋巴结肿大,随诊 2 年后 CT 扫描基本正常,则最可能的诊断为

    A. 结节病   B. 硅肺   C. 纵隔淋巴结转移

    D. 淋巴瘤   E. Castleman 病

42. 患者,男,24 岁,平素健康,未行任何身体检查。下午健身后,晚上突感左侧胸痛伴轻度呼吸困难,观察一段时间后症状有所加重,遂到附近医院急诊就诊。查体:胸廓无异常,听诊左侧呼吸音略减弱;行站立位吸气相胸部 X 线平片检查,汇报未见明显异常;再行站立位呼气相 X 线平片检查,可见左侧胸腔边缘窄带状低密度影,其内似无肺组织结构。该患者的可能诊断及下一步有效的检查方法是

A. 急性心肌缺血,行心电图检查或检测

B. 急性心绞痛,行冠状动脉 CT 增强检查

C. 急性胸膜炎,行多层螺旋 CT 检查

D. 自发性气胸,行多层螺旋 CT 检查

E. 急性胸壁软组织损伤,行 MRI 检查

43. 患者,女,43 岁,患缺铁性贫血 3 年余,无明显不适。近期在大型医院体检行胸部 CT 检查,发现后纵隔区域肋骨呈膨胀性改变,并伴椎体及其附件骨小梁稀疏、粗大和椎体旁多发分叶状肿块影。该患者最可能的诊断是

    A. 神经源性肿瘤   B. 食管囊肿   C. 髓外造血

    D. 淋巴瘤   E. 支气管囊肿

44. 患者,女,28 岁,近期自觉乏力、消瘦,偶尔咳嗽、无痰,无其他不适。行胸部 CT 检查发现右下肺背段散在结节与斑片病灶,部分可见小空洞影;同时纵隔内可见多个肿大淋巴结影;后行 CT 增强扫描,显示纵隔内肿大淋巴结呈周边环形强化,中央无强化。该患者纵隔淋巴结最可能的诊断为

    A. 淋巴瘤   B. 结节病   C. Castleman 病

    D. 淋巴结结核   E. Kaposi 肉瘤

45. 患者,男,27岁。主诉咳嗽、低热、乏力,伴腋窝无痛性肿块半月余。就诊大型医院行胸部CT检查,双侧肺脏未见异常;在前纵隔和支气管旁、隆突下可见多发肿大淋巴结影,无钙化;增强后呈不均匀中度强化;右侧腋窝亦见相似表现多发结节影。该患者最可能的诊断是
    A. 淋巴瘤
    B. Kaposi 肉瘤
    C. Castleman 病
    D. 结节病
    E. 淋巴结转移

46. 男,46岁,CT平扫显示:肝脏密度普遍减低,肝内血管清晰呈较高密度,其分布走行规则。首先应考虑
    A. 肝癌
    B. 重度脂肪肝
    C. 肝硬化
    D. 肝血管瘤
    E. 肝囊肿

47. 患者,女,55岁,指诊距肛门5cm处可触及质硬肿物,直径约3cm,易出血。行X线钡剂灌肠检查,直肠可见"苹果核"征。正确的诊断是
    A. 乙状结肠癌
    B. 直肠癌
    C. 直肠息肉
    D. 肠套叠
    E. 直肠腺瘤

48. 患者,女,55岁,上腹痛3个月,大便潜血(+)。钡餐显示胃窦向心性狭窄,蠕动消失,黏膜皱襞紊乱、破坏。最可能的X线诊断是
    A. 胃痉挛
    B. 慢性胃窦炎性挛缩
    C. 胃窦癌
    D. 胃外肿瘤压迫
    E. 慢性胃窦溃疡所致挛缩

49. 患者,男,28岁,腹痛,CT检查显示:胰腺弥漫性增大,边缘模糊,胰周有较多渗液,部分包裹,局部可见气泡影。最可能的诊断是
    A. 急性水肿性胰腺炎
    B. 急性重症胰腺炎
    C. 急性胰腺炎,假囊肿形成
    D. 急性胰腺炎,脓肿形成
    E. 急性胰腺炎伴有出血

50. 患者,男,35岁,慢性腹痛、腹泻多年,小肠钡餐造影显示:末端回肠大小不等"卵石样"充盈缺损。最可能的诊断是
    A. 溃疡性结肠炎
    B. 肠结核
    C. 小肠克罗恩病
    D. 小肠平滑肌瘤
    E. 小肠腺癌

51. 患者,男,50岁,慢性乙型肝炎10年,体检发现AFP大于400μg/L,肝功能正常。CT检查发现肝右叶5cm占位,动脉期病灶明显强化,门脉期病灶强化程度低于肝实质。最可能的诊断是
    A. 肝胆管细胞癌
    B. 肝硬化
    C. 肝局灶性结节性增生
    D. 肝血管瘤
    E. 肝细胞癌

52. 患者,男,70岁,进行性吞咽困难伴胸骨后疼痛5个月。X线钡餐检查发现食管下段局部管壁

僵硬,黏膜皱襞中断,管腔狭窄。最可能的诊断是
- A. 食管重度静脉曲张
- B. 食管裂孔疝
- C. 食管癌
- D. 食管贲门失弛缓
- E. 食管平滑肌瘤

53. 女,55岁,CT显示胆总管在胰头段中断消失,其上肝内外胆管明显扩张,胰腺体尾部胰管扩张。最可能的诊断是
- A. 胆总管结石
- B. 胆总管炎性狭窄
- C. 胆总管癌
- D. 胆囊癌
- E. 胰头癌

【A3/A4 型题】

(1~3 题共用题干)

患者,女,50岁,头痛、头晕、耳鸣1年。头部CT平扫示右侧桥小脑角区卵圆形略高密度影,边缘锐利,邻近骨质硬化。后行MRI检查示肿块T_1WI上呈等信号,T_2WI上呈稍高信号,增强扫描明显均匀强化。

1. 该患者最可能的诊断为
- A. 听神经瘤
- B. 脑膜瘤
- C. 三叉神经瘤
- D. 胆脂瘤
- E. 胶质瘤

2. 该病最具特征性的影像表现为
- A. 牛眼征
- B. 椒盐征
- C. 脑膜尾征
- D. 灯泡征
- E. 靶征

3. 最需要与该病进行鉴别诊断的疾病是
- A. 三叉神经瘤
- B. 胶质瘤
- C. 听神经瘤
- D. 转移瘤
- E. 上皮样血管外皮瘤

(4~7 题共用题干)

患者,女,35岁,头部外伤4h,伤后有一过性意识障碍,2h前再次出现昏迷。检查左侧颞部头皮血肿,左侧瞳孔散大。CT扫描显示左侧颞部颅板下梭型高密度影。

4. 该患者最可能的诊断为
- A. 硬膜外血肿
- B. 硬膜下血肿
- C. 脑挫裂伤
- D. 蛛网膜下腔出血
- E. 脑膜瘤

5. 颅内出血的来源是
- A. 大脑前动脉
- B. 大脑中动脉
- C. 大脑后动脉
- D. 脑膜中动脉
- E. 颞浅动脉

6. 该病已引起
- A. 原发性脑水肿
- B. 继发性脑水肿
- C. 原发性脑干损伤
- D. 小脑幕切迹疝
- E. 枕骨大孔疝

7. 首选的治疗方案是
   A. 应用止血药
   B. 甘露醇脱水准备开颅
   C. 钻孔引流术
   D. 应用脱水药
   E. 应用皮质激素类药物

(8~10题共用题干)

患者,女,50岁,头痛发热3d,CT平扫示鞍上池内葡萄状低密度,有强化,脑室扩大。

8. 最可能的诊断为
   A. 化脓性脑膜炎
   B. 脑膜转移
   C. 脑膜型脑囊虫病
   D. 病毒性脑膜炎
   E. 真菌性脑膜炎

9. 以下**不属于**该病的分型的是
   A. 脑实质型
   B. 脑室型
   C. 脑膜型
   D. 混合型
   E. 脑池型

10. 显示非活动性脑囊虫病最佳的检查方法为
    A. MRI
    B. X线片
    C. SPECT
    D. PET
    E. CT

(11~13题共用题干)

患者,女,58岁,绝经后阴道出血1个月,妇科检查示阴道黏膜正常,宫颈光滑,子宫稍增大。诊刮刮出内膜为糜烂样。盆腔CT平扫及增强示:子宫增大,子宫腔内可见软组织密度肿块影,强化程度低于正常的子宫,右侧附件区可见与子宫相连的软组织肿块,盆腔内可见多发肿大淋巴结,膀胱及直肠壁光整,未见异常密度影。骨质未见异常。

11. 该患者最可能的诊断为
    A. 宫颈癌Ⅱ期
    B. 子宫内膜癌Ⅱ期
    C. 子宫内膜癌Ⅲ期
    D. 子宫内膜癌Ⅳ期
    E. 卵巢癌Ⅳ期

12. 该病最主要的转移途径是
    A. 淋巴结转移
    B. 种植转移
    C. 血行转移
    D. 直接侵犯
    E. 骨转移

13. 该患者最恰当的治疗措施是
    A. 全子宫切除术
    B. 全子宫及双附件切除术
    C. 扩大子宫切除术加双附件切除术
    D. 广泛子宫切除术加盆腔淋巴结清扫术
    E. 放疗后再行广泛子宫切除术加盆腔淋巴结清扫术及腹主动脉淋巴结活检术

(14~16题共用题干)

患者,男,63岁,间歇性全程无痛血尿,尿脱落细胞检查可见恶性肿瘤细胞。

14. 首先应诊断为
    A. 泌尿系结石　　　　　　B. 肾外伤　　　　　　　　C. 肾结核
    D. 泌尿系恶性肿瘤　　　　E. 肾脓肿

15. 下列哪项检查意义不大
    A. 超声　　　B. CT　　　C. IVP　　　D. MRI　　　E. 肾图

16. 首选的检查手段是
    A. CT　　　B. X 线　　　C. IVP　　　D. 超声　　　E. KUB

(17~18 题共用题干)

患者,男,70 岁,尿频、尿急、尿痛、尿流中断和排尿不尽,直肠指检示前列腺增大,质韧,边缘清楚,未触及不规则硬结,血清 PSA 正常。

17. 最可能的诊断是
    A. 前列腺炎　　　　　　　B. 前列腺增生　　　　　　C. 前列腺癌
    D. 尿路结石　　　　　　　E. 膀胱癌

18. 为除外前列腺癌最佳的影像学检查为
    A. MRI　　　B. CT　　　C. IVP　　　D. KUB　　　E. 超声

(19~21 题共用题干)

患者,男,25 岁。进行性腰背痛、僵硬 3 年,X 线示骶髂关节间隙变窄,关节面骨质破坏伴骨质硬化。

19. 最可能的诊断是
    A. 类风湿　　　　　　　　B. 强直性脊柱炎　　　　　C. 甲状旁腺功能亢进
    D. 退行性骨关节病　　　　E. 骨转移

20. 以下实验室检查最可能为阳性的是
    A. 类风湿因子　　　　　　B. 本周蛋白　　　　　　　C. 抗双链 DNA 抗体
    D. 抗 Sm 抗体　　　　　　E. HLA-B$_{27}$

21. 该病最常侵犯的外周关节是
    A. 髋关节　　　　　　　　B. 腕关节　　　　　　　　C. 膝关节
    D. 肘关节　　　　　　　　E. 踝关节

(22~24 题共用题干)

患者,男,70 岁,贫血、腰背部及胸骨疼痛,伴慢性肾衰竭 2 年,头颅 X 线及胸椎 CT 示骨质疏松,多发骨质破坏。

22. 最可能的诊断是
    A. 骨转移　　　　　　　　B. 多发性骨髓瘤　　　　　C. 白血病

D. 骨质疏松　　　　　　　　E. 类风湿

23. 该病在 MRI 的 T_1WI 上典型征象为
    A. 椒盐征　　　　　　　　B. 弥漫高信号　　　　　　C. 弥漫低信号
    D. 压缩性骨折　　　　　　E. 椎弓根受累

24. 确诊该病最需要做的检查是
    A. CT　　　　　　　　　　B. MRI　　　　　　　　　　C. X 线
    D. SPECT　　　　　　　　E. 骨髓穿刺活检

(25~26 题共用题干)
患者,女,25 岁,体检发现右侧乳腺肿物 2 个月,右乳 11 点处可扪及一直径约 2.0cm 的类圆形肿物,质韧,边界清,可活动。

25. 该患者进行 X 线检查其表现可能为
    A. 右乳结节,分叶状伴毛刺　　　　　B. 右乳结节,边缘光滑
    C. 右乳结节内可见簇状钙化灶　　　　D. 右乳皮肤增厚
    E. 右侧腋窝肿大淋巴结

26. 最可能的诊断为
    A. 乳腺纤维瘤　　　　　　　　　　　B. 乳腺癌
    C. 乳腺增生　　　　　　　　　　　　D. 乳腺炎
    E. 乳腺导管内乳头状瘤

(27~28 题共用题干)
男性,32 岁,发现左颈部肿物半年。

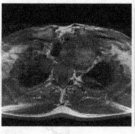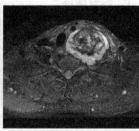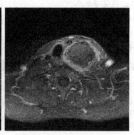

27. 下列选项中,对 MRI 图像描述正确的是
    A. 左侧颈总动脉向前推移　　　　　　B. 左侧颈总动脉向外侧推移
    C. 左侧胸锁乳突肌位于病变内侧　　　D. 左侧胸锁乳突肌位于病变后方
    E. 左侧颈内静脉位于病变外侧

28. 该患者最可能的诊断是
    A. 淋巴结转移　　　　　　B. 腮裂囊肿　　　　　　　C. 表皮样囊肿
    D. 神经鞘瘤　　　　　　　E. 淋巴结结核

(29~31题共用题干)

患者,男,62岁,左侧腮腺无痛肿物2年余,吸烟饮酒40余年。

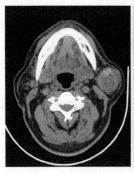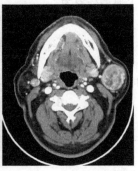

29. 下述说法正确的是
   A. 多形性,有腺上皮细胞构成的腺管,也有肌上皮细胞形成的瘤细胞团,并有分化成熟的鳞状上皮化生
   B. CT表现为囊变、砂砾状钙化或骨化
   C. 由黏液细胞、表皮样细胞及可向上述两型细胞演变的中间细胞等3类细胞组成
   D. 镜下主要由腺上皮和淋巴细胞两种成分构成
   E. CT表现为浸润性生长,边界不清,可见液化坏死

30. 该患者最可能的诊断是
   A. 多形性腺瘤　　　　　　B. 腺淋巴瘤　　　　　　C. 黏液表皮样癌
   D. 转移瘤　　　　　　　　E. 鳞状细胞癌

31. 该患者最适宜的处理方法为
   A. 手术　　　　　　　　　B. 放疗　　　　　　　　C. 化疗
   D. 放疗与手术结合　　　　E. 观察随诊

(32~33题共用题干)

患儿,男,2岁,左眼视物不清,CT图像如图所示。

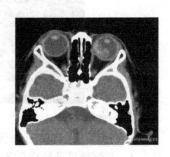

32. 该患者CT图像最可能的诊断为
   A. PHPV　　　　　　　　　B. 脉络膜骨瘤
   C. 脉络膜黑色素瘤　　　　D. 视网膜母细胞瘤
   E. Coats病

33. 对该疾病描述正确的是
   A. 好发于成年人
   B. 双眼多见
   C. 可伴发松果体或鞍区的母细胞瘤
   D. 临床表现为小眼球、小角膜
   E. 强化不明显

(34~35 题共用题干)

患儿系第 1 胎第 1 产(孕 32 周,出生体重 1 600 克),出生时 1min Apgar 评分 9 分,出生后 5h 出现呼吸急促,进行性呼吸困难,伴呻吟、发绀。母妊娠史无特殊。

34. 为明确病情,首选的检查是
    A. 超声心动图
    B. 床边胸片
    C. 胸部常规 CT 检查
    D. 胸部 MRI 检查
    E. 心电图

35. 该患儿的影像学检查提示双肺野透光度降低,伴弥漫性均匀颗粒状、网状阴影及支气管充气征,则最可能的诊断是
    A. 新生儿湿肺
    B. 新生儿吸入性肺炎
    C. 新生儿肺透明膜病
    D. 急性呼吸窘迫综合征
    E. 先天性心脏病

(36~37 题共用题干)

女,51 岁,体检时常规胸部 CT 发现右肺上叶长径约 8mm 类圆形纯磨玻璃结节。

36. 为进一步明确结节的性质,最有价值的影像学检查是
    A. PET-CT 检查
    B. 胸部 MRI 增强检查
    C. 胸部常规 CT 增强检查
    D. 胸部高分辨 CT
    E. 纤支镜检查

37. 该患者的影像学检查提示,结节呈磨玻璃密度,边界较清,内见空泡形成,边缘可见浅分叶,则最有可能的诊断是
    A. 炎性病变
    B. 局限性纤维化
    C. 出血
    D. 腺癌
    E. 不典型腺瘤样增生

(38~39 题共用题干)

55 岁女性,1 个月前无明显诱因出现刺激性干咳、气喘,无畏寒发热,外院输液抗炎治疗效果不佳,胸片示两侧肺门肿大,CT 提示纵隔和两肺门多发对称性淋巴结肿大。

38. 纵隔淋巴结肿大的判定标准为
    A. 直径 >1cm
    B. 长径 >1cm
    C. 短径 >1cm
    D. 直径 >1.5cm
    E. 短径 >1.5cm

39. 最可能的诊断为
    A. 淋巴结结核
    B. 淋巴结转移瘤
    C. 结节病
    D. 淋巴结慢性炎症
    E. 支气管肺炎

(40~41 题共用题干)

患者,女,50 岁,以黄疸来医院就诊,CT 检查:胆囊增大,内有结石。胆总管扩张,在其胰头段见略高密度影,无明显强化。

40. 最可能的诊断是
    A. 硬化性胆管炎   B. 胆总管结石
    C. 急性胆囊炎   D. 胆总管下段癌
    E. 胰头癌

41. 患者行 MRCP 检查可见
    A. 胆总管下端呈倒"杯口"状充盈缺损
    B. 胆总管内软组织肿块
    C. 胆总管不规则狭窄
    D. 胆总管球形扩张,肝内胆管不扩张
    E. 胆总管下端渐进性狭窄

(42~43 题共用题干)

患者,男,35 岁,右上腹痛半年余,多在两餐之间,进食后缓解。2h 前突发上腹部剧痛,查体剑突下压痛、反跳痛。

42. 最可能的诊断是
    A. 十二指肠球溃疡穿孔   B. 胃溃疡穿孔
    C. 胃出血   D. 胃癌穿孔
    E. 胃石症

43. 此患者首选的影像学检查方法是
    A. 腹部超声   B. 腹部 CT
    C. 立位腹平片   D. 上消化道 X 线钡餐造影
    E. 结肠 X 线钡剂灌肠造影

(44~45 题共用题干)

患者,男,40 岁,发现胆囊结石 2 年,突发剧烈上腹痛,伴恶心呕吐。血清淀粉酶明显增高。

44. 首选的检查方法是
    A. X 线平片   B. 超声
    C. MRCP   D. ERCP
    E. PTC

45. CT 显示胰腺体积增大,密度不均匀,边缘模糊,增强后不均匀强化,最可能的诊断为
    A. 单纯水肿型胰腺炎   B. 出血坏死型胰腺炎
    C. 慢性胰腺炎   D. 胰腺癌
    E. 胰腺囊腺瘤

【案例分析题】

案例一:患者,男,60 岁。全程无痛肉眼血尿 3 个月,不伴尿频、尿急、尿痛。尿常规示:红细胞 6~7 个/HP,白细胞 0~2 个/HP,蛋白(+),其余实验室检查未见异常。查体:阴性。既往肺癌病史十年余。

提问 1:该患者可进行的影像学检查有
A. 腹部平片   B. CT   C. MRI
D. 超声   E. IVP   F. 逆行膀胱造影

提问 2:该患者行 CT 平扫加增强检查,发现右肾占位,平扫呈稍低密度,增强扫描明显不均匀强化,最可能的诊断为
A. 肾癌   B. 肾盂癌   C. 血管平滑肌脂肪瘤
D. 肾母细胞瘤   E. 转移瘤   F. 肾复杂囊肿

提问 3:该患者行 MRI 扫描,T_1WI 上呈低信号,T_2WI 上呈高信号,DWI 上呈高信号,反相位信号较同相位减低,则该病最可能的组织病理学类型为
A. 透明细胞癌   B. 乳头状细胞癌   C. 嫌色细胞癌
D. 集合管癌   E. 血管平滑肌脂肪瘤   F. 复杂囊肿

提问 4:该患者手术后病例证实为透明细胞癌,则该病的增强扫描特征为
A. 轻度强化   B. 延迟强化   C. 动脉期明显强化
D. 快速洗脱   E. 持续强化   F. 静脉期明显强化

提问 5:关于肾透明细胞癌医学说法错误的是
A. 病灶可合并出血、钙化   B. 为乏血供肿瘤
C. 好发于青年人,女性较多   D. 典型增强表现为快进快出
E. 肾实质内肿块   F. 肾静脉瘤栓少见

案例二:患儿,女,3 岁,睡眠差、哭闹、易出汗,枕秃。实验室检查结果示:血清 25-OH-D_3 下降,PTH 升高,血钙下降,血磷降低,碱性磷酸酶正常,血清:类风湿因子阴性。体格检查双腿呈 O 形改变,肌肉松弛,肌张力降低,肌力减弱。

提问 1:根据以上资料,可初步诊断为
A. 软骨病   B. 佝偻病
C. 维生素 C 缺乏病   D. 大骨节病
E. 类风湿关节炎   F. 甲状旁腺功能亢进

提问 2:为明确诊断,需完善哪些相关资料
A. 喂养史   B. 居住地、居住环境
C. 类风湿因子   D. 血钙血磷检查
E. 肾功能检查   F. 全面体检

提问 3:关于维生素 D 缺乏性佝偻病影像表现以下正确的有

A. 干骺端呈杯口状、毛刷状
B. 先期钙化带模糊
C. O 形、X 形腿
D. 肋骨呈串珠样改变
E. 鸡胸、漏斗胸
F. 长骨变粗,边缘模糊

提问 4:该病主要的病理改变为

A. 骨内钙盐沉积减慢、停止或丢失
B. 骨质软化
C. 骨质破坏
D. 骨质疏松
E. 骨质硬化
F. 以上都有

提问 5:该病与骨质疏松主要鉴别点为

A. 骨质密度减低
B. 可见病理骨折
C. 骨小梁模糊
D. 骨皮质变薄
E. 长骨弯曲畸形
F. 以上都是

案例三:患者,男,25 岁,腰痛反复发作 1 年余,腰骶部僵硬感,晨起明显。间歇性或两侧交替出现腰痛和两侧臀部疼痛,可放射至大腿,无阳性体征,伸直抬腿试验阴性,脊柱活动略受限。血清类风湿因子阴性。

提问 1:根据以上资料,该患者应首先进行哪项影像学检查

A. B 超
B. MRI
C. X 线片
D. CT
E. PET
F. ECT

提问 2:该患者可能出现的影像学表现有

A. 竹节椎
B. 方椎
C. 骶髂关节间隙变窄
D. 骶髂关节间隙骨性融合
E. 骨质疏松
F. 骨质增生

提问 3:该患者最可能的诊断为

A. 强直性脊柱炎
B. 类风湿关节炎
C. 退行性骨关节病
D. 甲状旁腺亢进
E. 骨转移
F. 骨结核

提问 4:实验室检查以下哪些指标可出现异常

A. 红细胞沉降率
B. C 反应蛋白
C. RF 因子
D. HLA-B_{27}
E. CEA
F. ANCA

提问 5:该病最早受累的关节为

A. 髋关节
B. 骶髂关节
C. 肘关节
D. 指间关节
E. 膝关节
F. 腕关节

案例四:患者,男,66岁。因有咳嗽、咳嗽2个月余就诊。听诊无异常发现。胸部正侧位片发现左下肺肿块。

提问1:为进一步明确病情,首选的检查是
A. 经皮穿刺肺活检
B. 胸部 MRI 检查
C. 胸部 CT 扫描
D. 纤维支气管镜检查
E. PET-CT 检查
F. 纤维支气管镜

提问2:患者行胸部 CT 检查,如图所示。胸部 CT 上可见下列哪些影像学表现

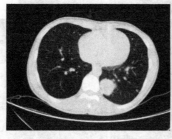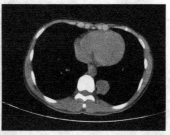

A. 类圆形肿块
B. 支气管截断
C. 钙化
D. 分叶征
E. 肺不张
F. 密度不均匀

提问3:如何进一步明确诊断
A. 胸部增强 CT 三维重建
B. 胸部 MRI 增强
C. DSA 检查
D. PET-CT 检查
E. 纤支镜检查
F. 痰培养

提问4:可能出现的临床及实验室征象包括
A. 白细胞增高
B. 血小板增高
C. 红细胞沉降率加快
D. 咯血
E. 浓痰
F. 发热

提问5:患者行胸部 CT 增强检查,如图所示,根据以上临床资料与 CT 表现特点,该患者最可能的诊断为

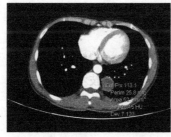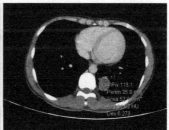

A. 肺错构瘤
B. 肺炎性假瘤
C. 真菌感染
D. 下叶局部节段性肺不张
E. 周围型肺癌
F. 肺脓肿

案例五:男,68岁,主诉上腹不适2年余,超声发现胰头占位半月余入院,既往史及家族史(-),实验室检查无明显异常,行腹部增强CT检查如图所示。

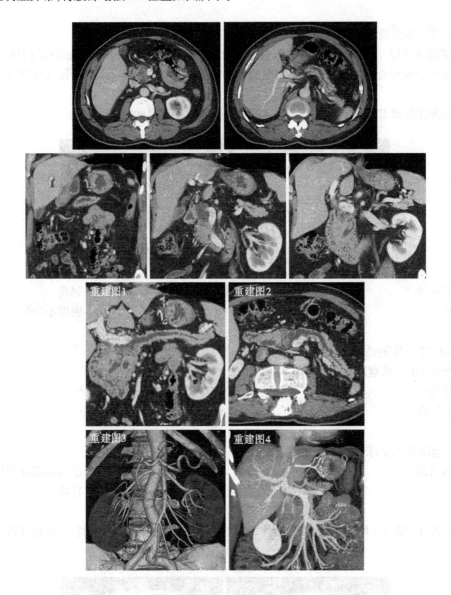

提问1:重建图1~4包含了哪几种CT三维重建后处理技术

A. 多平面重建(MPR)

B. 最大密度投影(MIP)

C. 容积再现技术(VRT)

D. 虚拟内镜技术(VE)

E. 曲面重建技术(CPR)

F. 最小密度投影(minMIP)

提问2:上图所示病变的影像学征象包括

A. 胰头囊性病变伴多发分隔

B. 病变内可见软组织密度结节

C. 胰腺实质弥漫性萎缩

D. 病变远端主胰管扩张

E. 胰管内可见钙化灶

F. 病变周围门脉血管受累狭窄

提问 3：根据患者临床情况和影像学特点，首先考虑诊断为

A. 实性假乳头状瘤
B. 胰腺癌
C. 慢性胰腺炎
D. 胰腺导管内乳头状粘液瘤
E. 胰腺浆液性囊腺瘤
F. 胰腺粘液性囊腺瘤

提问 4：本病影像分型包括以下哪几种

A. 主胰管型
B. 弥漫型
C. 混合性
D. 分支胰管型
E. 交界型
F. 弥漫浸润型

提问 5：提示病变恶变的影像学征象包括

A. 主胰管型扩张胰管 >10mm
B. 分支胰管型肿瘤直径 >40mm
C. 肿瘤壁结节 >10mm
D. 胰周淋巴结肿大
E. 出现糖尿病、恶病质等临床症状
F. 出现远处转移

答案和解析

A1 型题

1. A。脑外肿瘤使得邻近脑白质受压向脑室方向移位,其余表现脑内外肿瘤均可出现。

2. B。A 为脑水肿 CT 值,C 为脑脊液 CT 值,D 为脑灰质 CT 值,E 为出血 CT 值。

3. E。动静脉畸形是脑血管畸形最常见的类型。

4. B。腔隙灶直径为 5~15mm。

5. B。垂体瘤通常强化较正常垂体程度低。其余均正确。

6. B。脊髓外硬膜下最常见的肿瘤为神经鞘瘤和脊膜瘤。

7. C。Seldinger 技术是经皮穿刺,通过导丝和导管交换的方式送入导管的技术。

8. A。误栓致器官梗死是最严重的并发症。

9. A。局部热敷,静脉内注射肝素是穿刺后出现血肿最恰当的治疗方式。

10. E。A~D 均可以使用 Seldinger 技术。

11. A。肾结核主要为血行感染,也可以尿路上下、淋巴播撒和直接蔓延感染。

12. D。应为糖皮质激素分泌过多。

13. C。卵巢癌是来源于卵巢上皮、性索间质、生殖细胞等各种恶性肿瘤的总称。浆液性囊腺癌最为多见,常为单侧,腹膜种植常见。黏液性囊腺癌腹膜种植转移可以形成腹腔假性黏液瘤。

14. A。前列腺增生多发生在移行带,前列腺癌多发生在外周带。

15. A。强直性脊椎炎多从骶髂关节开始向上发展,依次累及腰椎、胸椎、颈椎。

16. D。桥样致密影为骨质增生的表现。

17. B。最常见的恶性骨肿瘤是转移瘤,最常见的原发恶性骨肿瘤是骨肉瘤。

18. D。乳腺恶性肿瘤肿块较为固定。

19. E。A~D 均为恶性征象。

20. E。眶上裂位于眶腔上部的开口。动眼神经、滑车神经、三叉神经眼神经支、外展神经以及眼上静脉由此处入眶。

21. C。前房和玻璃体因为含水量很大,T_1WI 为低信号,T_2WI 为高信号,晶状体则 T_1WI 为等信号,T_2WI 为低信号。

22. B。X 线检查可以显示软组织钙化、积气、气管形态等,但不利于诊断甲状腺及甲状旁腺病变。

23. D。位于面神经外侧的腮腺部分称为腮腺浅叶,内侧部分称为腮腺深叶。CT 和 MRI 不能区分面神经,因而将与面神经伴行的下颌后静脉作为分界。

24. C。眼眶异物分为金属异物及非金属异物。X 线检查能显示不透 X 线的异物,但是不能确定异物的具体位置。CT 能够显示大多数异物以及异物引起的眼内改变和眶壁骨折,并能确定异物的具体位置。铁磁性金属异物禁用 MRI。MRI 可以显示非金属异物以及颅内并发症等。

25. E。纵隔炎症是指发生于纵隔结缔组织或淋巴组织的弥漫性蜂窝织炎性改变,可分为四种:①急性纵隔炎;②慢性纵隔炎;③纵隔脓肿;④纵隔淋巴结炎。其中慢性纵隔炎又包括肉芽肿性纵隔炎与特发性纤维性纵隔炎。因此,上述备选答案中 E 项是不包括在纵隔炎症的分类中的。

26. B。各种影像检查技术对胸骨后甲状腺肿的诊断价值如下:X 线平片的诊断价值不大;CT 和 MRI 可明确与颈部甲状腺及气管关系且增强后出现明显强化;而核素显像最有助于确定诊断,其敏感度达 93%,特异度为 100%。故 B 项为最佳答案。

27. C。小气道病变是指直径小于 3mm 的支气管,主要包括细支气管和终末细支气管(12~16 级),以及呼吸性细支气管,还包括部分内径较小的小支气管(7~11 级),也称为细支气管炎。

28. C。肺动静脉畸形在 X 线胸片上表现为边缘清楚的结节或肿块影,位于下叶常见,大多数单发,少数可多发,多呈圆形或椭圆形,部分呈分叶状,直径约 1~5cm,密度均匀。位于肺周围的病变中多可见到供血和引流血管;位于肺门周围的病变则不易辨认。CT 能直接显示结节或肿块影及与其相连的供血和引流血管。

29. C。肝内胆管细胞癌平扫一般为等或稍低密度,沿胆管内蔓延生长,边界常不清晰,为延迟强化。

30. A。"双泡"征为十二指肠梗阻的立位腹平片典型表现,"双泡"为扩大的胃底和十二指肠球内气-液平面。

31. A。溃疡性胃癌为恶性病变,其 X 线钡餐造影表现需与良性溃疡相鉴别,裂隙征是恶性溃疡的 X 线钡餐造影影像学表现,其余选项均为良性溃疡表现。

32. E。食管癌侵犯食管黏膜下神经丛,局部食管蠕动受限,食管静脉曲张时,食管蠕动不受限。

33. A。脾脏由血窦和周围支持结构组成,动脉期血窦明显强化,周围支持结构强化较低,因此称"花斑脾"表现。

A2 型题

1. A。硬膜下血肿多为外伤所致,CT 表现为颅板下新月形高密度影。

2. A。脑囊虫患者既往可有进食生肉史,补体实验结果阳性,影像表现为脑内多发囊性病变,可伴有水肿,增强扫描可出现环形强化。

3. C。动静脉畸形为胚胎时期血管发育异常,有供血动脉、畸形血管团和引流静脉组成。MRI 上表现为多发迂曲扩张的流空血管影。

4. A。急性脑梗死典型 CT 表现为低密度区,边界模糊。

5. B。垂体瘤患者可出现停经泌乳,MRI 扫描发现垂体占位,增强扫描强化程度较正常垂体低。

6. D。神经鞘瘤好发于 20~50 岁女性,可出现压迫症状,影像表现为髓外硬膜下占位,常向椎间孔延伸引起椎间孔扩大。

7. C。听神经瘤最佳的影像学检查手段为 MRI。

8. E。脑脓肿 CT 表现为低密度影,增强扫描呈环形强化,临床症状常表现为发热,可出现血象升高。

9. B。脑膜瘤好发于 40~60 岁女性,MRI 上表现为 T_1WI 上呈等或稍低信号,T_2WI 上呈等或高信号,增强扫描多数呈明显均匀强化,可见脑膜尾征。

10. A。肾脏血管平滑肌脂肪瘤由血管、平滑肌和脂肪组织构成,CT 上可见脂肪密度及软组织密度影。

11. D。根据症状及查体考虑原因最可能为前列腺增生,最简单的确诊方法为超声。

12. D。肾结核进展期可见肾盏、肾盂扩张,呈多个囊状低密度影,肾结核钙化时,呈多发点状或不规则高密度影,膀胱结核晚期膀胱挛缩,体积缩小。

13. A。老年男性患者,血尿病史,肾脏占位,动脉期明显强化,中央坏死。

14. C。卵巢癌影像表现为盆腔内较大囊实性肿块,囊壁及分隔不均匀增厚,增强扫描明显强化。

15. E。嗜铬细胞瘤瘤临床特征性表现为阵发性高血压,MRI 表现为 T_1WI 低信号,T_2WI 高信号,增强扫描不均匀强化。

16. B。肾上腺转移瘤中,肺癌最为常见。

17. A。该患者有尿路刺激症状,右肾上极占位,环形强化,伴周围渗出性改变,均提示脓肿。

18. E。膀胱镜活检取得最终病理结果以明确病变性质。

19. C。骨脓肿周围骨质硬化较为明显,骨囊肿内无死骨,骨肉瘤可见瘤骨,骨巨细胞瘤呈皂泡状改变。

20. D。椎体内血管瘤 CT 表现为骨小梁稀疏增粗呈颗粒样,可见到栅栏状改变。

21. A。骨肉瘤内可见特征性象牙样或棉絮状瘤骨,患者局部皮温升高。

22. C。纤维性骨皮质缺损多见于 6～15 岁儿童,局限于骨皮质,直径多小于 2cm,有薄层硬化边。

23. A。患者外伤后出现疼痛发热,可见骨质密度减低区,周围软组织肿胀伴渗出性改变,提示急性化脓性骨髓炎。

24. B。骨巨细胞瘤好发于 20～40 岁,干骺愈合后的骨端,膨胀性骨质破坏,呈皂泡样,常横径大于纵径。

25. D。老年女性,肿瘤病史,椎弓根受累,提示骨转移。

26. B。强直性脊柱炎最早累及骶髂关节,关节间隙变窄,关节面硬化模糊,后脊椎椎体呈方形改变,竹节椎。

27. C。乳腺纤维瘤常见于青年女性,肿块边界清晰,可推动。

28. A。乳腺癌 X 线片中表现为乳腺内肿块,边缘毛糙,有毛刺样改变,可伴有簇状钙化、蟹足样改变、乳头凹陷、皮肤增厚等恶性征象,甚至伴有同侧腋窝淋巴结肿大。

29. B。老年女性,乳腺肿块分叶状,可见簇状钙化,乳头血性溢液,乳头凹陷,皮肤湿疹样溃烂。符合乳腺 Paget 病的 X 线表现。

30. E。根据该患者造影显示提示富血供肝癌,最佳治疗方式为介入灌注化疗加栓塞。

31. B。鼻骨骨折 CT 表现为鼻骨形态不规则,可见线样低密度影,周围软组织肿胀。

32. C。视神经炎常为单侧发病,发病年龄多在 20～50 岁,女性多见,视力下降多为单眼,MRI 表现为视神经局部或弥漫增粗,粗细不均,T_2WI 信号增高,增强扫描可见病变区明显强化。

33. D。前庭导水管扩张为最常见的先天性感觉神经性耳聋的原因。高分辨 CT 显示前庭导水管中段宽 >1.5mm 或前庭开口水平管径 > 相应水平后半规管,双侧多见。

34. D。听神经瘤好发于内耳门处,沿内耳道生长,占据 CPA 池,造成 CPA 周围蛛网膜下腔增宽,T_1WI 呈等信号,T_2WI 呈高信号,增强不均匀强化。

35. E。扁桃体周围脓肿影像表现为扁桃体肿大,边界不清,邻近咽旁间隙脂肪间隙模糊,脓肿可超过扁桃体窝进入咽后间隙、咽旁间隙及颌下间隙。

36. C。耳硬化症好发于年轻人,临床表现为双侧传导性或混合性耳聋,可分为窗型、耳蜗型及混合型。窗型耳硬化症 CT 表现为前庭窗和 / 或蜗窗周围密度异常减低,窗龛增宽或变窄,镫骨底板增厚。

37. E。甲状腺相关性眼病,主要累及眼外肌和上睑提肌的自身免疫性疾病,影像表现为多条眼外肌增粗,内直肌增粗最常见,常累及肌腹,肌腱正常。

38. E。该患为中年男性伴有呼吸系统症状,并出现咳痰带血丝,在临床上鉴别诊断的疾病谱中应该考虑肺癌可能性。X 线胸片及 CT 检查均提示右上纵隔旁不规则占位病变伴淋巴结肿大,基本支持肺癌诊断征象,且符合纵隔型肺癌的特点,该型肺癌易侵犯该侧膈神经而导致患侧膈肌麻痹,在站立位 X 线胸片上出现膈肌升高征象。基于上述分析,答案 E 是最为合适的说法。

39. A。只有急性间质性肺炎(AIP)呈急性发病过程,类似 ARDS,CT 表现为弥漫肺磨玻璃密度影。

其他几种特发性间质肺炎呈慢性发展过程,只有到晚期才有可能出现呼吸困难。

40. E。结节病、淋巴结结核、淋巴瘤、纵隔淋巴结转移的 CT 表现为肺门、纵隔淋巴结肿大。大叶肺炎很少出现淋巴结肿大。

41. A。结节病有自愈倾向,矽肺、淋巴瘤、纵隔淋巴结转移、卡斯尔门病的肺门、纵隔淋巴结肿大。大叶肺炎基本不能自愈。

42. D。该患者的病史及演变过程和站立位呼吸相 X 线胸片均符合自发性气胸的临床特点与影像学表现,只不过本病例为少量气胸,且发生在左侧胸腔,一是不易观察到气胸(需呼气相),二是易与心脏疾患混淆。但患者为年轻人,且在健身后逐渐出现胸痛伴呼吸困难,呼气相 X 线胸片还是显示了游离气胸的征象。故只有 D 答案正确,且下一步最敏感和最有效的检查方法应首选 CT 或多层螺旋 CT。

43. C。髓外造血是一种多能干细胞异常增殖生成血细胞方式。部分严重贫血患者(如地中海贫血、缺铁性贫血等)可发生髓外造血组织增生,可发生于后纵隔脊柱旁。表现为后纵隔区域肋骨呈膨胀性改变,椎体及其附着骨小梁稀疏、粗大,椎旁多发结节或肿块影,边缘清晰,可呈分叶状,密度均匀;增强后呈中度或明显均匀强化。因此,本病例最可能的诊断为 C 项。

44. D。该患者为年轻女性,依据临床症状和胸部 CT 平扫提供的征象首先应考虑到肺结核与纵隔淋巴结结核可能;经过 CT 增强扫描,纵隔内肿大的淋巴结出现中央无强化、周边环形强化的典型征象,故诊断纵隔淋巴结结核证据较为充分。故 D 项为最佳答案。

45. A。该患者为年轻男性,其临床表现为咳嗽、低热、乏力等伴腋窝浅表淋巴结无痛性肿大,应考虑到淋巴瘤和淋巴结结核等疾病;但胸部 CT 增强后纵隔淋巴结未出现环形强化,而是呈不均匀中度强化,且其淋巴结分布区域和腋窝同样表现的肿大淋巴结均支持淋巴瘤诊断。故 A 项为最佳答案。

46. B。重度脂肪肝时肝实质密度明显减低,因此衬托出肝内血管密度较高,血管结构无异常改变。

47. B。距肛门 5cm 处为直肠,X 线钡剂灌肠检查中"苹果核"征为恶性病变表现,因此诊断为直肠癌。

48. C。临床症状和钡餐影像学表现为典型恶性病变,因此选择胃窦癌。

49. D。CT 表现可符合急性胰腺炎伴脓肿形成,其余诊断不符合题干所给 CT 征象。

50. C。根据病变部位和"鹅卵石"征表现,首先诊断克罗恩病。

51. E。患者有乙肝病史,AFP 明显升高,增强 CT 呈"快进快出"强化特点,首先考虑为肝细胞癌。

52. C。根据典型临床症状和 X 线钡餐造影表现,首先考虑为食管癌。

53. E。根据典型双管征,首先考虑为胰头癌。

A3/A4 型题

1. B。

2. C。

3. C。

脑膜瘤好发于中年女性,桥小脑角区是其好发部位之一,CT 平扫呈稍高密度,T_1WI 上呈等信号,T_2WI 上呈稍高信号,增强扫描明显均匀强化,是其影像学特征,最典型的特征为脑膜尾征。在桥小脑角区需要与最常见的听神经瘤进行鉴别。

4. A。

5. D。

6. D。

7. B。

硬膜外血肿以急性多见,临床上表现为意识障碍,典型可出现中间清醒期,严重者可出现脑疝,脑膜中动脉破裂是最常见的出血来源,CT表现为颅板下梭型高密度影。由于该患者已出现脑疝,故需脱水准备开颅。

8. C。

9. E。

10. E。

脑囊虫病CT上主要表现为外侧裂池、鞍上池等脑池内囊状低密度影,增强扫描囊壁可出现强化,可见脑室扩大。分为脑实质型、脑室型、脑膜型和混合型。CT显示非活动型脑囊虫最佳,MRI显示活动性脑囊虫优于CT。

11. C。

12. A。

13. E。

根据临床表现、诊刮结果及CT表现诊断为子宫内膜癌,侵犯右侧附件,膀胱直肠未受累,故分期为Ⅲ期。子宫内膜癌最主要的转移方式为淋巴结转移。Ⅲ期患者可在术前加用腔内照射,放疗结束后1~2周内行手术治疗。

14. D。

15. E。

16. A。

肾脏的恶性肿瘤最常见表现为肉眼无痛间歇性血尿,尿脱落细胞可见恶性肿瘤细胞。CT平扫及增强可清楚显示病变及其累及范围,而肾图不适用于肿瘤的检出。

17. B。

18. A。

直肠指诊、临床表现及PSA正常均提示前列腺增生,MRI是除外前列腺癌最佳的影像学检查手段。

19. B。

20. E。

21. A。

强直性脊柱炎最常见青年男性,以腰部不适为症状,首先累及骶髂关节,表现为关节面硬化及骨质破坏,关节间隙变窄,进一步累及椎体,椎体呈方形改变。90%以上患者HLA-B$_{27}$阳性。最常侵犯的外周关节是髋关节,多为双侧受累。

22. B。

23. A。

24. E。

多发性骨髓瘤贫血可以为首发症状,有肾功能损害,影像表现为多发骨质破坏及骨质疏松,典型表现为T$_1$WI上呈"椒盐征",通过骨髓活检进行确诊。

25. B。

26. A。

乳腺纤维瘤常见于年轻女性,触诊可活动,X线表现为类圆形边界清楚光滑的结节。

27. A。左侧颈动脉三角区占位性病变,MRI图像上左侧颈总动脉向前推移,左侧颈外静脉位于病变外侧,左侧胸锁乳突肌位于病变前外侧。

28. D。颈部神经鞘瘤表现为颈动脉三角区无痛性肿块、质韧、活动度较大,病变位于颈动脉后方,T$_1$WI上呈中等偏低信号,T$_2$WI上呈高信号。病变较大时易出血、囊变、坏死,增强强化不均匀。

29. D。腺淋巴瘤多镜下主要由腺上皮和淋巴细胞两种成分构成,位于单侧或双侧腮腺腺叶下极,CT表现为多发类圆形肿块,边缘清楚,无钙化,多发小囊腔,增强扫描示实性部分及包膜轻度强化或无强化。

30. B。腺淋巴瘤绝大部分见于老年男性,腮腺多见,也可见于颌下腺,位于单侧或双侧腮腺腺叶下极,多发类圆形肿块,边缘清楚,无钙化,可见多发小囊腔。增强扫描实性部分强化明显。

31. A。腺淋巴瘤主要的治疗方法是手术切除。

32. D。视网膜母细胞瘤为起源于婴幼儿最常见的眼球内原发恶性肿瘤,临床主要表现为"白瞳征",影像表现为眼球后部椭圆形或不规则形肿块,CT略高密度,90%可见团块状或片状钙化。

33. C。视网膜母细胞瘤(RB)常见于婴幼儿,单侧多见,双侧发病占18%~40%,三侧性RB指双眼球内RB及松果体或鞍区的母细胞瘤。早期无症状,进展期可伴有视力下降或斜视。

34. B。该患儿为早产儿(孕32周,低体重儿),出生时Apgar评分正常,出生后5h出现进行性呼吸困难。临床上需要怀疑新生儿肺透明膜病的可能,床边胸片尤其是CR、DR片是最重要的影像检查方法,应作为首选。

35. C。该患儿为早产儿(孕32周,低体重儿),出生时Apgar评分正常,出生后5h出现进行性呼吸困难。结合其X线表现:双肺野透光度降低,伴弥漫性均匀颗粒状、网状阴影及支气管充气征,均符合新生儿肺透明膜病诊断。而新生儿湿肺多见于足月儿,病程短,呈自限性,X线表现以肺泡、间质、叶间胸膜积液为主。新生儿吸入性肺炎多见于足月儿和过期产儿,呼吸困难不呈进行性发展,X线表现为两下肺纹理增粗,伴随斑片状模糊影,肺气肿明显。急性呼吸窘迫综合征(ARDS)多继发于严重窒息和感染,常在原发病后1~3d出现呼吸困难,胸片以肺浸润性改变为主,严重者可融合成大片状,肺泡萎陷不明显。

36. D。对于纯磨玻璃结节PET-CT及MRI假阴性率较高、鉴别诊断意义不大。由于纯磨玻璃结节内无实性成分,胸部常规厚层增强意义不大。高分辨CT科清晰观察结节密度、形态、边缘及邻近结构,有助于判断结节良恶性。具体条件应用高mAs、薄层(1~2mm)、大矩阵(≥512×512)及骨重建算法,可行冠状位、矢状位重建。

37. D。该磨玻璃结节边界清楚,且内部见空泡,边缘见分叶,均为恶性征象,因此腺癌可能性大。

38. C。一般淋巴结增大的判断标准是短径>1cm。

39. C。结节病是一种病因未明的以非干酪性肉芽肿为特征的多系统疾病,以呼吸道受累为著。多数病人为自限性过程,少数发展为肺纤维化,女性发病多于男性。临床症状轻或无症状。CT表现为主要为肺门、纵隔淋巴结肿大、钙化。肺内结节:小结节(<5mm)或融合结节主要位于胸膜下、叶间裂旁及沿支气管血管束分布。不规则线影:小叶间隔线、非间隔线、蜂窝或囊状影。局灶磨玻璃影。鉴别诊断包括:淋巴结结核(肺门淋巴结结核以一侧为主)、淋巴瘤(纵隔淋巴结肿大为主,胸外淋巴结肿大多见)、转移性淋巴结肿大(肺内病变特征及原发肿瘤史有助于诊断)。

40. B。CT平扫可见胆囊结石,胆总管胰内段高密度影,首先考虑为胆总管结石。

41. A。胆总管结石为边界清晰的良性病变,MRCP为边界清晰的"杯口"样充盈缺损。

42. A。慢性腹痛,两餐间痛,为典型的十二指肠溃疡临床症状,根据本次急性起病和查体特点,考虑为溃疡穿孔。

43. C。溃疡穿孔影像学检查首选立位腹平片。

44. B。结合病史、临床症状和实验室检查,首先考虑胰腺炎,首选超声进行检查。

45. B。增强CT为典型胰腺炎改变,结合胰腺实质不均匀强化,首先考虑出血坏死型胰腺炎。

案例分析

案例一:
提问1:BCD。
提问2:A。

提问3:A。

提问4:CD。

提问5:BCF。

肾癌好发于老年男性,临床表现多为血尿。典型CT表现为肾脏实性肿块,平扫呈低或等密度,中央可有坏死或出血,为富血供肿瘤,增强扫描动脉期明显强化,后期快速洗脱,呈"快进快出"强化模式。透明细胞癌由于含大量脂质成分,故反相位信号较同相位减低。

案例二:

提问1:B。

提问2:ABCDEF。

提问3:ABCDEF。

提问4:AB。

提问5:CE。

佝偻病典型临床表现为X形腿或O形腿,可出现患儿睡眠差、易哭闹等。临床需详细询问喂养史及生活环境,进行相关血钙血磷检查及全面体格检查,从而明确诊断。主要病理学改变为骨内钙盐沉积减慢、丢失或停止,从而引起骨质软化。典型影像表现包括X形腿或O形腿,干骺端膨大,呈杯口状或毛刷状改变,骺线增宽,先期钙化带模糊消失,肋骨呈串珠状改变,鸡胸、漏斗胸等。佝偻病与骨质疏松均可引起骨质密度减低、骨皮质变薄及病理骨折。但佝偻病可见骨小梁模糊,常见骨质畸形。

案例三:

提问1:C。

提问2:ABCDF。

提问3:A。

提问4:ABD。

提问5:B。

患者青年男性,反复发作腰骶部疼痛,应考虑有无强直性脊柱炎的可能。首选X线作为影像学检查手段,实验室检查可出现红细胞沉降率加快,C反应蛋白升高,HLA-B$_{27}$阳性,但类风湿因子为阴性。骶髂关节最早受累,可以出现骶髂关节间隙变窄,关节面骨质硬化,甚至骨性强直。脊柱可出现方椎、竹节椎等改变。

案例四:

提问1:C。患者X线片提示左下肺肿块,需进一步检查明确病情,而胸部CT检查是胸部疾病进一步检查首选的方法。

提问2:AF。根据目前的影像学表现,可以看到左肺下叶类圆形肿块,边缘清楚,但不光整,未见明显分叶及毛刺征象,其内密度不均匀。毛刺征是肿瘤收缩牵拉周围的小叶间隔所致,为肺癌的常见征象。分叶征是指病变边缘呈多个弧形轮廓凸起,系肿瘤各个方向生长速度不同、或生长过程中受到血管或支气管阻挡所致,多见于肺癌。肺不张指一个或多个肺段或肺叶的容积缩小,由于肺泡内空气被吸收、支气管血管束和间质组织聚集、肺泡实变等,使受累肺组织密度增高。

提问3:ABD。胸部增强CT三维重建和胸部MRI增强可进一步提供诊断信息,如了解病变血供等。PET-CT检查对于鉴别肿瘤性病变和非肿瘤性病变具有一定价值。

提问4:ACEF。影像表现倾向肺脓肿,因而可能有这些临床及实验室征象。

提问5:F。左肺下叶类圆形肿块,增强扫描后内部呈明显坏死密度,未见明显强化,仅周边脓肿壁可见强化,首先考虑肺脓肿。

案例五:

提问1:BCE。重建图1、2为CPR,重建图3为VRT,重建图4为MIP。

提问2:ABD。胰头囊性病变,可见多发分隔,其内可见软组织密度结节;病变与主胰管相通,远端胰管明显扩张;扩张的胰管内未见明显钙化,胰体尾部实质萎缩;病变周围血管未见明显受累。

提问3:D。根据病变囊性为主伴软组织结节,病变与主胰管相通,远端胰管明显扩张等特点,符合典型胰腺导管内乳头状黏液瘤(IPMN)表现。

提问4:ACD。IPMN分为三型主胰管型、分支胰管型和混合型。

提问5:ABCDEF。以上均为IPMN恶变的影像学征象。